著＊アンドルー・スカル
訳＊三谷武司

狂気

文明の中の系譜

MADNESS IN CIVILIZATION

A Cultural History of Insanity from the Bible to Freud, from the Madhouse to Modern Medicine

Andrew Scull

東洋書林

Published by arrangement with Thames and Hudson Ltd., London,
through Tuttle-Mori Agency, Inc., Tokyo

This edition first published in Japan in 2019 by Toyo-Shorin, Tokyo, Japan

誰かがわたしについても同じようにいうかもしれぬ。「彼だってあの本の中に、ただ他人の花を積み重ねているばかりではないか。彼のものといえばそれを束ねる紐ばかりではないか」と。いかにもおっしゃるとおりである。

――――モンテーニュ

狂気　文明の中の系譜・目次

《凡例》

・原注は当該部に〈 〉で対照番号を付し、巻末に掲載した。
・訳註は当該部に［★ ］で示した。
・文献の邦訳情報は当該部の訳註［★ ］に対照用の欧文原著者名と刊行年（もしくは欧文原書名）を付した上で、巻末の参考文献一覧の原書情報でやはり訳註化した。なお対照用情報の表記は本書著者の参照した文献に準じているため、必ずしも執筆語綴り、初版年とはならない。
・邦訳を引用した際は右記の対照用情報のあとに当該頁を明記した。なお引用文献に邦訳があっても文脈の都合で独自訳を採った場合、その邦訳情報は訳註記号を変更して［☆ ］で示した。
・邦訳がなく参考文献一覧にも掲載のない文献は、本文当該部に原書記述に準じた欧文題を付した。
・聖書からの引用は原則的に文語訳に拠った。
・史料性を重んじる原書の意図を尊重し、現在は適当でないとされる可能性のある語についても歴史用語として訳出した。

［★題辞：モンテーニュ『随想録』(Montaigne, 1580)、既訳 p.1215／目次挿絵：チャールズ・ベル『表情の解剖学と哲学』(Bell, 1844)より「狂気」の図］

謝辞
Acknowledgments

本書は40余年にわたり、狂気の歴史を専門としてきた我が研究生活の、いわば集大成となるべき仕事である。この間お世話になった方々の名前を全員挙げようとすれば限られた紙幅にはとても収まりきらない。加えて、そもそも私の研究企図自体が無謀とも言うべき広がりをもつもので、いきおい先行研究に負う度合いも計り知れないものとなった。部分的には原註と参考文献一覧で謝意を表したつもりではあるが、それで十分かと問われれば恐縮するほかない。

そういう次第であるから、以下では、本書の出版に関わる作業において惜しみない助力をいただいた方々に限り、特に感謝の言葉を記していきたいと思う。中でも、せめて真っ先に名前を挙げて礼を尽くしたいのが、草稿が一応の完成を見た段階で全文に目を通し、詳細なコメントと改善案を送ってくれた次の5人である。まず医学史の碩学ウィリアム・バイナム。彼の指摘がなければ私はいくつもの箇所で誤認に気づかぬままであったろうし、本書を書き終えることができたのも彼の激励があったればこそである。それから我が友人スティーヴン・コックスとエイミー・フォレスト。著者の意図の正確な理解に基づく各章の精読と、文体と内容の両面にわたる多数の鋭い提案、それに読みにくかったり論点が散乱している箇所についての率直な指摘には、もはや感謝の言葉もない。物書きにとって、かれらのように度量の広い友人をもてたことは何ものにも勝る幸運とすべきだろう。そしてテムズ&ハドソンのコリン・リドラー。こういう人に担当してもらえたらと文筆家なら誰もが夢見る理想的な編集者で、何か訊けば反応は迅速、助力を惜しまず、何より企画への熱意に溢れている、と三拍子揃った人物である。最後にやはりテムズ&ハドソンで最終稿の編集を受けもってくれたセアラ・ヴァーノン=ハント。稀に見る丁寧さと集中力を発揮した彼女の手腕にどれほど助けられたかわからない。

ところで今挙げた5人は、著者としての私の頑なさの証人でもある。かれらの賢明なる助言に、私は耳を傾けはしたものの、時としてそれに従わないこともあった。だから、万が一本書にまだ誤認なり遺漏なりが残っていたとしても、それはかれらの責任ではない。一方、拙文になにがしかの価値が認められるとするならば、それはかれらの力に負うところ大である。

他にも各章の重要部分を読み、あるいは多岐にわたる面倒な照会に応じてくれた方々は少なくない。ここでは特に、義理の兄弟に当たるマイケル・アンドルーズと、エミリー・バウム、ジョエル・ブラスロウ、ヘレン・バイナム、コリン・ゲイル、ジェラルド・グロブ、ミリアム・グロス、デイヴィッド・ヒーリー、ジョン・マリノ、鈴木晃仁らの朋輩諸氏に感謝を捧げたい。

また、様々な機関にもお世話になった。カリフォルニア大学の大学評議会は、遠方の文書館を訪問して資料を漁るための資金を何度も提供してくれた。狂気の歴史を扱う研究者にとってこの種の助成は大変貴重である。というのも、最近こそ南カリフォルニアは変人の故郷のような世評をほしいままにしているものの、この種の研究で参照すべき一次資料を当地で入手できる機会はやはりそう多くはないのである。グッゲンハイム財団、米国学術団体評議会、米国哲学会、コモンウェルス財団、プリンストン大学シェルビー・カロム・デイヴィス歴史研究センターからそれぞれ受けることのできた研究補助金や助成金、それから2件のカリフォルニア大学学長人文学研究奨励金は、私の研究の基軸を支えてくれた。各地の文書館を訪れて行った調査研究のすべてが、本書の綜合作業を進めるにあたっては大小様々の形で活かされているのであり、それだけにこれら各機関には深く謝意を表しておきたい。

私の原稿と多数の図版がこれほど堂々たる書籍として実を結ぶまでには、前述した編集方のほかにもデザイン、製作、マーケティング各面での担当諸氏による得難い尽力があった。英国テムズ&ハドソン社の関係各位に感謝したい。中でも図版編集を受けもってくれたポーリーン・ヒューブナーには特にお礼を。彼女が各図の所蔵先の特定と許諾手続きに奔走してくれたおかげで、本書のテクストと分析は一層豊かなものとなった。米国側では、敬愛するピーター・ドーアティとプリンストン大学出版局が今回も刊行を引き受けてくれた。ピーターは学術書出版のディレクションに関してまさに模範とすべき人物で、個人的にも本書の首尾に深い関心を寄せてくれている。また*History of Psychiatry*誌と、長らく同誌の編集委員を務めているヘルマン・ベリオスには、創刊25周年記念号に掲載された論文から、本書第11章の一部となったテクストの転載を快諾してもらった。記して感謝したい。

私はものを書くのが好きで、それだけに長年にわたり執筆に専念できる環境を整えてくれたことへの謝意を込めて、本書は妻のナンシーに捧げられる。それよりも重要なのは、何十年もの間、彼女が私を愛し、連れ添ってきてくれたことだが、こちらについてはどう言えばいいのか、私の言語運用能力の限界を超えていてうまく表現できない。それから孫という存在が与えてくれる歓喜については、私たちと同様に孫のいる方々であれば頷いてくれるはずだ。だからナンシーと私の許にやって来てくれた孫たち、それから今後やって来てくれるかもしれないまだ見ぬ孫たちにも、本書を捧げたいと思う。

カリフォルニア州ラホヤにて

アンドルー・スカル

✴ 第1章 主題としての狂気

CONFRONTING MADNESS

文明の中の狂気 Madness *in* Civilization という本書の原題を見て訝しく思う読者もあろう。狂気とは、すなわち文明の否定ではないのかと。啓蒙思想では人と獣を分かつのは理性の有無である。ならば理性を喪失した狂人は、もはや人ならざるものの世界に足を踏み入れているのではないか。文明が野蛮へと転じるまさにその境界を体現した存在こそが狂人なのではないか。狂気は文明の中には居場所をもち得ず、文明の外に、文明とは相容れないものとして位置づけられるほかないのではないか。

だが少し考えてみれば、そう簡単な話でもないことがわかるだろう。狂気は文明の対極にあるものでも、文明と非文明の境界上にのみ現れるものでもない。むしろ太古の昔から、狂気は芸術家、劇作家、小説家、作曲家、聖職者、それに医師や科学者の関心の中心を占め続けてきたのだし、そもそも大抵の人は（自分自身、また家族、友人が理性や感情を掻き乱されるといった経験を通じて）それを身近に感じているはずなのだ。つまり狂気は文明の外部に位置づけられるようなものではない。それは否応なくすでにして文明の一部なのである。それは我々の意識に、我々の日常生活に、執拗なまでに侵入してくる問題なのであり、その意味で境界性と普遍性を併せもつ現象なのだ。

にもかかわらず、狂気は依然謎のままである。理性の喪失、我々が暮らしている（と思っている）常識《コモンセンス》の世界[1]からの疎外の感覚、否応なく襲い来る激烈な感情の動揺——これらはどれも、時代と文化を問わず我々人間が共有してきた経験の一部である。狂気は人間の想像力を虜《とりこ》にする。人は狂気に魅惑され、狂気に恐怖する。免れ得る者はほぼ皆無である。狂気は現実との繋がりの脆さを執拗に突きつけてくる。どこまでが人か、その感覚に問い直しを迫る。

本書の主題を文明の中の狂気としたのはこのゆえである。文明と狂気の関係を、複雑で多義的な両者の相互作用を、これから追究し解明していきたい。ただそれに先立って用語上の弁明をしておく必要があろう。ほかならぬ「狂気《マッドネス》」という語についてである。この言葉を目にして、時代錯誤ではないか、現在精神疾患と呼ばれるに到った病苦に対しあまりに無配慮ではないか、かつて負の烙印《スティグマ》の源泉となった侮蔑語をそのまま用いるのはどんなによく言っても無作法ではないか、との疑問を抱くのは至極当然のことである。実際狂人に対し、かれらを長らく苛んできた悲惨やスティグマの上塗りをしようなどというのは、私の意図から最もかけ離れた事柄であって、そんなつもりは毛頭ない。この主題に取り組む者にとって、人が正気を失った時に本人やその周囲、また社会全体が被る苦痛と悲惨は、決して無視したり過小評価したりできるものではないし、もちろんそうすべきでもない。悲哀、隔離、疎外、悲惨、理性と意識の死——そこにあるのは人間が経験し得る苦悩の極致である。だからこそ改めて、次の問いに執拗とも言えるほど食い下がる必要がある。なぜ私は「精神疾患」や「精神障害」といった多少とも穏当な用語を選ばず、敢えて「狂気」というどぎつい表現を用いることにしたのか。

精神病理の謎に関する現代の権威たる精神科医の前でこの種の語を口にすると、かれらはこれをしばしば挑発と見る。かれらが体現する（と自称する）科学とその成果への拒絶と取られるのである（そしてまさにそのゆえに、精神医学の主張を声高に拒絶し、患者扱いを嫌って自ら精神医療の生存者《サヴァイヴァー》を称する人々の間では、挑発の意味を込めて積極的に「狂気」を用いる動きがある）。そうすると、敢えて「狂気」を自著の書名に入れる私の態度は倒錯と呼ばれるべきものなのだろうか。あるいはそれは、私が故トーマス・サースのように精神疾患を神話と考えている証拠なのだろうか。いや、そうではない。この点は強く否定しておきたい。

私なりの理解を述べておくと、狂気（すなわち理性、知性、情動の、大規模で持続的な攪乱）とは既知のどの社会にも見られ、社会の仕組みや、安定的な社会秩序という観念それ自体に、実践と象徴双方の水準で深刻な動揺を引き起こす現象である。それを、社会的に構築されたものにすぎないとかただのレッテル貼りだとか言って切り捨てるような態度は、私に言わせれば夢想的なナンセンスか、さもなければ無用の同義反復《トートロジー》でしかない。躁鬱いずれの方向であれ、情動の制御を失った者、通常の常識的現実と精神世界を共有せず、幻覚と妄想に囚われた者、共同体内で受ける制裁的処遇をまったく意に介さず、文化的な決まり事から大幅に逸脱して周囲の予期せぬ振る舞いに及ぶ者、欲望の抑制がまったく効かず、言動が極度に支離滅裂な者、グロテスクなまでに、痴呆的な精神生活を露呈する者——理性の喪失という事象の中核を占めるのはこうした人々である。そして太古の昔から引き継がれてきたかれらの呼び名こそが「狂人」(もしくはその類語)なのである。

また「狂気」であれ「精神病」であれ、そうしたものの歴史を綴るに当たり、なぜ精神医学の歴史と銘打たないのか、という疑問があるかもしれない。これについては一言で答えることができる。すなわち、そうした種類の「歴史」はそもそも歴史にならないからだ。本書で論じるのは、二千年以上に及ぶ狂気と文明の邂逅だが、その大部分において、「狂気」madness とその類義語(insanity, lunacy, frenzy, mania, melancholia, hysteria 等)は一般に用いられる語であった。つまり、大衆の間でだけ通じる語とか、教養層しか使わない語とかそういうものではなく、普遍的に使用される語であった。「狂気」は理性を喪失した状態を指示する日常語であると同時に、自然主義的な立場からその原因を説明し患者の治療を試みた医師らの用いる語でもあったのだ。癲狂医という専門職が成立してからも、かれらはこの語を用いるのに一切躊躇がなかった(なお癲狂医 mad-doctor というのは自称であり、同時代の人々の間で広く知られた職名であった)。公式文書の中で madness が lunacy や insanity とともに普通に用いられる状況は、十九世紀に入っても依然続いていたのであり、これが禁忌語となっていく過程はきわめて緩慢であった。

一方の「精神医学」psychiatry について言えば、これは十九世紀のドイツで生まれた Psychiatrie《プシュヒアトリー》 に由来する語だが、(aliénisme《アリエニスム》 という独自の用語をもっていた)フランスや、狂人専門の医師の呼称として当初より前出の「癲狂医」mad-doctor を用いていた英語圏では、この新語が用いられるようになるまでにかなり激しい抵抗があった。結局英

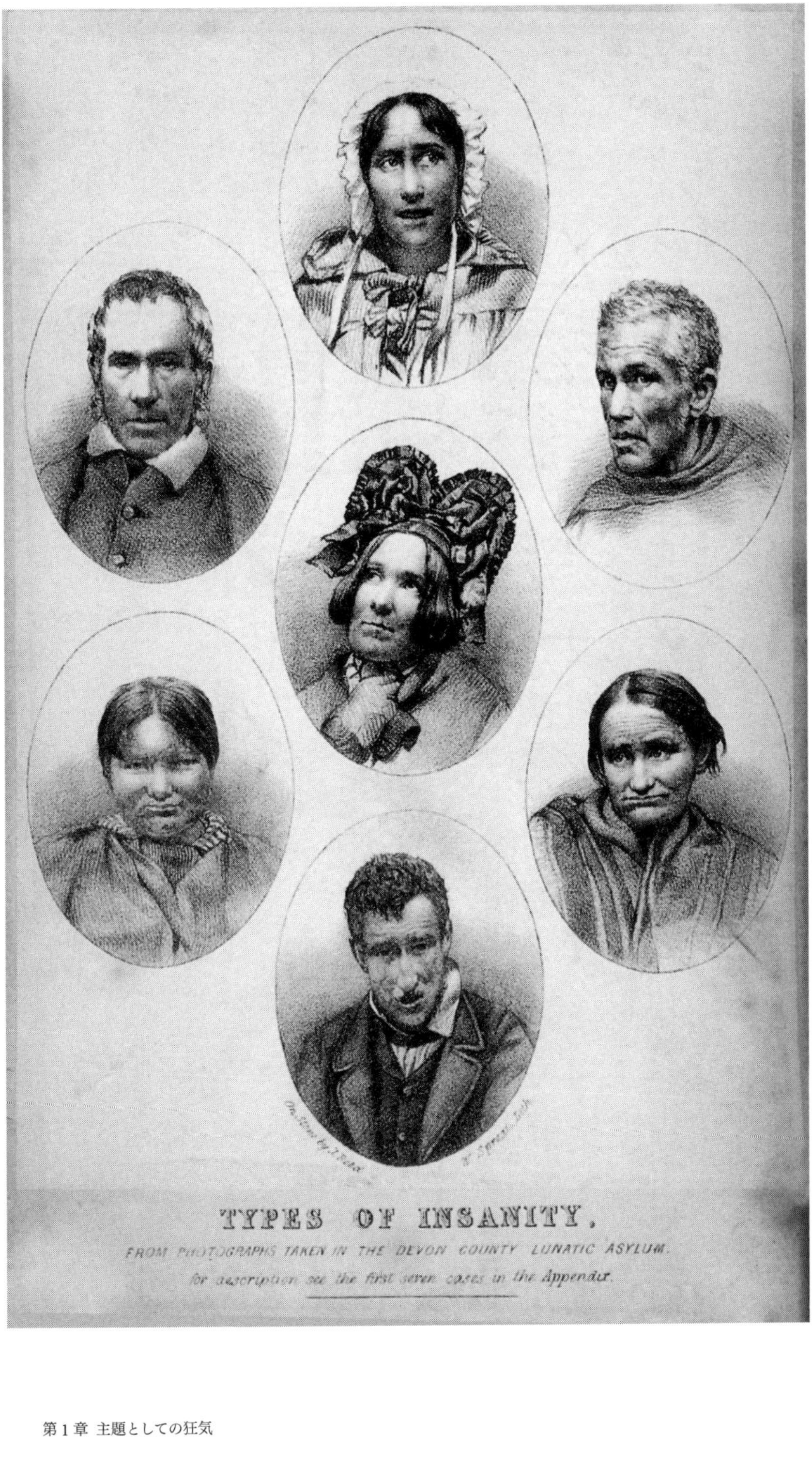
TYPES OF INSANITY,
FROM PHOTOGRAPHS TAKEN IN THE DEVON COUNTY LUNATIC ASYLUM.
for description see the first seven cases in the Appendix.

2――ジョン・チャールズ・バックニルとダニエル・ハック・テュークの共著『心理学的医学の手引き』(Bucknill and Tuke, 1858) の口絵「狂気の諸類型」。同書は狂気の診断と治療に広く用いられた最初期の教科書の1つ。バックニルとテュークは当時の精神科医の例に漏れず、狂気には様々な形態があり、その識別は患者の顔貌を見れば可能であると信じていた。

語圏では、この「狂った医師」の意味にも解釈できてしまうmad-doctorという語の曖昧さと侮蔑的な響きが無視できなくなって初めて、asylum superintendentとかmedical psychologistとか（フランス語に由来する）alienistといった代替語が互いに無差別に用いられるようになったのだが、それでもpsychiatristだけは嫌われ続けた。この語の使用が主流になり始めるのはようやく二十世紀初頭のことである。

そもそも精神障害の診療を独占する医療専門職が自他ともに認める形で組織化されるのは、概ね十九世紀以降の現象にすぎない。一方で、今日狂気に向けられる眼差しは、そのほぼすべてが医学の眼差しだと言ってよい。また（全員ではないにしても）ほとんどの人が、狂気について語る際に精神科医の言葉遣いを公式の言語として用いる。だがそれは飽くまでも歴史的な変遷を経た上での現状なのであり、それも、歴史の全体から見ればごくごく最近の展開にほかならない。精神科医という専門職の成立、またかれらが用いる言語やかれらが施す治療は、本書を通じて論を重ね、理解を試みるべき対象なのであって、最初から当然視され前提とされる出発点の如きものではないし、またそうであってはならない。

だからこそ本書では「狂気」を用いるのである。大昔から使われてきた言葉であり、かつ今日でもこの言葉を聞いて理解に困難を覚える者はまずいない。加えて、純粋に医学的な観点からは抜け落ちてしまう非常に重要な論点を掬い上げることもできる。「狂気」は我々を取り巻く社会秩序や文化全般に広く影響を及ぼしてきた語であり、科学のみならず、文学や芸術、宗教や信仰の世界でも用いられている。最後に、「狂気」はスティグマを含意する。スティグマは現在に到るまで常に、狂人であることに伴う経験の悲惨な側面の一つであり続けてきた。

そして我々の生きるこの現代においても、狂気の謎の解明はほとんど進んでいない。依然として狂気と正気の境界それ自体が論議の的であり続けている。米国精神医学会の発行する『精神疾患の診断・統計マニュアル』*Diagnostic and Statistical Manual of Mental Disorders*（ＤＳＭ）は、精神薬理学革命と連動して精神医療のバイブルとも呼ぶべき世界的な影響力を獲得し得たものの、現在、終わりの見えない見直し作業を余儀なくされている。決着へ向けて様々な努力がなされる一方で、ＤＳＭは指導的な立場にある精神科医の間ですら、依然として論争の渦中にある。現行のＤＳＭは数え方によって五回目もしくは七回目の改訂版となるが、その発行は、内容をめぐる論争のため数年間にも及ぶ延期の憂き目に遭ってきた。収録される診断と「病名」が増えるにつれ、精神疾患を多数の類型ないし下位類型に分けるべくなされる、まさに狂気じみた努力は、徐々に医学の名を借りた言葉遊びの体《てい》をなしてきている。精神疾患の原因は脳の生化学上の欠陥、一定の神経伝達物質の過不足に求められるべきものだとか、遺伝の産物だとか、早晩生物学的マーカーにまで辿ることができるはずだとかいった威勢の良い主張は多く見られるが、結局のところ原因解明のなった精神疾患はほとんどなく、施される治療も大半が対症療法で、その有効性すら全般的に疑問視されているのが現状である。また重度の精神病者は、多くの人が寿命を延ばし続けてきたこの四半世紀の間に、逆に平均寿命の下降したごく少数の人々の一部をなす。[2] これは精神医学の主張と現実の齟齬を説得的に示す指標の一つである。少なくとも精神医療の分野において、我々はいまだ「自然を関節で切り分ける」［★プラトン『パイドロス』265E］水準には到っていないのだ。

　狂気への対応を医学の手に委ねるという賭けは、確かにある程度の成功を収めてきてはいる。実際の利益が最も顕著に現れたのは、二十世紀前半の精神病院で男性入院患者の二〇％を占めたとされる第三期梅毒の診療だが、他のほとんどの症例では依然元は取れていない。定期的に提出される大々的な研究成果の発表は、一時的に世間を騒がせるばかりで、結局のところ統合失調症［★日本では二〇〇二年以降、旧呼称「精神分裂病」よりこの病名に変更］にせよ、また大鬱病にせよ、その原因は謎と渾沌の只中にある。あるいはＸ線であれＭＲＩであれＰＥＴスキャンであれ臨床検査であれ、狂気にある者と正気でいる者とを一義的に識別できるわけではない。理性と非理性の境界はいまだ一定せず、異論と論争に塗《まみ》れているのである。

　現在の診断カテゴリーや医学説の過去への遡及適用は、歴史の曲解を招くリスクを伴う。過去のある時点における実在性や同一性が、統合失調症や双極性障害より遥かに堅固に確立していると言えるような病気であっても遡及的診断は危険なのであり、ましてやこの二つよりも不確定性の大きな疾患の場合は言うまでもない。過去の記録は、当時の書き手自身にとって重要と思えることを記したものであって、かれらは現在の我々が知りたいと思うことを残しておいてくれたわけではないのである。それに、狂気が示す症状、その意味、その帰結、正気と狂気の境界線といった事柄は、今も昔もその都度の社会的文脈に深甚な影響を受けている。だからこそ文脈を無視することは許されない。どの時代のどの現在も一定の偏りを伴うのであって、歴史の複雑性を中立不偏に研究することのできるどこでもない点、いわゆるアルキメデスの観点は誰にもとり得ないのである。

狂気が医学の範疇に留まるものでないのは、作家や芸術家、その読者や鑑賞者にとって、狂気という主題が常に魅力の源泉であったことからも指摘できる。小説、伝記、自伝、演劇、映画、絵画、彫刻をはじめとする諸分野で、狂気は想像力を虜《とりこ》にし、意想外で強力な作品を生み出し続けている。狂気を囲い込み、何か単一の本質に還元しようとする試みは、どれも失敗を運命づけられているかに見える。狂気は我々を悩ませ惑わし、戦慄させ魅惑し、人類の探究心を煽ってやむことがない。本書は心理学的医学に対し相応の評価を与えるものだが、それとて飽くまでも相応の評価に留める。本書はまた、現状が狂気の原因解明や有効な治療法の確立からいかに隔たったものであるかを強調し、狂気の社会的、文化的な影響力と重要性に鑑み、それが単一の意味や実践の枠組みに収まるものではないことを認めるものである。

ともあれ、そろそろ議論の中身に入っていくことにしよう。

✶

第2章 古代世界における狂気

MADNESS IN THE ANCIENT WORLD

狂気とイスラエルの民

残酷な神、妬む神。その不興を買った者を待ち受ける悲惨。初代イスラエル王サウル、強大なるバビロニア王ネブカドネツァル、ヘブライの伝承に登場するこの二人の王はいずれもヤハウェの命に背き、その瀆神の罪には恐るべき罰が下された。狂気という名の罰が。

かれらの犯した罪とはなんだったのか。サウルは、ヤハウェがユダヤ人の最初の王に選んだほどの英雄である。イスラエルの民に敵対する勢力を次々と打倒し、その治世下に周辺民族をほぼ制圧した。最後に残った最強の敵ペリシテ人を打ち破ったのは次の王ダビデだが、そのダビデが率いた軍隊を育てたのも、やはりこのサウルであった。ところがただ一度だけ、サウルは神に背く。神はこれを見逃さず、即刻サウルに苛烈な罰を与えるのである。

古代パレスチナには元々遊牧の民アマレク人がいたが、出エジプトの際、イスラエルの民とこのアマレク人の間には強い確執が生まれる。エジプトを脱出したヘブライ人が紅海を渡りシナイ半島を横断する途上、アマレク人からの襲撃を受けたのである。かれらは「後《うしろ》なる弱き者等《ども》を攻撃《せめうて》り」〈1〉と伝えられるが、その後も戦闘は繰り返され、ユダヤの伝承においてアマレク人は敵の代名詞とまでなっている。最終的にはヤハウェの我慢も限界に達し、己《おの》が選びし民に命じる。「今ゆきてアマレクを撃ち、其有《そのもて》る物をことごとく滅しつくし、彼らを憐むなかれ。男、女、童稚《をさなご》、哺乳児《ちのみご》、牛、羊、駱駝、驢馬を皆《みな》ころせ」〈2〉。聞き違えようもない。まさに皆殺しである。

ところがサウルはこの神の容赦なき下命を軽んじた。「サムエル前書」には次のようにある。サウルは「アマレク人の王アガグを生擒《いけど》り、刃《やいば》をもて其民《そのたみ》をことごとくほろぼせり。然《しかれ》どもサウルと民、アガグをゆるし、また羊と牛の最も嘉《よ》きもの、及び肥《こえ》たる物、並《ならび》に羔《こひつじ》と凡《すべ》て善き物を残して之《これ》をほろぼしつくすをこのまず、但悪《ただあし》き弱き物をほろぼしつくせり」。[3]その結果どうなったか。預言者サムエル（サウルに油を注いでイスラエル王とした当の人物）はサウルを叱責する。あなたは神に反逆したのだと。それは決して赦されることではなく、いくら悔やんでももう遅いのだと。[4]

まもなく神はサウルの許を去り、代わりに悪霊を遣わしてサウルを苦しめた。その苦しみは彼の治世が終わるまで続いた。恐怖、憤怒、殺人欲、抑鬱に始終囚われ、しばしば強烈な精神的動揺に襲われた。そしてペリシテ人との戦闘のさなか、サウルはついに神に見棄てられる。三人の息子は戦死し、サウル自身も深手を負った。「無割礼の者ども」がとどめを刺さんと押し寄せてくる中、サウルは己が剣の上に倒れ伏して死んだ。神が遣わした悪霊が、彼を滅ぼしたのである。[5]

古代民族の例に漏れず、ヘブライ人もまた発狂に伴って顕れる恐るべき変化を、悪霊憑きの観念によって説明した。ヘブライの神は報復する神である。気に入らぬ者、反逆する者には躊躇なくこの恐怖を与える。元々イスラエルの民が隷属状態にあったエジプトから脱出できたのも、ヤハウェがファラオとその民の上に十の災厄を降らせたがためであった。イスラエルの民を率いるモーセはエジプトの魔術師を相手に、それぞれが崇める神の力を競い合う。血、蛙、ぶよ、虻、家畜の大量死、腫れ物、雹、蝗、暗闇。それでも動じなかったファラオの心を動かすため、ヤハウェは人と獣とを問わずエジプト全土の初子《ういご》を殺し、ここに到ってようやくモーセはイスラエルの民を率いてエジプトから脱出することを許される。しかしヤハウェがエジプト人に与える災厄はこれで終わりではなかった。神は紅海を割ってイスラエルの民を渡らせると再び海の水を戻し、追撃するエジプト軍を全員溺死させたのである（口絵⑤参照）。

サウルの狂気を、ユダヤ人は神の呪いに帰した。このことは「サムエル前書」の記述に明らかである。彼の狂気がいかなる性質のものであったかは不分明だが、その外形的な顕れについてはサウルに「呼吸困難」の気が見られたとの記録があるほか、「サムエル前書」の書きぶりからも、塞ぎ込んだかと思えば周囲に激烈な不信感を示したり、突発的な暴虐行為に及んだりする等、気分の乱高下が激しかった様子が窺われ[6]、一時は我が子ヨナタンを殺そうとまでしている。[7]また、ユダヤの口承に基づいてローマ時代に書かれたヨセフス（Josephus, 後37–100頃）の『ユダヤ古代誌』にもこうある。サウルは「得体のしれぬ病気に悩まされ、悪霊がのり移ったため呼吸困難におちいり死にそうになった。医師たちは、悪霊を追い払う能力をも〔つ〕（……）者を探し出〔す〕（……）以外に、治療の方法はないとした」[8]［★『ユダヤ古代誌』(Josephus, 1926)、既訳 p. 163］。

神がサウルを呪うのに遣わした悪霊。それを唯一宥《なだ》め得たのが、牧童ダビデの奏でる竪琴の音色《ねいろ》であった[9]。とはいえその効果は飽くまで一時的なもので、サウルを苛む狂気の源を根本から除去することはできなかったし、常に効果があるとも限らなかった。「神より出《いで》たる悪鬼サウルにのぞみて、サウル家のなかにて預言したりしかば、ダビデ故《もと》のごとく手をもって琴をひけり時に、サウルの手に投槍《なげやり》ありければ、サウル、我ダビデを壁に刺《さし》とほさんといひて、其《その》投槍をさしあげしが、ダビデ二度《ふたたび》身をかはしてサウルをさけたり」[10]。まさに危機一髪である。

ユダヤの伝承にはサムエルの他にも預言者が数多く登場する。もちろん預言者、すなわち神の遣いとして振る舞う人間は時代と地域を超えて見られ、それこそイスラエルの民と抗争を繰り広げていたパレスチナの諸部族も例外ではないが、ユダヤ史におけるその影響力はことに格別であった。ところで「サムエル前書」には、サウル自身が「預言者」と呼ばれている箇所があるが、この部分の解釈には注意が必要である。というのも医学史家のジョージ・ローゼンが指摘しているように、「預言者の如く振る舞う」という意味のヘブライ語は、「意味不明なことを喚く」、「我を忘れたように振る舞う」、「抑制の効かない行動を示す」といった意味にも読めるからである[11]。この点に留意して「サムエル前書」に戻ると、ダビデを追うサウルは「ラマのナヨテにいたるまで歩きつつ預言せり」とある。サウルはその地で「其衣服《そのころも》をぬぎすて、同《おな》じくサムエルのまへに預言し、其《その》一日一夜裸体《はだか》にて仆臥《たふれふし》たり。是故《このゆゑ》に人々サウルもまた預言者のうちにあるかといふ」[12]。

イザヤ、エレミヤ、エリヤ、エゼキエル――イスラエルの民に大きな影響力をもっていたかれら預言者の振る舞いは、しばしば霊感と狂気との、あるいは奇人変人の類いと正真正銘の狂人との狭間にあった。忘我の境地に達し、異常な振る舞いを見せるのが預言者であり、しばしば魔力を用い（ヨシュアは太陽の運行を停めた）、未来を予知し、そして何よりも、神の言葉を語るのが預言者であった。人を惑わし、自身恍惚となり、幻覚を見たと言い、突然激昂したかと思えば神の霊が降りていたと称する、それが預言者なのであった。[13]

かれらは迫り来る危険を人々に知らせたが、その言葉と振る舞いによって我が身に災厄を招くこともあった。それも、周囲からの嘲弄や孤独ばかりではない。エルサレムの破壊が迫っていると公言したエレミヤなどは裏切り者として侮蔑され、打擲され、拘留されさえした。[14]井戸の底に投げ入れられ餓死しかかったこともあれば、鎖にも繋がれた。その言葉の通りエルサレムがバビロンの軍勢に制圧されてようやく、エレミヤは囚われの身を解かれたのであった。[15]一方、もっと悲惨だったのがウリヤである。ウリヤは「ヱレミヤの凡《すべ》ていへる如《ごと》く此邑《このまち》とこの地に向《むか》ひて預言せり」というのだが、それを聞き咎めたユダ王エホヤキム（ヨヤキム）は彼を追わしめた。ウリヤはエジプトへと難を逃れるものの、結局は連れ戻され、王に斬り殺されてしまう。[16]預言者を通じて神が人に言葉を語る――これはイスラエルの民にとって疑うべからざる命題であった。この命題、そして神との間に結ばれた特別な契約こそが、かれらの、選ばれし民としてのアイデンティティの源泉であった。預言者は神と人との媒介者として、きわめて大きな役割を担わされた存在だったのである。しかし他方で偽預言者も少なくはなかったから、神の言葉と称する叱責と慨嘆によって民衆を導くのは決して容易なことではなかった。

現在の目で見れば、預言者＝狂人説にも一理がないわけではない（実際二十世紀の精神科医には預言者を精神病理の症例として扱おうとする傾向が見られる）。[17]だがイスラエルの民にとって、神とは全能にして妬む神であった。人を介してその言葉を語り、背く者には厳罰を厭わぬ神であった。そうである以上、いかに狂気の徴候が見られたとしても、それが真の預言者である虞《おそ》れを、神の言葉を伝える者である万が一の可能性を、捨て去ることはできなかったはずなのだ。
ユダヤの伝承において、ヤハウェの力に挑んだ結果重い代償を払わされる羽目になった異国の王は、エジプトのファラオが最後ではなかった。時代を下った前五八七年、エルサレムを制圧し、神殿を破壊し、ユダヤ人から国を奪ったのは、バビロンのネブカドネツァル王であった。それだけのことをしながらも、その時点ではこれといって神罰が下った形跡はない。ところが度重なる勝利に驕心を膨らませた王が「我が大《おほい》なる力」を誇ったその瞬間、天からその瀆神を糺す声が響くのである。結果、ネブカドネツァルは発狂した。「牛のごとくに草を食ひてその身は天よりくだる露に濡れ、終《つひ》にその髪毛《かみのけ》は鷲の羽のごとくになり、その爪は鳥の爪のごとくになりぬ」〈18〉（口絵②参照）。ネブカドネツァルが理性を取り戻し、王位に復してかつての権力と栄光を再び手にしたのは、実に七年の後であったと聖書は伝えている。

神の秩序の下に置かれた世界では、自然の変化であれ、国家の命運であれ、生活の苦難であれ、なんにでも宗教的、超自然的な意味が与えられる。昨日まで正気だった人がある日突然狂気に陥るといったことがあれば、それは当然の如く神の怒りや呪い、あるいは悪霊の憑依によるものとされた。ネブカドネツァルの死からほぼ六百年を経た新約の時代に到っても、事情はまったく変わっていない。磔刑後に復活したキリストを最初に目撃するのはマグダラのマリアであるが、聖書は彼女を「前《さき》にイエスが七つの悪鬼を逐《お》ひいだし給《たま》ひし女なり」と紹介している。〈19〉イエスは似たようなことを度々《たびたび》弟子たちの目前で行っている。例えば一行がゲラサ人の地方を訪れた時のことだ。舟を降りたイエスの許に「穢れし霊に憑かれたる人」がやってくる。鎖で縛り足枷をはめても、鎖は引きちぎり足枷は砕くという始末で手に負えず、仕方がないので土地の人々はこれを墓場に放置し、叫んだり石で自分を打ち叩いたりするままにさせておいたのだった。ところがこの哀れな男は、イエスの姿を見るなり走り寄り、ひれ伏したのである。

イエスまた「なんぢの名は何か」と問ひ給へば「わが名はレギオン、我ら多きが故《ゆゑ》なり」と答へ、また己《おのれ》らを此《こ》の地の外に逐《お》ひやり給《たま》はざらんことを切《せつ》に求む。彼処《かしこ》の山辺《やまべ》に豚の大《おほい》なる群、食しゐたり。悪鬼どもイエスに求めて言ふ「われらを遣《つかは》して豚に入《い》らしめ給《たま》へ」イエス許したまふ。穢れし霊いでて、豚に入《い》りたれば、二千匹ばかりの群、海に向《むか》ひて、崖を駈《か》けくだり、海に溺れたり。[20]

このゲラサの豚の逸話は、古代のパレスチナ地方における狂人の扱われ方に関して、もう一つ別の面を照らし出してもいる。男は長い間悪霊に憑かれたまま、住居も衣服も持たず墓場で暮らしていた。恐れをなした人々は鎖と足枷をもってこの男を拘束しようとしたが、彼はそれを引きちぎっては、悪霊によって荒れ野へと駆り立てられていた。しかし人々はこの男に恐怖を覚える一方、完全に見殺しにしたわけでもなかった。[21]このように狂気を文明に対する侮辱と受け取る感じ方、そして衣服を身につけず、鎖に繋がれ足枷をはめられ社会の周縁へと逐いやられる狂人の姿というのは、決して珍しいものではなかった。むしろそれは、様々な時代と地域で幾度も繰り返し見出されることになるイメージなのである。

*

ギリシア世界

古代ギリシア人は文学作品を多く遺したが、それらを繙《ひもと》くならば、かれらの間でも狂気の原因を神的なものに帰す観念が広く共有されていたことがわかる。[22]ギリシアの神々は人界の事柄に干渉するのを厭わぬ存在で、精神の病いを宗教的な原因から説明しようとする態度は古典古代の文化に見られる顕著な特徴の一つであった。[23]そうした因果解釈は後にキリスト教がローマ帝国の国教となることでさらに強まるのだが、ともかく神々の陰謀による狂気の発現というモチーフはギリシアの劇作や詩作に欠くべからざるものとなったのである。二十世紀のジークムント・フロイトは、人類には消し難く刻み込まれた共通の心理的トラウマがあると主張し、それをギリシア神話に取材してオイディプス・コンプレックスと名づけているし、パニック panic という語も、恐慌を巻き起こすとされる神パン Pan にちなんで、「パンに関わるもの」を意味するギリシア語 panikon《パニコン》が語源であるという。
『イリアス』と『オデュッセイア』は現存する最古の西洋文学作品だが、元々が口承の叙事詩であることを考えると、その起源は古典ギリシア文明より遥かに時代を遡る。現在の定説では、前八世紀に、当時すでに膨大な蓄積のあったギリシア神話から取材して成立したのがこの二つの叙事詩で、それがアルファベットの発明まで口承で受け継がれてきたとされている。いずれも古典ギリシア以降の教養市民層が深く親しみ、ギリシア文化の基層をなした作品であり、前五世紀にはアイスキュロス、ソポクレス、エウリピデスら古典古代の大悲劇詩人の（そして作品が現存しない他の多くの劇作家の）霊感の源となった。以降、狂気というモチーフは西洋の文学や芸術を魅了し続けるのだが、それについては本書でも追い追い吟味していくつもりである。

『オデュッセイア』では、オデュッセウスの不在にかこつけて王妃ペネロペイアの許に多くの求婚者がつめかけ、連日の饗宴に興じる（なおかれらは後に帰還したオデュッセウスに一人残らず殺される）。その宴の最中、智慧の女神アテナイエの力で一同が正気を失う場面がある。すなわち「パラス・アテネは求婚者たちの心を狂わせ、消しもならぬほどの高笑いを彼らに催おさせた。かくて彼らは、あたかも他人のものの如く己れの意のままにならぬ顎を動かして笑い、血塗れの肉を啖《く》い、目は涙に溢れ、胸には悲歎の想いが迫り来る」〈24〉［★『オデュッセイア』（Homer, *Odyssey*）、既訳下 p. 223］。破滅の運命がすぐそこに待ち受けていることを思えば悲嘆もむべなるかなである。

ホメロスの詩行で狂気の発露が最も多く見られるのは、なんといっても戦闘の場面であろう。戦いの中、男たちは昂《たかぶ》り、抑制を失い、熱弁を揮《ふる》い、憑かれたかの如き振る舞いを見せる。ディオメデス、パトロクロス、ヘクトル、アキレウスのいずれにも、戦闘のさなか狂気の虜《とりこ》となる場面が用意されているのである。例えばパトロクロスを討ったヘクトルがその遺骸から武具を剥ぎ取って身につけるや、たちまち「恐るべき軍神アレスがその体内に乗り移って、四肢の内には勇気と力が漲《みなぎ》って来る」〈25〉［★『イリアス』（Homer, *Iliad*）、既訳下 p. 167］。一方、親友を失った悲嘆とヘクトルへの復讐心から狂気へと駆られたアキレウスは奮迅の猛撃の末、ついにヘクトルとの一騎打ちに挑みこれを討ち取る。倒れた宿敵を見下ろすアキレウスだが燃え滾る怒りはなおも収まるところを知らない。命は乞わぬが遺骸は丁重に扱ってくれと懇願するヘクトルに、しかし狂濤のアキレウスは聞く耳を持たない。「この胸にたぎる憤激の想いがわたしを駆って、おぬしの身を切り裂き生のままで食わしてくれたら、どんなにかよかろうと思う、なにせあれほどの罪を犯したおぬしだからな」［★前同、既訳下p.323］。実際ヘクトルが息を引き取るや、アキレウスはその遺骸を戦車の後ろに縛りつけて曳き摺らせ、さらに「勇将ヘクトルに無残な仕打ちを加えんと、メノイティオスの子の横たわる担架の横の土砂の中へ、ヘクトルを仰向けにして長々と寝かす」［★前同、既訳下p.336］などしているのである。[26]

『イリアス』の世界は随所に超自然的な力が働いていて、人々は神々と運命《モイラ》と復讐《エリニュス》の気まぐれの前にあってなす術もない。かれらは無力な人間を滅ぼし、報復し、罰し、弄ぶ。神の怒りを買えばまず無事ではいられない。ホメロスから数百年の後、アテナイで活躍した悲劇詩人たちはさらに豊かな心理描写を生み出した。神々の陰謀に加え、罪と責をめぐる懊悩、義務と欲望の葛藤、悲嘆と恥辱、栄誉の追求、驕慢の招く破滅が、より一層複雑な作品世界の構築を可能にしたのである。一方、人が狂気に陥るのには超自然的な原因があるとの観念も各地の無文字民族の間に広まり、この時代に到ってなお依然大きな影響力を保持していた。

半神半人のヘラクレスはゼウスとアルクメネの間に生まれた不義の子であり、[27]女神ヘラにしてみればその存在それ自体が夫の不貞の証拠であった。ホメロスはヘラがヘラクレスに降《くだ》した苦難と危機について語るが、このモチーフは後のギリシア、ローマの作家たちに何度も取り上げられ、そのつど洗練の度を増していく。例えばエウリピデスのヘラクレスは、ヘラの謀略により発狂する。「かの男の心を狂わせ、思い乱れて子供を手に掛けるよう仕向け、跳びはね、暴れ廻らせるのだ、そして死を招く帆綱を一杯に延ばせ」[28]［★『ヘラクレス』(Euripides, 2013a)、既訳p.63］。激情に駆られたヘラクレスは、眼前に現れた宿敵エウリュステウスの子らに襲いかかる。口から泡を飛ばし、目玉をぐるぐると回し、全身の血を滾らせ、不気味な哄笑を上げながら、ヘラクレスはその子らを虐殺する。しかし、やがて狂気は去る。正気に戻ったヘラクレスが見たもの、それは変わり果てた我が子の姿であった（口絵④参照）。また別の伝承では、ネメアの獅子退治から冥界の怪物ケルベロスの生け捕りに到る十二の難行それ自体が、ヘラクレス（ローマ神話ではヘルクレス）の子殺しの罪を償うために課されたものだったとも言われている。

やはりエウリピデスの手になる悲劇『メデイア』は、イアソンの逃亡と裏切りにより狂気の淵に追い込まれる王女メデイアの苦悩と復讐を扱った物語である［★『メデイア』(Euripides, 2013c)］。イアソンは金羊毛皮の入手に協力し自分との間に二人の子までなしたメデイアを、あろうことか蛮人の娘と言って拒み、クレオン王の王女グラウケーとの結婚を選ぶ。復讐を決意したメデイアは、まず毒薬を仕込んだ薄絹の長衣をグラウケーに贈り、愛人を横取りした報いとして王女が苦悶の死を迎えるよう仕向けるが、それにも飽き足らず、次いでイアソンに我が子を失う悲嘆を味わわせんがためだけに、腹を痛めて産んだ二人の息子までも自らの手にかけて殺すのである。

ギリシア悲劇には他にも発狂のモチーフ——幻覚、錯覚、激昂、殺意——が随所に見られ、狂気に囚われる主人公もオレステス、ペンテウス、アガウエー、オイディプス、パイドラ、ピロクテテスと枚挙に暇がないほどである[29]。

とはいえ詩劇に現れた表象に、当時の民衆が狂気について抱いていた観念が直接反映されていると考えるならば、それは早計かつあまりにも素朴な発想と言わざるを得まい。もちろん神話や隠喩と「現実」が一切無関係ということはあり得ないが、両者の間には必ず齟齬が存在する。作品は観客の共感と理解を得られるものでなければならないが、舞台設定や筋書きには作劇上従うべき一定の規則があるわけで、そのため一般人の信念や態度とは程遠いものとなる可能性を常に有している。悲劇とは破滅的結末へと向かう物語であり、狂気の発現はその種の物語の駆動装置としてはまさに定番なのであるから、悲劇において狂気に中核的な役割が与えられていることは、日常的な営みの突然の破綻が与える作劇上の効果に鑑みれば特段驚くべき事柄ではないのである。他方、悲劇がアテナイ市民の生活と文化にとって近代世界では対応する例を想起し得ないほどの重要性を有していたこともまた事実である。上演期間中、アテナイの人々の生活は文字通り停止した。かれらは何日もまとめて仕事を休んで劇場に集まり、お世辞にも快適とは言えない観劇条件の中、舞台の上で演じられる苦悩と試練、そして人間的実存の儚さの——神々の慰みものにすぎぬ自

分たちの境遇の――表象をその目に焼きつけたのである。〈30〉

エリートたる識字層と、男性ですら読み書きの怪しかった民衆《ホイ・ポロイ》とを一個の共同体にまとめ上げる力を、物語は有していた。悲劇はアテナイに留まらず、スペインから黒海沿岸に到るヘラスの地、すなわちギリシアの全文化の中で、最も親しまれた文学形式であった。〈31〉したがって、文学作品を資料として用いる際には慎重を期す必要があるとはいえ、当時のアテナイ市民の精神生活を知るのに、悲劇作品から読み取れる人間観や世界観が重大な手がかりとなるのは間違いのないところである。〈32〉

狂気の原因を超自然的な世界に求める観念がギリシア、ローマを中心とする時空間において広く共有されていた事実は、二次資料を含めた現存史料からも十分に窺われる。古代ギリシアの邸宅には、客人を出迎える格好でアポロン、ヘカテ、ヘルメスの祭壇が設えられていたし、住居内の到る所に様々な神格の存在が認められていた。自然界のすべてに、例外なく神々の影響が見出されていたのである。そうであってみれば、狂気のように奇矯で異常で凄惨な現象の原因を、目には見えぬ神魔の世界に求めるのはむしろ当然の態度であったとも言えるのである。

身体の病いが当事者のみならず親近者に対しても日常生活からの逸脱を強いるのと同様に、精神の病いもまた相当深刻な影響を周囲の人々に及ぼす。もちろん一面では、精神障害は孤独な苦痛であり、当人が自ら他人との接触を断ってしまう事例も少なくはない。しかし他面において周囲の人々に激しい動揺を起こすのも事実であり、むしろ数ある病いの中で最も社会的な性格の強い疾患とも言える。抑制も効かなければ説明もできず、当人にも他人にも危険を及ぼし、周囲の人々に恐怖と嫌悪を喚起し、皆が共有する現実感覚（すなわち英語の原意でいうところのコモンセンス）を揺るがし、社会秩序の基盤それ自体に象徴的にも実践的にも亀裂を生じる――それが精神の病いなのである。見て見ぬふりで済ませられるものでは到底ない。

もしその発症に確たる原因がなく、誰にでも同様に生じ得るものだということにでもなれば、狂気に対する恐怖はさらに強いものとなっただろう。だからこそ太古の昔から、狂気を概念的に、また実践的に包摂しようとする試みが絶えることはなかった。人が狂気に取り憑かれ異常な振る舞いを見せるようになる仕組みについて、なんとか説明を与えようという努力が積み重ねられてきたのである。そうした試みの果てにギリシア、ローマの人々が辿り着いた答えこそが、狂気は神や悪霊が取り憑くことで生じるという説明だったのであり、それは決して単なる劇中の筋書きに留まるものではなかった。もちろん当時の民衆の信仰と実践について現状我々が有する知識というのは飽くまで断片的なものにすぎず、それこそ狂人本人の主観的体験がいかなるものであったか、周囲の人々が狂人にいかなる扱いをしていたかについて、わかっていることはきわめて乏しい。とはいえ現存する資料に限って言うならば、それが指し示す事柄はいたって明快である。

古典悲劇詩人たちと同時代に活躍したヘロドトス（Herodotus, 前484頃–前425頃）の『歴史』を見てみよう。ヘロドトスは冒頭、この書物は「人間界の出来事が時の移ろうとともに忘れ去られ（……）やがて世の人に知られなくなるのを恐れて、自ら研究調査したところを書き述べたものである」［★『歴史』（Herodotus, *Histories*）、既訳上 p.9］と宣し、狂気に関してはペルシア王カンビュセス二世（Cambyses II, 在位：前530頃–前522）とスパルタ王クレオメネス（Cleomenes I, 在位：前520頃–前490）の二人の事例を記録している。ヘロドトスのテクストには空想で書かれた箇所も少なくないが、その記述の大半は後世の学術的発見と合致していることから、王の狂気とその原因についての所論も、細部に疑念の余地はあるにせよ当時の人々の信仰に淵源するものであるのは間違いない。実際、ヘロドトスは当時のギリシア社会で広く共有されていた観念に基づいて記すと明言しているのである。[33] したがって、人が正気を失うとか狂気の世界へ行ってしまうといったことを当時の人々がどのように観念していたのかを知るのに、ヘロドトスが記す二人の王の挿話は実に有用な資料となるはずだ。

『歴史』第三巻は、カンビュセス二世によるエジプトおよびクシュ王国（現在のスーダン）侵攻と、彼が狂気に陥っていく経緯を語っている。南進の失敗を悟ったカンビュセスは軍を退却させるが、その途上に逗留したメンピスで、エジプト人たちが奇妙な印をもつ仔牛の誕生を祝っているのを目にする。「それは黒牛であるが、眉間に四角の白い斑点があり、背には鷲の形をした模様が浮き出て、尾は毛が二重に生え、舌の裏に甲虫のような形をしたものがついている」。カンビュセスは祭司らに命じて当地で聖牛アピスと呼ばれるこの神獣を曳いて来させるや、「短剣の鞘を払うとアピスの腹を狙ったが、誤って股を切った」。カンビュセスはエジプト人の妄信を嗤い、祭司らを嘲弄して鞭打の刑に処し、祝宴を中止させた。傷を負った神獣は「神殿の中で気息奄々として横たわっていた（……）〔が、〕やがてアピスはその傷がもとで死んだ」。伝えられるところでは、「カンビュセスはその後すぐに発狂した。王の悪業はますます常軌を逸したものとなり」、とうとう（自分の妃でもあった）身重の実妹の腹を蹴り、流産して死なせてしまうまでに到る。ヘロドトスは「果してアピスの祟りであったのかあるいはそれ以外の原因によるものであったのか」は不明としつつ、カンビュセスの行為を紛れもなく「気違い」の所業と記しているが、この評は当時のギリシア人にしてみればまさに言い得て妙であったに違いない〈34〉［★本段の引用「　」はすべて前同、既訳上 pp. 345–349］。

『歴史』第六巻には、アテナイと覇権を争ったスパルタのクレオメネス王が登場する。以前より狂躁の気があったというクレオメネスは、共同統治者であったデマラトスを陥れようとデルポイの巫女を籠絡し、デマラトスが先王アリストンの胤《たね》ではないとの託宣を告げさせた。これによりデマラトスは王位を剥奪されるが、この陰謀は後に露見し、危機を察したクレオメネスはスパルタから逃亡する。その後、有為転変があって王位に復したクレオメネスだが、栄光は長続きしなかった。狂気に囚われた彼は――

道で出会うスパルタ人の誰彼の区別なく、その顔を杖でなぐるのである。彼がこのような振舞いをして発狂したことが判ったので、近親の者たちは彼に木製の足枷をかけて監禁した。監禁されたクレオメネスは、ある時看視人が唯一人で他に人気《ひとけ》のないのを見て、短剣を呉れといった。はじめ看視人が渡そうとせぬので、クレオメネスは自分が自由になったらどうするか覚えておれと脅した。その男は国家奴隷《ヘイローテス》の身分の者であったので、その脅迫におびえてとうとう彼に短剣を渡してしまった。クレオメネスは刃物を受け取ると、脛《すね》から始めてわれとわが身を切り裂いていったのである。肉を縦に切り裂きながら脛から腿、腿から臀、脇腹と進み、最後に腹に達するとこれをも縦に切り裂き、このようにして最期を遂げた〈35〉［★前同、既訳中 p. 278］。

なぜクレオメネスは狂気の淵に追い込まれたのか。何が彼をここまで凄惨な死へと向かわせたのか。ヘロドトスによれば、大方のギリシア人はこの悲惨な最期はデルポイの巫女を買収した咎《とが》だと信じていたが、アテナイ人はそれを、かつてクレオメネスがデメテルとペルセポネの神域に侵入し樹木を伐り払った罰であると言い、他方アルゴス人は、国祖アルゴスの社《やしろ》に難を避けていたアルゴスの敗残兵をクレオメネスが誘い出して斬り殺し、さらには社の森まで焼き払った祟りと解していたという。

こうまで数々の冒瀆行為を挙げられては、もはや神罰説は揺るぎようもないと思われるところ、それを採らない民族が一つあった。ほかならぬスパルタ人である。かれらはクレオメネスの乱心はスキュタイ人との交際に溺れ、「生《き》酒《ざけ》を飲む」蛮習を覚えたのが原因とする。ところがヘロドトスは、このスパルタ人の説を採録しながらも、それを言下に斥けている。「私の考えるところでは、これはクレオメネスがデマラトスを陥れた罪の報いなのである」〈36〉［★本段、ここまでの引用は前同、既訳中 p. 284］。一方、これほどの断言は、第三巻でカンビュセスを論じた部分には見られず、むしろそこでヘロドトスは次のような説を示している。「カンビュセスは生れながら、人によっては「神聖な病」などと称している難病をもっていたという。従って肉体が難病を患っていれば、精神も健全でないのは怪しむに足らぬのである」〈37〉［★前同、既訳上 p. 349］。

＊

ギリシア・ローマの医術

癲癇《てんかん》――すなわち神聖病――についてであれ、あるいはマニア、メランコリア等と呼ばれたその他の精神疾患についてであれ、そうしたものの原因を神々による超自然的介入ではなく当人の体内に求める自然主義的説明を推し進めたのは、当時のギリシアの医師たちであった。識字層の拡大により医術書を書き残す動きが広まっていく中、わけても体系性において突出していたのが、長らくコスのヒポクラテス（Hippocrates, 前460頃–前357頃）の手になると考えられてきた一群のテクストである。ちなみに現存するのは断片のみであり、内容がヒポクラテスの教えに発するものであるのは確かながら、実際の書き手は複数人にわたることが判明している。いずれにせよ、癲癇とそれに関連する精神障害の原因を主題として直接扱ったテクストが収められている点で、この『ヒポクラテス集典』は特段の注目に値する。

『集典』全体の特徴として、神や悪霊を持ち出す誘惑を断ち切り、ありとあらゆる病いについて、おそらくは無文字時代から連綿と継承されてきた医術的知見に依拠し、またそれをさらに発展させることで完全に自然主義的な説明を試みていることが挙げられる。ヒポクラテス派の医術はギリシアのみならずローマ帝国においても絶大な影響力を有した。ローマ没落とともに西欧世界では一旦その知見のほとんどが失われるものの、十世紀から十一世紀にかけてアラブ世界から再輸入されて以降は、この派の教えるいわゆる体液病理説がまさに定説としての地位を獲得し、その権威は（多少の修正を施されつつも）十九世紀初頭まで生き延びるのである。以下、ヒポクラテス医学の内容、特に精神疾患の原因（および治療法）についての学説を、若干詳しく見ていくことにする。

現存テクストには多少の揺れがあって一貫した読解は容易ではないのだが（加えてローマ時代に到るとさらにガレノスをはじめとする医師らによる修正が入るのだが）、少なくともヒポクラテス医学の核心は次の一言にまとめることができる。すなわち身体とは、環境と不断に相互作用する諸要素の結合によって構成された一個のシステムである、と。要素間の結合は緊密で、一部の病変がそれを通じて全体の健康を損なう場合もあり得るとされる。一個の人間を

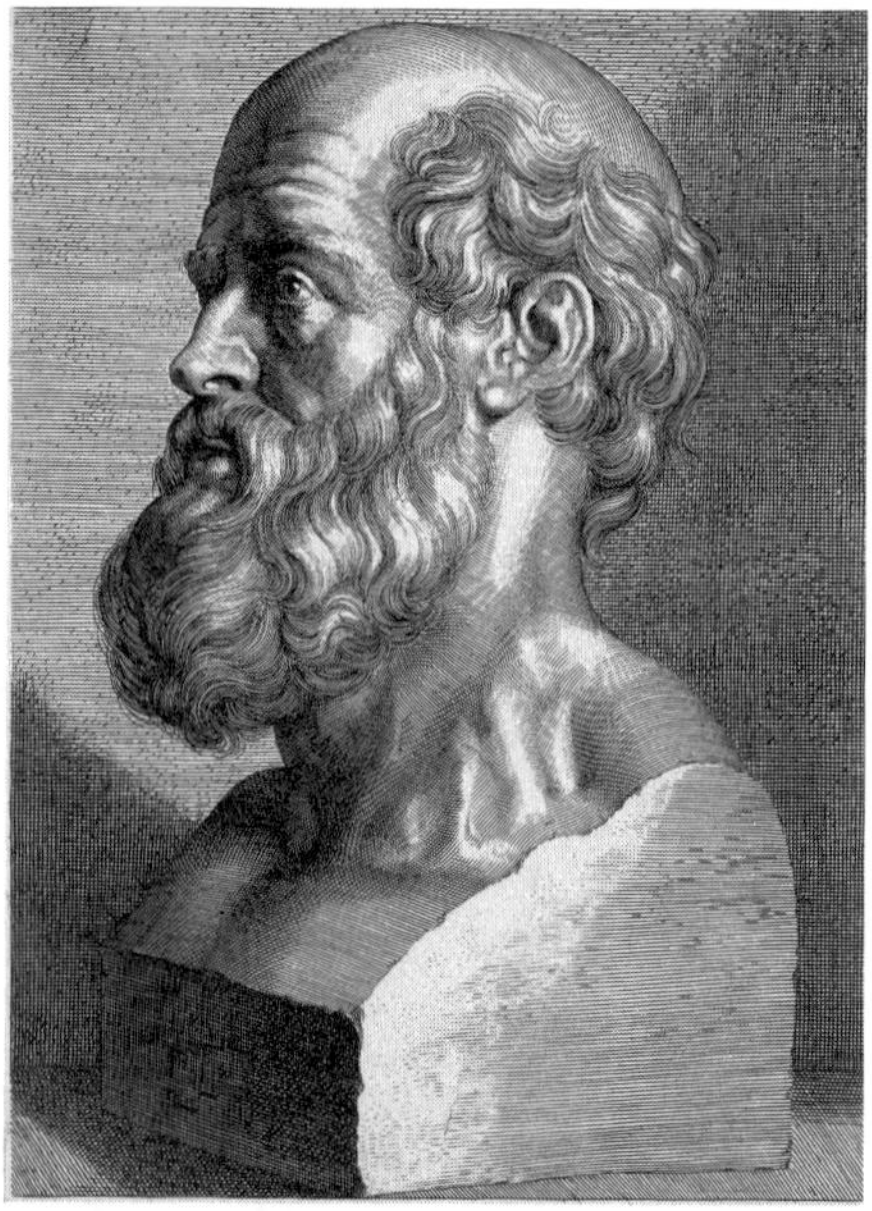

3――――コスのヒポクラテス。古代の胸像風に描かれた想像図。ペーテル・パウル・ルーベンスの原画によるパウルス・ポンティウス作の銅版画（1638）。

構成するのは、相互に対立する四つの要素、すなわち血液（身体の熱と湿を保つ）、粘液（身体の冷と湿を保つ、汗や涙等の無色の分泌物）、黄胆汁または胃液（身体の熱と乾を保つ）、黒胆汁（身体の冷と乾を保ち、脾臓でつくられ、血液と糞便を黒くする）の四体液であり、各体液の生得的な割合の違いによって個々人の気質も異なるとされる。例えば血液量が多ければ陽気な多血質、粘液が優位する人は冷淡な粘液質、胆汁過多なら短気な胆汁質といった具合である（口絵⑥参照）。

体液の均衡は季節の変化や身体の発達成長に伴って崩れることもあれば、体外的な要因によって乱される場合もある。身体は食物の摂取、吸収、排泄等を通じて環境と相互作用するものであり、食事、運動、睡眠の影響も受ける一方、外部からの刺戟で情動が動揺したり混乱したりすることによっても均衡は脅かされる。そこで、一旦崩れた均衡を元に戻すため、瀉血、下剤、吐剤等により原因物質を体外に排出させたり、生活の各側面について改善指導をしたりすることが医師の役割となる。

男女の違いについても、女性の身体は水分が多くて軟らかく、それが女性的な気質や行動の原因になるとされ、そのため婦人病や不妊に対しては特殊な治療が行われた。ヒステリア（ヒステリー）が女性特有の疾患とみなされるようになったのも、元はといえばここが発端である。ヒポクラテスはあるテクストの中で「子宮こそはあらゆる病いの原因である」と述べているが、これは男女で身体の組成が異なるという単純な話ではない。女性の体は（水分が多いために血液過多で、定期的に血液を体外に排出する必要があるにもかかわらず）思春期、妊娠や出産、閉経や月経不順等体内の均衡に深刻な影響を与え得る機会が多いとか、また子宮が水分を求めて体内を彷徨う（後の説では子宮が発する蒸気が体内を上昇する）ことにより様々な症状を生ずる等とされ、したがって女性の体は男性よりも均衡を崩しやすいというのである。

この説がローマ時代にガレノス（Galen, 129頃–216頃）ら注釈者による改訂を経て、一旦アラブ医学に導入された後、ヒポクラテス派に帰される他の学説とともに再び西洋医学に戻ってきたことで、古典的ヒステリア論は一応の完成を見る。その間、例えばローマのケルスス（Celsus, 前25頃–後50頃）やギリシアのアレタイオス（Aretaeus, 後1–2世紀）も、ヒポクラテス派の説を継承し、やはり子宮が腹腔内を彷徨うことで諸々の不調が生じるとしている。例えば子宮が上にあがって他の臓器を圧迫すると窒息感が生じ、時には声が出なくなるという。ケルスス曰く、「患者は時に、癲癇の場合のように感覚を失うが、癲癇とは異なり、眼球の回旋も口から泡を吹くこともなく、痙攣も起こらず、昏眠があるだけである」。[38] ソラヌス（Soranus, 後1/2世紀）とガレノスも、彷徨う子宮という観念こそ斥けたものの、ヒステリア症状の原因が子宮という臓器にあること自体は認めている。症状の種類は多様で、情動の抑制困難もあれば、軽い目眩から麻痺や呼吸困難まで各種の身体症状もあった。また、喉の奥に何か塊があるように感じて呼吸がしにくくなり、窒息感が生じるという報告もよく見られた。いわゆるヒステリー球である。[39]

いずれの議論も、出発点にあるのは身体の乱れから精神の乱れが生じ、また逆に精神の乱れから身体の乱れが引き起こされるという知見であった。健康を維持する秘訣は体液の均衡を保つことであり、医者の役割は均衡を崩している部位を発見し、患者が体内の均衡を取り戻せるよう治療を施すことにあった。身体と環境、局所と体系、肉体《ソーマ》と霊魂《プシュケー》——どの対《つい》も双方向的な影響関係を有し、まさにそこに疾患の原因が求められた。患者の状態を個々に限なく診察し、症例ごとに最適な治療法を組み立てる。ヒポクラテス医学を全体論《ホーリズム》と呼ぶべき所以であるが、やはり何よりも重要なのは、病因を超自然的な力に帰すことなく、飽くまで自然界の中に求める態度であろう。

こうしたヒポクラテス医学の自然主義的態度は、従来の神殿医療を多分に意識したものであった。ギリシアでは土地ごとに医神があって、それを祀る神殿が全土に見られ、信徒たちは健康祈願のために（あるいは一般に幸福祈願のために）参拝に訪れた。難病が治ったといった類いの奇蹟譚もさることながら、神殿が症状を訴える患者にあり得べきその後の経過についての預言を与えていたことも大きい。中でもアスクレピオス教団は呪文やまじない、浄めの儀式を用い、神々の力によって治癒をもたらすと称して絶大な人気を博した。なお、望む通りの結果が得られない場合にも、神々の怒りはまだ収まっていないとか、祈りに心がこもっていないといったように、常に何か辻褄を合わせる

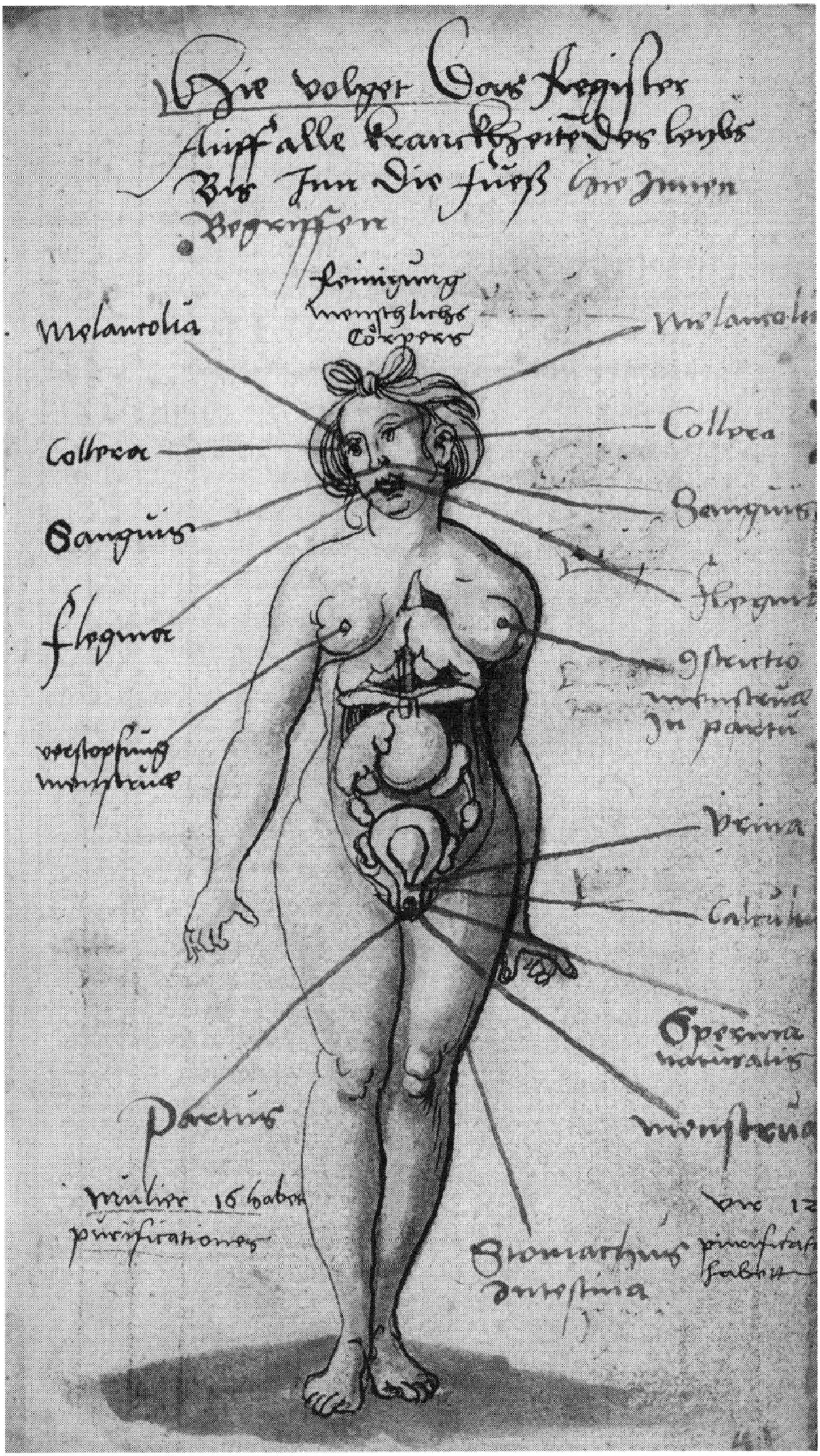

4——逸名ドイツ人医師の所蔵になる16世紀の処方箋写本集に所収の女性解剖図。瀉血や占星術等についての注釈が付されている。複数人の手による加筆修正の跡が見える。

ための説明が用意されていたのは言うまでもない。[40]

神殿医療（および民間信仰）とヒポクラテス派の自然主義が最も激しく衝突したのは、当然ながら狂気と、それに類する精神の病いをめぐってであった。この点に関するヒポクラテス派の立場を明確に表すのが、前四〇〇年頃に書かれ、『神聖病について』なる大変紛らわしい題目を付されたテクストである。題目が紛らわしいというのは、文中で主題的に扱われている病い（現在ではヒステリーや癲癇に分類される症例を含むと見られる）について、それが「神聖」だとか神懸りだとかいう主張を斥け、原因を身体の不調に求めようというのがその論旨だからである。しかも、マニアやメランコリアにも議論を拡張している箇所もまた随所に見られ、結局のところこの論考は精神の病いに呪術的、宗教的な説明をつけようとする陣営に対する全面攻撃の体《てい》をなしている。しかし、だからこそ逆に、古典古代のギリシアで支配的であった（そしてその後も長く存続した）狂気にまつわる宗教的、民俗的な信仰がいかなるものであったかについて、（一方の陣営に偏った見方とはいえ）このテクストは比類なき知見を与えてくれる。

当時、痙攣を起こす、口から泡を吹く、歯ぎしりをする、舌を噛む、糞尿を漏らす、突然気を失うといった劇症が見られると、なんであれ憑き物による精神状態の変性に原因が求められるのが普通で、非教養層はそうした現象をただ驚き恐れるのではなく、司祭らの説くところに従ってそれを神懸り、悪霊憑き、あるいは月女神セレネを怒らせた罰と理解した。原因がそのように超自然的な世界に求められる以上、当然ながら治療も超自然的な方法によることとなった。癲癇患者は狂人とひっくるめて不浄視され、その汚穢《おわい》の感染を恐れ、周囲の人々はかれらを忌避し隔離した。その姿を目にした者は戦慄と嫌悪、恐怖と侮蔑の感情を催し、元に戻すには呪術や神々の力に縋《すが》るほかないと考えるのが大勢であった。[41]

これはヒポクラテス派にとってはまったくもってお笑い草の愚説であった。「患者が山羊のまねをしたり、啼声をあげたり、右半身痙攣をおこしたりするならば、それを神々の母（ヘラ）のせいだと言う。また鋭くてよく透る声を発するならば、それを馬になぞらえてポセイドンのせいだと言う」［★『神聖病について』（Hippocrates, *On the Sacred Disease*）、既訳 p. 42（訳語を一部変更）］。他にもアポロン、アレス、ヘカテらの神々、あるいは半神《ヘロス》たちという具合に、ありとあらゆる神格が病いの説明のために召喚されるわけだが、[42]ヒポクラテス派はこの種の病因論と治療法に対し、断固とした拒絶の意思を表明する。「神聖病と呼ばれている病気は実は次のようなものである。私の考えでは他の諸々の病気以上に神業によるのでもなく神聖であるのでもなく、自然的原因をもっているのである。ところが人々は経験不足であって、この病気が他の諸病とは似てもつかないものであるために、神業によると考えたのである」[43]［★前同、既訳p.38］。責むべきは民衆の蒙昧と軽信のみにあらず、そこにつけ込む似非まじない師の類いにもヒポクラテス派の筆鋒は向けられる。

> 私の考えるところでは、この病気を神聖化した最初の人々は、今と同様に妖術師、祈禱師（祓師）、托鉢僧、野師等であるが、この者たちはいかにも神を崇め知恵も優れているかのように見せかける。けれども実のところは神をかくれみのに使って、処置に窮したのをごまかそうとしているのである。そうして無知の曝露をおそれ、この徴候を神聖とみなしたのである。そして、うってつけの話をつけ加えて自分たちの安全のための処置を創設した。すなわち祓いを施し呪文をとなえ、沐浴を禁じ、病人が食べるに不適当な多くのものの摂取を禁じた。（……）彼らは知恵が優れているかのようによそおったり、理由をもうけて神業のゆえにこれらの禁止を課したりする。それはもし患者が健康を回復するならば彼らが有能だという名声があがり、もし死亡しても十分言いわけできて、けっして彼らのせいではなく神々のせいであるという口実をもてるようにである[44]［★前同、既訳pp. 39–40］。

対して体液説は、原因の説明から治療法の呈示に到る知的体系としての完成度が高く、患者には安心を、医師の介入には仔細な根拠を与えることができた。ただし、ヒポクラテス派の知見は飽くまで身体状態の外面的な観察に基づくものにすぎず、人体の解剖学的理解を前面に押し出したものではなかった。これはギリシア文化において死体の解剖がほぼ禁忌扱いされていた事情による。ちなみに歴代ローマ皇帝の侍医を務めたガレノスでさえ（ローマでは前一五〇年頃から人体解剖が禁じられていたこともあって）体内構造に関する知見は動物解剖から得たものにすぎず、このため人体解剖学についてはルネサンス時代に到るまで、医学に携わる人々の間でも誤った理解が蔓延することとなった。とはいえ、ヒポクラテス派が呪術や神罰による説明を断固として拒否し、全体論《ホーリズム》の立場から肉体的な要因と並んで心理的、社会的な要因が作用している点を強調したのはやはり大きかった。そのような見解に立つ以上は狂気とその他の病いの間に明確な境界線を引くことは不可能であり、だからこそ狂気の原因についても完全に自然主義的な説明を提出するほかなかったのである。

かれらが狂気に対し、明らかな身体疾患に対する時と同じアプローチを採るに到った事情としてはこの他に、知覚の歪み、幻覚の生起、情動の乱れ、心の動揺等が、しばしば重篤な身体疾患にも伴う症状であったことが挙げられる。「熱」を例にとろう。現代では、何か原因となる疾患があって、その一症状として熱が出るというのが常識だが、大昔には「熱」それ自体が一個の疾患だと考えられていた。そして感染症や寄生虫症が多く、食物の汚染や腐敗が当たり前だった当時、人はしょっちゅう熱を出していた。熱が出ると人は譫妄《せんもう》になったり変性意識状態に入ったり、うわ言を口走ったり昂奮状態に陥ったりするものであるが、これらの症状はまさに狂人の振る舞いに酷似していたのである。認知や情動の歪みはアルコールの過剰摂取やその他の向精神物質の服用によっても

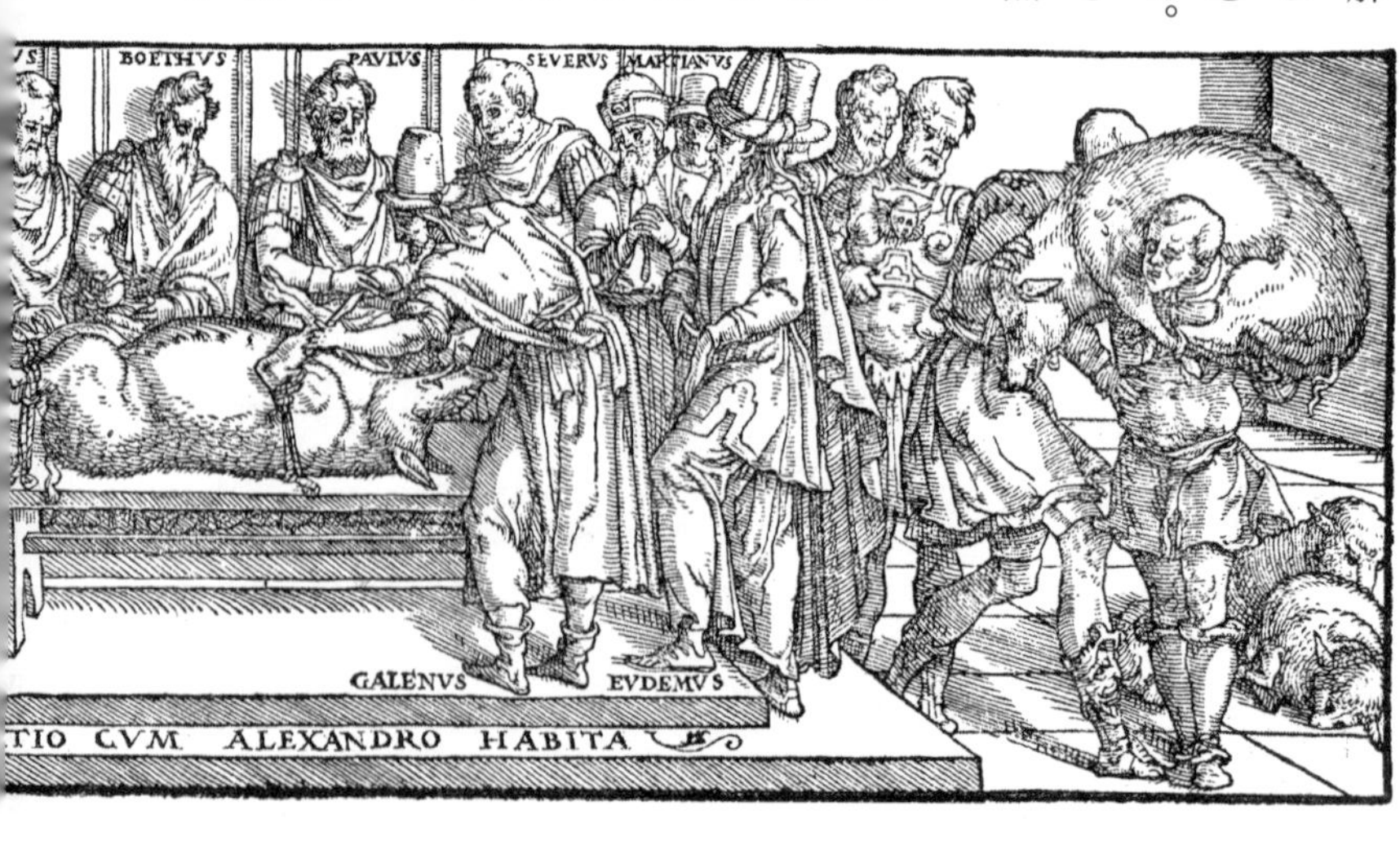

5――ガレノスは動物解剖によって解剖学の知識を得た。1565年にヴェネツィアで出版された『全集』に所収の、豚の解剖を描いた挿絵。

生じるが、当時多くの人がこれを奨励していた（あるいは自分から求めていた）という事情もある。そもそも心理的な苦悩や苦痛というものは（昔も今も）誰もが経験するのであって、情動や認知に関わる機能障害は――ほとんどの人にとって一過性のものであるのが救いなだけで――人が人として生きていく上ではごくごく当たり前の事柄であった。そうである以上これらの症状についても狂気と地続きと見るのが自然で、だからこそヒポクラテス派は両者に共通の原因を人体の基本構造に求めるべきと考えたのである。

アリストテレスは情動および精神活動の座は心臓にあると考えたが、ヒポクラテス派はその中枢を脳に置く。「われわれの快楽感、喜び、笑い、戯談も、苦痛感、不快感、悲哀感、号泣も、ひとしくここ（脳）から発するということを、人々は知らねばならない。また脳によってわれわれは思考し、見、聞き、美醜、善悪、快不快を（……）識別するのである」〈45〉［★前同、既訳pp. 53–54］。心臓ではなく脳こそがその人を統べるのだとすれば、狂気もまたそこから発するのでなければならない。

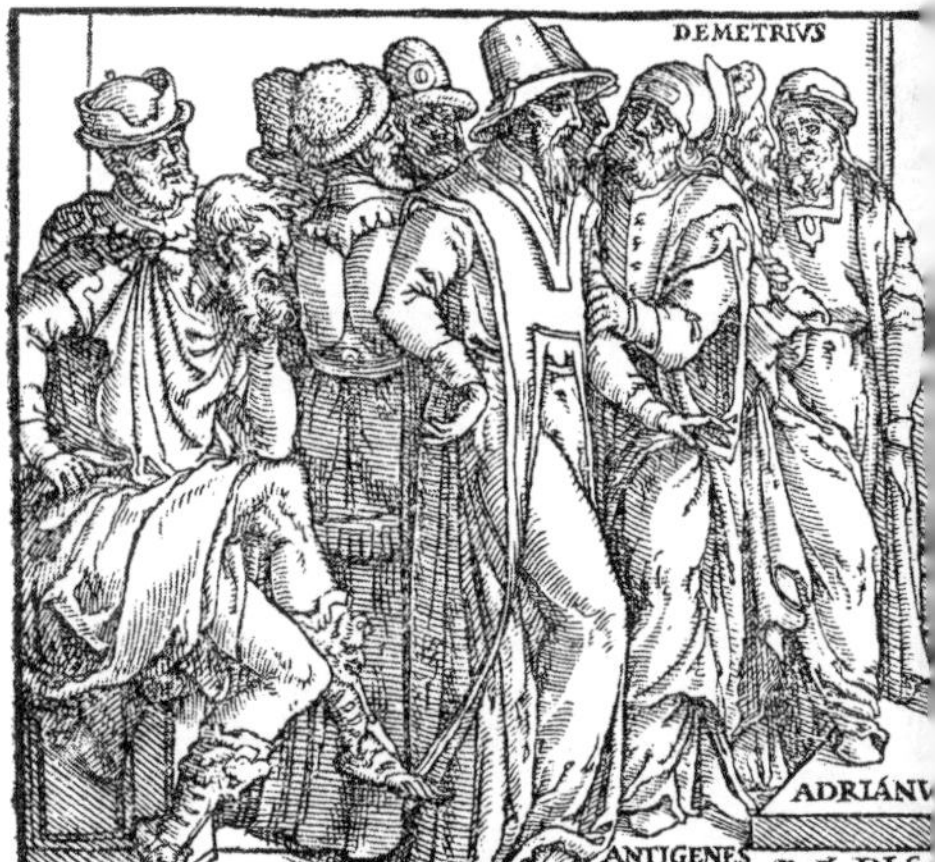

またこの同じものによってわれわれは狂気になったり精神錯乱したりするし、夜間にせよ昼間にせよ、恐怖やおびえが湧きもする。また不眠や夢遊病や、いわれのない思いわずらいや、既成秩序の無視や奇行を演じたりもする。一切これらは脳がもとになっておこる症状であって（……）脳が安定している時だけ、人は正気であることができる〈46〉［★前同、既訳p. 54］。

体液説は様々な形をとって顕れる狂気の諸症状の全部について、他の疾患と同様、体液の均衡の崩れを原因とする説明を与える。血液が多量に押し寄せて脳が熱せられるなら、それが原因となって悪夢を見たり恐怖に囚われたりすると言い、また「粘液によって狂気になった患者はもの静かであり、喚いたり騒乱におよんだりしないが、胆汁による患者はやかましくて乱暴をはたらき、静かにしていないで始終なにか常規を逸した振る舞いをしている」[47]［★前同、既訳p.54］とも言われる。「メランコリア」melancholia という語も、元々はギリシア語で「黒」を意味する「melas《メラス》」と「胆汁」を意味する「cole《コレ》」の結合語で、ずばり「黒胆汁」が原義である。抑鬱のことを英語で「黒い気分《ブラック・ムード》」というのも本《もと》を正せばこの黒胆汁に遡る。

いずれにせよ狂気の原因について、ギリシア・ローマの人々は自然的説明と超自然的説明の両者を後世に遺すこととなった。医者であるか神官であるかで治療法に違いはあるものの、患者に慰安を提供しようとした点、成功することもあれば失敗することもあった点、失敗した場合の巧妙な言い訳が用意されていた点において、両者は共通していた。医者の側で特筆すべきは、当時の医術書にはすでに、狂気を単一の相で捉えるのではなく、その症状の顕れの多様さを書き留めようとする態度が窺われることである。それぞれ別の病気だから別の症状が出るのか、それとも病気は一つだが進行段階に応じて異なった症状が顕れるのかについては若干の論争があったものの、マニアとメランコリアという大分類は確立していたし、癲癇、ヒステリア、フレニティス（発熱を伴う譫妄《せんもう》）等、分類は困難ながら他に様々の関連現象が存在することも認められていた。

このように多様な症状を見せる狂気という現象だが、それに対する宗教的説明と世俗的説明、超自然的説明と自然主義的説明の併存状態は、以後かなりの長期間にわたって継続することになる。両者とも必要に応じて利用され、あちらで消炎医師の英雄的治療[48]が行われているかと思えば、こちらでは宗教的、心霊的な治療が試みられているという有様であった。当事者にしてみればとにかく治したい一心であって、学問的な一貫性やら整合性やらを気にしている場合ではないわけだから、折衷的なアプローチであろうと差し控えるべき理由は何もなかった。かれらを尻込みさせたのはむしろ医者にかかった場合に請求される高額の治療費であり、その結果各種の民間療法が広く用いられることになった。ただしそうした貧民の大半は読み書きのできない無学者であったから、当時の治療の詳細については残念ながら信頼に足る資料が残っていない。

最後に、ギリシア哲学が狂気をどう解釈したのかについても簡単に触れておこう。プラトンないしソクラテスの思想に見られるのは、ある意味でヘブライ的な預言者の観念を髣髴とさせる、より肯定的な可能性を秘めた狂気観である。すなわち狂気こそが、もう一つの「認識」、ディオニュソス的、エロス的、創造的、預言者的、変態的な「認識」の可能性を示すというのである。理性こそが真理へと到るための王道とするのが大勢とすれば、かれらはそれに従わず、隠された知――直観的、幻視的、変態的な知――の存在を主張する少数派であり、すなわちこれこそが神秘主義《ミスティシズム》mysticism であった(その語源は「秘密」を意味するギリシア語 mystikos《ミュスティコス》 に遡る)。その神秘の王国へと到るための鍵を、かれらは狂気のうちに見出したのである。こうした理性によらぬ認識、狂気こそが真理への道という観念(またの名を神的狂気)は、その後も――中世キリスト教に、キリスト教の幻視者および聖人の恍惚と歓喜に、エラスムスの『痴愚神礼讃』に、シェイクスピアの狂える恋人たちに、セルバンテスに、ドストエフスキーやトルストイによる聖愚者の表象に、そしてR・D・レインら二十世紀の精神科医の言論の中に――繰り返し登場することになる。

ギリシアの影響圏は地中海沿岸に留まることなく、アレクサンドロス大王の度重なる征討と交易により現在のイランやアフガニスタンを越えてインドの一部にまで及んでいたが、最盛期ローマ帝国の版図はそれさえも凌ぐものであった。そのローマでは、富裕層や仕事でギリシア語を用いる人々の間でギリシアの文化と哲学が持て囃され、ギリシア語の知識のあることが地位の高さの証しとまでなっていた。とかく有閑階級は自分の審美眼を誇示したがるものだが、この点ローマの富裕層もまた例外ではなかったようで、古典古代を専門とする医学史家ヴィヴィアン・ナットンによると「ギリシア人医師は、実用的な価値もさることながら、見せびらかしのために必要とされた。(……)〔ガレノスのように〕自分の意志で来た者もあったが、捕虜や奴隷として連れて来られた者もあった」[49]という。かれらは実用にも役立つお飾りとして重宝されたわけだが、それと同時に、狂気を含む病気一般に対する考え方も一緒に持ち込まれることとなったのである。紀元後一世紀にはローマで働く医師の圧倒的多数を東方のギリシア文化圏出身者が占め、この状態は以後も長く続いた。[50]

＊

ギリシア・ローマと中華帝国――東西両世界の比較

同時期、さらに東方の地域では、もう一つの大帝国が生まれつつあった。中華帝国である。秦（前221–前206）と漢（前206–後220）が相次いで統一王朝の建設に成功して以降、この地に成立した政治体制と文明は、多くの点で古典期のギリシア・ローマよりも高い継続性を示した。ただし、一時的な政治的分裂と版図の分断がなかったわけではなく、現在の視点からそれを中断期と呼ぶならば、この中断期はしばしば長期にわたり、その影響も決して無視できるものではなかった。中国に成立した歴代王朝の約半数を北方民族が占めたのに加え、漢族南遷より後は現在の中国の領土となっているのと概ね同じ範域にほぼ常に複数の国が存在した。北方民族系の王朝には数百年続いたものもあり、これを一時的と言うのは些かためらわれる部分はある。しかし全体として見れば、以後の中華帝国は様々に形を変えながらも一個独立した巨大文明として（シルクロード交易を通じた外部からの影響も受けつつ）千五百年以上にわたり存続したのである。それに終止符を打ったのは十九世紀ヨーロッパの軍事力と経済力で、西洋世界の旺盛な帝国主義的野心により食い物にされた中国は、その後一九一一年に到るまで半植民地的な状態に甘んじることとなる。とはいえ中華帝国が広大な領土を有していたのは事実であり、その国制における枢要な地位は、一貫して分厚い識字層の独占下にあった（ただし分厚いと言っても明代（1368–1644）まで全人口比で一％から二％を上回ることはなかった）。かれらによる官僚制があったればこそ、ギリシアの都市国家などは言うに及ばず、実にローマ帝国の版図をも遥かに凌ぐ広大な土地と莫大な数の人民の統治が可能となったのである。

古典古代のギリシアと中華帝国の間に見られる最も顕著な違いは、もちろん人口の規模である。ギリシアの都市国家は中華帝国とは較べものにならないほど小さく、その名も高く最大の規模を誇ったかの都市国家アテナイでさえ、前五世紀時点の人口は市民と在留外国人と奴隷を全部合わせてもせいぜい二十五万人であったが、中国では紀元後一年から二年に実施された戸籍調査において実に住人約六千万人を記録しているのである。しかも、これでもまだ中国の人口としては最低水準にすぎず、宋代（960–1279）の経済革命期にはその二倍にまで膨れ上がっている。

ギリシアと中国との相違に関するもう一つ重要な点として、ギリシアの都市国家のほうはアテナイとスパルタを比較してもわかる通り、国ごとに専制、君主制、寡頭制、参加民主制等、政治体制がまったく異なっていたことが挙げられる。国制の多様性は自ずと多元的な文化を生み、その状況はローマが覇権を握って以降も変わることがなかった。むしろ前一世紀のローマ帝国成立は、ギリシアに発する知の多様性を西方世界に広めるきっかけとなったのである。ほかならぬガレノスの経歴がそのことを顕著に示している。現在のトルコ領内に位置する都市ペルガモンに生まれたガレノスは、東方のギリシア文化圏を転々としつつ各種の医術を学び、アテナイとアレクサンドリアを訪れた後、大望を抱くギリシア人の多くがそうしたように、一六二年にローマへと渡り、マルクス・アウレリウス（Marcus Aurelius Antoninus, 在位：161–180）以降の歴代皇帝の侍医を務めたのである。三世紀に入ってもなお、ギリシアの都市国家における支配層の感覚は土地ごとの特異性に縛られていた。寡頭制の下での権力者は、数々の都市と民族が織りなす複雑なモザイク模様の一部としての自己認識を保持し、結局同質的な単一のローマ世界というものが成立することはなかった。[51] この点はまさに、中華帝国には見られないギリシア・ローマ世界の顕著な特徴であった。

東西の両帝国が示すこの根本的な対照性からは、その他ありとあらゆる種類の相違が生じた。例えばギリシア・ローマ世界では、漢代の中国と較べて医師と支配層との結びつきが遥かに弱かった。ほとんどの医師は政治的な後ろ盾をもたず、収入源は主として患者本人であった。[52] 市場競争は時に深刻な対立も招いた（ガレノスにしてもローマの医師らに妬まれ、毒殺を恐れて一時的にローマを離れていたところをマルクス・アウレリウスに呼び戻されたのであった）。[53] 様々な学派が成立したのも、市場で高い評判を得るため、他の医師から自分を差別化するため、また自分の腕の良さをアピールするための手段としての面が強かった。

もちろん中国にも、民衆から幾許かの金をとって（それなりの）医療を提供する土地土地の医者はあったし、時代を下れば、商家や知識階級を顧客とすることで国家への依存を実質的に脱し得た医師の家系も生まれてきた。だから漢代の状況をもって中国医療史を代表させることはできない。

とはいえ漢代に限って言うならば、上流階級に留まるのに最も重要な条件は、やはり朝廷との繋がりであった。知識人は官僚に採用されなければ身分保障を獲得し得ず、ようやくその地位を得たと思っても、後ろ盾を失えば文字通り致命的なことになりかねなかった。〈54〉そのため当時の知識人は伝統による決まり事から逸脱しないことを旨とし、医師もその例外ではなかった。何か革新的な着想を得た場合も既存の方法の修正という体裁をとらねばならず、また学問上の異端は政治上の反逆の証しとみなされるため、共通の了解事から外れないよう努める必要があった。「〔当時の〕中国における（唯一ではないが）主要なアプローチは、相関、感応、合一の模索であった。ここから、ありとあらゆる研究分野の綜合を志向する態度と、既存の立場を全否定して新たなものを打ち出すことを回避しようとする態度が生まれた」〈55〉と言われる所以である。

医学における旧套墨守的な姿勢もこの綜合志向の一部を成していたが、二二〇年に後漢が滅びて後は状況が変わり、この種の折衷主義は社会のあらゆる場面から次第に消え去っていった。それに伴い医師の権威はそれぞれの家系によって担保されるようになる。代々受け継がれる門外不出の医法と秘術が尊ばれた結果、医家ごとに多様な、しかしいずれも「真」の伝統に連なるものと主張される観念、方法、理論、調薬法が生まれた。このようにして中国の医学は多様性を獲得していくのだが、自然と人間の相関を中核に据える発想（天人相関説）だけは時代を通じて不変で、その名残は二十世紀に到り、代替医療の基本原理としての地位を再び獲得することになる。

精神と肉体の疾患に対し、古代の中国でどのような治療が施されていたのかについてはごく断片的なことしかわかっていない（その点ではギリシア・ローマのほうが史料が豊富である）。古代中国の医学を担ったのは（当時の西洋と同じく）男性教養層であり、患者も専ら上層の識字階級であった。ヒポクラテス派と異なり、中国の医師らは狂気にはあまり関心がなかったらしく、その症状や対処法等について現在我々の知るところは少ない。

識字層が大衆規模に拡大する以前の時代を対象とした狂気の社会史を書こうとすると、史料がエリート層に偏っているとか、大抵の場合知りたいことが書かれていないとか、患者本人はもちろん民衆の生活全般についても間接的かつごく断片的な情報しか得られないといった問題は不可避で、中国社会については特にこの感が強い。文献も徐々に蓄積されつつあるが、現状ではまだまだ不十分である。〈56〉ただ、一つ確実に言えるのは、西洋と同じく中国でも、文字史料として残っている医学体系と並んで、民俗療法であるとか、宗教的、超自然的な解釈の類いもまた存在していたということである。もしもの時に民衆が頼れたのはこれら民俗療法と、(西洋と違って精神と肉体を分けることなく)ほぼ全部の病気を悪霊の仕業と解した(仏教や道教による)宗教的治療であった。心身の変調に際して原因の説明と治療を求める患者は――正確には患者の家族と地域社会は――しばしば折衷的に様々な治療に救いを見出したのである。〈57〉

何か病気に罹ると、臓器の不良や病原体の侵入と並んで、過去の因業やら命運やら憑き物、心霊、宇宙の秩序の乱れやらが持ち出された。また漢代の医学では瘴気、過剰な寒暑、乾湿、風を原因としつつ「これらの要素が有害となるのは体内が弱っている時に限られると説いた。(……)頑健な肉体には、端的に有害な要素が入り込む余地がないというわけである」。〈58〉民衆の大半は医術と並んで、巫術《ふじゅつ》や心霊治療に頼った。民俗療法のあり方は時代によって大きく変わったが、そのつどエリート層の体系的な医学的治療との間に相互的な影響関係を形成した。ただし、エリート層でも祈禱や宗教に頼る例はあった。とにかく病いが癒えるのであればなんであれ試したいというのが人情というもので、いずれにせよほとんどの人が、神々の怒りや命運、過去の因業といったものに大きな意味を見出していたのである。

古代中国、特に漢代の医学の特徴は、古代ギリシアのヒポクラテス派と同じく全体論《ホーリズム》である。体外からの作用によって体液の流れが妨げられたり塞がれたりすると病気になるというのがヒポクラテス派の発想だが、中国医学でこの体液に相当するのが「気」であった(また原因を体外からの作用のほか体内に発する乱れに求めるのも中国医学の特徴である）。この「気」は少々翻訳の難しい語であるが、大体のところ息とかエネルギーのようなものを想像しておけばよい。いずれにせよ、この気の流れに閉塞が生じると不可避的に病気に罹ると考えるのが古代中国の医学であった。したがって、ヒポクラテス派による体液均衡／不均衡説と古代の中国医学は、精神と肉体の相互浸透、また病気すなわち不均衡という発想において似通った構造を有している。一方、個人と宇宙の関係、身体の組成、作用を及ぼす力、治療の方法については、両者の間に根本的な違いが見られる。ヒポクラテス派が体液の物理的な不均衡に着目するのに対し、古代中国の天人相関の医学（さらに言えば道教から派生した医学）では、陰と陽の二つの力の対立と相互依存に注目し、両者の均衡こそが健康であるための条件とされた。

当時の学者の知見を結集したとされる中国最古の医学書が『黄帝内経《こうていだいけい》』である（ただし同書が単独で絶対の権威を有していたわけではない）。ヒポクラテス派の『集典』と同様、これもまた多数の匿名筆者の手になるもので、最初に編纂された年代も前四〇〇年から前一〇〇年まで諸説があり研究者の間で議論の的となっている。しかし、その後二千年以上にわたってこの書物は中国医学の基礎文献であり続け、ついには聖典の地位を獲得するに到る。古籍の例に漏れず同書にも簡潔にすぎて意味の取りづらい部分があり、それを補うために膨大な数の注釈書が書かれたが、むしろそのことが原典の新解釈という形で新たな考え方を取り入れることを可能とした。

そもそも経験から得られる人知などは誤りやすく修正を要するものであって、『黄帝内経』の叡智を超えることなど望むべくもないというのが中国医学の伝統的な思考法であった。その中核には、知識の歴史的「進歩」の否定と古代の典籍に対する忠誠が見られる。しかし原典の中で意味不明瞭な箇所については原義をめぐる論争が起こり、その時々で解釈に変更が加えられることもあった（研究者による理論的、文献学的考証は現在も続いている）。いわゆる五行説、陰陽説をはじめ古代中国の医学体系を構成する基本要素それ自体についても、その用い方をめぐって様々な立場が分立し、かつ誰もが自分の解釈こそ最も原典に忠実であると称した。そもそも『黄帝内経』は最初から単一のテクストとして成立したわけではなく、学者らによるテクストの再編、修正、独自の批判的注釈を入れた増補を経て、定本の形がなったのはようやく十一世紀のことなのである。太古からの連続性が強調されつつ、しかし解釈の揺れの途絶えることがなかったのはこのためである。加えて中国では、（西洋とは異なり）大学における医学的知識の体系化が起こらなかった。先学の知見は親から子へ、師匠から弟子へと相伝されたのであり、その結果、医家ごとに治療法に多大な違いが生じることとなった。[59]

このように古代の中国医学は観念的には同一性を保ったものの、実践上は大きな変化があった。例えば中国医学では元来、狂気の原因を「風」の侵入や悪霊の仕業に求める傾向があったが、十二世紀以降は、体内の「火」や、経絡を塞ぐ粘液の作用が重視されるようになった。[60] しかし適宜そうした重要な修正がなされたとはいえ、精神の病理についても肉体のそれと同様、原因を体内の不均衡に求める理解は時代を通じて一貫している。

中国で狂気の諸症状を指す漢字は多く、代表的なものだけでも「狂」のほか「瘋」や「癲」がある。[61] もちろん西洋と同様、狂気と狂気でないものの間に明確な境界線が引かれていたわけではないが、いま挙げた三つの語は乱暴な行動や知覚、発話、感情の乱れを指すものとして――つまり現在一般に「狂気」と呼ばれる各種の動揺、不調、混乱、情動の抑制不能、合理性の喪失を指すものとして――用いられた。[62] 中国医学でも狂気が論題に上がることがなかったわけではないし、その原因についてもある程度の議論はあったが、西洋医学が狂気の原因と治療法の解明を目指す学術的な専門領域を構築し得たのに対し、中国医学がそれに比肩し得る体系的な学説や治療法を生み出すことはなかった。二十世紀に到るまで、中国医学は狂気を一個独立した疾患として扱うことなく、病因を人体と宇宙の包括的な不均衡に求める一般的な説明を、狂気についても繰り返すばかりであった。そのため、僅かながら古代の典籍に含まれていた狂気関連の記述について、それを修正したり増補したりといった試みは行われず、狂気が医学上の話題となるとか省察の焦点となるといったこともほとんどなかった。こうした事情のゆえに、中国で狂気に対する認識がどのような変遷を遂げてきたのか、その解明を試みる歴史研究は現在多大な困難に直面している。

とはいえ中国における狂気の医学が、ほぼ二千年の長きにわたり『黄帝内経』や『傷寒論』（成立：196–220頃）の影響下にあったのは確かである[63]。中国医学では人体の解剖学的構造よりも身体機能を重視し、ありとあらゆる病気の根本には呼吸や消化や体温調節等に関わる機能不全があるとされた。病気とは不調和であり、治療とは調和の回復であるという前提に立つ以上、治療の方針を決めるのは不調和の原因診断の如何であった。すなわち症状が心身のいずれに生じるかを問わず、丹薬や煎薬の類いに加えて鍼、食養生、運動のほか、「気」の循環を妨げる要因を除去したり「邪気」を排出するための各種技術等、症例ごとの必要に応じてきわめて多様な治療法が用いられた。もちろん民衆の間では（医学とはほぼ無縁の）お祓いや神頼みの類いが人気を博し、この種の治療はエリート層でも最後の頼みの綱として利用されることがあった。

　医者が狂気を全身の均衡の観点から理解していた一方で、狂気は単なる身体症状に留まらず社会的に定義される面も有しており、このこと自体は医者の側でも度々認めざるを得ない事実であった。なにしろ患者の家族にとって、また役所にとって、狂気がもたらす最大の問題は、一般にその社会的含意だったからである。このため狂人の所業をどう扱うかに関しては、実践的な試みが様々に現れた。そしてこの動きは、狂人の行為を役所が処理するための手順を定め狂人の親族に予防監禁を命じる法律の制定へと繋がることとなった。

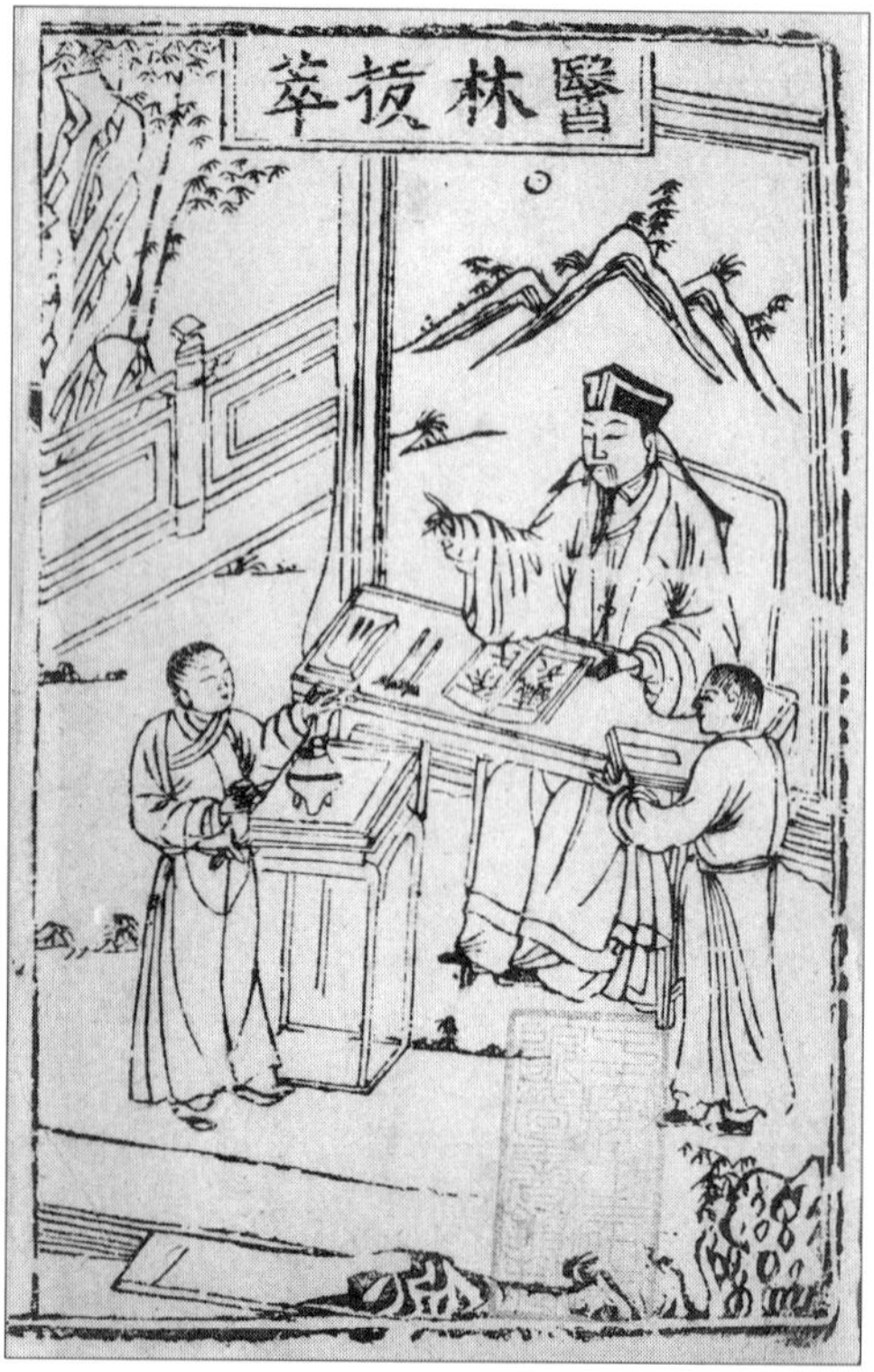

6――――師から鍼術を教授される2人の弟子たち。弟子の1人が鍼を手に取り、もう1人が書物を抱えている構図が、理論と実践の合一を表している。『徐氏鍼灸大全』口絵。

例えば十七世紀には、狂人による殺人事件に大きな注目が集まった。狂人による殺人は意図を欠くため過失致死に準ずる扱いとされ、処罰の訴えがある場合でも、罰の内容はせいぜい被害者家族への賠償金支払いと加害者のなんらかの形での監禁で、執行まで到らないことも少なくなかった（ただし十八世紀半ばからは状況が変わり始める）。しかし当局はまもなく、未犯の狂人に対してもその危険性を推定し、様々な形でかれらを監禁対象とするようになる。〈64〉必要な予防措置を怠った親族はその責任を問われたが、かかる命令に従う者は必ずしも多くはなかったようで、それが証拠に親族の不作為に課される罰則は時代を下るに従い次第に重罰化する傾向を示している。

とかく残忍なことで知られる中華帝国の――四肢切断から斬首絞首まで様々な――刑罰だが、狂人は仮に殺人犯であってもその完全な適用を免除されていた。他方、その言行に煽動的な含みが見出される場合は事情が違った。当局は、狂人の暴力的行為によって人命が失われることよりも、狂人の妄言によって帝国の権威が貶められることをより深刻視し、これを脅威と捉えたのである。一例として林時元の事件を取り上げてみよう。一七六三年、林時元は当時の福建巡撫定長に屋根瓦を投げつけた廉《かど》で捕えられた。その瓦に貼りつけられた二枚の紙片には「狂謬難解之詞」が書かれていたという。反逆意図の有無についての取り調べが始まると、林時元の親族はしばらく前から当人は狂気に陥っていたと主張した。本当に狂人なのか、それとも狂人のふりをしているだけなのかを確かめるため、巡撫は時元の治療に当たったという道士の許に部下を派遣した。調査の結果、林時元は狂人であるとの結論が得られた。ところが、すべての証拠がこの結論を支持し、巡撫もこれに同意したにもかかわらず、林時元は直ちに斬首刑に処せられたのである。罪状は「妄布邪言、書寫張貼、煽惑人心」（妄《みだ》りに邪言を布《ふ》し、張貼《ちょうちょう》を書寫し、人心を煽惑せしこと）であった。〈65〉林時元の運命は、同じ狂気でも法的に無罪になるものとならないものがあったことを示している。

✴

東洋と西洋

先に見たように中国では王朝の変遷こそあれ帝国の支配自体は長く続いた。一方、西洋ではローマ帝国滅亡後の政治と社会の大混乱の中で、(ヒポクラテス派の医学を含む) 古典古代の遺産は取り返しのつかない形で失われてしまう。というのも印刷術の登場に先立つ時代に古典文化の伝承を担っていた写本は、性質上破損に弱く、また転写による複製に多大な労苦を要したため、その保存と伝承には都市有閑階級の連続性が不可欠であったのだが、帝国の崩壊によりこの条件が消失してしまったからである。古代史家ピーター・ブラウンの言うように、古代の社会体制の喪失に伴い西洋世界の「古典文化はなす術もなく失われた」[☆『古代末期の世界』(Brown, 1971)] のである。

プラトン、トゥキュディデス、エウクレイデス、ソポクレス——かれらのテクストを現代の我々が読むことができるのは、僅かながらコンスタンティノポリスに写本文化が残存し、またイスラーム世界においてギリシア文化の影響が保存されたからにほかならない(この点の詳細は次章で述べる)。しかしこれはいずれも幸運な偶然の賜物《たまもの》にすぎず、ことの成り行きによっては、我々がかれらについて手にし得る史料は、ブラウンの言う通り「パピルスに書かれた断片だけ」だった可能性も捨てきれないのである。[66] ヒポクラテスとガレノスも決してその例外ではない。これに対し、政治的混乱の時期を挟みつつも西洋世界ほど大規模な断絶を経験しなかった中国では、後世に到るまで古代の医書に体系化された知見が識字階級の狂気観に多大な影響を与え続けた。この点、東西の状況は実に対照的であった。

ところ変わって南アジアに目を移すと、この地域にも中国医学とは別個に独自の発展を遂げた古医学の伝統が存在する。現在も世界中に多くの支持者をもつアーユルヴェーダである。元来ヒンドゥー教の伝統に発するこの医学は、南アジア全土に伝播する過程で外部から様々な要素を取り入れていった。前三世紀から後七世紀にかけてサンスクリット語の典籍が成立すると、人体の組成と心身の不調の原因について一定の理解が確立された(アーユルヴェーダもまた、肉体と精神の間に明確な区別を設けないという点で中国医学に類似した性格を有する)。全体性と体系性の重視において、アーユルヴェーダは体液説や中国医学に通じる。アーユルヴェーダでは個体と世界を媒介するのがドーシャと呼ばれる体液で、このドーシャにはヴァータ、ピッタ、カパの三種があり、ヴァータは冷、乾、軽、ピッタは熱、酸、辛、カパは冷、重、甘の性質をもつ。

病気はこの三つのドーシャの不均衡によって生じるとされ、したがって医師の仕事は不均衡の原因と、均衡を回復する方法を見つけることに求められる。施術はマッサージ、植物や鉱物（まれに動物）を材料とする生薬（特に阿片と水銀）、食餌改善、運動、季節ごとの養生法等様々で、儀式によって神霊の類いを召喚する超自然的な治療が行われることもあった。

十二世紀、インド亜大陸に成立した初のイスラーム国家は、周辺地域への度重なる侵略と征服により、やがて南アジアのほぼ全土を版図に収めるのだが、その結果、この地域にまた新たな医学体系が持ち込まれることとなった。それがユナニ医学《テイブ》である。この「ユナニ」とは元々「ギリシア」を意味するアラビア語であって、当地の医学に権威と実質を提供したのがまさにガレノスに代表されるギリシア医学であったことをこの呼称が端的に示している。ただしギリシア医学と言っても、アル＝マジュースィー（ラテン名ハリ・アッバス、al-Majusi/ Haly Abbas, ?–994）、アル＝ラーズィー（ラテン名ラーゼス、al-Razi/ Rhazes, 854–925）、そしてイブン・スィーナー（ラテン名アウィケンナ、Ibn Sina/ Avicenna, 980–1037）を代表とするペルシアの大医学者たちの著作を通したものであることには注意が必要である。[67] なお、かれらが西洋世界にいかに大きな影響を与えたかについては後論する。

ユナニは単なる宮廷医学に留まらず社会全体に幅広く受け容れられたが、民衆の間ではアーユルヴェーダの方が終

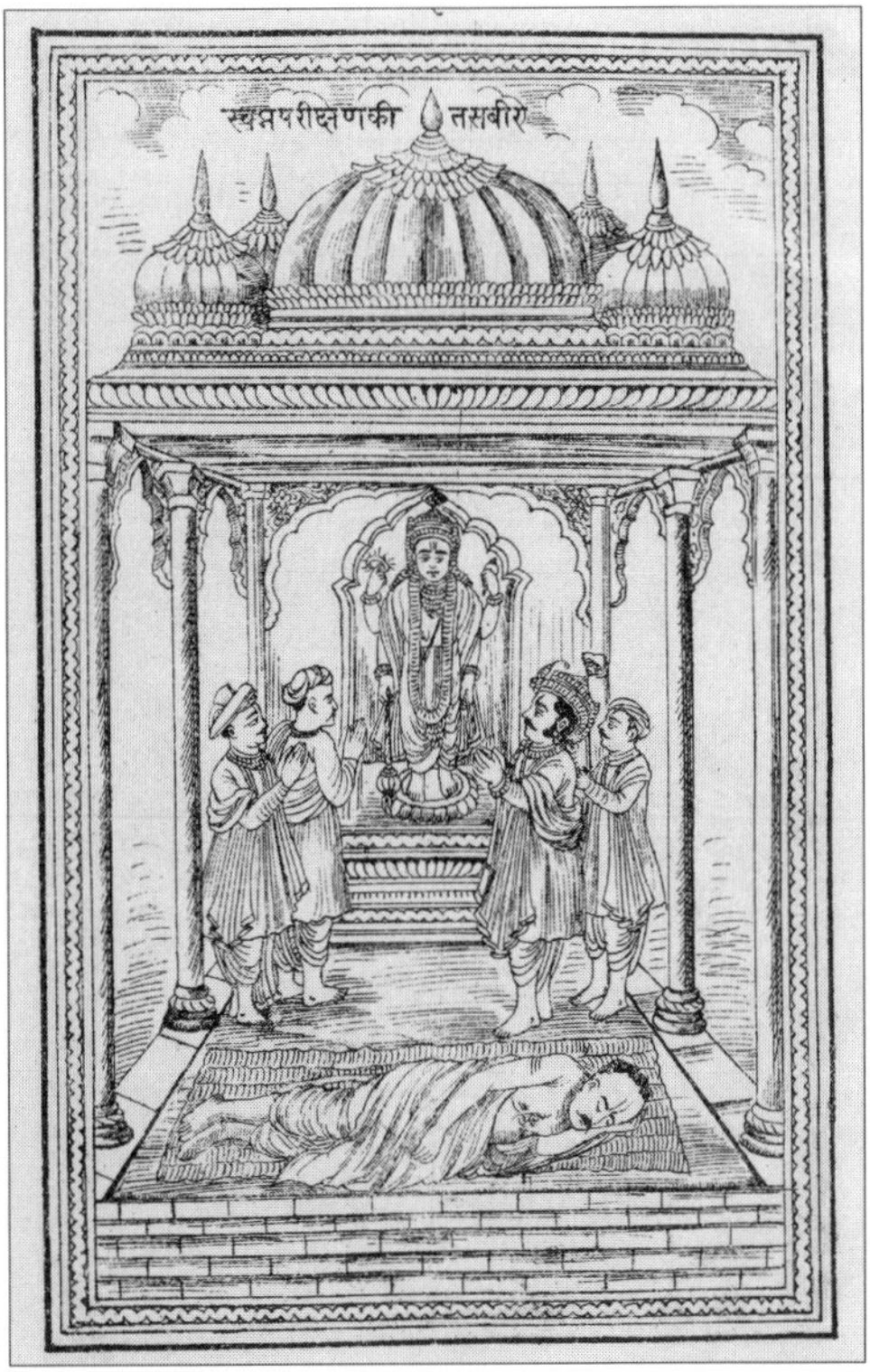

7——神々の医師にしてアーユルヴェーダの神ダヌヴァンタリ。アーユルヴェーダは南アジアに古代より伝わる医学で、現在でも施術が行われている。

始優勢であった。[68]とはいえ心身を分離して考えるのではなく、両者相互の影響関係を重視した点で、この二つの医学体系は互いによく似ている。いずれも、良好な衛生状態を維持すること、また消化と排泄、摂取と排出こそが健康維持にとって不可欠の条件だと考える点に特徴がある。加えて（現代西洋医学なら有害とされる分量の）薬草療法、（鉛、水銀、砒素等、有毒な重金属の摂取を含む）鉱物療法も行われた。現代の西洋医学であれば脳に毒素がまわって精神症状の引き金になると考えるところ、古代インドの施療師に言わせれば、これらは不調を来した心身を治癒するための方法なのであった。今日いわゆる代替医療の信奉者たちが、まさにこれと同種の考え方を採っているのが注目されるところである。[69]

✶

✴ 第3章 暗黒と黎明 ✴

THE DARKNESS AND THE DAWN

継承諸国

ローマ帝国の東方辺境は、帝国絶頂期にも不断の軍事的脅威に晒され続けた地域である。当初パルティア（前247–後224）の領土であったペルシア地方は、ササン朝（226–651）成立後はその支配下に入る。ローマ軍と初めて一戦を交えたのが前五三年のカルラエの戦いで、その後の前三九年にはレヴァント地方のほぼ全土を占拠するに到る。一方ローマも断続的に反撃に転じたため、四世紀後半から六世紀前半の小康期間を除き、両帝国は一進一退を繰り返すことになる。四世紀にはコンスタンティノポリスに東ローマ帝国（ビザンツ帝国）が興り、こちらでもペルシアとは五二五年まで交戦状態が続く。五三二年、ビザンツ皇帝ユスティニアノス一世が大量の黄金を貢納したこともあって「恒久平和」が誓約されるも、僅か八年後にはペルシアがシリアに侵攻し、以後ほぼ百年にわたり攻防が継続する。

度重なる戦争に加え戦費捻出のための過酷な重税が原因となり両帝国は疲弊の一途を辿るが、ビザンツ側ではさらに北方のアヴァール人、西方のブルガール人を防ぐ必要から事態はさらに深刻であった。ペルシアは六二二年までに軍事と政治の両面で対外的な優位を確立するも、国内では財政が逼迫し、軍の消耗もさらに進んだ。ビザンツ側はこれを好機と見るや六二七年から六二九年のヘラクレイオス帝親征によりシリアとレヴァント地方を奪還、エルサレムに聖十字架を取り戻すのに成功した。しかし両軍の弱体化はともに著しく、いずれも外部からの侵攻に対する守りを失った。ペルシア帝国は南方からの新興アラブ勢力の進出により一気に瓦解する。当初こそ持ち堪えていたビザンツ帝国も、六三六年、ヤルムークの戦いに敗北し、シリア、レヴァント地方、エジプトに加え北アフリカの一部をアラブの手に奪われる。十世紀末から十一世紀初頭のごく短期間に限り、シリアだけはビザンツ帝国の所領に戻ったものの、それを除けばアラブ勢力の領土となったこれらの地域が以後再びビザンツの支配に復することはなかった。

三三〇年にローマ帝国の新都として建設されたコンスタンティノポリスは豊かで頑強な都市へと成長し、五世紀にローマが蛮族の手に落ちて後はヨーロッパ随一の規模と繁栄を誇る、まさにキリスト教文明を挙げての首都となった。人口規模も、各種の推計によれば九世紀から十世紀には五十万ないし八十万人に達している。周囲を巨大な防壁で守られた市内にはいくつもの傑作建築が生まれ、東地中海の富の多くがこの地に集まった。図書館は膨大な数のギリシア語、ラテン語の写本を収蔵し、ローマ帝国崩壊に発する五世紀から六世紀の動乱に際し西欧世界を襲った写本史料の大量破壊から、この貴重な文化遺産を守った。その一部は、さらに大きく時代を下った一四五三年、オスマン帝国の侵攻によるコンスタンティノポリス陥落を機に、難民となったキリスト教徒らの手により西方へともたらされることになる。すなわちこの都市は、最初は間接的に、後にはより直接的な仕方で、またアラブ文明の影響とは異なる経路をもって、ギリシア・ローマ文化の再生に、ひいてはルネサンスと呼ばれる西欧世界の変革に、まさに決定的な貢献を果たしたのである。

しかし、その東ローマ帝国崩壊も一二〇四年のコンスタンティノポリス掠奪以後は崩壊の途を辿る。十字軍のキリスト教徒が史上他に例を見ぬほどに暴虐と破壊の限りを尽くしたこの事件により、古典古代からこの地に保存されてきた芸術作品や写本、そして大量の宝物は無慈悲にも失われることとなった。十字軍は三日の間――

怒号を上げる暴徒の塊となって市中を席捲し、金目と見ればなんでも引っ掴み、両手に余れば全部壊した。ようやく立ち止まってすることといえば殺人に強姦、喉の渇きを潤そうとワイン庫《ぐら》の扉をこじ開けるのみ。修道院、教会、図書館と無事な所はどこにもない。(……)聖書も聖像も踏みにじられるがまま。(……)尼僧院では修道女を陵辱し、宮殿であろうとあばら家であろうと所構わず踏み込んではまた壊す。道には負傷した女子供が棄て置

かれたまま死んでいった。〈1〉

以後コンスタンティノポリスが、あるいは東ローマ帝国が、過日の輝きを取り戻すことはなかった。一四五三年の陥落時には人口も五万人にまで落ち込んでいたし、入城したオスマン軍により正教会のハギア・ソフィア大聖堂はモスクに改築されてしまう（これは象徴的意味においてきわめて重大な事件であった）。以後この都市は、イスラーム文化の中心地となった。

以上はどれも政治上の大事件だが、狂気との関係についてはまず、七世紀に東ローマ帝国がラテン語に代えてギリシア語を公式の行政用語として採用したことにより、古典古代のギリシア哲学およびギリシア医学がまさにこの地で保存され繁栄し得たという事情が挙げられる。またペルシア文明の側でも、特にササン朝の時代にギリシア文化の強い影響を受けている。中でもホスロー一世（Khosrow I, 在位：531–579）はプラトンやアリストテレスの翻訳を奨励し、ジュンディーシャープールの学院は学術の中枢を形成した。ギリシア語で書かれた医学書のシリア語への翻訳が進み、ペルシア土着の医学と（当時すでに帝国領であった）北西インドの医学、そしてギリシア医学がこの地で一つに融合することとなった。そもそもイスラーム以前からペルシアには、古典古代に発し東ローマ帝国に到るギリシア文化との間にほぼ不断の接触があった。戦争や版図拡大の試みもさることながら、前三三四年のアレクサンドロス大王による征服後しばらくは、ペルシアでもギリシア語が帝国の公用語として用いられていたのである。〈2〉このようなわけで、西欧では当時すでにその大部分が失われていたヒポクラテス派やガレノスの医学が、近東地域の医療においては依然強い影響力を及ぼし続けていたのであり、アラブ人およびイスラームの擡頭はそれを一層強化したのにすぎない。ことほど左様に、アラブ医学とかアラブにおける医療革新と一口に言っても実態はそう単純なものではなく、実に複雑な系譜を孕んでいる。すなわちその起源はペルシアと東ローマの双方に跨がり、本《もと》を正せばヒポクラテスとガレノスの医学伝統にまで遡るのである。

ササン朝を倒し、近東地域の大半を制圧したアラブ勢力だが、帝国の版図は七五〇年のウマイヤ朝滅亡までさらに拡大を続け、東は北インドから西は北アフリカを通ってスペインに到る広大な領土がその支配下に入った。一神教の名のもとに行われたこの征服事業は実に迅速で、預言者ムハンマドの没する六三二年には早くもアラビア半島の統一が果たされている。ここまで急速にイスラームの拡大が進んだ背景には、各地域に居住するキリスト教徒やユダヤ人がアラブ勢力の到来を歓迎したという事情がある。旧来の支配勢力がかれらを迫害し重税を課してきたのと対照的に、イスラームは一定の貢納義務を条件に保護と寛容を与えたのである。駱駝を用いた高い機動性と戦闘時の勇猛さもさることながら、さらに目を見張るべきは、ムスリムが目的を達する手段として軍事力よりも外交力を重視した事実である。〈3〉イスラーム勢力は、征服した各地域の文化から優れた価値をもつ要素を次々に吸収していった。その結果アラビア語を核とし各地の学術基盤を存分に活用した豊穣な綜合文化がきわめて短時日のうちに成立したのである。しかもその成果は地中海を股にかけた活発な通商ネットワークを通じて非常に広い範囲にまで届けられた。〈4〉ほぼ二百年にわたり進化を続けたこの新しい文化は、軍事力による版図拡大の産物であると同時に、知識や観念の西方伝播を可能にした帝国政策の賜物でもあった。

七一一年にイベリア半島に侵入したイスラーム勢力はそのまま北進し、やがてイベリア半島から南仏に及ぶ広大な版図がモーロ人の支配下に入った。しかしこの地域におけるイスラームの勢力拡大はここで打ち止めとなる。すなわち七一八年にレコンキスタが始まってキリスト教徒による失地回復が進み、一二三六年のコルドバ奪還までに現在のスペインの北半分がカトリックの支配下に戻ったのである。以後二百五十年にわたる小競り合いの中で、イスラームの勢力圏は徐々に縮小していった。イベリア半島北部にはキリスト教国の建設が相次いだが、これら競合する諸国のうちで最も強力な二国が、すなわちアラゴン王国とカスティーリャ王国であった。アラゴン王フェルナンドとカスティーリャ女王イサベルの治世下にある一四八二年、イスラーム勢力最後の拠点であり、当時はカイロやバグダードと並ぶ純然たるアラブ都市であったグラナダへの侵攻が始まる。同市は一四九二年に陥落し、当地のムスリムとユダヤ人は殺されるかカトリックへの改宗を強制されるか、さもなくば追放されるかの憂き目に遭った。言うまでもなく残された富と財産は没収である。それからさらに百年余りが過ぎた十七世紀初頭には、異端審問による強制改宗に懐疑的であったスペイン王フェリペ三世（Felipe III, 在位：1598–1621）により、国内に残存していたムスリムとユダヤ人に対する国外追放が強行される（これにはネーデルラント（現在のベルギーおよびオランダ）の叛乱軍と停戦協定締結を余儀なくされた失態から目を逸らさせる目的もあった）。〈5〉つまり、東方では一四五三年のコンスタンティノポリス陥落以後、バルカン半島とギリシアの大部分がイスラームの勢力圏に組み込まれたのと対照的に、西方では十五世紀後半にはすでに政治的にも文化的にもイスラームの影響は後退しつつあったのである。

とはいえ、この間にイスラーム文化が西欧世界に与えた影響は重大かつ多岐にわたるものであった。海上交易の活発なアラブ世界では航海術や海図作成の技術が発展したが、その西方伝播こそが、ポルトガルをはじめスペイン、イングランド、オランダの諸国が大西洋横断航海に乗り出す決定的な要因となったのである。アラブ人はさらに、豪奢な生活という新たな文化を伝え、現在も残る驚異の建築を生み出した。元々乾燥地帯だったスペインでオレンジ、レモン、アーティチョーク、アプリコット、ナスビ等の農作物の収穫を可能にしたのもかれらがもたらした灌漑技術のなせるわざであったのに加え、中国で生まれた製紙と印刷の技術を、書物や読書習慣とともに西洋に伝えたのもアラブ人だったのである（十五世紀半ばに西欧で金属活字が開発され使用され始めたのは決してヨハネス・グーテンベルクの独創ではなく、中国や朝鮮ではそれ以前から同様の技術が発達していた。ただ西洋のアルファベットの方が活字との相性がよかったというだけである。なおグーテンベルクの真の革新性は、金属活字の大量生産を可能にしたこと、それを油性インクおよび木版プレスと組み合わせて使用したことに見出されるべきものである）。バグダードには八〇〇年の時点ですでに製紙所が建設されており、そこで発展した技術がスペインに伝播したのだが、十二世紀になってもコンポステーラを訪れたフランス人巡礼者が紙を初めて目にして大層物珍しがったとの記録があるほか、ドイツやイタリアに製紙所ができたのはようやく十四世紀になってからのことなのである。これらに加え、記数法の西方伝播も非常に重大な意味をもった。ローマ数字という取り扱いの厄介な記数法しかなかった西欧世界に、アラブ人がインドで生まれた新しく便利な数字をもたらしたのである。ローマ数字からアラビア数字へのこの転換により、西欧では従来の会計方式や商慣行が一変することとなった。

スペインで――また十一世紀末までアラブ人の支配下にあったシチリアで――栄華を誇ったアラブ文明は、同時期の西欧世界にはほぼ類例を見ぬほど（様々な面において）豊かで繊細で、高い寛容性と普遍性を誇る都市文明であった。アラブ人の文化水準の高さを目の当たりにした十二世紀のヨーロッパ人は、恐怖と称讃と劣等感の入り交じった反応を示したのである。数学、科学、医学をはじめとする各学術分野においてイスラーム文明が西洋世界に与えた衝撃は、以後長きにわたりその重要性をますます強くしていく[6]。

＊

イスラームと狂気

アラブによる政治上の支配は、精霊信仰や、傷病の原因とされる悪霊《ジン》を鎮め操るための呪術や魔術をもたらした[7]。その淵源は部族社会特有のアニミズム的伝統に求められ、これはイスラームが成立した後も人々の暮らしの中で生き続けた。一つには、クルアーンが健康や病気の問題について何も語っていないことが大きい[8]。どうすれば健康を維持できるのか、どうすれば病気にならずに済むのかに関する直接的な記述はクルアーンの中には見当たらず、それゆえ少なくとも当初は伝統療法の使用が禁じられることもなかった。そもそもイスラームは悪霊の存在とその力を公式に認めているのであり、そのため狂気の発症等の不幸な出来事に超自然的な原因を想定する考え方とイスラームの教義はむしろ非常に相性がよかったのである。ヘレニズムから強い文化的影響を受け、ギリシア医学に基づく医学伝統を構築したイスラーム世界においても、狂気の原因論に関してはやはり自然主義と超自然主義の共存が見られ、医師の治療が効果を上げない場合に人々が頼むのはやはり宗教的な解決であった。

キリスト教化したヨーロッパでは祓魔術《ふつまじゅつ》が全土に普及する。一方さすがにそこまでの規模ではないとはいえ、ムスリムの間でも狂気がもたらす脅威と惑乱に対しては、宗教的な慰安を求め、神の力に縋《すが》る態度が一般的であった。民間での信仰や実践に関して僅かに残る断片資料から示唆されるのは、狂気への対処としてはやはり超自然的な治療を施したり、原因を悪霊に帰す説明を与える事例が多かったという事実である。資料には悪霊や祓師への言及が頻繁に見られ、今日でもペルシア湾沿岸の一部地域では通過儀礼の一種としてザールの儀式と呼ばれる悪霊祓いが行われている（ザールとは悪霊憑きに伴う悪しき「風」を指す言葉で、儀式の目的はこの風を鎮め、悪影響を軽減することとされる）。中世イスラームにおける狂気の歴史を研究するマイケル・ドルスは、狂気に対する宗教的解釈が当時ほぼ遍《あまね》く見られたことを、次のような的確な表現で捉えている。曰く、それは「超自然信仰で結ばれた友愛団体」であった。「初期キリスト教の時代、ユダヤ人やキリスト教徒と同様、異教徒にとっても、精神障害は超自然的な原因によって生じるものであり、治療が可能だとすればその方法もまた超自然的なものと考えられていた。（……）ムスリムは心霊療法の豊かな遺産を（……）受け継いだのであり（……）ムスリム社会にはキリスト教的治療法との連続性が顕著に見られるのである」。〈9〉

アラブの支配下にあっても、ユダヤ人とキリスト教徒には堕落したとはいえ同じアブラハムの宗教を信じる者として概ね寛容な扱いがなされ、こうした処遇はオスマン帝国の時代まで続いた。イスラームへの改宗を免除され庇護を受ける条件として人頭税を課される代わりに、かれらは従来のコンスタンティノポリスへの穀物貢納義務から解放され、国家の干渉からほぼ無縁の暮らしを送ることを許された。帝国各地に貿易と商業が発達し、灌漑施設が整備され、巨大な建築物が造られ、高水準の学術と文化が発展した。さらにオスマン時代には、支配の目的が宗教から政治の範疇に移った。つまり多神教を奉ずる現地民の改宗を目的とするジハード jihād ではなく、軍事的手段によって領土を確保するガズウ ghazw が名目として掲げられたのである。ちなみにオスマン帝国のスルタンの称号ガーズィー ghāzi はこのガズウに由来する語である。

西欧世界の識字文化がカトリック教会の内部で僅かに継承されるに留まり、東ローマ帝国でも当初こそ豊富だった古典古代の遺産が結局はコンスタンティノポリスの城壁の内側に囲い込まれる形となる一方で、イスラームはその文明としての力を着実に増していく。共通語たる古典アラビア語を駆使する都市教養層がコルドバとサマルカンドを結ぶ文字文化圏を造り上げ、イスラーム化したシリア人とペルシア人は神の前での平等を説くイスラームの教義に訴えてアラブ人の支配に抵抗し、まもなく各々の居住地域の支配権を自らの手に取り戻した。百年以上にわたるそうした流れの先に来るのが、ダマスカスのウマイヤ朝を打倒し、七六二年の新都バグダード建設へと繫がるアッバース革命であるが、そこで大きな役割を演じたのはイラン北東部ホラーサーンのペルシア人であった。これによりペルシアの文化的影響は以後増大し続け、その波及力はイスラームの勢力圏が北アフリカを経由してイベリア半島まで広がっていく過程でさらに大きなものとなる。このように、中世イスラーム文明は決してアラブ人だけのものではなかった。それはモザイク状に入り組んだイスラーム世界の各地に居住するムスリム諸民族が、さらには異教徒らが、共同で生み出した文明だったのだ。〈10〉

中でもアラビア医学はムスリム以外の手にあった期間がかなり長い。学説の内容が古典古代のガレノス医学に根ざすものであったのに加え、その後の医学の発展において指導的な役割を果たした医師の中にはユダヤ人やキリスト教徒が多く含まれているのである。そうした性格をもつアラビア医学の伝統を通じて最も有名な医学者を一人挙げるとしたら、ペルシア人の博学者イブン・スィーナー（ラテン名アウィケンナ）を措いてほかにはないだろう。著書『医学典範』（口絵⑦参照）は単独著者による医学書としては、アラビアの伝統はおろか世界的に見ても史上最大の影響力をもった一篇とする評価が少なくない。〈11〉一〇二五年に完成した同書は既存の医学知識を五巻にまとめた事典で、その射程はありとあらゆる病態に及ぶ。ペルシア語、ギリシア語、ラテン語、ヘブライ語、フランス語、ドイツ語、英語、さらには中国語にも翻訳され、ギリシア語およびラテン語文献の権威が最重視されるヨーロッパにおいてすら、十八世紀に到るまで権威ある教科書として用いられ続けた。同書の冒頭には次の主張が掲げられている。「医学とは一つの学問であり、それにより健康な時、および健康を失った時の人間の体の状態が知られる。その目的は健康な時はそれを保つことであり、失われつつある時は健康を取り戻すことである」［★『医学典範』（Ibn Sīnā, *The Canon of Medicine*）、既訳 p.15］。アウィケンナは新たな視座を独自に呈示したというよりは既存学説の一大綜合者であったが、ペルシア医学、ヒンドゥー医学、中国医学への依拠はごく限定的なものにすぎず、やはりヒポクラテスとガレノスの学説から強い影響を受けている。

医学分野に限らず、古典古代の主要文献のアラビア語への翻訳はアウィケンナが生まれる百年以上前から始まっていた。[12] この翻訳事業については、ムスリムの勢力圏拡大に伴い、従来この地方の共通語であったギリシア語がその地位を逐われたこともその一因となっている。ところでこのギリシア語から、新たに共通語としての地位を獲得したアラビア語[13]への翻訳を担ったのが、シリア語およびギリシア語の知識を有し、すでに翻訳の経験もあった、キリスト教の神学者たちである。[14] その一人、フナイン・イブン・イスハーク（Hunayn ibn Isḥāq, 809–873）は、仲間とともにガレノスのテクストを百二十九篇翻訳したと豪語しているが、彼のこの仕事はガレノスの著作の保存と後世におけるその普及に大きな貢献をなす業績ともなった。フナイン自身、ギリシア医学の文献はきわめて貴重であるから熱心に探し求めねばならないとも述べている。[15] 十世紀にはかなり下火になるとはいえ、この熱心な翻訳事業の果たした役割はきわめて大きい。第一に、これにより数百点にのぼる古典古代のテクストが後世に残された（これらは後に西欧世界へと再導入される）。第二に、翻訳対象の選択に関してガレノスの著作への偏重が顕著であったことにより、ガレノス医学がアラブの勢力圏全土に広まることとなった。第三に、ギリシア語の医学用語のアラビア語への翻訳により初めて、イスラームの医師が病気とその治療法について議論するための体系的言語が生まれた。[16] 元々ガレノスのテクストにはイスラーム的な感覚から問題視されるような箇所がほとんどなく、仮にそうした箇所が見つかった場合も、全体の論旨に影響のない形で削除することが容易であった。加えて、健康とは調和、秩序、均衡の産物なりと説く彼の議論は、そうした調和、秩序、均衡をもたらす最上位者として神が存在するというイスラームの教義を暗に支持するものと見ることもできた。[17]

既存学説をまとめるだけでなんの進展もなかったのかというと、もちろんそんなことはない。個々の疾患は（天然痘と眼病が違うように）互いに異なるとの理解に到ったことや、様々な植物、動物、鉱物から医療に役立つ物質を抽出する技術を開発したことは、イスラーム医学独自の進歩である。ただ、そうした新発見の基礎となったのは、やはり九世紀に確立したガレノス医学であった。ガレノスの学説は膨大な数の梗概集に体系化され、それら医学文献は恐るべき勢いで複写、再複写されていった（印刷術の開発以前という時代性に鑑みれば、これがいかに驚嘆すべきことであったかがよく理解できよう）。これにより、イスラームの広大な勢力圏の全土に公式の医学説が普及することとなったのはもちろん、後にヨーロッパが自らの知的遺産を再利用するための条件までもが整えられることとなった。ヨーロッパではルネサンス以降、ガレノス医学とそれが棹さすギリシア的伝統に様々な角度から批判が集まり、十九世紀に入るとガレノス的発想に基づく医学はほぼ全廃してしまうのに対し、イスラーム世界ではこれに匹敵するような断絶は生じず、十九世紀に到っても古典古代の医学伝統は大部分不変のまま存続し、その後に到来した西洋帝国主義の圧力によって初めて姿を消すことになる。ただし複写の過程には単純化や異要素の混入を伴うのが常であり、そのため時代を下るに従い古典古代本来の学説が徐々にその力を失っていったのも事実である。〈18〉

狂気の症例分類は必ずしもガレノスの主要な関心領域ではなかったが、マニアとメランコリア、癲癇、ヒステリア、フレニティス（発熱を伴う譫妄《せんもう》）という古代医学の大区分についてはこれを踏襲した上で、いずれも体液の不均衡を原因とするものだと論じている。イスラームの医師の間ではこのガレノスや、現存著作は小断片のみながらエペソスのルフス（Rufus of Ephesus, 後1世紀）らギリシア人の手になる学説の影響により、〈19〉精神の安定を乱す根本的な原因は身体の均衡に生じた攪乱であるとの確信が共有されていた。例えばイスハーク・イブン・イムラーン（Isḥāq Ibn Imrān, ?–908）はそのメランコリア論において「患者自身は現実と考えているが実際には現実ではない事柄のゆえに霊魂に生じる阻喪や孤独の感覚」の原因を、黒胆汁から出る蒸気が理性と現実認識を鈍らせ破壊することに求めている。〈20〉生得的に黒胆汁が多く、メランコリア的な気性を有する人もいる一方、暴飲暴食や過度の運動および過度の運動不足、または便秘（のために排泄物が腐敗し黒胆汁になってしまうこと）を原因としてメランコリアを発症する場合もあるという。

イスハークは恐怖、憤怒、喪失が一因となり得ることを認めつつ、黒胆汁が過剰に蓄積されると症状はさらに悪化し、これが「共感的に」脳にも悪影響を及ぼすと説いている。なお、この論考はイスハークの晩年近くに書かれたものでありながら、論拠はすべて書物から得た知識であり、臨床経験はまったく重視されていない。[21] この点はイスラーム医学に顕著に見られる特徴の一つである。

初期の病院 ＊

（西ローマ帝国時代の軍病院を例外として扱うならば）病気を患う人や体の弱った人に慈善を施す施設としての病院を歴史の舞台に初めて登場させたのはビザンツ帝国であった。[22] またイスラームの興る遥か以前の近東地域で、キリスト教徒の手により若干数の病院が建てられた事実もある。他方、イスラーム支配圏の確立後は、八世紀に最初の施設が建てられて以降、帝国領内の各地で病院建設が盛んになり、狂人を含む患者に対し体系的な治療が施されたという。[23] 貧者に対する富者の義務を説くという点で、イスラームもまたキリスト教と類似の教義をもつため、ムスリムの医師が増えてくると、当然の如くキリスト教徒の医師との間に対抗関係が生じるようになった。慈善の心において庇護民《ズィンミー》に後れをとるわけにはいかぬとのムスリムの矜持もあったのだろう。いずれにせよこうして十二世紀にはもはやイスラーム圏で病院をもたない都市は一つとしてないという規模にまで体制が整備された。[24]

これらの病院には狂人専用の病棟があった。そこでどのような治療が施されていたのかについては数少ない断片資料が残るばかりだが、現存する図面によると個室と開放病棟の組み合わせが一般的であったらしい。加えて、当時の病院を訪れた旅行家がイスラームの慈善について記した見聞録には、窓に鉄格子が嵌められているとか、患者が鉄鎖に繋がれているといった記述が散見される。[25] これは無理もない話で、病院の建設自体はスペインを含むアラブ圏全土で進んでいたとはいえ（例えばスペインでは一三六五年から一三六七年頃にグラナダに病院が建設されている）、当時は収容スペースも限られていて、また病院に収容されるほどの狂人は危険かつ激しく暴れただろうから、鉄格子や

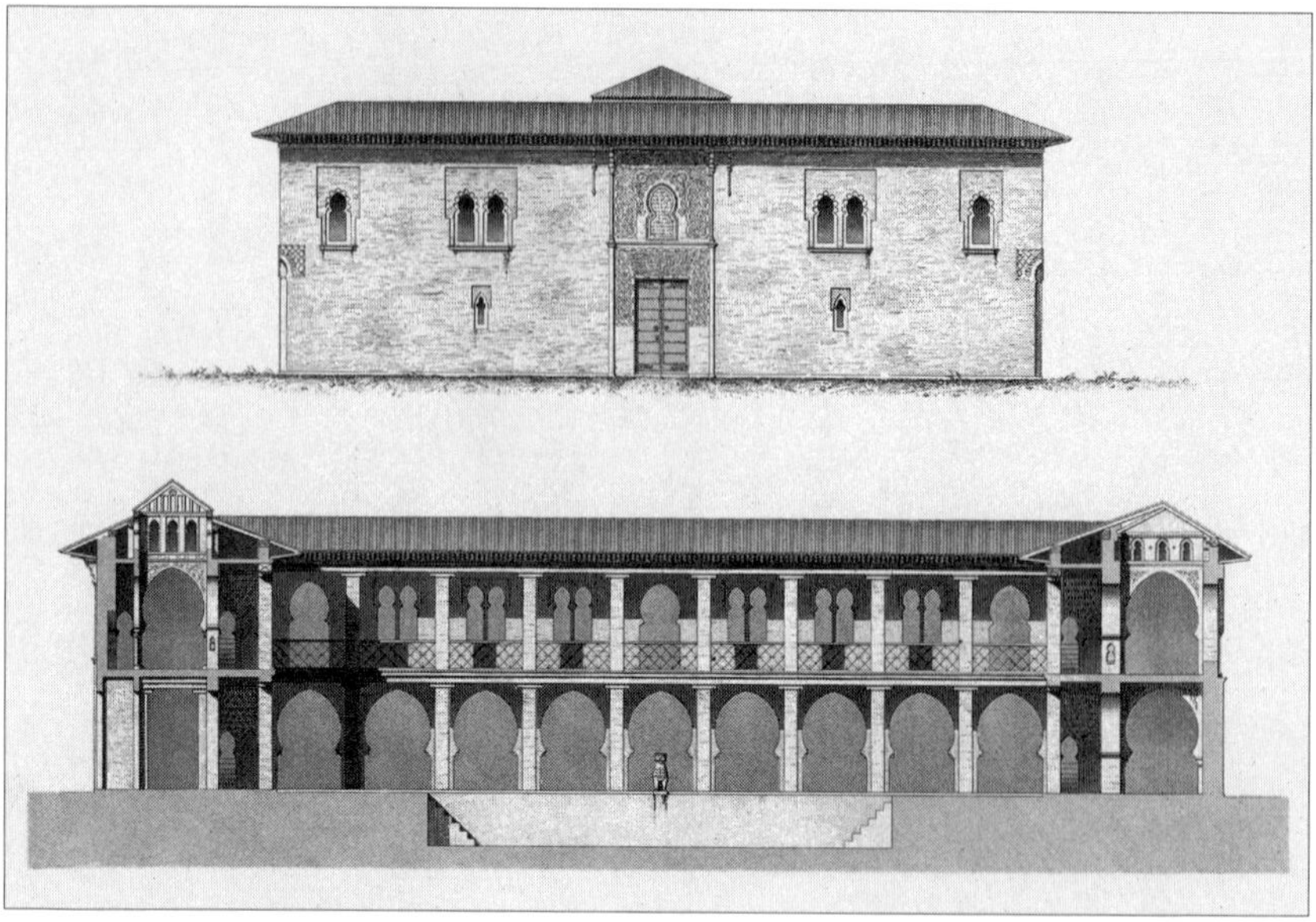

8――――スペイン、グラナダのアラブ病院。イスラーム世界全土に建設された病院の一部には狂人の治療を行うところもあった。

鉄鎖で監禁しておく以外にかれらを管理する方法はほとんどなかったはずである。当時としては最大の規模を誇ったカイロのマンスーリ病院（1284設立）ですら収容可能な狂人の上限はせいぜい数十人だったというのであるから、[26]それを考えると他の病院ではこれよりずっと少なかったに違いない。

　患者は壁に鎖で繋がれたのみならず、しばしば殴打を受けた。これについてはアウィケンナですら、著しい不合理性を示す者には殴打による肉体への刺戟に治療効果が認められると考えていた。加えて、狂気の原因を黒胆汁ないし黄胆汁の発熱・乾燥効果によるものとするガレノス的発想から、まず肉体を冷却し湿気を与える必要があるとしてそのための食餌療法や入浴療法が施されていたほか、悪性の体液の排出を目的とした瀉血、吸玉《すいだま》、吐剤、下剤も用いられていた。また昂奮した患者を落ち着かせ、あるいは塞ぎ込んだ患者に刺戟を与えるために、阿片その他の薬物が用いられる場合もあった。アウィケンナは効能の期待される薬物として、ラヴェンダー、タイム、柘榴《ざくろ》汁または梨汁、カモミール、ヘレボルス・ニゲル（口絵㉖参照）を挙げ、またミルクを頭に塗るとか、各種の油や軟膏をつけるといった治療法にも言及しているが、それから数百年後、西欧に登場した最初期の癲狂医《マッドドクター》たちも、これと同種の治療法を推奨することになるのである。

院内には狂女用のスペースも別途用意されており、家庭での扱いが困難な女性がここに収容されていたと見られる。特にムスリムの男性は、身内の女性の異常な振る舞いを衆目に晒すことにきわめて強い抵抗を覚えたらしい。しかしほとんどの場合、男女を問わず狂人への対処は家庭内でなされていた。もちろん富裕層であれば必要な物資の類いは簡単に確保できただろうし、必要なら家内に監禁設備を整えることも可能だったはずで、この種の義務もそう苦にはならなかっただろう。イスラーム帝国では人口の大部分が都市中枢から遠く離れた土地に居を構えていたため、そもそも病院にかかること自体が実質的に困難であった。加えて、きちんと医学を修めた医師の治療を受けるだけの金銭的余裕をもつ層はきわめて薄く、そのため概ね無害とみなされる限りで、周囲の人々は狂人をいわば放置し、「自由に」放浪や物乞いをさせておいたのである。もちろんその処遇には嘲弄と暴力が付きものであった。

*

悪霊憑きと心霊治療

アラブによる征服以前の近東地域では、キリスト教がローマ帝国の国教となった四世紀以降、キリスト教への改宗が進んでいた。アンティオキアからアレクサンドリアに到る東地中海の大都市では、三世紀末の時点ですでに無視し得ない一大勢力となっていたキリスト教だが、四世紀末ともなるとローマ帝国の多数派、新たな民衆宗教と認められるまでに成長していた。[27] かれらの間で重要な位置を占めたのが奇蹟による治療、特に祓魔《ふつま》の儀式により患者から悪霊を逐い出す宗教的施術であった。成人洗礼が通常であった三世紀にはその準備の一環として、健常者にも「劇的な」祓魔術が施されていた。[28] そもそもキリスト教では、最初期の頃から布教者が悪霊祓いや憑物落としの類いをやってみせ、それをもって不可視の敵に対するキリストの言葉の威力の証明としていた。[29] 確かに聖書を繙《ひもと》けば、（前章で見た通り）イエスは悪霊を逐い出したり、盲者、跛者、病者を癒したりといった奇蹟を何度も行っているのである。後世に到ってもキリスト教の聖職者には後に聖人と呼ばれるようになるこの種の施術者らと同様に、イエスの奇蹟の力を受け継いだと称する者が後を絶たなかった。

この結果、ビザンツ帝国では心霊治療と悪霊憑きの観念が確立し広く受容されたが、これは四世紀の大量改宗に際しキリスト教に異教の観念が入り込んだ結果とも言われている。[30] 悪霊の存在と宗教的治療の効力は平信徒と権力者、教養層とを問わず信じられ、[31] 遍在する不可視の悪霊こそが災難や事故の原因であると考えられた。[32] 聖書には狂気を悪霊憑きの結果とする記述が随所にあることから、この解釈は特別容易に受け容れられた。患者は治癒効果が謳われる聖地や修道院に押しかけ、また周囲の人々によってそういう場所に連れていかれることとなった。

この種の宗教的根拠に基づく狂人治療の試みは、アラブによる征服以後も存続した。少なくともそれから二、三百年の間、近東地域の人口の大部分はなおもキリスト教徒であり続けたからである（さらにその後も、数こそ減りはしたもののこの地域からキリスト教徒が消滅することはなかった）。他方、クルアーンはこの問題についてほぼ何も語っておらず、当時のムスリムはイスラームにそうした宗教療法の伝統がないことを却って誇り得たという。[33]

ムハンマドはアッラーの神からクルアーンの啓示を授かった預言者ではあるが、イエスとは異なり、神的な力を有する者ではない。つまりムハンマドは神の言葉を伝える者ではあっても、病者を癒やしたり、悪霊を祓ったり、死者を甦らせたりする者ではなかった。しかし没後には、ムハンマドについても奇蹟譚が語られ、信じられるようになっていく。預言者ムハンマドの言行に直《じか》に接した信徒による証言を編んだとされるハディースを根拠に、いわゆる預言者医学が始まり、[34] そこでは狂気の原因説明と治療法の呈示も行われた。祈禱や呪法に加えて医師が行うのと同様の直接的な身体治療——静脈を切開して血液を体外に出すとか、下剤を飲ませて腸管を空にするとか、熱した鉄で頭を焼灼《しょうしゃく》するとか——が施された。鉄で頭を焼いて治療になるというのは、悪霊《ジン》は鉄を嫌うとする伝承に拠った治療法である。

ハディースの解釈が改められるたびにムハンマド像も変遷を重ね、中世後期には彼自身奇蹟を行う者とされるようになっていた。またそれに伴いイスラームの世界にも、神授の御業《みわざ》を行う「聖人」が現れるようになった。[35] 元来アラブには精霊や悪霊への信仰があり、[36] クルアーンにも前半部分にしばしばジンへの言及があるほか、イスラーム芸術の主題としても好まれた。ジンが登場する物語は大衆文学でも宗教書でも定番である。[37] 狂人の奇矯な行動や妄念に対し、悪霊憑きをもってその原因とする説明が成り立つ背景にはこうした事情があった。

　アラビア語には「狂気は多様である《アル＝ジュヌーン・フヌーン》」al-junūn funūn という言葉がある。この狂気《ジュヌーン》 junūn という語は、文学や神秘主義の文脈では、狭隘な打算的理性に対置され讃辞として用いられることすらある。ペルシア語でも、狂人を指す語ディーヴァーネ divāne にやはりこうした二重の意味がある（ちなみにこの語は悪霊を指すディーヴ div に接尾辞アーネ āne を付けたもので、「悪霊のような」とか「悪霊に憑かれた」が原義である。またこのディーヴ自体、語源はペルシアおよびインドの神話にまで遡る）。しかしアラビア語で、医学もしくは法学の文脈における狭義の狂人を指す際にはマジュヌーン majnūn という否定的な響きを帯びた語が用いられる。これも原義は「ジンに憑かれた者」である。そしてこのマジュヌーン Majnūn と言えば、イスラーム文学における一大恋愛劇がその主人公カイスに与えた二つ名にほかならない。彼のライラへの強迫的な思慕は悲劇的な結末へと突き進んでいく（口絵⑧参照）。

　ライラとマジュヌーンの物語に取材した作品は数多い。筋立てだけであれば後年のシェイクスピア悲劇『ロミオとジュリエット』を想起したくなるものの［★『ロミオとジュリエット』(Shakespeare, c. 1595)］、文化的な反響の大きさという点ではこちらが圧倒的である。最も有名なのは十二世紀後半のペルシア詩人ニザーミーの手になる長編物語詩であるが、[38] 他にも多くの再話がなされ、韻文や散文に留まらず音楽や絵画の主題としても盛んに取り上げられた。筋はどれも大体同じで、ライラとの恋に狂って我を失い、周りが見えなくなった少年カイスの物語である（この恋狂いのために彼はマジュヌーンと呼ばれるようになる）。自制を失った行動のゆえに彼はライラの家族の不興を買い、大事な娘を狂人の嫁にやるなど家名に泥を塗るようなものだとして結婚の申込みを拒絶されてしまう。失意のマジュヌーンは砂漠を放浪し、野獣と交わり、愛するライラとの再会を求め、しかし念願を果たせぬまま恋人に向けた終わりのない詩を詠む。物語の最後にはライラもマジュヌーンも死ぬが、そこに到る過程でマジュヌーンの狂気はさらに激しさを増していく。枷をつけられようとも鎖を引きちぎり、砂漠に逃げては隠者の如く暮らすマジュヌーン。口から出る言葉は支離滅裂、体は痩せこけ、頭髪は伸び放題のぼさぼさ、爪も彼が交わる野獣のそれと見分けがつかぬほどで、日に焼けた肌は黒ずみ、四つ足で這い歩き、幻覚を見、中空を見つめ、かと思えば激昂する。そして彼は裸である（ムスリムにとって裸は社会規範からの著しい逸脱を意味した）。辛うじて残った正気はマジュヌーンに悲痛な自己認識を迫る。「私は一族の者にとっては草原の茨、友人にとっては汚辱なのだ。この不法の者を殺そうとも、罰も科料も課せられはしない」[39]［★『ライラとマジュヌーン』(Nizami, 1966)、既訳 p. 22］。かくも描出されたマジュヌーンの姿には、狂気の古典的ステレオタイプが顕れている。反社会性、現実世界からの遊離、道徳規範からの逸脱、野獣と同じ水準への墜落、恐怖を喚起する容貌、予測不能な行動――そして悪霊《ジン》憑きである。

*

キリスト教ヨーロッパ

ローマ帝国の崩壊後ヨーロッパに誕生した中世社会は、貧困と病いの二重苦に加え、各地で相次ぐ紛争や治安の悪化に悩まされ続けた。それは栄養失調と食糧不足に支配された世界であり、人々は常時大量餓死の可能性に怯えながら暮らす生活を強いられていた[40]。疾病の影響の激しさは、平均寿命の低さという端的な人口学的事実を見れば一目瞭然である。中世期、男性で四十五歳に達する者は例外的で、女性は出産時の危険のためにさらに短命であった。一三四八年に黒死病の流行が起こると死亡率は激増し、疫病に蝕まれたこの十四世紀を通じて、ヨーロッパ全土で人口の三分の一が減少したと推定されている。大部分の人が食うや食わずの日々を送り、冬場ともなると栄養状態はさらに悪化した。様々な感染症や各種の寄生虫、それに伝染病が猛威を振るう中、人々はそれを防ぐことはおろか、病因を正しく知ることすらできなかった（そもそも食料や飲料水は人糞獣糞で日常的に汚染されており、そうした状況に対処する能力を当時の社会は有していなかった）。だから当然、きわめて多くの人が病魔に苛まれ[41]、身体障害者（聾者、盲者、四肢欠損者、痀瘻《くる》、癩者《らいしゃ》その他の不具や奇形に苦しむ人々）の数も非常に多かった。そして狂人――癲癇、マニア、メランコリア、幻覚、痴呆――もまた、これら弱い立場に置かれた人々の一隅を占めていた。

七世紀から十三世紀の民衆生活についての史料は乏しく、仮に一個人について詳細な記録が見つかったとしても、それに基づく安易な一般化は慎まねばならない。西ローマ帝国の崩壊に伴う識字文化の喪失は深刻かつ長期に及ぶものであったため、中世社会の下層民、すなわち当時の人口の大部分を占めた貧しい人々の苦難の経験の再現を目指す歴史研究は、困難に困難を重ねていると言える。識字文化を保存し得たのがほぼ修道院や教会だったことにより、人々の関心は専らキリスト教の宗教的テクストに向けられ、異教徒たる古代ローマ人の残した文化的遺産が省みられることはほとんどなかった。その結果ギリシア・ローマの医学も衰退の一途を辿り、中世の狂気観はこの経緯に強く縛られることとなる。

帝国崩壊後も残存し、むしろ勢力を伸張させた唯一の制度体がローマ教会である（「カトリック教会」の名称は十六世紀の宗教改革を経た後のものである）。最初期のキリスト教徒は、帝国当局の手で度重なる拷問と迫害を受け、殉教の例も少なくなかった。公的な宗教行事を帝国の安定と繁栄にとって不可欠の要素と考える支配層の目に、伝統的なローマの神々への貢納や犠牲を頑なに拒むキリスト教徒の態度は冒瀆とも言うべき侮辱と映ったのである。紀元後六四年、ネロ帝の治世下で始まり三世紀に頂点に達したキリスト教徒迫害の動きは、無数の殉教者と聖人を生み出した（ただし三世紀にも弾圧の手が緩む時期が何度か訪れてはいる）。ところが三一三年のミラノ勅令でコンスタンティヌス帝がキリスト教の公認を宣したのが決定的な転機となり、さらに三三七年には死の床にあった皇帝自らが洗礼を受け改宗している。以後、異教の神々への回帰を試みた皇帝は三六〇年代のユリアヌス帝を除けば皆無であり、こうして帝国の公認を得たキリスト教は（おそらくは当局の弾圧がなくなったことで）着実に、というよりは劇的に、その勢力を増大させていく。[42] キリスト教は帝国の国教として「スポンジの如く領民と富を吸収していった」[43]のである。後年ほかならぬこのローマ教会が、新たな不寛容と憎悪、恐怖と偏見をもたらす組織へとなり下がってしまうのは、これもまた歴史の皮肉と言うべきものだろうか。

三七五年から八〇〇年にかけて、キリスト教徒は北方および西方の蛮族社会に対し福音伝道を行い、大きな成果を上げた。相手が部族社会であったため、大抵は首長や長老さえ改宗させてしまえば他の部族成員も挙《こぞ》ってそれに倣ったという事情もさることながら、決定的だったのは、キリスト教の神の力を示すのに奇蹟と驚異――異教の神殿や寺院の破壊、祓魔《ふつま》の儀式、不具や物狂いの治癒――を用いたことである。[44] 相手に思い知らすべきこと、それは、我が神は汝《な》が神よりも強し、であった。見よ、汝《なんじ》らが聖物を破壊しながら天罰を受けぬ我らの姿を。見よ我らが奇蹟を、汝らが病み歪める魂を癒す我らの力を。実際トゥールの聖マルティヌス(St. Martin of Tours, 316–97)は異教の寺院を焼き払った挙句、己が身も守れぬ異教の偶像など投げ捨て、ともに我が神を崇めよと説得して蛮族の改宗に成功しているのである。[45]

当初より奇蹟はキリスト教の一部であった。初期教会は公式には魔術を否定する立場を標榜していたものの、実質上魔術と奇蹟の区別はしばしば困難で、元々危うさを孕んでいた。何か不幸が起こればその原因を悪霊に求める点で異教とキリスト教に大きな違いはなく、敬虔なキリスト者にとっては、そうした悪霊どもの頂点に立つのが悪魔すなわちサタンなのであった。[46] イエスは悪霊を退け、死者を甦らせ、病者を癒し、体内の悪霊を祓う力を示し、同じ力を使徒らにも与えた。「斯《かく》てイエスその十二弟子を召し、穢れし霊を制する権威をあたへて、之《これ》を逐《お》ひ出し、もろもろの病《やまひ》、もろもろの疾患《わづらひ》を医《いや》すことを得《え》しめ給《たま》ふ。(……)病める者をいやし、死にたる者を甦《よみが》へらせ、癩《らい》病人をきよめ、悪鬼を逐《お》ひいだせ。価《あたひ》なしに受けたれば価《あたひ》なしに与へよ」。[47] 聖人や、司教もまたこの力を受け継ぐ者とされ、ミサのたびに秘蹟が授けられ、神の奇蹟によりパンがキリストの肉に、ワインはキリストの血となった。しかし奇蹟を伝道の手段として用いることに限って言えば、幾分か意外なことに、初期キリスト教はこれを良しとしていなかったのである。[48]

◀◀p. 73に続く

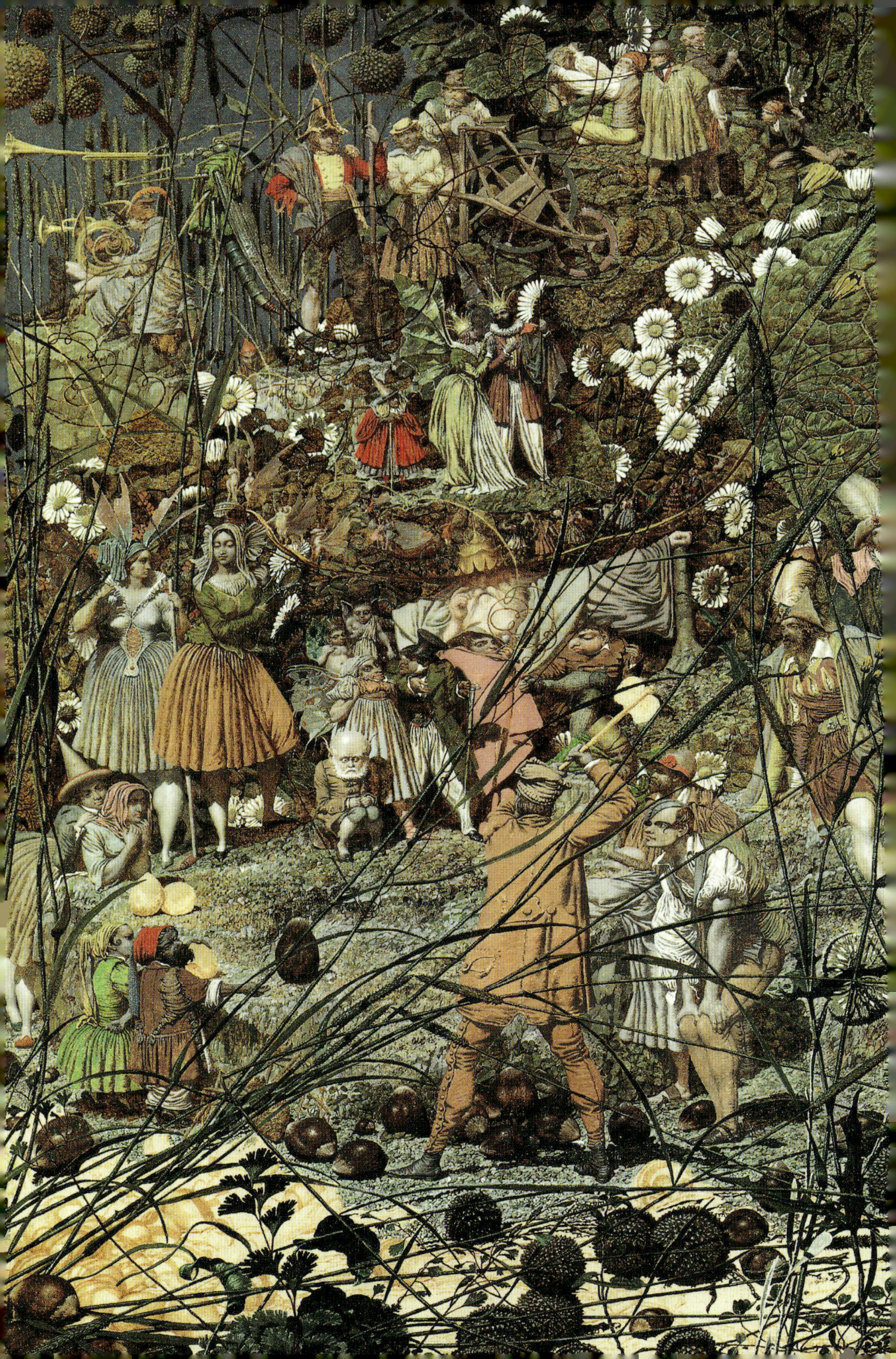

①(前頁)――――リチャード・ダッド『お伽の樵の入神の一撃』(1855–64)。ダッドは将来有望な青年画家であったが、父親を殺害した後ベドラムに収容された。細部への微視的な注目と超現実感は、彼の作品の多くに共通する特徴である。

②――――体毛も爪も伸び放題で野獣のごとき姿を示すバビロニア王ネブカドネツァル。ドイツ、レーゲンスブルクの逸名画家による写本の細部(1400–10頃)。

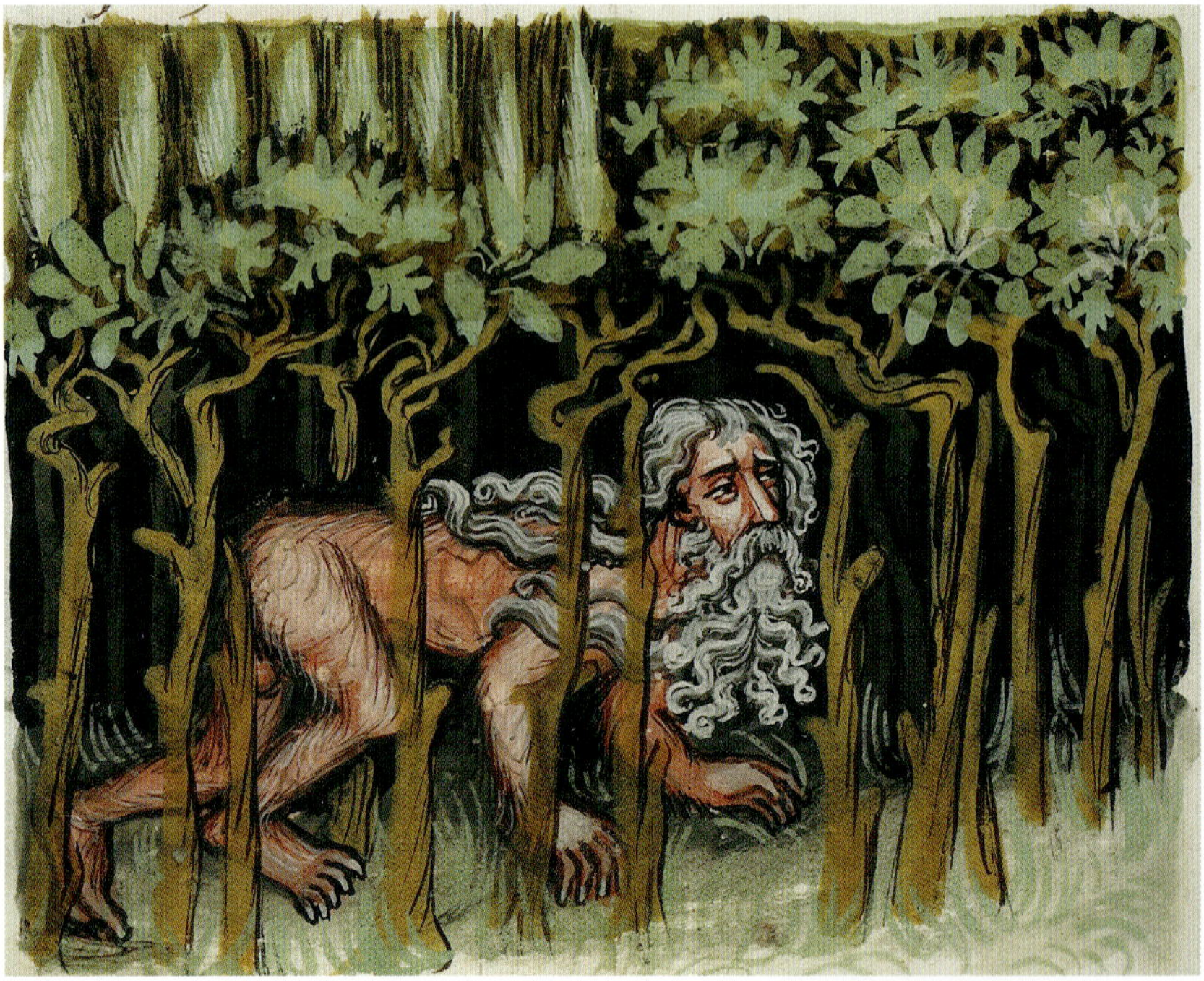

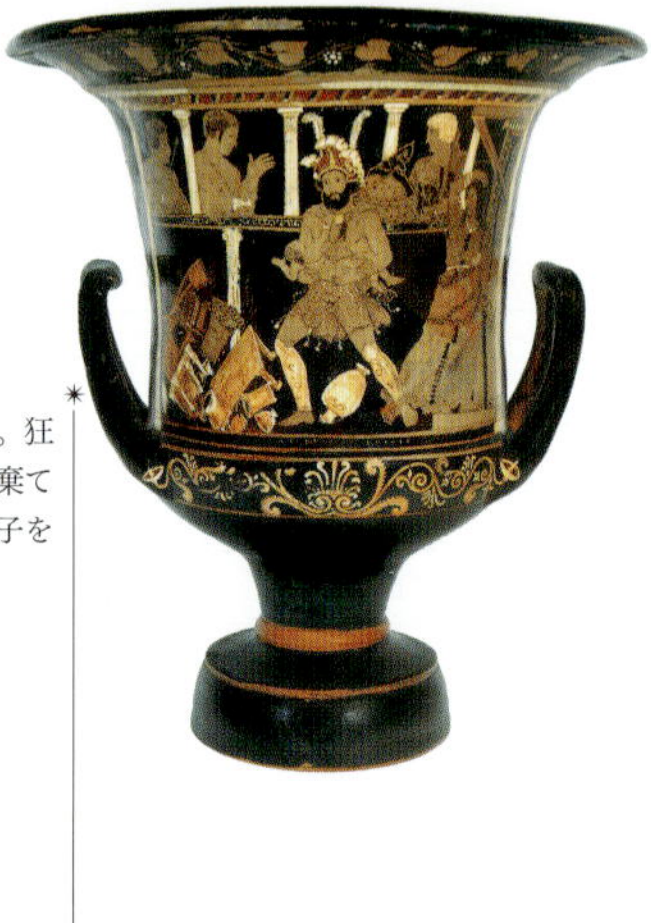

④――――前340年頃、絵師アステアスによる赤絵の混酒甕(クラテル)。狂気に取り憑かれたヘラクレスが我が子を、乱雑に崩れた家財道具の上に投げ棄てようとしている。傍では妻メガラがなす術もなく、恐怖に怯えた目でその様子を見ている。

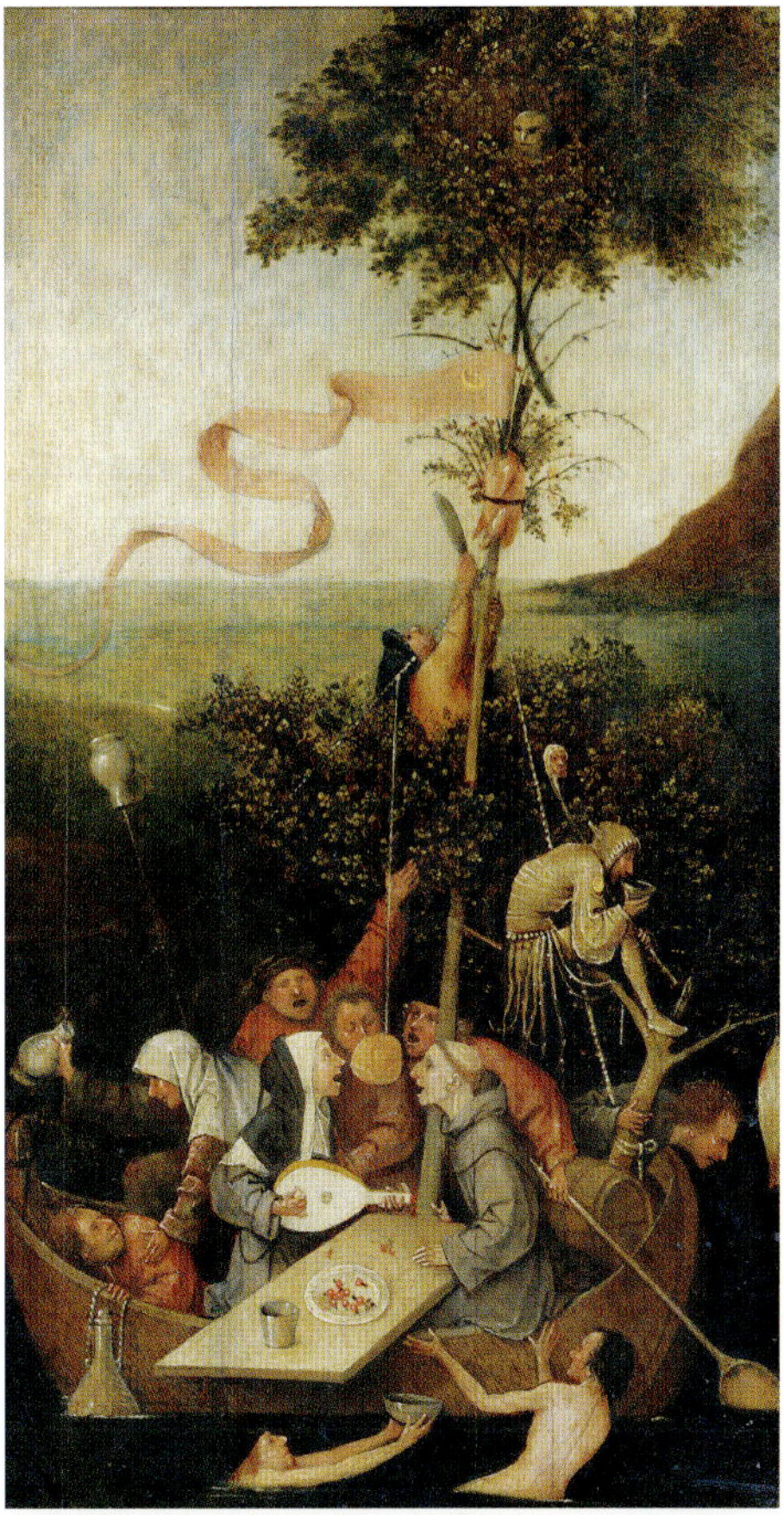

③――――ヒエロニムス・ボス『阿呆船』(1510–15頃)。プラトンは民主制を阿呆船に擬(なぞら)え、ゼバスティアン・ブラントは阿呆船の寓話(Brant, 1494)を用いて同時代の人々の罪業を諷刺した。ボスのこの絵には、あらゆる種類の阿呆を載せてあてなく漂う船が描かれている。

⑤――――選ばれし民を護るヤハウェ。天上から伸べられた2本の手が紅海を割ってユダヤ人を渡らせる一方、追撃するエジプト軍を溺死させている。シリア、ドゥラ・エウロポス遺跡のシナゴーグ壁画(3世紀)。

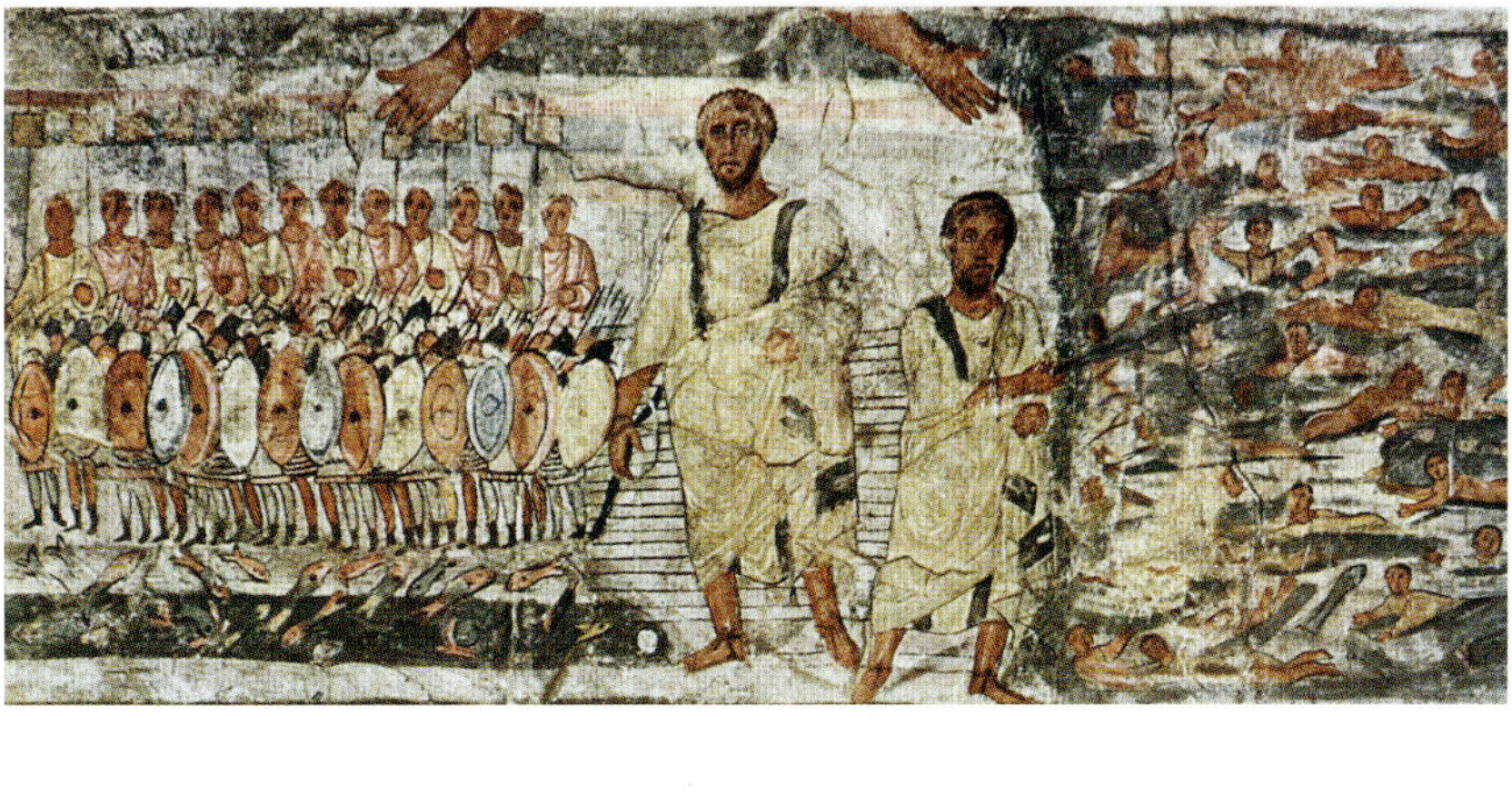

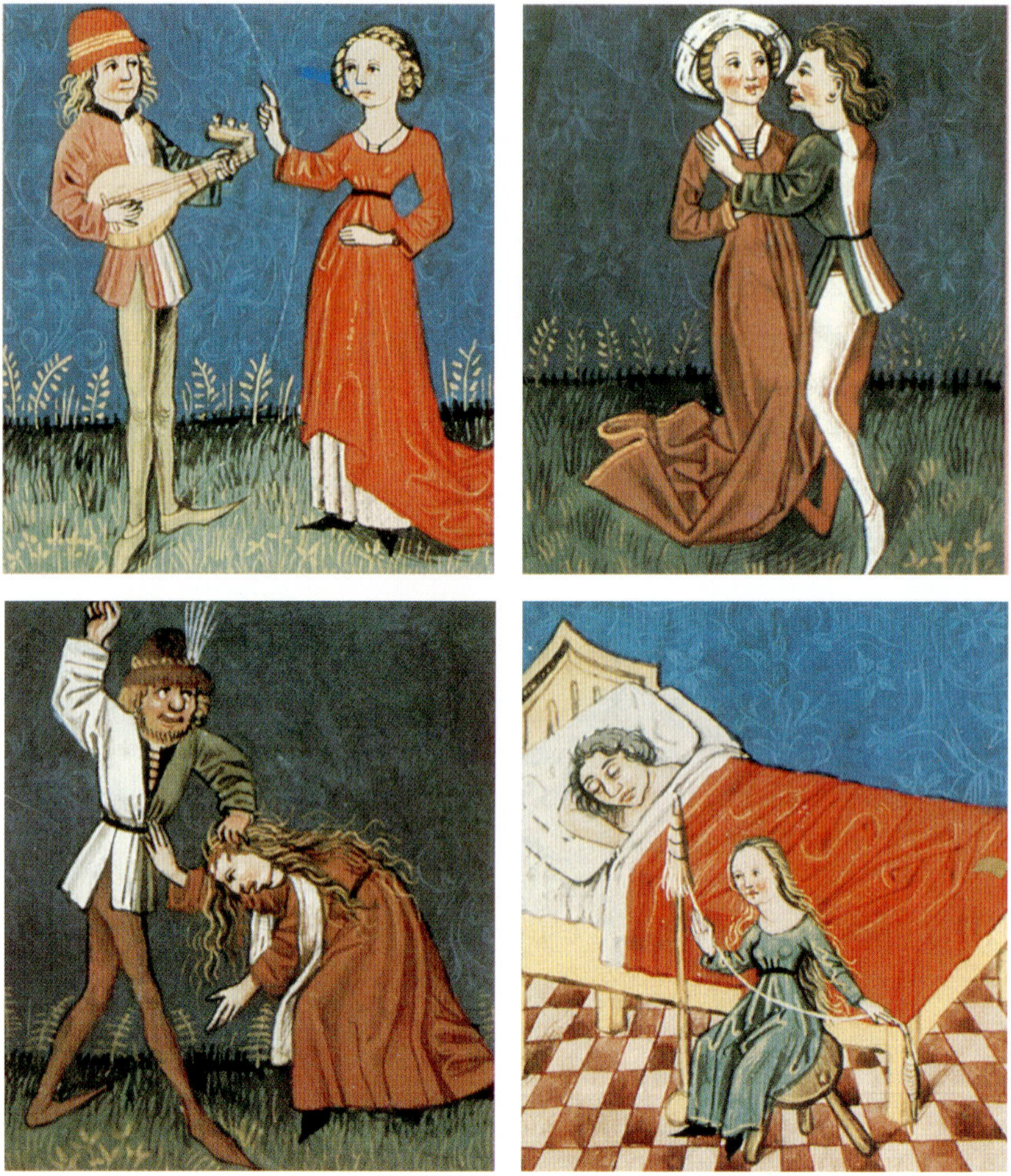

⑥————粘液質、多血質、胆汁質、黒胆汁質の四体液説はガレノス医学の基礎を成した。ここに挙げたのは四気質を描き分けた中世の図絵。四体液の均衡が崩れることで身体および精神の疾患が生じるとされた。

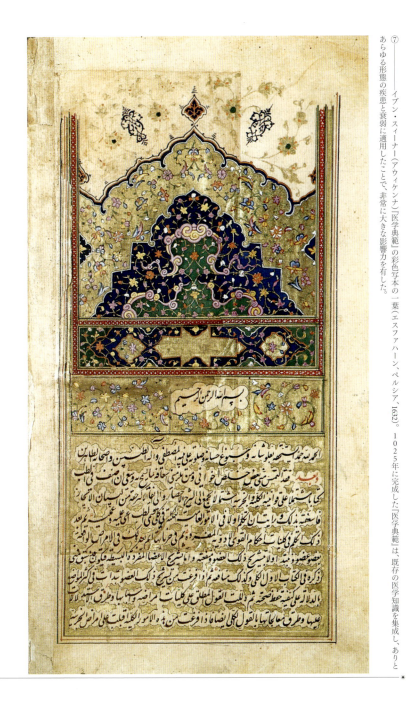

⑦——イブン・スィーナー（アウィケンナ）『医学典範』の彩色写本の一葉（エスファハーン、ペルシア、1632）。１０２５年に完成した『医学典範』は、既存の医学知識を集成し、ありとあらゆる形態の疾患と衰弱に適用したことで、非常に大きな影響力を有した。

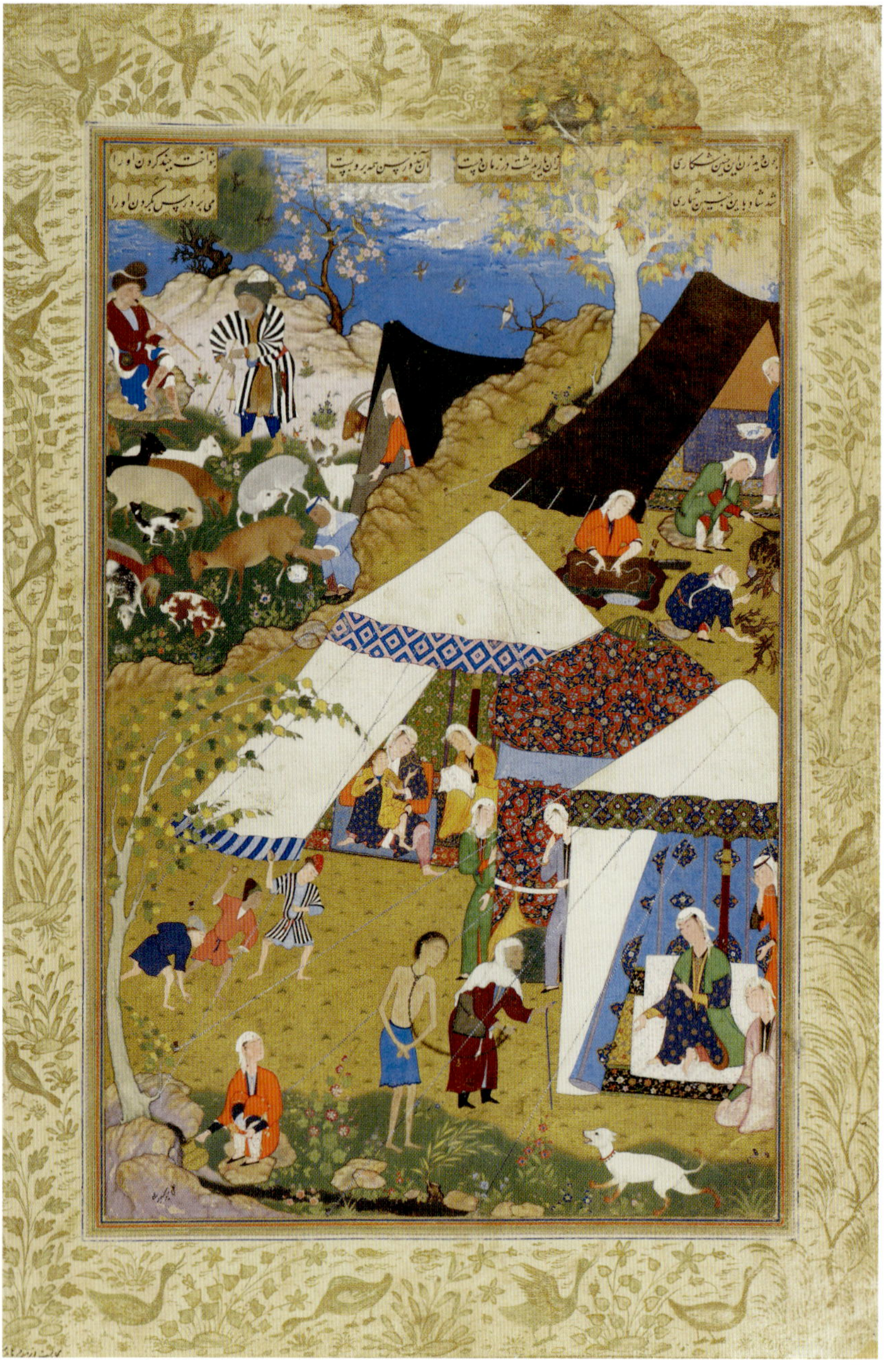

⑧(前頁)―――　　　ニザーミーによる薄幸の恋人ライラとマジュヌーンの物語の一場面を描いたもの(タブリーズ、1539–43)。鎖に繋がれた姿でライラの天幕に連れてこられた狂えるマジュヌーンに、子供たちが石を投げつけ、イスラームで不浄な動物とされる犬が吠えかかっている。

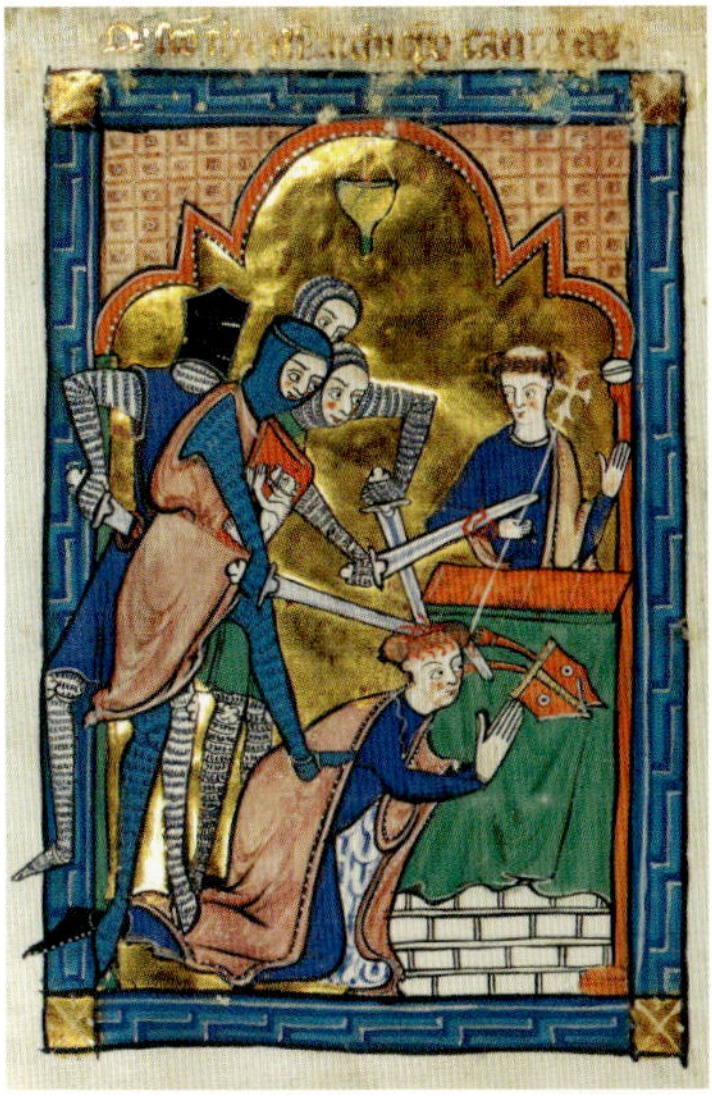

⑨―――――トーマス・ベケットの殺害場面を生々しく描いた冊子写本の挿絵(13世紀半ば)。この聖人の血には狂気、盲目、癩病、耳聾をはじめ様々な病気を癒す力があると考えられた。

⑪―――――『ベリー公のいとも豪華なる時禱書』(1412–16頃)より、若者に恵みを与えて悪霊を祓うキリスト。

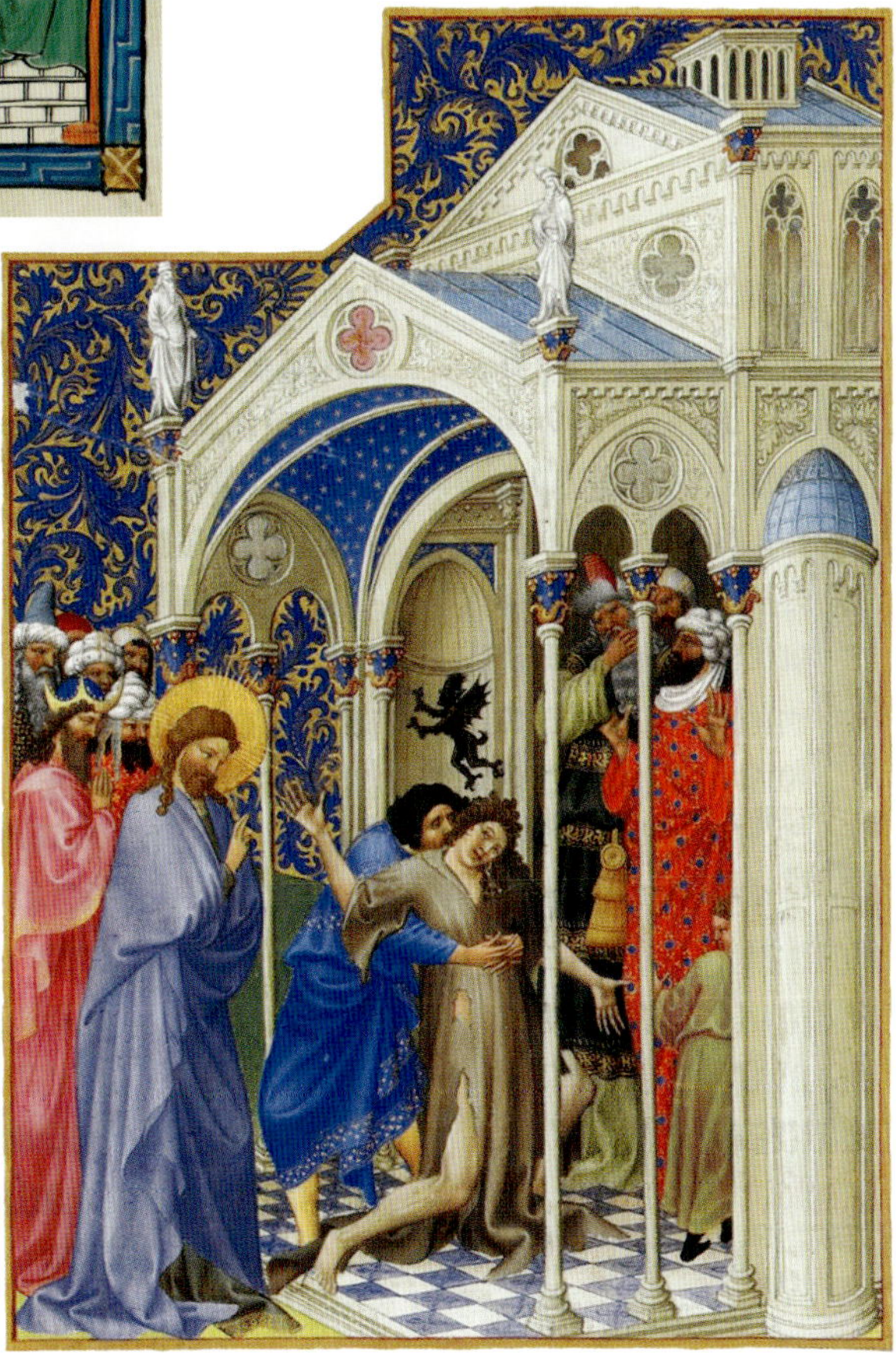

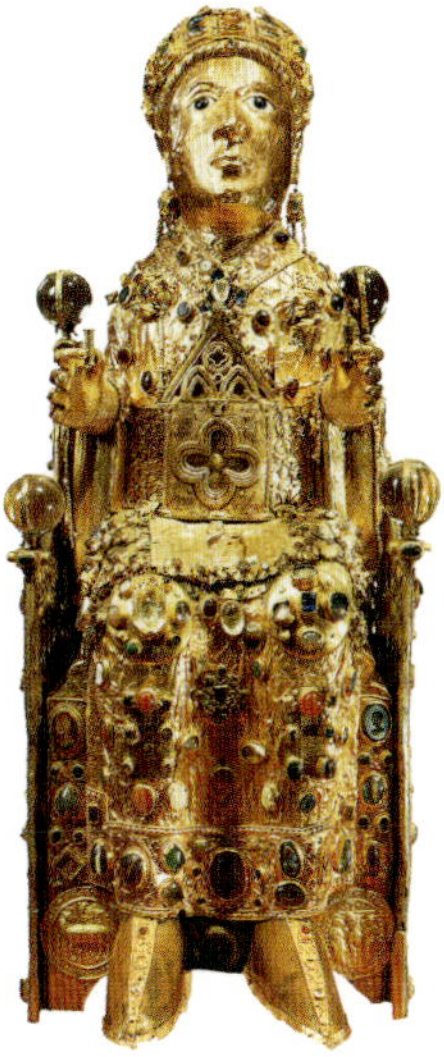

⑩―――――中世ヨーロッパでは聖人の遺物の効能が広く信じられていた。フランスのコンク修道院の宝物館には、奇蹟を起こす力をもつと言われる聖フォワの頭蓋骨を収めた黄金の聖遺物容器が安置されている。

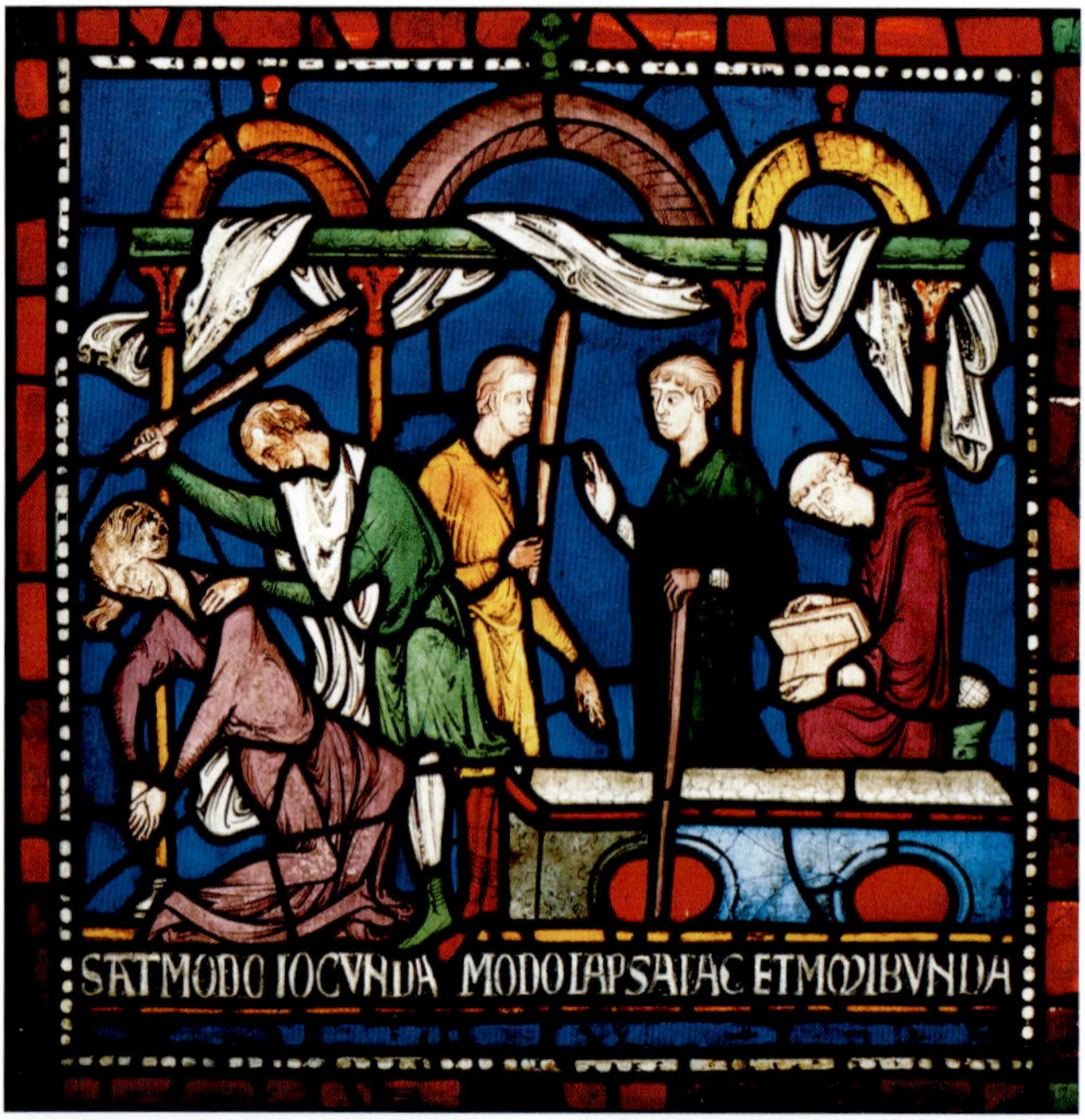

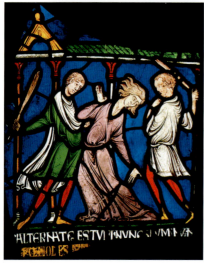

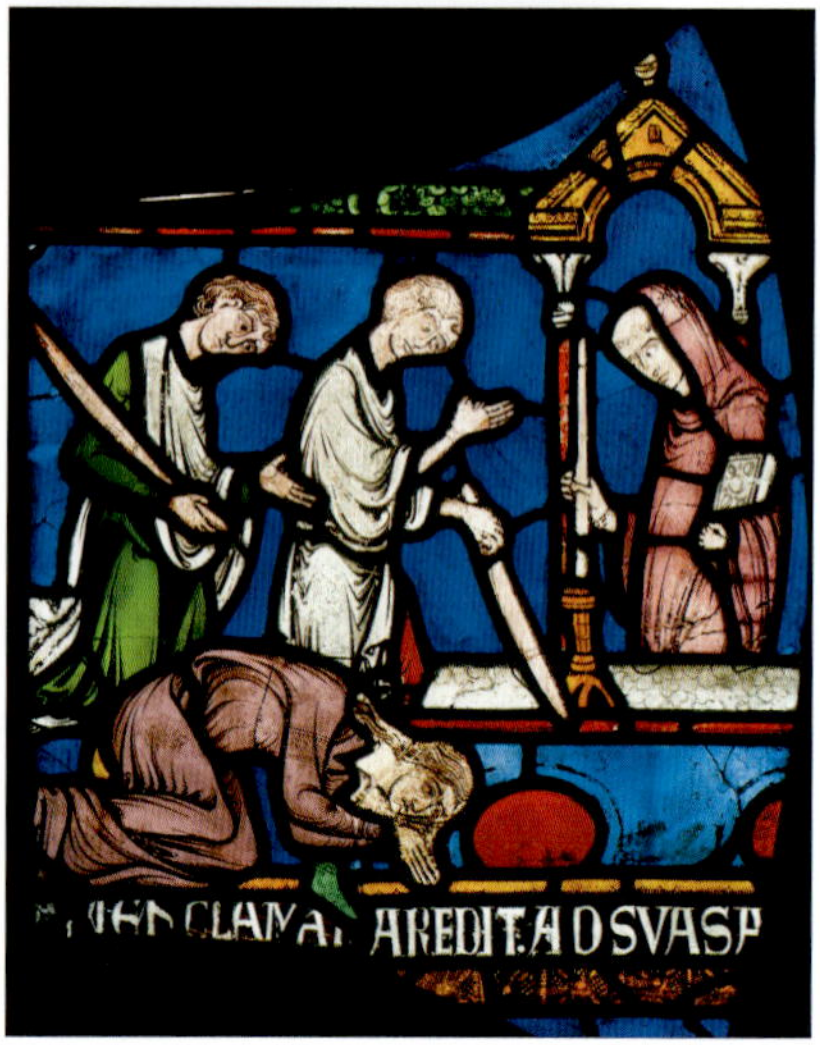

⑫-⑭――――――カンタベリー大聖堂のトリニティ礼拝堂の窓に嵌められた3枚のステンドグラスは、自分の赤子を殺したケルンの狂女マティルダの物語を描いている。当時、奇蹟の癒しを求めて多くの狂人がカンタベリーに連れて来られたが、彼女もその1人であった。右下の図⑭には、正気を取り戻した彼女の姿が見られる。

✴
p. 64からの続き◀◀

とはいえ時代を下れば事情も変わる。すなわち、迫害の対象であった初期キリスト教には多くの殉教者や聖人が現れたが、次第にかれら自身のみならず、かれらにまつわる物や場所にも霊験が認められるようになってきたのである。これら聖遺物や聖地は、聖人がもつ病人を癒す力や、死してなお奇蹟を起こす力といった観念、それを中心とした密かな信仰や実践を、物質的な媒体として支えた。聖人の墓はまさにそういう場所の代表例であったが、何よりもこの種の力が認められたのはかれらの遺骨であった。「異教の寺院や祭壇は廃されたものの、旧来の、治癒神アスクレピオスやアポロニオスの治療や幻視や奇蹟は、キリスト教の聖所においても、殉教せる聖人という新たな霊的庇護者の下でなおも行われたのである」。[49] ヒッポの聖アウグスティヌス（St. Augustine of Hippo, 354–430）も、受洗前の三八六年にミラノ郊外の墓所で、二人の聖人の遺骨が一人の盲者に視力を授け、またある男に取り憑いていた悪霊を逐い出すのをその目で見たと記している。アングロ＝サクソン人への布教のためにカンタベリーの聖アウグスティヌスをイングランドに派遣した教皇グレゴリウス一世（Gregory I, 540頃–604）は、その著書『対話』*Dialogi* に奇蹟や徴《しるし》、驚異や神癒の事例を多数集めている。[50] この点でグレゴリウスは中世の主流の只中にあった。その献身は信徒の間に広く知られ、没後は民衆の称讃を浴びてにわかに聖性を獲得するに到るのである。

六世紀末にはすでに、教会の勢力圏の中心には大抵聖人の墓所が置かれるようになっていたが、[51] さらに時代が下り、聖人の力を求めて巡礼者が聖所に殺到するようになると、遺骨を掘り出して持ち去る者まで現れる。遺骨の一部のみを分割して持ち帰る例も少なくなく、その結果、一人の聖人に対して複数の土地が、その奇蹟の治癒力を主張し、多額の寄附を呼び込む事態も出来した。聖遺物の移動距離は長短様々であった。例えば一一一四年にシトー会が建てたポンティニー修道院では、修道士らが同地に埋葬されていたアビンドンの聖エドマンド・リッチの墓所を開き、遺骸から腕を一本切り取って院内に安置し、[52] 奇蹟を求める巡礼者の礼拝（と献金）に供しているが、この事例では聖遺物は外部に持ち去られたわけではない。一方、現在のオックスフォードに位置し、六七五年の創建になるベネディクト派のアビンドン修道院では、長い年月をかけて各地から大量の聖遺物蒐集が行われた。一一一六年に作成された目録には、「キリストの聖遺物五点のほか、六人の使徒、三十一人の殉教者、三十九人の証聖者、十六人の処女の聖遺物」が記載されているが、これらはまさに奇蹟を起こし、大勢の信徒を呼び寄せる聖遺物の一大コレクションであった。[53] また一二〇四年、第四回十字軍によるコンスタンティノポリス掠奪が起こると、続く大騒乱の中で多くの教会が「荒らされ、遺骨を詰め込んだ木箱がいくつも西方に送られた」。[54] 高い価値を有する聖遺物だけに、その所有をめぐっては窃盗、偽造、戦闘が絶えなかったという。

一三八〇年にローマで没した後、広く崇拝者を集めたのがシエナの聖カタリナである。彼女は一三六八年、二十一歳の時にキリストとの神秘の結婚を公表すると、以後地上の食物はもはや不要であると言って聖体拝領の聖餅の他はほとんど何も口にしなかった。最終的には水と食物を一切とらなくなり、そうなってから数週間の後に亡くなった。シエナの人々はカタリナの遺体をローマから取り戻そうとするも叶わず、なんとか持ち出せたのは頭部と親指一本だけであったが、いずれも後々まで腐ることがなかったという。[55] この種の聖人伝説は枚挙に暇がない。遺体が腐らないのはもちろん、棺を開けると腐臭どころか芳香が漂ったとの伝承も各地で聞かれる。これは「聖なる芳香」と呼ばれる現象で、聖遺物のもたらす奇蹟に一層の確からしさを与える役割を担った。

十七世紀イングランドの詩人アンドルー・マーヴェルによれば、墓所こそは「他人の窺いえない神聖な場所」[★『含羞む恋人へ』(Marvell, c. 1650)、既訳 p. 101]だというが、[56] 埋葬された当人にとってみれば、実態は到底そんなものではなかった。聖人の墓は、黄金や装飾が設えられた立派なものではあっても、決して他人の窺い得ない場所などではなく、遺体はしばしば精巧に作られた聖遺物箱に収められ、訪れた巡礼者から始終口づけや参拝を受けたのである。フランス、ラングドック地方に位置するコンクの修道院には、三世紀のローマで火炙りの拷問の末殉教した聖フォワの頭蓋骨が安置されているが（元々はアジャンにあったのを九世紀にコンクの修道士が盗み出したとされる）、奇蹟を起こす力をもつと評判だったこの聖骨は、九八三年から一〇一三年頃に銀の裏張りを黄金で覆い貴石を散りばめた立像の内部に収められた（口絵

⑩参照）。装飾のあまりの華美さに、この地を訪れたシャルトルの司祭から、これではまるで異教の偶像だと咎められたほどである（しかし農民からは歓迎されたらしい）。教会の権利と特権をめぐってヘンリー二世と対立し、一一七〇年にカンタベリー大聖堂内で四人の騎士に暗殺されたトーマス・ベケットの遺骨（口絵⑨参照）も、一二二〇年に到って黄金と宝石で装飾を施された同聖堂内の聖廟に移されている。

慰めと癒しを求めて聖地を訪れる不具者、病者、狂人の姿は中世を通じて絶えることがなかった（口絵⑫－⑭参照）。もちろん民俗療法——薬草、軟膏、魔除け、土地の治療師の施術——もあれば、十一世紀にヒポクラテス派とガレノスの医学が東方から再輸入されて以降は、瀉血、下剤、吸玉《すいだま》、吐剤を用いた治療も行われてはいただろうし、多くの人々が食餌療法や養生法を試してみたことだろう。しかしこと慢性の疾患となると、頼りになるのはやはり聖人や殉教者のもつ奇蹟の力であった。この種の逸話は枚挙に暇がなく、例えばとある気の狂った少女が十五日間にわたってウスター大聖堂内にある聖ウルフスタン（St. Wulfstan, 1008–95）の墓所に置き去りにされた記録がある。[57]この少女がどうなったのかを知る術はないが、少しでも「奇蹟」が起こったならば関係者がそれを記録に残したはずで、そう考えると彼女が正気に戻ることはなかったのだろう。ともあれこんなふうに何日も、あるいは何週間にもわたって教会内の一画を占拠する者が続出すれば、当然教会の日課にも支障が及ばないわけにはいかない。ノリッジに伝わるのは次のような逸話である。「狂乱した少女がヒューの墓に連れて来られ、万霊祭の日までそこにいた。ある夜、少女の叫び声はひときわ激しく、聖歌隊をはじめ教会全体に差し障りが出た。墓の近くに置かれた洗礼者聖ヨハネの祭壇ではミサを行うことができなかった。その後少女は深い眠りに落ちたが、礼拝者らに起こされた時には正気を取り戻していた」。[58]このように症状が緩和したり、ましてや全快したりすれば、そのすべてが聖人の御利益によるものと考えられた。あるいは、この種の聖所を訪れたことで強力な暗示効果を受けて、心因性の精神障害が（失明や麻痺等、当時は精神障害と考えられていなかった症状も含め）緩和することも当然あったには違いない。

複数の疾患について治癒効果を謳う聖地は少なくなく、例えば聖トーマス・ベケットの血は盲目、狂気、癩《らい》、聾唖等、多くの病いを癒すとされた。そのためカンタベリーにはイングランドのみならずヨーロッパ全土から巡礼者が殺到し、それは一五三八年にヘンリー八世がベケットの聖廟を取り壊して遺骨の破壊を命じ、この背教の司祭の名を口にするのを禁じるまで止むことなく続いた。ちなみにチョーサーの『カンタベリー物語』の語り手たちも、ベケット廟参りのためにロンドンからカンタベリーへと向かう巡礼者の一行という設定になっている[59]［★『カンタベリー物語』(Chaucer, *The Canterbury Tales*)］。

一方、特定の疾患に限って治癒効果を謳う聖地も見られた。特に精神の病いからの解放を求める人々の間では、斬首刑に処された殉教者の墓が好まれたようである。中でも現在のベルギー領ヘール（ゲール）にある聖ディンプナの聖廟は最も重要な場所の一つで、何世紀にもわたり多くの巡礼者（すなわち狂人とその付き添い）を集めたという。聖ディンプナの伝説は、近親姦、狂気、殺人等、ヨーロッパ各地の民話に散見される諸要素が見事に組み合わさってできている。十三世紀半ば、この聖ディンプナにまつわる数々の伝承を収集して一つの物語にまとめ上げたカンブレーの司祭ピエールによると、このディンプナという女性は七世紀、アイルランドのとある国で、異教徒の国王とキリスト教徒の王妃の間に生まれた王女であったが、十四歳の時に母である王妃が死んでしまう。悲嘆に暮れた父王デイモンは、亡き王妃に生き写しの我が娘との結婚を望むようになる。ディンプナは司祭ゲレベルヌスとともに父王の手を逃れ、海を渡って小村ゲールに辿り着くが、追跡の手はついに二人を捕え、ゲレベルヌスは首を刎ねられる。それでも頑なに要求を拒み続けるディンプナに父王は激昂し、狂乱の中で我が娘の首をも刎ねてしまう。二人は洞窟に埋葬されるが、後にいずれも掘り起こされる。ゲレベルヌスの遺骸はドイツのゾンスベックに移されたが（頭部のみゲールに残されたとする伝承もある）[60]、ディンプナの遺骨はゲールの礼拝堂に安置され、以後この地には、身内に出た狂人を連れて奇蹟を求める巡礼者が各地から集まるようになったのである。

やがてこの地を訪れた狂人たちは教会内に寝泊まりして正気の回復を待つようになった。同教会は一四八九年に火災のため焼け落ちたが、その後もさらに立派に再建されている。殉教した処女の加護を求める厳《おごそ》かな祈禱、告解、そして献金の儀式を取り仕切る教会の聖職者は、一五三二年の時点ですでに十人を数え、その後さらに十人が加わっ

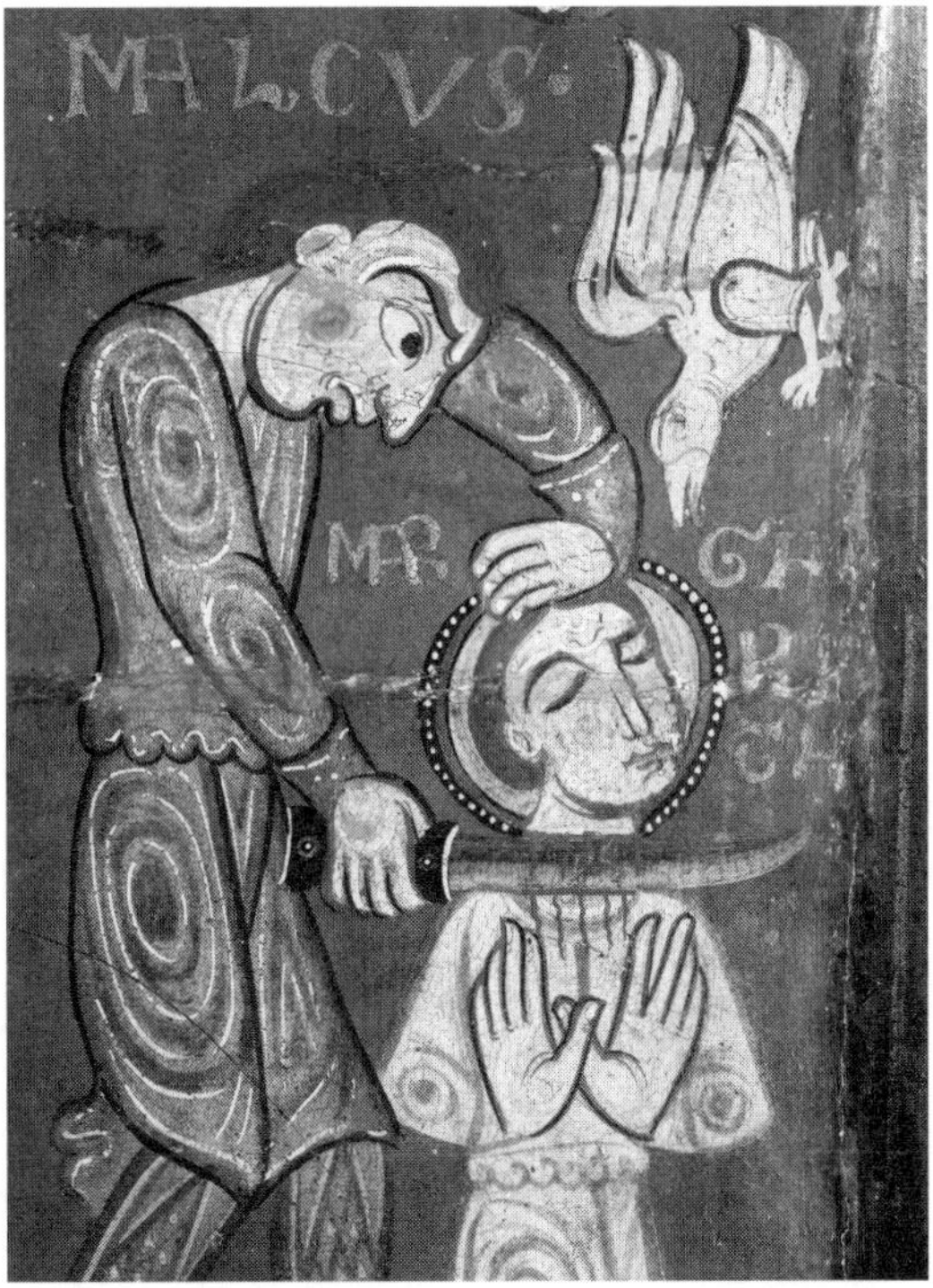

9——アンティオキアの聖マルガリタの斬首。スペイン、ビック司教区美術館所蔵の祭壇前飾（12世紀）。マルガリタは棄教を拒んだために処刑された。

たという。連れて来られた狂人は足首を鎖で繋がれたまま教会内に留置され、その状態で十八日間に及ぶ悪霊祓いの儀式を施されたが、それでも狂気が去らない場合は、近くに住む農民の家に引き取られ、以後この地で暮らした。こうしてゲールとその近隣地域には、患者の身内の寄附で経済の大部分が賄われる、狂人のコロニーの如きものが形成されるに到った。[61] この種の、狂人相手の奇蹟に特化した聖地としてはほかに、フランスはラルシャンの聖マトゥリヌス（マトゥラン）の墓所や、やはりフランスのアスプルにある聖アカリウス（アシェール）の墓所が有名である。

　狂人相手の奇蹟は信徒にとって特別な意義をもっていた。奇蹟の発現に際しては悪霊祓いが行われ、これが全能の神の力をいやというほど見せつけたのである。祓魔《ふつま》の儀式を施すと患者はもがき苦しみ、最後には発作や絶叫とともに悪魔の手下が体内から逐い出される。これほど劇的な効果を有する儀式も珍しかろう。[62] そのためか、悪霊祓いの様子を描いた絵画や彫刻は、中世期はもちろん宗教改革以後も大きな人気を博した。例えばヴェローナのサン・ゼーノ・マッジョーレ聖堂の青銅大扉（1100頃）のパネルには、同地の司教ゼーノが皇帝の娘の口から悪魔を逐い出す様子を描いたものがある。またアッシジのサン・フランチェスコ大聖堂の上堂に掲げられたジョットのフレスコ画（1295–99）も、聖フランチェスコがアレッツォの町から悪霊の群れを逐い出す場面を描いている。一四一二年から一四一六年にベリー公ジャンへの献上物として制作され、現存するフランスの彩色写本として最も優れたものの一つと謳われる『ベリー公のいとも豪華なる時禱書』にも、悪霊祓いに取材した印象的な場面が収められている（口絵⑪参照）。

なお、悪霊祓いの効能に関していえば、実際には失敗のほうが通例であった。とはいえ不首尾の場合にも何かしらの言い訳はつけられるもので、奇蹟など起こらずとも聖人信仰が疑問に付される心配はほとんどなかったのである。

文学と狂気

＊

中世文化の大きな特徴として、民衆の手で宗教劇が演じられるようになったことが挙げられる。神秘劇とか奇蹟劇と呼ばれるものである（神秘《ミステリー》と奇蹟《ミラクル》は当時ほぼ互換的に用いられていた）。奇蹟劇は聖書の物語を時に脚色を加えながら語り、道徳的な

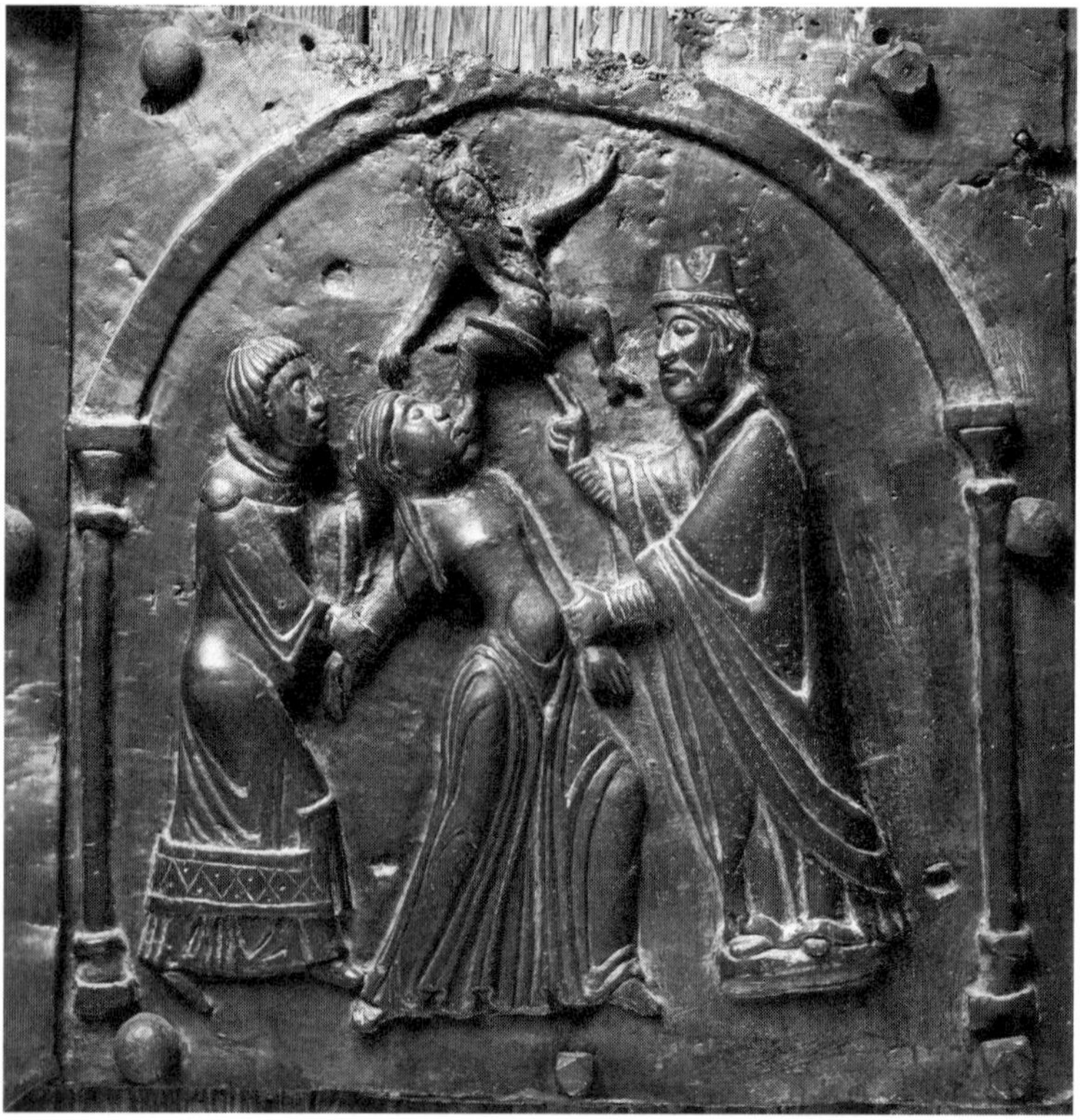

10――イタリア、ヴェローナのサン・ゼーノ・マッジョーレ聖堂の右扉の青銅パネル（12世紀）に描かれた祓魔術を行う聖ゼーノの姿。彼に命じられてガリエヌス帝の娘の口から悪魔が出てきた場面。同種のパネルが両扉合わせて48枚あり、聖書に取材した主題や、聖ミカエルおよび聖ゼーノの生涯が描かれている。

教えを民衆に授けるための媒体であった。上演はサイクルと呼ばれる一連の作品群を単位として、通常は数日かけて行われた。これらは教会内で演じられた宗教劇に由来するもので、多くはキリストの受難を主題としたが、アダムとエヴァや最後の審判等も人気の主題であった。この奇蹟劇は十三世紀を通じてヨーロッパ全土に広まっていくが、その過程で、土地の俗語で演じられ、また職能組合《ギルド》を主体として制作されることも増えていった。

演目として大いに人気を博したのは処女マリアや聖人による奇蹟であったが、狂気と憑き物も頻出する要素で、演者らは観衆に、罪を犯した者が悪魔に取り憑かれて発狂する様を生々しく、また訓誡を込めて示した。新約聖書の悪霊憑きの逸話と並び、劇としての面白さと、また登場人物の生涯を通じて示される道徳的教訓によって特に好まれたのがサウルとネブカドネツァルの物語で、いずれも結末は大抵、登場人物が地獄に落とされるか、聖母マリアや聖人の恩寵によって救われるかのどちらかであった。

奇蹟劇はしばしば、祭日に旅芸人と地元民が交じり合って演じる見世物の形をとった。地域的には、スペインからネーデルラント、またフランスからドイツに到る各地方、そしてイングランドの大都市の多くで上演された（ただし宗教改革後のイングランドでは国王ヘンリー八世により、奇蹟劇は教皇派の迷信を宣伝するものだとして上演が禁じられている）。[63] 教会の直接的な監督を免れた後の奇蹟劇は往々にして聖書の記述から逸脱し、民間信仰を取り入れたり、聖書の物語に含まれる教訓的側面を強調したりすることで劇的効果を高めようとする傾向を見せた。好まれた演目の一つとしてヘロデの物語を見ておこう。ローマの傀儡《かいらい》としてユダヤ王の地位を保障されていたこのヘロデ大王に対し、キリスト教の伝承は幼な子イエスを抹殺せんとして幼児の大量殺戮を行った咎《とが》を負わせている。神殺しに躍起となる不道徳な狂人の物語は、当初のラテン語版が各地の俗語により再話されていく過程で徐々に脚色の度を強め、極端へと走る。冒瀆と狂気と罪科のまさに権化となったヘロデは、父なる神の下す罰により理性を奪われ、最も苦痛に満ちた死を与えられる。[64] 狂気とはすなわち、無際限の暴力、激昂、憤怒——そして神罰——であるとする解釈がここにも見られる。チェスター・サイクルから、ヘロデの最期の様子を確認しておこう。

脚も腕も腐れ果て
己がなした悪行ほどの
数多《あまた》の悪鬼が群れをなし
地獄よりこの身に迫りくる〈65〉

地獄といえばダンテの『神曲』である。中世最大の文学とも言われるこの作品でも、狂気は神罰として描かれている。詩人ウェルギリウスに導かれてダンテがめぐる地獄、それは哀れな魂が終わりなき責め苦に耐え続ける、永遠の悲嘆に満ちた世界である（未洗礼のウェルギリウスは辺獄にいた）。愛欲に我を失い「欲望に理性を委ねた」［★『神曲 地獄篇』(Dante Alighieri, 1980)、既訳p.87］罪人たち、自殺者が樹木に変じた奇怪な森、煮え滾る血の川プレゲトーン、灼熱の砂地があり、貪食と強欲、詐欺と邪淫、異端と冒瀆、強盗と殺人、ありとあらゆる罪人が、そして誓いを破った聖職者が、次々と現れる。そして魔王サタンにほど近い地獄の第八圏、その第十巣窟では、偽造、虚言、偽装の罪を犯した者たちが疱瘡、水腫——そして狂気に苦しんでいる。トロイア王プリアモスの妃ヘカベーは、かつて二人の我が子の死を目にして——

正気を失いあたかも犬のように吠えた、
それほどまでに悲しみが彼女の知性を歪めてしまったからだ〈66〉［★前同、既訳p.440］。

だがこの巣窟でダンテとウェルギリウスが目撃したのは、それとは比較にならぬほどの、狂気の最も暴虐な顕現であった。

しかしテーバイの狂乱も、トロイアのそれも、

人間のうちにあれほどの残虐性を見せたことはなかった、
獣を屠った場合でも、もちろん人間の肉体を屠った場合であっても。
青く変じた二つの裸の影の中に、私は、それほどの酷さを見たのだ。
あれらは噛みつきながら、豚小屋から放たれた
豚の勢いで走っていた〈67〉［★前同、既訳p.440］。

その影の一方は、我が身を偽って父王と交わった淫婦ミュラであった。狂乱して走り回るその姿にダンテはたじろぐ。狂気とは裸であり、暴力であり、獣性であり、そして罪の報いである。文明とは決して相容れないもの、それが狂気であった。

罪を犯した者がその報いとして狂気に陥るというこの因果は、中世文学において広く共有された観念であった〈68〉。しかしだとすれば、罪を犯すこと自体がまさに狂気の、それも最悪の種類の狂気のなせる業ということにならないだろうか。なにしろダンテが活写したように、神の法に背く者は地獄に落とされ、永遠に終わらぬ恐怖に耐え続けるほかないのだ。そんな危険を冒すなど到底正気の沙汰とは言えまい。手足を刺し貫かれた者、四肢を切断された者、体に悪魔の「剣で斬撃を見舞」われて「脚の間から腸が垂れ／胸の内臓や汚らわしくも／食ったもので糞を作る胃が露《あらわ》」になるも、再び悪魔の前にめぐりくる頃には「どの傷も塞がっている」ため、「苦しみの道を一周するたび」永遠に体を引き裂かれ続ける一群の者ども、鼻を削がれ、耳を斬られ、穿《うが》たれた喉から剥き出しの気管が「一面に赤く変色しきっ」た男〈69〉［★前同、既訳pp.412–416］――これほどの惨憺たる運命を前に、自らの理性を投げ捨てて情欲や誘惑に道を譲ってしまえる者が、果たして狂人より他にいるだろうか。十四世紀後半、シュロプシャー地方リレシャルの修道院長ジョン・マークも言っているではないか、「穢れた生を生きる者は穢れた最期を覚悟すべし」と〈70〉。

心身を問わず病気の原因は堕罪にあり、と考えるのが中世人の心性であった。エヴァの誘惑にアダムが屈した時、人類は楽園を逐われ、腐敗と混乱が支配する秩序なき世界に放り出された。罪人たちは神が罰として与える病苦を通じて、死後に訪れるであろう一層過酷な運命を予感した。心身の苦痛に人生を悔い改める者もあれば、さらなる苦悶の待ち受ける地獄へと急かされる者もあった。多数の聖書注解を遺したドイツのマインツ大司教ラバヌス・マウルス・マグネンティウス（Rabanus Maurus Magnentius, 780頃–856）曰く、「病いの原因は悪徳にある（……）熱病は飽かず燃え上がる肉欲（……）癩《らい》の疱瘡は膨れ上がった驕慢（……）肉欲に堕した精神の持ち主は体に疥癬を生ず」。〈71〉

このようなキリスト教信仰に基づく解釈は精神疾患にも及び、狂人という存在に対する中世人の態度を強く規定していたが、十一世紀を境に、キリスト教以前の伝統へと遡る復古的な病因解釈と治療法に新たな関心が向けられるようになる。この辺りの事情を理解するには、まず当時中世ヨーロッパの文化に変容を迫りつつあった経済・政治分野の変化について把握しておく必要があるだろう。

✴

民族移動が一段落して政治上の安定を獲得したキリスト教ヨーロッパは、封建体制の定着による社会経済状況の改善により、以前に較べれば多少なりとも豊かで都市的で安全な世界となっていた。その一つの顕れが、イベリア半島におけるレコンキスタの進展である。一〇六四年、教皇アレクサンデル二世（Alexander II, ?–1073）がアラゴン奪還を試みる騎士らに贖宥を約した後、教皇ウルバヌス二世（Urban II, 1042–99）もまた騎士らを鼓舞して奪回運動のさらなる強化を求め、後にはテンプル騎士団等の軍事修道会も戦闘に加わるようになった。こうした動きに押されてスペインにおけるイスラーム勢力は徐々に弱体化し、一四九二年のグラナダ陥落をもって完全に駆逐される運びとなる。

この間、スペインのキリスト教勢力は、イスラーム教徒を迫害し、殺害し、追放する一方で、アラビア語圏の文化と文明に親しむようにもなっていたが、聖地奪還を目指す十字軍の派遣が始まると、先進的なイスラーム文明との接触はさらに活発化した。前述したローマ式からアラビア式への記数法の決定的変化とそれによる数学の飛躍的発展の

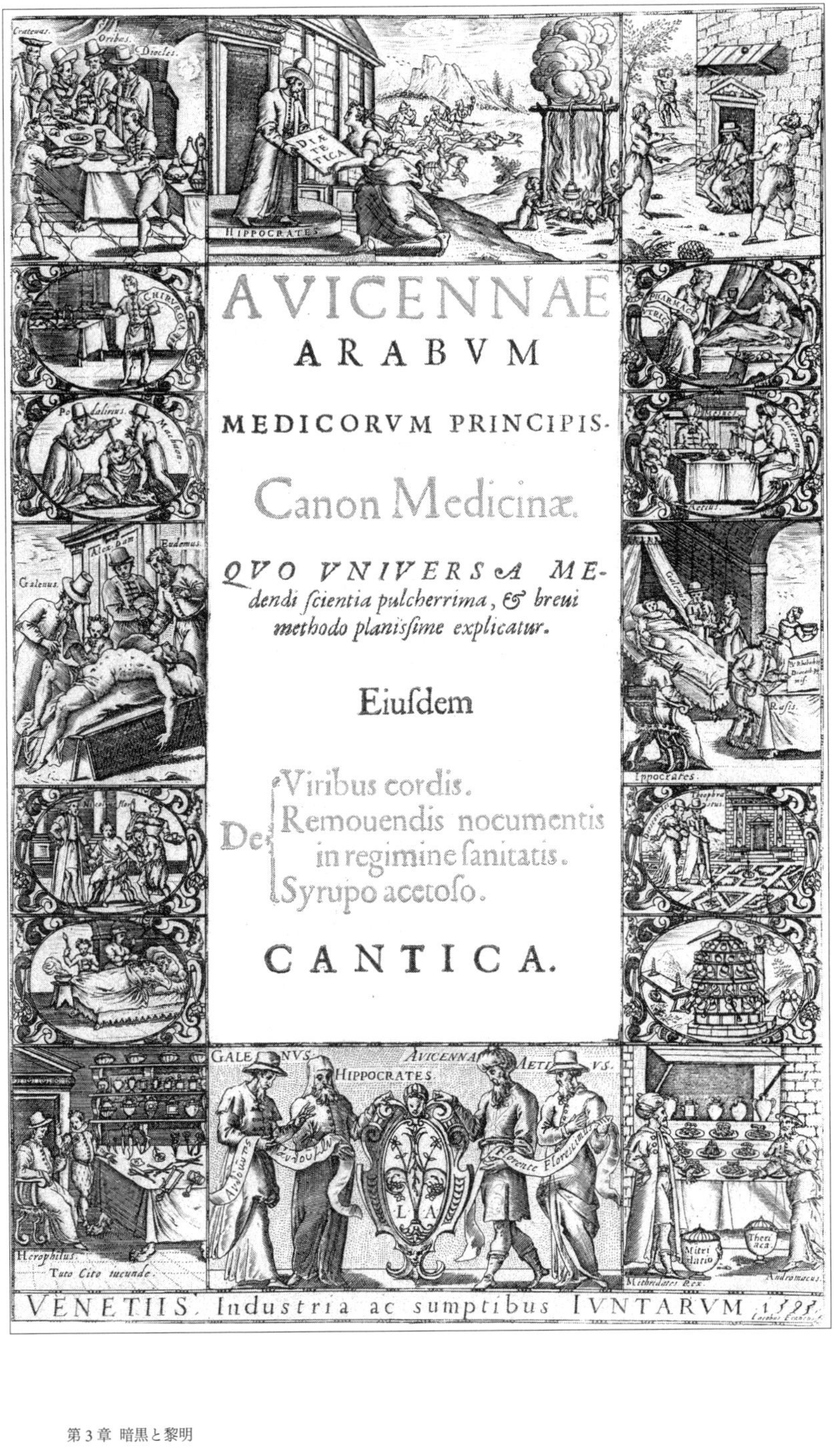

AVICENNAE
ARABVM
MEDICORVM PRINCIPIS.
Canon Medicinæ.
QVO VNIVERSA MEdendi ſcientia pulcherrima, & breui methodo planiſsime explicatur.
Eiuſdem
De { Viribus cordis. / Remouendis nocumentis in regimine ſanitatis. / Syrupo acetoſo. }
CANTICA.

VENETIIS. Industria ac sumptibus IVNTARVM 1595

11——1595年にヴェネツィアで出版されたアウィケンナ『医学典範』ラテン語訳版の標題ページ。

背景には、まさにこうした文化的接触の増大という要因が働いていたわけだが、医療の分野でも事情は同じで、この時期にギリシア医学の西洋世界への再輸入が行われた。すなわちローマの支配が瓦解した際に大部分が散逸してしまったガレノスらのテクスト群が西洋世界への凱旋を果たしたのである。もちろん、アウィケンナらムスリムの大医学者による注解や編纂を通じて及ぼされる間接的影響もきわめて大きかった。中世西洋においても、ラテン語に翻訳されたテクスト断片を修道院が保管し、そこから学んだ知識を修道士が近隣の村々で施療に活かすということがなかったわけではないのだが、規模としてはきわめて小さく、修道院における医学写本の所蔵点数は、多くても八ないし十点に留まり、大抵は一点あるかないかという水準であった。〈72〉そういう状況であったところに、イスラーム文明から大量の医学文献が持ち込まれたのである。

この時期、都市における職能組合《ギルド》形成の流れに乗って医師ギルドが結成されたこと、また医療専門職の養成を行う大学という機関が成立したことも無視できない。サレルノ、ナポリ、ボローニャ、パドヴァ、モンペリエ、パリ、オックスフォード、ケンブリッジで、当初は非公式に始まっていた医学教育が、大学という公式の場を得たことで組織化の度合いを強めていったのである。シリア語、ペルシア語、アラビア語に翻訳されて伝わってきた古典古代のテクスト、さらにはイスラームの医学者たちが遺したアラビア語のテクストが、ギリシア語や、当時生まれつつあった知識階級の共通言語、すなわちラテン語へと盛んに翻訳された。医学を修めた医師たちは、ギルドを通じて学術的な根拠をもつ医療こそが優れた医療であると主張し、この分野における市場支配を図った。この企図自体は明確な失敗に終わり、その後も様々な種類の施療者が独自の療法を売り歩く事態が長く続いたが、こと富裕層に限れば学術的医療を好む傾向が強まり、結果として医師は経済的成功を収め得る職業としての地位を手に入れることとなった。

医師は教養識字層であったから、診断と処方の根拠となるべき共通の医学体系の成立には多くの時間を要さなかった。印刷機の発明により書籍の大量生産、遠隔地への短時間での頒布が可能になると、従来写本文化の拠点であった修道院と医師との繋がりは絶たれた。医師らは知見の相互交換を通じて地理的距離を超越した共通意識を育み、また古典の知識により文化的権威の専有を果たし得た。

一五二五年にヴェネツィアでギリシア語版ガレノス全集が出版されると、以後これを底本として各種ラテン語訳が相次ぎ刊行された。なお同年には『ヒポクラテス集典』の一部も世に問われている。十六世紀末までに印刷に付されたガレノスのテクストは西欧全体で累計およそ六百もの版を数えるが、ムスリムの大医学者らのテクスト群はそれよりも一層早い時期に出版されている。アウィケンナの『医学典範』の場合、初版刊行が一四七三年、第二版がそれから二年後の一四七五年である。ガレノスの著書が一冊も印刷されていない段階で第三版も刊行され、結局同書は一五〇〇年までに実に十六版を数えている。以後ラーゼス（アル＝ラーズィー）、アウェロエス（イブン・ルシュド）、フナイン・イブン・イスハーク、イサーク・イスラエリ、ハリ・アッバス（アル＝マジュースィー）らの医学書も相次いで出版されていくのだが、〈73〉これらの事実は西欧における古典医学の再興運動がいかにアラブ頼みであったか、その一つの証左である。十六世紀までのヨーロッパ医学は、まさにアラビア語圏で発展した医学の延長上にあったのだ。そしてそれは、医師に症状の理解と治療の方針とを授ける強力な学問体系であった。治療を受ける患者にとっても、我が身を苛む病苦の原因を、またそれからの解放の可能性を眼前の医師が理解していることは大きな安心へと繋がった。

話は書物だけに留まらない。東方に遠征した十字軍、西方のレコンキスタに従事したスペイン軍がイスラームの諸都市で目にしたもの、それは病院であった。この時期以降、西欧世界においても病院の建設が始まる。初期の病院は、その多くが独立した医療施設というよりは修道院に併設された宗教施設で、旅行者や巡礼者の宿泊に供したり、孤児や高齢者を収容したりすることを主な役割としていた。ところが当初は比較的小さな意義しか有していなかった病者扶助の側面が徐々に拡大し、宗教から医療へと施設の性格に変遷が生じる。小規模施設が大半を占める中、パリ、フィレンツェ、ミラノ、シエナの各都市には、収容患者数が数百人に及ぶ大規模病院の建設も行われている。

この過程で、狂人専門の施設も登場する。後に英語圏において精神病院の代名詞ともなるベドラムは、元々は一二四七年、ロンドン市城壁の外側、ビショップ門からすぐのところに、ベツレヘムの聖マリア修道会の修道院附置施設として建設されたベツレヘム病院の通称であった。当初はここも初期病院の例に漏れず、自活能力を欠いた人々や、よそ者、巡礼者等を収容する施設であったが、十四世紀後半より狂人収容という側面での評価が確立し始める。もっとも収容人数自体はさほど多くはなく、一四〇三年の記録でも正気を失った《メンティ・カプティ》収容者は六名に留まっている。収容患者数が百名を超えたのはようやく十七世紀後半に到ってからで、それよりやや遡る一六三二年には、聖職者であったドナルド・ラプトン（Donald Lupton, ?–1676）なる人物がこの施設について「正気を失った人間を全員収容するには規模が小さすぎる」との評を残している。[74]

イスラーム文化の名残を留めるスペインでも、狂人専門の収容介護施設が各地に――十五世紀末の時点でバレンシア、サラゴサ、セビーリャ、バリャドリード、パルマ・デ・マヨルカ、トレド、バルセロナの七都市に――つくられた。中世期にこの種の施設でどのような治療が施されていたかについては推測に頼るほかないが、少なくとも中世期から近世期に到る時代には、医療施設への収容は飽くまでも例外的な措置であって、狂人の面倒を見るのは家族の責任とされていた。狂人たちは基本的に放置され、徘徊（また衰弱）するに任せられ、放置が危険と考えられた者については地域ごとに各種の手段を用いて監禁された。

中世期の医師からは、ガレノスやヒポクラテス派の体液医学に依拠して狂気の理解を試みる者も現れた。これは狂気の原因を体内に求める自然主義の立場から超自然的説明を斥ける学説で、かれらは肉体の不調にも精神の荒廃にも同種の治療法をもって対処しようとした。他方、医師という職能が身分として確立していなかったこともあり、かれらは悪霊憑きを原因とする症例の存在も否定することなく、時には患者を聖職者の手に委ねることすらあった。二つの狂気解釈の間の対立が顕在化するのはまだ先の話で、当時の医師は、どんな方法であれ試してみて損はないとばかりに、精神疾患の原因と治療法についてありとあらゆる可能性を留保していた。もちろん現在の目から見れば、原因を体内の不均衡に求める解釈と悪霊憑きに求める解釈が両立するはずはない。だが結局のところ、狂気という現象は単一の理解、単一の治療法を許すものではなかった。医師に見放された狂人は、教会に運び込まれ聖職者の手に委ねられた。そこで初めて正気を取り戻し得た患者も時としてあったかもしれず、そのような場合、神の奇蹟を信じる者たちはそれ見たことかと悦に入ったに違いない。なにしろ聖職者らに言わせれば、ただの人間にすぎぬ医師如きに救いを求めようなど端《はな》から馬鹿げた態度だったのである。〈75〉一方かれらの間でも、心理的なストレスや悲劇的な出来事、身体に外的に加えられた傷害等、とにかくなんらかの事情で体内の均衡が激しく崩されたことを原因として狂気が生じるという説明を認める者も少なくなかった。なんであれ神の御業であることに変わりはないからである。

＊

✴

第4章 メランコリアと狂気

MELANCHOLIE AND MADNESSE

✴

妖精、幽霊、妖鬼、魔女

十五世紀後半から十八世紀初頭の時期をヨーロッパ史では近世と呼ぶ。宗教、政治、文化、経済のすべての面で大変革の訪れた時代である。封建制の衰退に伴い民族国家が勃興し、貿易と市場が拡大し、世界周航が始まり、絶対君主が強大な権力を手にした。各地で興ったプロテスタントによる宗教改革運動は、少なくともヨーロッパ北部ではカトリックの対抗宗教改革を退けてその勢力の一部を奪うことに成功した。またルネサンスという過度に図式化された言葉にはとても収まりきらない広範な文化革新——古典古代の学芸の復興、印刷文化の発展、美術、建築、音楽、文学、演劇、学術の醸成、そして科学革命の到来——も起こった。一方、宗教改革の裏面には血みどろの宗教戦争があった事実を念頭に置くならば、まさにこの時代、ヨーロッパ全土を魔女狩りの嵐が吹き荒れたことにも不思議はない。到る所で魔女裁判が開かれ、陰惨な拷問と残忍な処刑が行われた。処刑方法の大半を占めたのは生きたまま火炙りにする焚刑だが、他にも首を縊って吊るす、水に浸けて溺死させる、四肢を切断する、岩で押し潰す等、様々な方法が用いられた。

魔女狩りの狂熱は猖獗《しょうけつ》を極め、多くの地域で終息までに長い時間を要した。[1] そのぶん問題視する向きも少なくはなく、十八世紀の啓蒙思想はこれを馬鹿げた誤謬と斥けた上で、魔女の如き迷信に誑《たぶら》かされる民衆も民衆だが、真に批判さるべきはその無知と軽信を己に都合よく利用しようとするキリスト教会の態度であると断じた（フランスの哲学者ヴォルテール（Voltaire, 1694–1778）らはローマ教会を槍玉に挙げたが、魔女狩りが猛威を奮った地域は必ずしもカトリック圏に限らず、プロテスタント圏においてもこの運動は隆盛を誇り、同様に苛烈であった)。「魔女」は悪魔との繋がりを疑われ、その多くが悪魔との性交経験を「認定」されてしまう(拷問によってそのような告白を強いられた彼女らを待っていたのは、一層凄惨な責め苦の果ての無残な刑死であった)。また、魔女は悪霊に憑かれた存在で、関わった者も悪霊憑きの犠牲になるとも言われていた。個人が蒙る災厄であれ、地域全体が蒙る災厄(不作、疫病、天災等)であれ、何もかもが魔女のせいにされたのである。結果、殺戮の狂熱が落ち着くまでに(ただし魔女の実在についての信仰はこの後も長く存続するのだが)、推計五万ないし十万人の「魔女」がその命を奪われた。

近代ともなれば、ほとんどの人がこの種の超自然主義に対し、ヴォルテールや哲学者デイヴィッド・ヒューム(David Hume, 1711–76)と同程度の懐疑心を共有するようになり、魔女の存在を許容する世界観の基礎たるべき悪霊だの魔術だのといった観念については不合理の一語で斥ける態度がむしろ普通となった。ところで近世以前のヨーロッパ世界では長らく狂気の原因を悪霊憑きに帰す説明が主流であった。精神医療史研究の黎明期には、この暗合に依拠して魔女と狂人を同一視する議論がそれなりの説得力をもった時期があった。魔女の(そして魔女に魅入られた者の)正体は実は精神病者で、当時隆盛を極めた悪魔学のために魔女と誤認された犠牲者だったというのである。

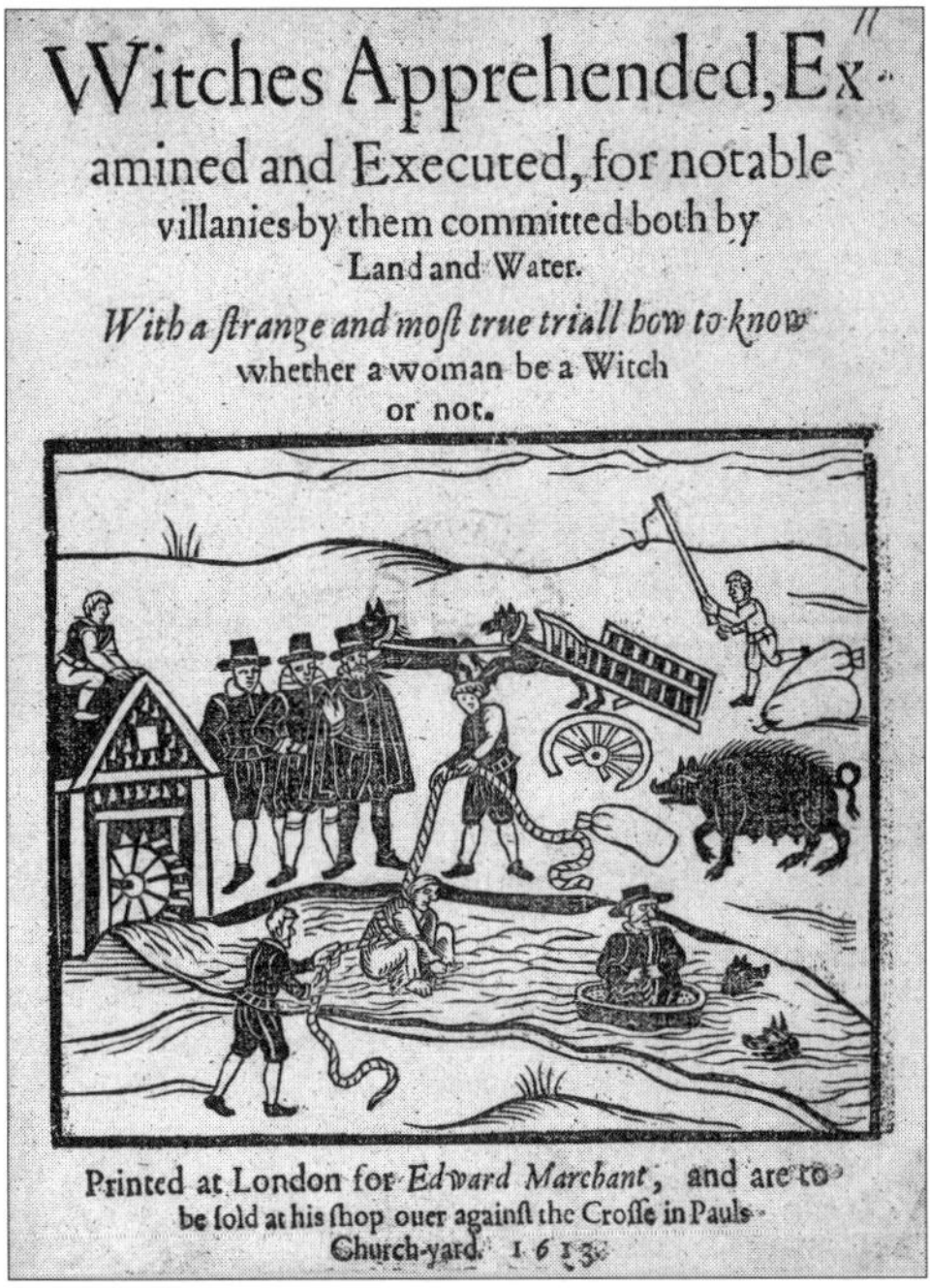

12――――イングランド、ベッドフォードの「マザー・サットンとその娘メアリ・サットンによる悪しき行状」を記した『魔女の逮捕』*Witches Apprehended*(1613)より、メアリが川の水に浸けられている様子を描いた木版画。「1人の女が魔女や否やを判定するための奇抜にして最も真正なる方法」とある。サットン母娘は魔女であるとの判決を受け処刑された。

しかしこの議論は成り立たない。それも、魔女とされた人々の（全員とは言わずとも）大半が老女であったのに対し、狂人は今日と同様に当時も社会の各層に老若男女を問わず見られたという単純な理由からそう言うのではない。もちろん魔女の中に現在なら狂人とされるような者が含まれていたのは確かだろうし、当時狂人を悪魔憑きや神罰の結果と見る観念が依然蔓延していたのもまた事実であるから、魔女と狂人というこの二つのカテゴリーが互いに重複する部分をもつことは否定するべくもない。しかし当時、人々の認識においても、またほとんどの場合その実態においても、両者はまったく異なる存在だったのである。十六世紀から十七世紀の人々は、日常生活の随所に魔王サタンの力が働いていて、この世界の到る所に霊魂や幽霊が漂っているとする観念を、聖書の記述と自らの経験を通じて当然視していた。かれらは死が、したがってサタンが遍在する世界を生きており、死とサタンは同等の実在性を有していた。サタンは常に誘惑すべき霊魂を探し、己が陣営に引き込むべき罪人を求めていた。その強大な力には抗おうとも甲斐なく、誰であれ悪を為すための道具にされてしまうのであった。

カトリックの護教論はプロテスタントの改革派をサタンの手先と呼んだ。だが闇の力と手を組んだ異端であるというこの批難を、マルティン・ルター（Martin Luther, 1483–1548）らプロテスタントの論客はカトリック側にそっくりそのまま、場合によっては利子までつけて返してやった。イングランドの神学者ジョージ・ギフォード（George Gifford, 1548頃–1600）に言わせれば、教皇こそは「反キリスト」であり、「その偽りの信仰は……〔サタンの〕力が生み出したもの」なのだ。[2] プロテスタントはカトリックが行う祓魔《ふつま》の儀式について、これを教皇派による迷信や偶像への信仰を強化するためのペテンであると考えた。儀式によって悪魔が祓われているように見えるのは、悪魔が被憑依者の身体から逃げ出した体《てい》を装って周りの目を欺いた結果にすぎないというのである。ルター自身、祓魔の儀式を虚仮威《こけおど》しの見世物として強く批難している。

いったいだれが、聖なるキリストのみ名や、マリアや、聖なる十字架や、聖キアリアヌスの名の下で悪魔の脅しに従事してきた悪人たちを数え尽くすことができるだろうか。（……）今やこのように脅しが流行り、煉獄や死者のためのミサ、すべての聖務、巡礼、修道院、教会そして小礼拝堂などがその脅かしの道具になっている。（……）けれどもこれらすべては悪魔をとおして生じるのであり、彼は恐怖と嘘を具体化し、人々を捕らえ、だれも彼に反抗できないよう誤謬の中に閉じ込めてしまうのである〈3〉［★『マタイによる福音書第五章－第七章についての週日説教』(Luther, 1530/ 32)、既訳 p. 408］。

イングランドの哲学者トーマス・ホッブズ（Thomas Hobbes, 1588–1679）は「妖精、幽霊、妖鬼について、および魔女の力について、粗野な人びとがもっている見解」〈4〉［★『リヴァイアサン』(Hobbes, 1968)、既訳第1巻 p. 54］を無知のなせる業とこきおろしているが、当時において逸脱的なのはむしろこのホッブズの見解のほうであった。魔女や悪霊憑きの観念を斥ける者は、キリスト教の説く真理を否定し、救済の可能性を脅かし、挙句には無神論を奉じる者とみなされたのである。聖職者にして王立協会の会員《フェロー》でもあったジョゼフ・グランヴィル（Joseph Glanvill, 1636–80）に言わせれば、それは「霊魂や来世をはじめとするあらゆる宗教原理の否定」であり、「魔女は存在しないと偉ぶって断言する」のは端的に「愚か者」なのだ〈5〉。グランヴィル自身は自然哲学者ではなかったが（なお「科学者《サイエンティスト》」は十九世紀生まれの新語である）、主要な自然哲学者らの擁護にかけては第一人者であったから、彼の言葉をもって当時の雰囲気を代表させてもそう無理はないだろう。

つまり、グランヴィルと同時代の教養人に、悪魔や魔女の実在を疑う者、その挙動が自然法則に反すると考える者はほとんどいなかったのである〈6〉。自然法則に従うか否かが問題になるのは、サタンには自然法則を覆す力はないとの観念が広く共有されていたからである。サタンとその一味がなすのは驚異《ミルム》でこそあれ決して奇蹟《ミラクルム》ではなかった。奇蹟とはすなわち神の御業であり、したがって両者の区別には細心の注意が払われたのである。フランスのカルヴァン派神学者ランベール・ダノー（Lambert Daneau, 1530–95）による「サタンは自然の手段と因果によらずんば何事をも為し得ず（……）その他の事柄、より偉大なる事象はサタンの為し得るところにあらず」〈7〉という言葉は、この時代の共通見解を実に的確に要約している。

当時の医学《フィジック》は（自然学《フィジックス》と同様）この世界に悪霊の存在を認めていた。医師と聖職者の間には確かに対立があったが、それは自然と超自然の二者択一を迫るものではなく、飽くまで線引きの問題にすぎなかった。だから医学の使命も、どこからどこまでが体液説で説明できて、どこから先が神や悪魔の仕業であるかを解明することとなるのだが、これが実に難題で、同業者の間でも個々の事例についての見解が一致するとは限らなかった。いずれにせよ悪魔を病因の一つに数える議論は医学の内部にも存在していたのであり、その点で当時の医学と悪魔学の間にはあまり差がなかったのである。フランチェスコ・マリア・グァッツォ（Francesco Maria Guazzo, 1570–1600年代）によるカトリック祓魔術の手引書『悪行要論』*Compendium Maleficarum*（1608）も、「優れた医師ら」の著書に依拠して書かれたものだと謳っている。[8] ある種の狂気が霊魂の患いであり、悪霊憑きや神罰を原因とするものであること、また狂気の中に身体の外傷や不調を原因とするものが存在することは、医師と——プロテスタントかカトリックかを問わず——聖職者の双方

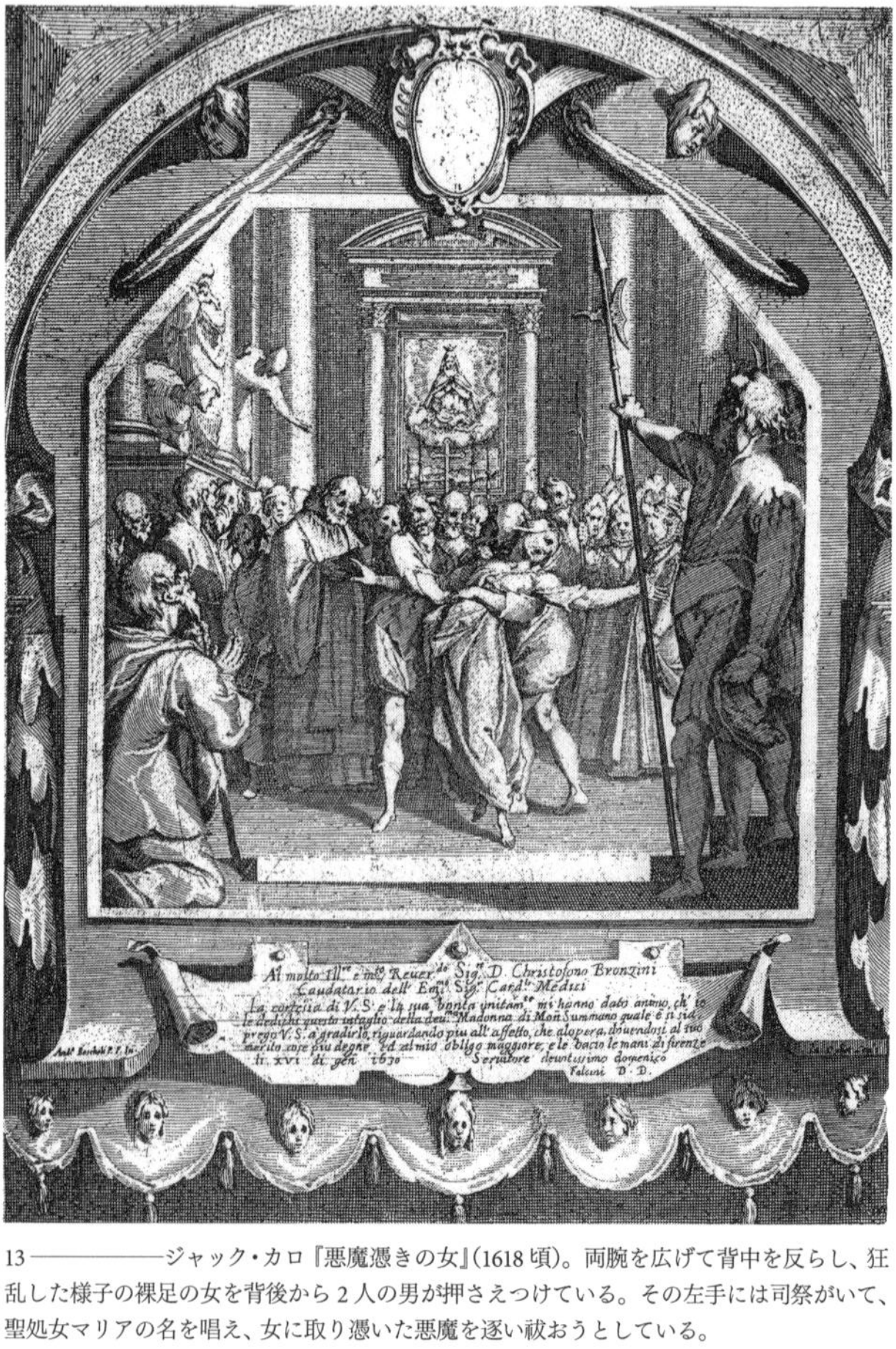
Al molto Ill.re e m.to Reuer.do Sig.r D. Christofono Bronzini
Caudatario dell' Em.mo Sig.r Card.le Medici
li XVI di gen 1630 Seruitore deuotissimo domenico
Falcini D.D.

13————ジャック・カロ『悪魔憑きの女』(1618頃)。両腕を広げて背中を反らし、狂乱した様子の裸足の女を背後から2人の男が押さえつけている。その左手には司祭がいて、聖処女マリアの名を唱え、女に取り憑いた悪魔を逐い祓おうとしている。

にとって当然の了解事項だったのである。〈9〉

メランコリアと狂気

*

十六世紀から十七世紀の狂気をめぐる言説には、一つ顕著な特徴がある。それはメランコリアの知的流行で、ルネサンス期にはヨーロッパ各地の言語で様々なメランコリア論が出版されている。〈10〉かれらが主として依拠したのは当時改めて流通していたアウィケンナのテクストだったが、その背後にはもちろんエペソスのルフスやガレノスの所説があった。中でもとりわけ注目を集めたのがイングランドの医師であり聖職者でもあったアンドルー・ボード（Andrew Boorde, 1490頃–1549）の提唱になる「悪しきメランコリア体液」説である。曰く「この狂気に罹った者は常時恐怖と不安を覚え、二度と快癒することのないばかりか霊魂や肉体、あるいはその両者が常時危機に瀕していると考え、そのゆえ一つ所に留まっていることができずに逃れ続けるため、保護せぬ限りはその在処も知れない」。〈11〉かれらの暗く濁った精神は、暗黒の体液――肉体を腐敗させる作用をもつ黒胆汁、すなわち黄胆汁が焼け焦げて苦くなったもの――から生ずるとされた。

メランコリアは様々な要因から生じるというのが古来の定説であった。モンペリエ大学の解剖学教授（であり、医学全般に関して忠実なガレノス信奉者であった）アンドレアス・ラウレンティウス（Andreas Laurentius, 1558–1609）によれば、「脳の障害のみによって生じる」症例のほか、「体温と身体の組成がメランコリア的である」という全身性のメランコリアや、「内臓、特に脾臓、肝臓、腸間膜から生じる膨満性のメランコリア」、すなわち「季肋部《きろく》の病い」とも呼ばれる「乾と熱による不調」もあるという。〈12〉

メランコリアはその原因の諸相に応じて症状もまた多彩であった。ラウレンティウス曰く、「メランコリアを患う者はすべて想像力に変調を来《きた》す」が、多くの症例では「理性をも損なう」。〈13〉同時代に活躍したイングランドの医師ティモシー・ブライト（Timothie Bright, 1551?–1615）も同様のことを述べている。すなわちメランコリア患者は「恐怖、悲哀、自棄、落涙、慨嘆、嘆息（……）」の症状を示し、「これといって恐怖や不満、危険を覚える事情がないにもかかわらず、なぜか心の慰めや安らぎを享受することができない」。しかしこの疾患の原因である体液の乱れは「脳の素材と霊魂を汚染」し、「想像力に対して恐ろしい客体を捏造し、（……）外界に対応物が存在しないにもかかわらず、患者は奇怪な虚構を生み出してしまう」。ところが「心は自ら判断する力をもたず、脳から受け取る誤報を信用するほかないため、理性に反し突如として異常な熱情に駆られることとなる」。[14]それゆえメランコリア患者は、気分や感情の異変という周囲から見ても明らかな症状に加え、人知れず幻覚や妄想に苛まれている可能性をも有するのだという。

また「メランコリアの疾患はどれも難治性で、治癒がきわめて困難」なため「医師にとってもまさに厄介の種」というのが広く共通認識としてあった。[15]いずれにせよ治療に際しては、吸玉《すいだま》や乱切法による瀉血、吐剤や下剤の投与等、伝統的な施術に加え、食餌、運動、新鮮な空気と健全な環境の確保、温浴、心地よい音楽、そして睡眠が重視された。いずれも、身体の均衡を回復し、理性、情動、想像力の乱れを軽減することを目的とした施療である。

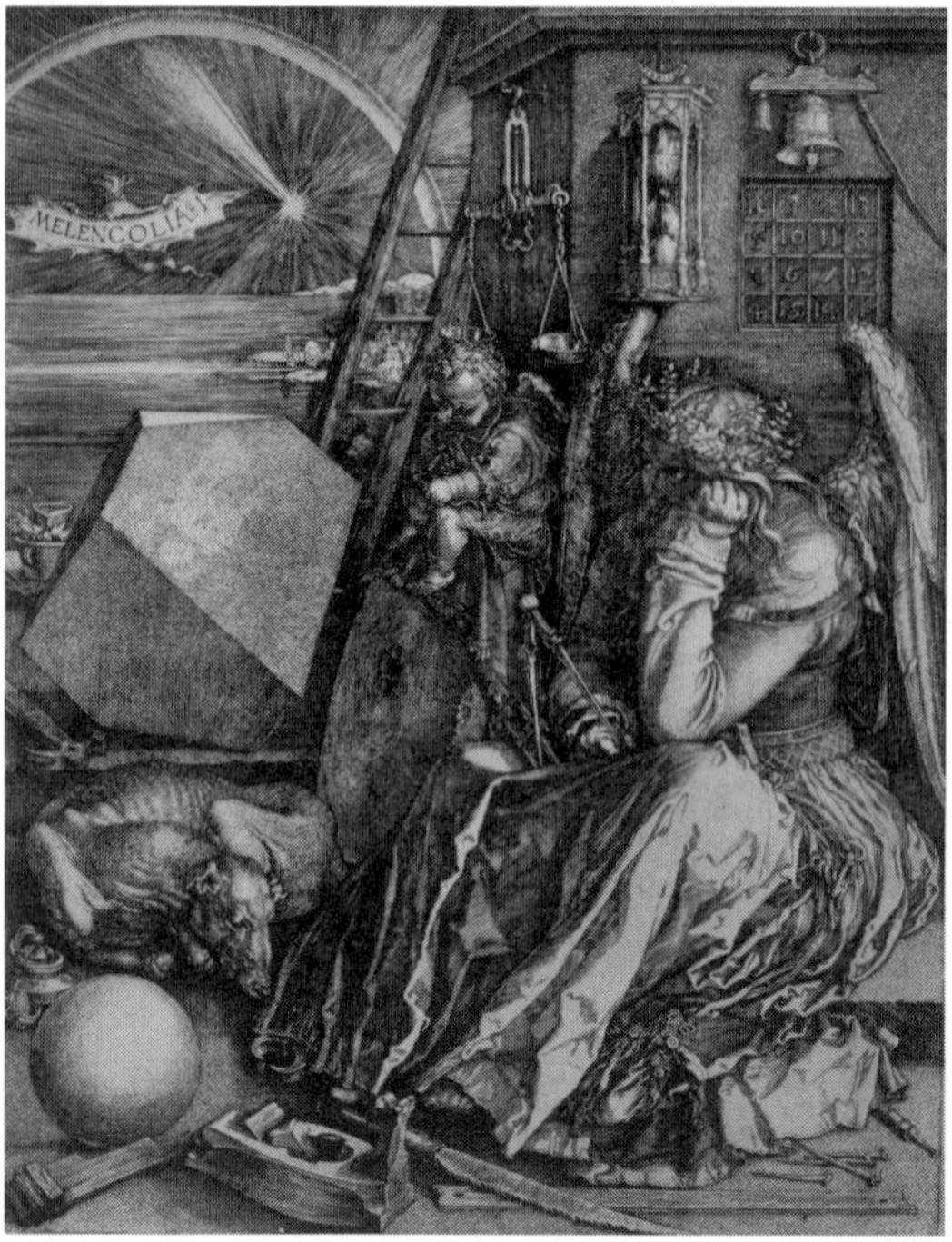

補図1――デューラー『メレンコリアＩ』。

　他方、この当時、メランコリアは教養階級の間で一種の流行病ともなっていた。学識の深い者や天才ほどこの病いに罹りやすいというのである。まったくもって奇妙な考え方だが、実はこれも古典古代に典拠があった。古典再興の機運に乗じて再び人気を得ていたアリストテレスの自然哲学では、偉業をなす才能とメランコリアの間には密接な関係があるとの議論が——それが本当にアリストテレス本人の所説であったかどうかはともかくとして——古来引き継がれていたのである。メランコリアの原因となる体液が知性や想像力をも刺戟するというこの観念は、詩人ジョン・ドライデンの有名な二行詩《カプレット》でも称揚されている——「偉大なる才知は狂気の近縁／両者の境はただ紙一重」。[16] またラファエロの手になるヴァチカン宮殿のフレスコ画『アテナイの学堂』（1509/10）には、思案するミケランジェロが憂いの哲学者ヘラクレイトスに擬して描かれているし、デューラーの有名な銅版画『メレンコリアI』（1514）には、メランコリアに囚われた有翼の才人《ゲニウス》がその姿を顕している。

こうした考え方は、ルネサンス期のメランコリア論の集大成とも言うべき『憂鬱症《メランコリア》の解剖』でも縷々論じられている。オックスフォードの学者であり牧師でもあったロバート・バートン（Robert Burton, 1577–1640）がデモクリトス・ジュニアの筆名で発表し、没後の一六六〇年に刊行された最終版では約千五百ページに達するこの書物は、西洋世界におけるメランコリア論を俗説から学説まで広く収集し綜合した一大業績であった。メランコリアと創造性の関連を肯定的に指摘するバートンの筆致には、古今の文献から得た知識のほかに、自身メランコリア気質であったという事情も影響しているらしい。なにしろバートンは「他の論者が人から聞いたり物を読んだりして得た」ものを「私は自らの感覚と実践で得た」とか、「かれらの知識は文献から得たもの」だが「私の知識はメランコリアを患った経験から得たもの」だと自ら述べているのである。バートンは先人らの知見に拠りつつ、「大抵の場合、恐怖と悲哀はメランコリアから切り離すことのできない真の症候」であり、「これといった理由もなく」患者を襲うのが「恐怖と悲哀」というこの二つの感情である点において、メランコリアは狂躁《マニア》とは大いに峻別されるのだと述べている。[17]

バートンは古今の医学文献を渉猟しつつ、メランコリアの原因をやはり体液の不均衡、特に黒胆汁の過多に求めている。また患者が「魔法使い、魔女、魔術師等」（すなわちバートン曰く「不法な治療」）を頼る傾向を難じ、「神が定めた」治療法として、「神との仲立ち」たる医師が提案する消炎・緩和療法について説く。これは要するに各種手段による瀉血や吐下剤投与のことであるが、他にも「飲食、滞留と排出、新鮮な空気、身体と精神の運動、睡眠と覚醒、精神の熱情ないし乱れ」の、いわゆる「非自然要素」にも留意すべきことを論じた上で、〈18〉最終的には「孤独」と「怠惰」を避けることこそメランコリア予防の秘訣だとしている。〈19〉

ところがバートンは、以上のような説明と治療が常に有効だと考えていたわけではなかった。医師による治療を勧めたその口で、「まず祈り、然る後に医術を用いよ。どちらか一方ではなく、両方ともである」〈20〉と述べる。「両方とも」としながら、まずは祈れと言っているのである。メランコリアの原因は体内にありという前提にもかかわらずこれなのである。さらに言えば、原因を体外に求める議論もバートンは否定していないから、その段ではもはや話が医学のそれなのかどうかも怪しくなってくる。実際、宗教的な原因によるメランコリアについても、バートンは滔々《とうとう》と解説してみせている。当時の教養人の例に漏れず、この世界にサタンが実在し、人生の様々な局面に登場しては人々を惑わし苦しめることを、彼もまたごく当然のことと考えていたのである。曰く「霊や悪魔の力がどこまで及ぶか、それがメランコリアその他の病気の原因となり得るか否かは、考察に値する重大な問題である」。その上でバートンは、「悪魔の力は肉体には及ぶが精神には及ばないと考える者は多いが、経験が教えるのは肉体と精神の双方に及ぶということである」とか、「悪魔の力はまず空想力に及び、理性の抵抗を排するほどの強さでこれを操る。（……）したがってメランコリア気質の人間が最も悪魔の誘惑や幻惑にかかりやすく最も悪魔を悦ばせるのであり、悪魔にとっては恰好の標的となる」といったことまで書いている。〈21〉

とはいえバートンは同時代の医学者の常識から著しく外れたことを言っているわけではない。精神と肉体と霊魂が密接に結合しているという観念は当時の共通見解だったからである。例えば医師であり後年聖職にも就いたティモシー・ブライトは、「罪悪感を通じた魂の病い」に苦しむ者にとって唯一有効な対処は霊的な慰撫であるとする。いかに症状が「精神の虚弱」に似ていようと、それは「自然のメランコリア」ではなく、したがって医学の出る幕はないと言うのである。〈22〉アンドルー・ボードも、体内に原因をもつものとは「異なる種類の狂気」の存在を認め、「この狂気を患う者は悪魔に憑かれているのであり、したがって悪魔的な人間である」〈23〉と論じている。バーゼル大学で医学

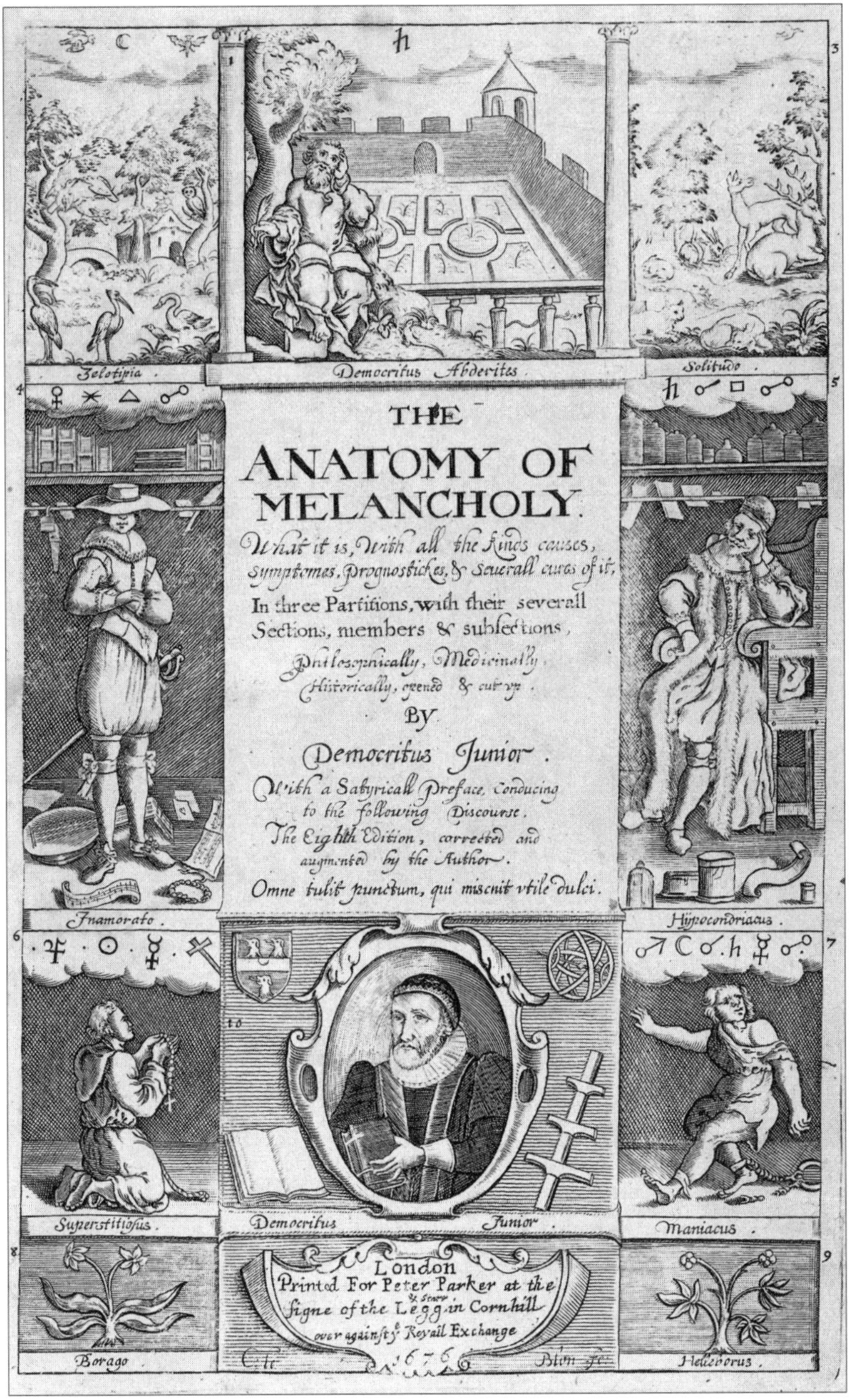

14――ロバート・バートン『憂鬱症の解剖』の口絵（ただし、この口絵が入るのは第3版以降）。狂気の様々な形態と、狂気に関係する動物、草木、天文記号が描かれている。右下から2番目の囲みには、顔面が憤怒に歪み、足に繋がれた鉄鎖を引きちぎらんとする躁狂者の図が見える。

を講じていたフェリックス・プラッター（Felix Platter, 1536–1614）は、メランコリア患者について、かれらは「自分のことを神に呪われ棄てられた存在と思い込み（……）最後の審判と永遠の劫罰とを恐れる」と述べている。「精神の疎外」一般に言えることとして、原因はしばしば「自然なもの、つまり理性の座たる脳に作用する要因」にあるとはいえ、「超自然のもの、つまり悪霊に由来する要因」による場合もないわけではなかった。もし「原因が悪魔に由来する超自然のもの」である場合には「医師の領分に属する治療法」では効果がなく、むしろ「聖職者や篤信の徒がイエスの名において祈ることで悪魔は祓われる」のだという。〈24〉

一方、本来は魂の救済を務めとするはずの聖職者が身体の疾患に関心を寄せるのも、当時としては特段珍しいことではなかった。医師免許のような、医療の実践を専門職に限定する仕組みは西欧世界のどこを探してもいまだ存在しなかったのであり、当然信徒としては聖職者に身体疾患の治癒を期待することになるし、その救いの手が精神疾患にまで及んでいたとしても特段驚くべき理由はない。国教会の牧師であったリチャード・ネイピア（Richard Napier, 1559–1634）もそうした聖職者の一人である（口絵⑮参照）。ネイピアは自分が扱った患者とその疾患、かれらに施した治療について覚書を残しているのだが、我々はその内容を、現代の精神科医マイケル・マクドナルドによる仔細な検討を通じて知ることができる。ネイピアの患者のうち、精神の不調を訴えた者は約五％と見られる。彼の許には、教区のあった北バッキンガムシャーの周辺から平民層や富裕層の別なく多くの人々が、ありとあらゆる身体疾患の治療を求めて訪れたが、メランコリアを含む精神疾患からの解放を求めて彼を縋《すが》る者の場合は、しばしばかなりの遠路さえ厭わなかった。ネイピアはオックスフォードで教育を受け、国教会牧師の役務を有するれっきとした聖職者だったが、その治療はまさに異種混淆とでも言うべきものであった。

ネイピアは同時代を生きたガリレオ（Galileo Galilei, 1564–1642）と同様、占星術にも通じ、またアイザック・ニュートン（Isaac Newton, 1642–1727）と同様、錬金術の探究にも熱心であった。ことほど左様に十七世紀教養人の精神世界は現代人のそれとは大きく異なっており、今の我々からすれば両立し得るとは到底思えない複数の精神的宇宙が、一個の共通した枠組みの中で実に容易《たやす》く同居していたのである。[25] ともかくネイピアは、患者の症状を事細かに書き留める一方、占星術や錬金術といったオカルト的施術をも治療に用いていた。瀉血を施したり下剤や吐剤を投与する傍ら、例えば予後を測るのに占星術を用いたり、天文記号の彫り込まれた護符を患者に与えて身につけるよう指示したりもしたらしい。「塞ぎ込み脳に異状を来した者、あるいは魔術や妖術の類いに害された者」には、「まず瀉血を施し（……）それから「主よ、この男もしくは女もしくは子から、かかる悪事をなし、あるいはこの者を苛むサタンの堕落を祓いたまえ」との文句を口にすべし」[26] と言うのであるから、まさしく魔術、宗教、超自然主義と医学との混淆だが、当時の世界観からすればかかる折衷的治療こそが求められるべきものだった。治療においてこの二つの領域の調和が不可欠であるというのは、教養層と大衆とを問わず当時の人々の常識だったのである。だからこそ、覚書によれば一五九七年から一六三四年の間にネイピアを頼った患者は数千人を数え、その結果彼は莫大な財産を得ることとなった。

ネイピアが扱った精神疾患はごく軽度のものからかなり重度のものまで多岐にわたり、一方で男女差について言えば男性が七四八例、女性が一二八六例と後者がまずもって多勢を占めていた。ネイピアが女性の知的能力に対する蔑視的態度を明確に表明していた事実を考え合わせると、にもかかわらずこれだけ多くの女性が彼の許を訪れたというのは少々不思議な話である。この地域の人口における男女比の不均衡の反映という解釈も可能だが、女性のほうが医師を信頼して秘密を打ち明ける傾向が強かったとか、慢性的な婦人病に悩む者が多かったとか、当時の女性は精神疾患に罹りやすかったとか、他にも様々な可能性が考えられ、この謎の解明に長年月を費やしたマクドナルドにしても真相には到達し得ていない。患者の出身階層について見ると、富裕層や貧困層も含まれてはいたが、ほとんどが中間層の農民や職人、およびその配偶者であった。しかしネイピアの評判が高まり始めた一六一〇年代半ば以降は、やんごとなき貴族の中からも彼を訪《おとな》う者が出るようになり、並みいる某伯、某伯夫人らに混じってバッキンガム公爵の兄君までもが患者として姿を見せていたらしい。患者の多くはしばしば悲惨ないし喪失の経験の後に悲嘆や絶望に囚われた人々だったが、知覚障害の症状を示す者、幻覚や妄想に苛まれる者もあった。ネイピアはこうした症状の患者をlight-headedと形容した。他方、激しい妄言を発する、予測不能な振る舞いを示す、他人を威嚇したり実際に暴力を振るう、周囲の人や物にとって脅威であったり実際に危害を及ぼす、自己破壊的な行為に及ぶ虞《おそ》れがある等々、行動の上で重度の異常が見られる者について、ネイピアはmadあるいはlunaticという形容詞をあてている。こうした重篤な患者は割合にしておよそ二十人に一人であったらしい。かれらはネイピアにとっても、各々の家族にとっても、最も悩ましく最も悪性の部類に属する患者、つまりは最も治療が困難であると同時に最も治療を要する人々であった。決まり事の類い、社会的な体裁、身分の上下等の一切を意に介さず、何をするか分からず、周囲の人間に嫌悪感を催し、どんな制約も効果を示すことのない、そうした症例群である。この種の狂人について、当時の人々は鎖で繋ぐ以外の対処法を持ち合わせていなかった。それは嗜虐心のなせる業というよりはむしろ恐怖に発する否応のない処遇であった。〈27〉狂人、それは世界を転覆させる危険を孕んだ存在だったのである。

＊

線引きの問題

もちろん精神疾患の症例のうち、どこまでが医学の領分でどこからが宗教の領分かの線引きは単純な問題ではなく、相手陣営への嫉妬が顕在化して論争にまで発展することも珍しくはなかった。ネイピアの教区からほど近いノーサンプトンの医師ジョン・コッタ（John Cotta, 1575–1650）は、「悪魔の仕業とされる病気であっても常に医師の診断を仰ぐ必要がある」と主張し、〈28〉医学の領分に首を突っ込んでくる「無知な施療者」、とりわけ「この王国の到る所で本来の職責を放り出して他人の仕事を強奪している教会の牧師連中」を蔑視していた。〈29〉直接名指しこそしていないものの、近隣で活動していたネイピアのことも念頭にあったに違いない。コッタ自身、「理性や自然の力を超越した大いなる力と驚異の事蹟が（……）紛れもなく悪魔の企み（……）を通じて生じた例は多い」〈30〉と認めてはいるのだが、医療の分野に牧師が介入してくることに対し医師として反感を抱いていたのは確かなようである。

両陣営の対立が顕わになる一大事件が起こったのはエリザベス女王の治世晩年のことである。舞台はロンドン、事の発端は一六〇二年四月、メアリ・グラヴァーという十四歳の少女が、近所に住む老婆エリザベス・ジャクソンへの言づけを言いつかったことに始まる。日頃からメアリを嫌っていたジャクソンは、訪れた少女を壁際に追いつめて罵言を浴びせ、彼女が「邪悪なる死」に見舞われるよう呪いの言葉を発した。メアリはなんとかその場を逃れたものの、まもなく引きつけを起こす。呼吸困難に陥り、言葉が喋れなくなり、食べ物を口にすることすらできなくなった彼女は、ある時には体がほぼあり得ない姿勢にまで捻じ曲がり、またある時には麻痺の症状を示したという。そうした異様な状態は衆目を集め、悪魔憑きとの評判が立った（メアリの両親は厳格なピューリタンであった）。まもなく老婆は逮捕され、裁判の結果、魔女であるとの判決を受けたが、たまたま関連法規が一時的に失効していたため死刑は免れた。

この裁判で弁護側の証人として法廷に立ったのが、ロンドンの医師エドワード・ジョーデン（Edward Jorden, 1569–1633）である。彼曰く、メアリ・グラヴァーは魔女に呪いをかけられたのではなく病気なのであり、その病名は「母胎の窒息」、すなわちヒステリアだという（ちなみにこのヒステリア hysteria の語源は「子宮」womb/ uterus を意味するギリシア語「ヒュステラ」hystera である）。子宮が体内を彷徨うことで窒息感や呼吸困難、嚥下障害の原因となるというのは、先に見た通り古典古代の医学に遡る狂気の原因論の一つである。

オカルト信仰に固執する人々と、透徹した自然主義の世界観を有する人々が正面から衝突し合ったのがこの事件であると考えるなら、ここに迷信と科学という二つの世界の対立を見出すのは容易である。実際ジョーデンは裁判後に執筆したパンフレットで、メアリ・グラヴァーに必要なのは聖職者の介入ではなく医師による治療だと主張している――「聖職者、法律家、技術者の本領に属することについてはこれら専門家の意見を仰ぐのに、なぜ人間の身体に関わることについては（まさにそれを本領とするところの）医師の判断を仰がず自分でおかしな決めつけに走るのか」。〈31〉メアリ・グラヴァーの異常な症状をどう説明するかをめぐって、科学の自然主義と宗教の超自然主義が真っ向から対立したのがこの一件であったとする理解はさほどおかしなものではないように思える。

ところが現実はそう単純ではなかったのである。そもそもジョーデンに出廷を依頼したのは当時のロンドン主教リチャード・バンクロフト（Richard Bancroft, 1544–1610）だったのであり、その意図するところも、メアリ・グラヴァーの奇態を悪魔憑きによるものと主張し祓魔《ふつま》の儀式もしくは祈禱と断食の力でこの悪魔を逐い出さんとしたカトリックとピューリタンの両陣営に対し、その信用を失墜せしめんとする宗教的プロパガンダにほかならなかったのである。だがバンクロフト主教の計略が功を奏することはなかった。そもそもロンドン医師協会の内部ですら、ジョーデンを除くほとんどの医師がメアリ・グラヴァーは魔女に呪いをかけられたものと信じ込んでいたし、判決もジャクソンは魔女であると結論づけているのである。メアリの友人や親族は皆ピューリタンで、裁判が終わると彼女の寝台を取り囲み、悪魔との対決を開始した。一同の祈りに、少女は悶え苦しむ。後頭部が踵につかんばかりに体が反り返り、症状はさらに悪化したかと思われたその時、メアリが突如叫ぶ――神が来て私をお救いくださった、と。少女は快癒し、一部始終を目撃した人々はメアリに取り憑いていた悪魔が出ていったのだと信じた。この事件は十七世紀を通してピューリタンの間で語り草となる。かれらの信仰の紛う方なき証拠として実にお誂《あつら》え向きだったからである。[32]

　ヒステリア（ヒステリー）は、医師の間でも大きく見解の分かれる疾患である。精神病を神話と称して現実に目を閉ざす人々を除けば、重篤な症例を狂人と――とても同じ精神世界を共有しているとは思えぬほど常識的現実から外れた存在と――認識すること自体は、もちろん原因や対処法をめぐって対立の余地があり得るとしても、さほど難しいことではない。だが、ヒステリアだけは別である。というのもこの疾患はカメレオン的と言われるほど症状が多様だからである。本人自身と周囲の人々を呑み込む情動上の混乱が生じるのは他の症例と同じだが、それに加えてほぼあらゆる病気に類似した症状が発現する上、その出方もある程度までは文化ごとに異なるのである。このためヒステリアの位置づけと原因をめぐっては論争が絶えず、診断を受けた当人がこの病名を拒否したり、周囲から詐病扱いされる事例も多かった。他方、悪魔の存在が信じられている世界では、メアリ・グラヴァーの事例がそうであったように悪魔憑きとして扱われるのが普通であった。以後ヒステリア患者は、ある時期には狂人の王国の周縁に置かれて黙殺され、また別の時期には精神疾患の典型例として中心的な地位を占めるというように、時代時代で扱いが大きく変転していくことになる。

ともあれ、メアリ・グラヴァーの「悪魔祓い」譚をピューリタンは布教の手段として利用したわけだが、キリスト教の歴史においてはこの種の宣伝方法も特段珍しいものではなかった。初期キリスト教は奇蹟を布教に活用したし、ルネサンス期（すなわち宗教改革と対抗宗教改革の時代）にはピューリタンとカトリックの両陣営が悪魔祓いによる狂人治療においてしのぎを削ったのである。教皇派が執り行う儀礼儀式の類いを徹底的に拒絶するピューリタンは、カトリック式の祓魔術こそ斥けたものの、狂気を発症した者の寝台の周りに集まり長時間の祈禱と断食を続ける独自の祓魔術を行った。これが功を奏し患者が狂気の淵から回復し得た場合、かれらはここぞとばかりにその成果を神の御加護に帰し、これこそ我らが教義の真実なることの証しであると豪語した（カトリック側でも祓魔の儀式の成果が宣教の手段として大いに活用されていたのは言うまでもない）。他方、両陣営のこのような態度を嘲笑したのが国教会である。例えばチチェスター主教とノーウィッチ主教を歴任後ヨーク大主教となったサミュエル・ハースネット（Samuel Harsnett, 1561–1631）は悪霊や魔女の存在に疑念を呈し、超自然的とされている現象に自然主義的な説明を加える試みの中で、まずはピューリタンの祓魔師であったジョン・ダレルを、〈33〉次いでカトリックの祓魔師たちを〈34〉痛罵している。曰く、悪霊祓いというのは実際には巧妙に仕組まれた「ペテン」であって、祓魔師とは「劇場の幕を開け、己が操り人形の演技を眺める」興行師である。その「聖奇蹟劇」は「驚異の舞台」でもあれば「神聖奇術」でもあり、総じてカトリックの司祭とピューリタンの牧師がいとも軽信なる観衆を欺罔《ぎもう》する「悲喜劇」なのだ。ことほど左様にイングランドでは宗教的対立が原因となって狂気観の世俗化が進むという、実に皮肉な事態が生じたのである。

その過程にはきわめて意外な展開もあった。祓魔術に対するハースネットの痛罵が、ほかならぬシェイクスピアの目にとまったのである。その影響は一六〇六年初演の『リア王』における狂気の描かれ方に様々な形で現れている。例えば劇中エドガーは狂人を装って「哀れなトム」を名乗るのだが、彼が自分に取り憑いたと語る五匹の悪鬼「オービディカット」、「ホビディデンス」、「マーフー」、「モードー」、「フリバティジビット」はいずれも、ハースネットがイエズス会式の祓魔術を解説する際に用いた悪魔の名から借用したものにほかならないのである。つまりエドガーの狂人芝居は――奇声、手萎え、悪罵等の描写や、台詞の言い回しまで含めて――カトリックが軽信なる民衆を欺くのに用いた偽りの悪霊憑きの鏡像、そしてパロディとなっているのだ。[35] ちなみに狂人のふり、すなわち佯狂《ようきょう》ということで言えば、カラブリア出身の哲学者でドミニコ会修道士でもあったトンマーゾ・カンパネッラ（Tommaso Campanella, 1568–1639）が一五九九年にあわや異端と反逆の罪で処刑されるところを、正気を失ったふりをして免れたという逸話もよく知られている。[36]

ともあれかくしてシェイクスピアは、異母弟の計略で命を狙われ逃亡の身となったエドガーの佯狂に、狂気＝悪霊憑きという観念の欺瞞性を託したのだが、他方でリア王自身の狂気については、これを超自然ではなく完全に人的な原因によるものとする実に対照的な説明が、劇中明示的に与えられている。それはまさしく狂気の自然化であった。激しい寒さと嵐に晒されて、王は徐々に正気を失っていく。さらに二人の娘の裏切り、己が愚かさと犯した罪への気づき、愛娘コーディリアの死という一連の強烈な心理体験が決定打となって、彼は狂気の淵へと到るのだ。「ああ、おれを気違いにしないでくれ、気違いには、天よ」。リアは懇願する。「正気を保たせたまえ。気違いにはなりたくない！」〔★『リア王』(Shakespeare, 1606)、既訳 p. 63〕だが見紛えようもない。その願いも虚しく、リアはすでにして――その狂気のゆえに常人には到底口にできぬ真実を語ることを許された道化と変わらぬ――狂人と化しているのである。

＊

演劇と狂気

狂気は、シェイクスピア劇の多くを貫く主題である。その果たす役割や描かれ方こそ喜劇か悲劇により大きく異なるものの、狂気が作劇上の装置として多用されているのは事実である。ただし、これはシェイクスピアに限った話ではない。エリザベス朝後期に商業演劇が成立した当初から、劇作家たちはしばしば狂気をプロットの一要素として用いており、狂気を描いた場面が観客にアピールすることはそれ以前にもよく知られていた。シェイクスピアは確かにこの装置を実に効果的に用いる技倆を有していたし、彼が人間存在と狂気の関係について示す洞察の豊かさはまさしく前代未聞の水準に達していた。しかし狂気という問題それ自体は、シェイクスピアに限らず広く当時の作家や芸術家を魅了する主題であった。要は、時代がそういう時代だったのである。

ヨーロッパでは、シェイクスピア劇から遡ること一世代以上も前から全土で古典知の復興が企てられ、その過程でギリシアやローマの文学が再び日の目を見るようになっていた。この復興こそが当時を席捲した古典古代への称讃と熱狂の原因にして結果なのであり、当時をもってルネサンス、すなわち再生と呼ぶ所以である。そして、イングランドのほかイタリア、フランス、スペインで最も重要な古典作品として当時の劇作に影響を与えたのが、前三世紀末から前二世紀前半に書かれたプラウトゥスの喜劇と、後一世紀に書かれたセネカの悲劇であった。すなわち十六世紀の劇作家は挙《こぞ》って、ギリシア演劇よりもその後継たるローマ演劇に親しみ、自国語へと翻訳し、作劇のモデルとして用いたのである（まずイタリアとフランスが忠実な模倣を行ったのに対し、スペインとイングランドはこれをより自由な仕方で利用して一層大きな成功を収めた）。[37]

プラウトゥスはギリシア喜劇をモデルに、政治諷刺と社会評論の手段として喜劇を書いた作家で、活躍したのは共和政ローマが第二次ポエニ戦争でハンニバル率いるカルタゴと、第二次マケドニア戦争でギリシアと、それぞれ抗争を繰り広げた時代である。定番のプロットと人物造形（自惚れ屋の兵士、狡猾な奴隷、好色な老人等）を作り上げ、それらに権威や権力が孕む虚像と顚倒を嗤う役割を担わせたことで知られる。[38] セネカの悲劇も、その題名（『アガメムノン』、『オエディプス』、『メデア』、『狂えるヘルクレス』）に見られるように霊感の源こそギリシア悲劇であるが、作品には帝政期、とりわけカリグラ帝とネロ帝の時代のローマ文化に合わせた脚色が施されている。すなわちセネカは、ギリシア悲劇に取材した物語の筋書きに、拷問、近親姦、陰謀、殺戮が横行する根元悪の世界を織り込んだのである。

セネカの悲劇で、また十六世紀イングランドの劇場で、最も衝撃的に描かれ観客を喜ばせたのは、暴力であり、憤激であり、無制御かつ制御不能な爆発的狂躁であった。セネカの『パエドラ』は、胸を焼き焦がす激情、継子への近親姦的欲情、感情の炸裂、酸鼻を極めた死の場面の、恐ろしく抑制を欠いた描写において、元になったエウリピデスの『ヒッポリュトス』を遥かに凌駕している［★『パエドラ』(Seneca, 1917b)、『ヒッポリュトス』(Euripides, 2013b)］。また『テュエステス』のアトレウスは、弟テュエステスの三人の息子を捕えて殺し、その肉を晩餐に供し、事情を知らぬ父親が我が子の肉に舌鼓を打つ姿を見て窃視の悦楽に耽るのである［★『テュエステス』(Seneca, 1917c)］。純然たる恐怖、舞台上で演じられる行為の異常性、観客の良心に狙いを定めた加虐性において至極傑出した作品であることに異論の余地はあるまいが、そのさらに上をいったのが『狂えるヘルクレス』である。正気を失った英雄ヘルクレスは幼い息子の頸を矢で射抜くと、もう一人の息子を掴み上げ――

猛り狂って二度も三度も振り回し、放り投げた。あっ、子供の頭は壁にぶち当たった。脳味噌が飛び散って天井を濡らした［★『狂えるヘルクレス』(Seneca, 1917a)既訳 p.73］。

さらにヘルクレスは妻メガラにも棍棒を振り下ろすのだが、その結果がまた実に残虐極まりない。

骨が打ち砕かれた。首は胴体からもぎ取られ、消え失せてどこにもない〈39〉［★前同、既訳 p.74］。

他方、十六世紀後半のイングランドで注目すべきジャンルが復讐悲劇である。当初こそローマ悲劇の模倣だったが、次第に独自の人気を獲得し発展を遂げていく。この復讐悲劇の最初期作品の一つで、当時最も強い影響力をもったのが、一五八四年から一五八九年頃の執筆と見られるトーマス・キッド『スペインの悲劇』である。プロットはまさに血塗れで、首吊りの場面もあれば、刺殺も自殺も出てくる上に、登場人物は相次いで狂気へと堕ちていく。挙句は主人公までもが拷問に抗して沈黙を守るため自ら舌を噛み切って吐き出すのである［★『スペインの悲劇』(Kyd, 1584–89)］。

しかしそれをも凌駕したのが一五九四年初演のシェイクスピア『タイタス・アンドロニカス』である。〈40〉暴力と恐怖が横溢するこの戯曲は、作者の死後長らく上演不可能との評を受け続け、そもそも本当にシェイクスピアの真作なのかどうかについてさえ疑問の目が向けられてきた（ただし現在その疑念はほぼ払拭されているようだ）。物語はローマの将軍タイタスがゴート人の女王タモーラとその息子らを引き連れて凱旋帰国する場面から始まる。タイタスは戦死した息子らの供養と称し、自分の二人の息子にタモーラの長男アラーバスの処刑を命じる。二人の息子は嬉々としてこれに従い、アラーバスの四肢を切り落として臓物を抜きその死体を焼く。さらにタイタスは、この暴虐を快く思わず父を諫めようとした己が息子をも刺し殺してみせる。この後、タイタスが先帝の長男サターナイナスを皇帝に即位させ、タモーラがこれに取り入って皇后の座に収まる、という展開があり、続いてタモーラの息子でまだ生き残っていたディミートリアスとカイロンの二人が謀って皇弟バシエイナスを殺し、その妻で

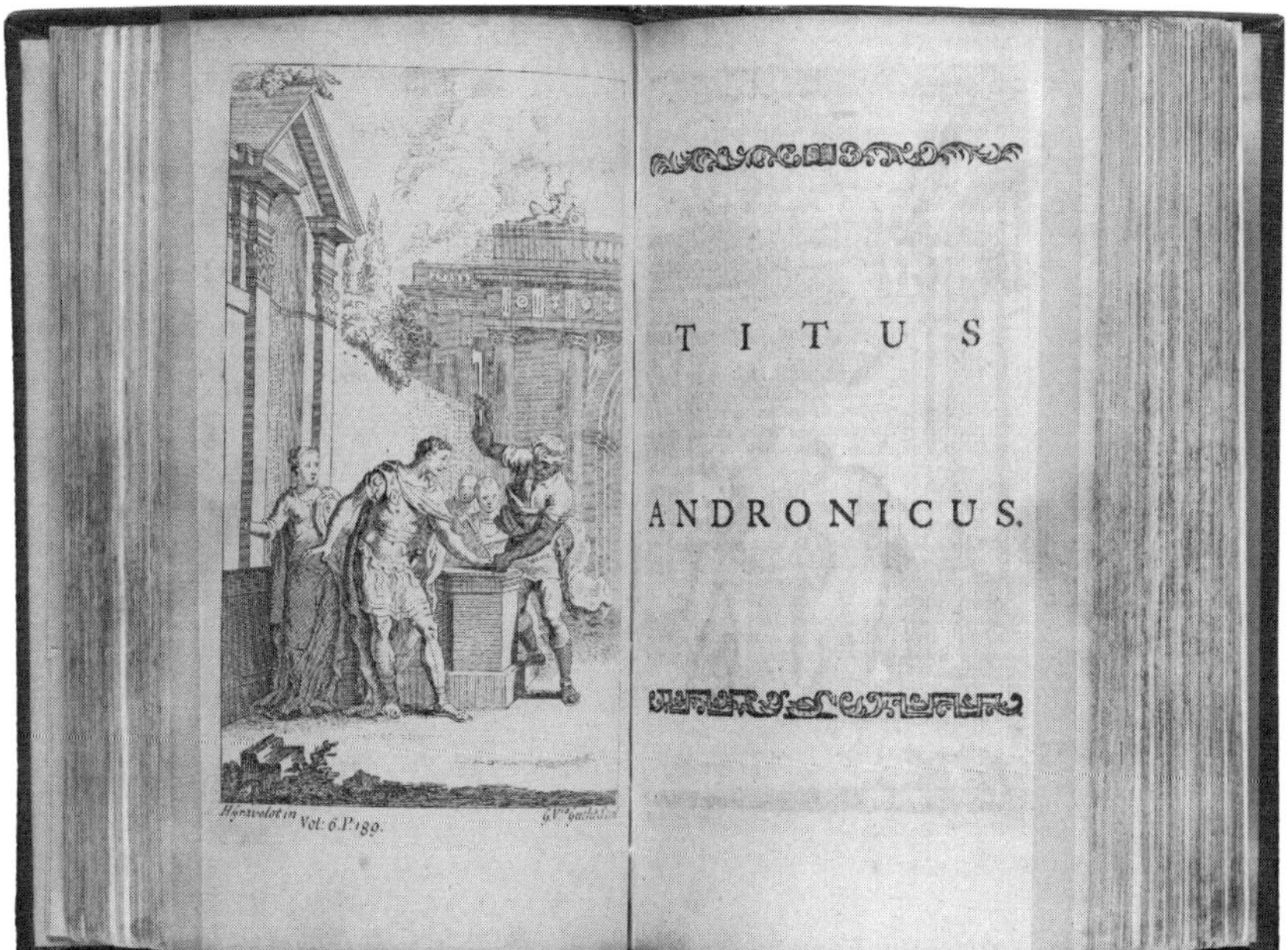

15————箍（たが）の外れた世界の狂気。容赦なく狂気の沙汰が続くシェイクスピア『タイタス・アンドロニカス』より、自分の左手を切り落とさせるタイタス・アンドロニカス。

タイタスの娘であるラヴィニアを強姦した上、事が露見せぬようその舌と両手を切り落とし、さらに策略によって皇弟殺しの罪をタイタスの二人の息子に被せる。タイタスは息子たちの赦免を得んと自分の左手を切り落として皇帝の許に送り届けるも、皇帝は二人の首を刎ね、タイタスの左手とともに送り返す。真の狂気と佯狂の狭間で（これは後の『ハムレット』にも見出される要素である）、タイタスはわざとタモーラの息子たちの監督下に入り、油断した隙を狙ってその喉を掻っ切る。溢れ出す血を、ラヴィニアが手のない両腕の間に掲げた水盤で受ける。

タイタスはそれから皇帝と、今や皇后となったタモーラを饗宴に招く。集まった一同の前でタイタスは、陵辱され両手を切り落とされた我が娘を（「強いられ汚されて花を散らし」［★『タイタス・アンドロニカス』(Shakespeare, 1594)、既訳 p. 159］、これ以上の辱めを受けぬためにも死なねばならぬ我が娘を）殺し、いよいよ恐るべき復讐の仕上げに入る。タモーラの二人の息子を呼べと命じる皇帝に彼はこう答えるのだ。

いや、もう来ている、そのパイの中に焼かれてな、
今おふくろがうまそうに食べたそれだ、
自分が生んで育てた肉を食いおったのだ［★前同、既訳 p. 161］。

我が子の肉を食らったことを明かされた母親が、そのおぞましい真実と恐怖を十分に味わうのを見届けてから、タイタスはタモーラの心臓を刺し貫く。これを見て激昂した皇帝サターナイナスはタイタスを刺し殺すが、その皇帝もタイタスの長男ルーシャスに刺殺される。この血みどろの山場を経て、ようやくこの物語も結末へと向かい始める(なお、以上に紹介したのはこの作品に含まれる残虐場面のごく一部にすぎない）。物語冒頭でもタモーラの長男の処刑を指揮していたこのルーシャスは、推挙されて皇帝の座に就くや直ちに本作最後の復讐に取り掛かる。相手はタモーラの秘密の愛人エアロンである。ルーシャスは最初から最後までずっと裏で糸を引いていたこの男を引っ立て、その

耳にこれから待ち受けている運命を聞かせるのである。

この男を胸まで土に埋めて飢えさせるのだ。
放っておいて、食物を求めて吠えわめかせておけ。
この男を助けたり憐れんだりする者は、その罪で死刑にする。
これが宣告だ［★前同、既訳 pp. 167–168］。

エアロンもこれにやり返す。

赤んぼじゃないぞ、おれは、このおれは。
卑屈に祈って自分が犯した悪事を悔いたりしてたまるか。
これまでの千倍万倍、一層悪事をやってのけてやるわ、思い通りにしていいなら。
もし一つでもいいことをおれが一生のうちにやっていたら、
心の底からそのことをおれは悔むぞ［★前同、既訳 p. 168］。

かくも残虐な場面――「なま温い血潮の流れ」［★前同、既訳 p. 71］、強姦、斬手に斬首、人肉食、相次ぐ復讐の結果積み重なる死体の山――を通じて舞台を支配する狂気、それは個人の内面を蝕む狂気ではない。虐殺、暴力、堕落の横行する箍《たが》の外れた世界それ自体の狂気である。道徳が崩壊し人間性が解体した世界、そこで苦悶する登場人物たちの姿を、観客は愉しむのである。

事実この作品は絶大な人気を博し、商業演劇として大成功を収めた。一回一ペニーの料金を払って集まった群衆は遠慮なく喝采を送り、上階の桟敷席を占拠した上流階級の面々は飽くまで目当ては詩情を堪能することという体《てい》を装った。作中に詰め込まれた残虐場面の数々に批評家と観客の双方がようやく眉をひそめ始めるのは、初演から実に半世紀が過ぎてからなのである。とはいえその不評は、それ自体が流血の世紀となる二十世紀の後半まで続いた。我々が『タイタス・アンドロニカス』を再び観劇できるようになったのはつい最近のことなのだ。

十六世紀ロンドンの周縁部に誕生した商業演劇は、当初こそ『スペインの悲劇』や『タイタス・アンドロニカス』等の復讐悲劇を定番の演目としていたが、次第に上演される作品の種類は多様化し、舞台上に登場する狂気も多彩な装いを見せ始める。観客の目が肥えるに従い、シェイクスピアら当時の劇作家は喜劇や史劇を取り入れ、同時に提供する娯楽の水準をさらに洗練させながらそのジャンルの幅を無限に拡げていったのである。

＊

狂気の多様化

その過程で、狂気は劇作品にとって定番の要素となっていく。登場人物が激昂し、狂乱し、泡を吹き、目を回し、罵詈雑言を叫び、辺り構わず暴れ回るというのが、従来から見られた狂気の演出であったが、必ずしもこれらに当てはまらない新しい種類の狂人役も生み出され、娯楽や喜劇を成り立たせる源泉としての役割を、また緊張を緩和するため、あるいは逆に緊張を生み出すための作劇上の装置としての役割を与えられるようになった。だが現実世界に目を移してみれば、十七世紀初頭のジェイムズ一世の治世、いわゆるジャコビアン時代に狂人が癲狂院《マッドハウス》に収容された事例などごく僅かであったのに加え、そもそも現存資料から判断する限り狂人を収容する専門施設自体が規模も小さく老朽化も進んでいた慈善病院ベドラム以外には存在していなかった（そのベドラムにしても収容患者数はごく少数に限られていた）。にもかかわらず当時の劇作品には癲狂院、特にベドラムの場面が頻出し、その種の施設に収容された狂人も定番の役柄として度々登場していたのである。

そういう次第であるから、時として主筋にほとんど関係しない、狂人を出すためだけの場面が用意されることにもなる。トーマス・ミドルトン『チェインジリング』における（明らかにベドラムを模した）アリビアスの癲狂院を舞台とする傍筋などはその好例である［★『チェインジリング』(Middleton and Rowley, 1622)］。狂人の登場するくだりは悲劇作品である本作の物語とはほぼ無関係の幕間劇の如きもので、何人もの狂人たちが集団で舞踏を披露して観客の興を誘う演出になっている。他方、ジョン・フレッチャー『巡礼者』*The Pilgrim*（1621）では癲狂院の場面がもう少し重要な役割を果たすのだが、それでも「雌イタチ並みに好色」な狂女をはじめ患者の面々が次々と登場するくだりは観客の愉悦を大いに喚起したことだろう。そのうちの一人である「学者」は、登場直後こそ言動も振る舞いもまったく正常に見え、実際退院の手続きが取られようとさえしているのだが、「海」という言葉を耳にした途端、隠れていた狂気が発現して朗々とこう語るのである——「海豚《いるか》の背に乗って／すべてを震撼せしむ／我が名はネプチューン」。彼はまた他の箇所でも「我が海馬を引け！北風に突撃して奴の膀胱をぶち壊してやる」という具合に号令を発し、海神になりきっている。

観客に好評だったこともあり、こうした喜劇的場面は当時の舞台の定番となった。その一方で、狂人を諷刺に利用する作品も増えてくる。その種の作品では、気取りを茶化したり、普段は口にし難い社会批判的な内容を観客に突きつける役割が狂人に与えられた。諷刺の主たる標的とされたのは、当時演劇と演劇的なるものすべてを目の敵にしていたピューリタンであった。この連中をやり込めんとする台詞で真っ先に挙げるべきものといえば、トーマス・デッカー『貞淑な娼婦』に登場する掃除夫のそれであろう。狂人を治すのにどのくらい待てばいいかと訊かれた癲狂院の掃除夫は「狂気の度合いによりますな」と断った上でこう締め括るのである。「ピューリタンは見込みがありませんや。教会の尖塔にぶらさがって鐘つきの縄で首をくくりでもしないかぎり」〈41〉［★『貞淑な娼婦 第一部』(Dekker, 1604)、既訳p.164］。あるいはこの男には、狂気と正気の境界がいかに危ういものであるかを語る場面もある。この癲狂院にはミラノ中の狂人がみんな集められているのかと訊かれて曰く、「みんなですって！（……）ミラノ中の狂人がここに集められてたら町には十人と残らんでしょうが」［★前同、既訳p.163］。一方、シェイクスピアの『ハムレット』にも似たような台詞が出てくる。道化が会話の相手を当のハムレットと知らぬまま、デンマークの王子は気が狂ってイングランドに送られてしまったと教える場面である。

なぜ王子がかの国へと放逐されたのかと問う主人公に、道化はこう答える。

道化役1　そりゃ、気が変になったからさ。あそこだと頭もなおるし、なおらなくたって、あそこでなら大したことはねえ。

ハムレット　どうして？

道化役1　あんまり目立つまいとさ。あそこじゃみんな気が変だてえから［★『ハムレット』(Shakespeare, 1600/01)、既訳 p. 195］。

シェイクスピアは悲劇の中に喜劇的場面《コミックリリーフ》を挿入したり、喜劇の中に狂気への示唆を織り交ぜたり、冗談の中に核心を突く言葉を組み込んだりするのに大変長けた作家だった。その種の表現では往々にして、狂気とその治療についてのステレオタイプが用いられ（そして広められ）た。『お気に召すまま』の次の台詞はその好例であろう。「恋というのは狂気に過ぎない、だからして暗い部屋で鞭をくれてやるのがいいんですよ、狂人と同じに。ところが恋人をそういうふうに折檻して癒すことがやられないというのは、恋の狂気が普通になり過ぎちまって、鞭を振るうほうまでが恋にとり憑かれちまうからです」［★『お気に召すまま』(Shakespeare, 1599/1600)、既訳 p. 332］（ちなみにジェイムズ・シャーリー『籠の中の鳥』*The Bird in a Cage*（1633）も癲狂院を「鞭で正気を取り戻させる矯正施設」と描写し、ジョン・マーストン『御意のまま』*What You Will*（1601）にも「窓を閉めろ、明かりを消せ、鞭を取れ。こいつは狂人だ。わけのわからないことを喚く、気違いだ」という台詞が見られる）。

しかしシェイクスピア作品には、より豊かな狂気表現の萌芽も見られる。その基礎となったのは、魔術や神の不興といった超自然的な力ではなく、飽くまで自然界に狂気の原因を求める態度であり、自然秩序の崩壊、特に発作的な感情の爆発が身体と精神の双方に深刻な危険を及ぼすという知見である。例えばダンカンを刺殺した悪夢に囚われ夢遊するマクベス夫人はうわ言に叫ぶ。

消えてしまえ、呪われたしみ！　消えろというのに！（……）でも思いもよらなかった、あの老人の体内にあれだけの血があるとは！（……）まだここに血の臭いが。アラビア中の香水もこの小さな手をかぐわしくしてくれない［★『マクベス』(Shakespeare, c. 1606)、既訳 p. 128］。

躊躇する夫を凌駕するほどの確固たる野心を抱いていたマクベス夫人だが、その目に焼きつけられた恐怖の記憶によってその精神は挫け、箍《たが》が外れる。「この病いはわしの手にあまる」［★前同、既訳 p. 120］とは、物陰に隠れてその様子を見ていた医師の口吻である。「あの方に必要なのは医者よりは僧侶だ」［★前同、既訳 p. 121］。

もう一人、不憫という点で他を圧倒するのがオフィーリアであろう。ハムレットによる一連の残忍な仕打ち——いじめと裏切り、愛する素振りに続く罵倒、父親の殺害——のためにオフィーリアの精神は均衡を失い、崩壊する。彼女は虐待と喪失により「心を引き裂かれ正気をなくして、ああなると人間もうつろな絵か、けもの同然」［★『ハムレット』(Shakespeare, 1600/01)、既訳 p. 166］とまで言われてしまう。オフィーリアの狂気は次のように描写される。慎み深い処女であったはずの彼女が、舞台に再び現れるや突然下卑た歌をうたい出し、そうかと思えば支離滅裂な謎掛けの如き言葉を残したまま消えてしまう。その後の経緯は王妃によって語られる。彷徨い歩いて川の土手に到ったオフィーリアは自作の花飾りを枝に掛けようと柳の木に這い登る。しかし運悪く枝が折れ——

あの娘は啜り泣く小川に落ちてしまった。
裾が一杯にひろがって、
人魚のようにしばらくはあの娘を支えていた
（……）

それも束の間、
衣裳は水を吸って重くなり、
かわいそうに、うたいながらあの娘は、
川底の泥へ引き込まれてしまいました［★前同、既訳pp. 185–186］。

狂気に陥ったことで、オフィーリアはそれまで男たちに示してきた従順の姿勢を脱ぎ捨て、己が肉体を（少なくとも言葉の上で）ひけらかし、ついには人生の限界を免れるのである。ただし、自らの生命をその代償として（口絵⑰参照）。

翻ってハムレット自身に目を向けてみるならば、彼は当時親しまれていた復讐悲劇の主人公の型を踏襲しつつも、決断を躊躇し、優柔不断で情緒不安定、「このままにあっていいのか、あってはいけないのか」［★前同、既訳p. 98］、やるべきかやらざるべきかの決断もできない、いわば曖昧さの範型たるべき新しい人物形象をなしていた。その一方で、彼は現在に到るまで解決を見ていないある問題、すなわち正気と狂気の境界という問題の体現者でもあった。ハムレットの狂気は本物なのか、それとも彼は狂気を装っているだけなのか。本人の申告によるなら、「風の向きも北北西となるとおれは気が変になる。ちゃんと南に吹いていれば、おれだって鷹と鷺の区別ぐらいつくさ」［★前同、既訳p. 81］とのことだが、その内省気味のメランコリア、自殺願望、オフィーリアの死を含め数々の悲惨な出来事に対する情動の無反応等を見れば、真正の狂気に陥っている可能性も軽々には否定できまい。

演劇における狂気の文学的形象に関して最も肝要な点は、舞台という空間が基本的に万人に開かれた場所だったということである。ハムレットの精神状態の如何をめぐって議論が分かれるように、「同一」の場面であっても客層が違えば、つまり文化的期待の寄せ方が異なるなら、まったく別様に理解される可能性がある。実際、狂人は識字層にも非識字層にも、それぞれの仕方で理解可能な描かれ方をしたのである。この点、当時の劇場が非常に多様かつ大人数の観客を入れていた事実も見逃せない。ロンドンでは下層民から上流階級まで三千人もの観客が観劇につめかける劇場とて珍しくはなかった。もちろん顧客を貴族層に限定して興行する劇団もないわけではなかったが、カーテン座、グローブ座、ローズ座、スワン座等、大多数の劇団は市郊外に劇場を構え、一般の観客を受け入れていた。だからこそ多種多彩なレパートリーが求められ、（シェイクスピア率いる）宮内大臣一座のような安定した専門劇団が成立し、大衆と上流階級の双方に、舞台上の狂気の表象を目にする機会が与えられることとなったのである。

虚構と寓話

狂気の表象や狂気をめぐる議論が発展する場となったのは、決して演劇界だけではなかった。十六世紀以降、路頭で謡われ売られた俗謡《バラッド》や大判片面刷新聞《ブロードサイド》にしばしば狂気の主題が現れたのに加え、識字層に向けて洗練の度合いを高めた文学形式の中にも、箍《たが》の外れた精神状態を描写するものが見られるようになった。その代表とも言えるのが、ルドヴィーコ・アリオストが英雄ローランの狂気を扱った叙事詩『狂えるオルランド』である。一五一六年にフェラーラで出版されたイタリア語初版に続き、十六世紀を通じて各国語への翻訳版がヨーロッパ全土を席捲し、少なからぬ数の作家に多大な影響を与

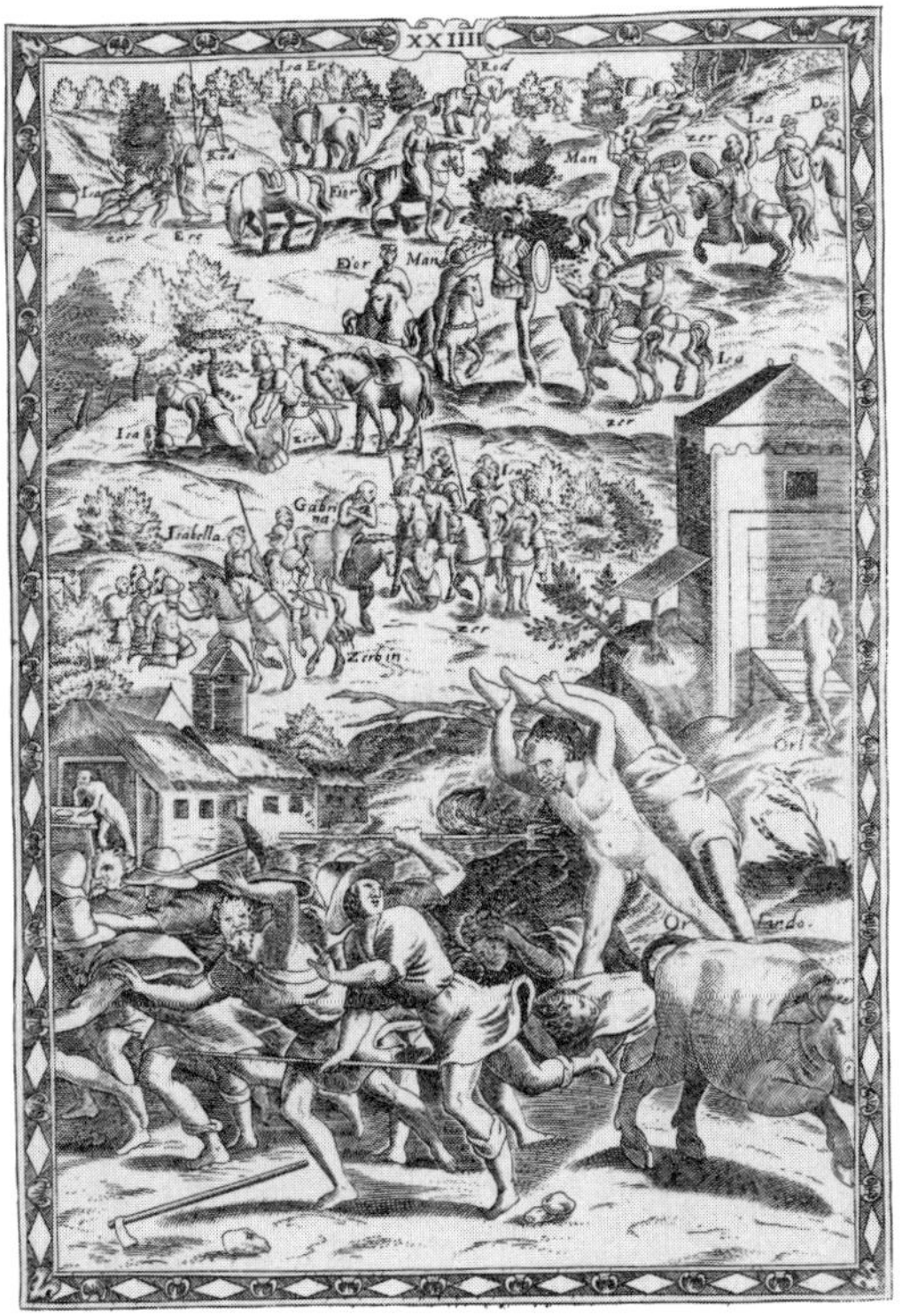

16――アンジェリカ姫への報われぬ慕情ゆえに発狂したオルランドは全裸のまま暴れ回り、眼前の物であれ人であれすべて破壊し尽くす。本図は自ら殺した死体の足を掴んで棍棒の如く打ち下ろし、逃げ惑う人々の頭蓋を叩き割ろうという場面。

＊

えた。ローランにまつわる騎士道物語に加え、アーサー王伝説や、古典古代の狂えるヘラクレスの物語からも取材し、各要素を巧みに組み合わせた傑作である。

オルランドを一時的に囚える狂気は広大な物語世界の全体からするとほんの一要素にすぎないが、異教徒の美姫アンジェリカへの報われぬ慕情のために正気を失うオルランドの姿を描き出すアリオストの筆致は、この叙事詩全体の中でも一際精彩を放っている。イタリア語の原題『オルランド・フリオーゾ』*Orlando furioso* にある furioso は、「発狂した」とか「狂乱した」という意味の形容詞だが、言うまでもなくこの語はギリシア神話のエリニュエスに対応するローマ神話のフリアエ Furiae、すなわち人間の罪を罰する復讐の女神たちを想起させる。[42] アンジェリカを失い狂気に陥ったオルランドが――

衣を引き裂き、剣も投げ棄て、
木々引っこ抜き、岩の洞やら、
深き森にと、いと凄まじき物音を響かせたれば、

――その騒ぎを聞きつけて集まってきた人々も、「狂人の途轍なき怪力ぶりと仕業」を目の当たりにするや恐怖に襲われ、闇雲に逃げ惑う。狂えるオルランドはその後を追い、一人を捕えて首を捩じ切ると――

その片方の足をつかんで、重たい胴を
棍棒がわりに、残りの者らを叩き伏せれば、
幾人か、最後の審判下る日に目覚めるまでは、
長々と地べたに倒れ、眠り込む［★『狂えるオルランド』(Ariosto, 1532)、既訳下 pp. 1-2］。

オルランドの無差別で激烈な暴力を伴う狂乱は復讐悲劇との親和性が高く、実際一五九一年とその翌年には、イングランドの劇作家ロバート・グリーン（Robert Greene, 1558–92）の翻案になる同名の戯曲がロンドンで上演されている。また『狂えるオルランド』の影響は、十七世紀初頭に出版されたセルバンテスの『ドン・キホーテ』にも及んでいる。郷士アロンソ・キハーノが正気を失い、遍歴の騎士ドン・キホーテとなるに到った原因が、ローランをはじめ幾多の英雄が活躍する騎士道物語を強迫的なまでに読み耽ったことにあるのはもちろん言うまでもないが、それに留まらず主人公の放浪をを活写する文章の端々に『狂えるオルランド』への明示的な言及が見られることもまた注目に値しよう。

しかしドン・キホーテの狂気には――随所で戦闘と流血を繰り返しているとはいえ――オルランドの狂乱に描かれたような破滅的で暴力的な要素がまったくと言っていいほど欠けている。彼の愚行はことごとく陽気であって、恐怖を喚起するような種類のものではないのである。その一方で、ドン・キホーテが狂人であることには疑問の余地が微塵もない。周囲の人々と同じ景色を眺めているようであっても、実際のところ強迫の網に囚われた彼の目に映るのは完全な別世界なのである。古びた鎧兜に身を包み、冒険の旅へと飛び出した我らが主人公は日の暮れる頃になって一軒の宿屋に到着するのだが、このなんでもない建物が、彼の目には見事な城砦に映る。宿の亭主も、彼にかかっては立派なお城の城主殿であるから、あろうことかこの亭主に自分を騎士に叙してほしいと頼み込むことまでする。その晩、馬方の一団との間に一騒動を巻き起こしたドン・キホーテは、早々に厄介払いをしたい気分となっていた宿屋の亭主手ずから念願の叙任を受け、ここから遍歴の騎士としての狂気の冒険が始まるのである。旅の途上で出逢う人々に、嘲笑され、狂人扱いされ、何度も殴る蹴るの暴行を受けてもどこ吹く風、こちらはこちらで、巨人と見紛えた風車に突撃したかと思えば、敵の軍勢と思い込んだ羊の群れに突っ込んでいく始末である――「羊の大群のまっただ中に突っこんだ彼は、まるで本当に不倶戴天の敵を相手にしているかのように、戦意をむき出しにし、すさまじい勢いで槍をふるいはじめた」［★『ドン・キホーテ』(Cervantes, 2003)、既訳前篇1、p. 327］。

当然ながら突如家畜を襲われた羊飼いたちは憤慨し、ドン・キホーテに向かって石を投げ始める。石の直撃を受けて馬から転げ落ちた主人の許に、忠実なる従士サンチョ・パンサが駆け寄り、だからあれは敵の軍勢などではなく羊の群れだと言ったじゃないですかとなじるのだが、ドン・キホーテは正気に戻るどころか狂人特有の論破不可能なロジックで応戦する――自分が勇猛に戦った相手は確かに敵の兵士たちであったが、「いつも拙者に敵対しているあの悪党めは、この戦いでは拙者が勝利を収めることを察知したものだから、ねたましさのあまり、敵の大軍勢を羊の群に変えてしまいおったのだ」〈43〉［★前同、既訳前篇1、p.330］。

理屈も経験も狂人には通用しないというわけである。実際、ドン・キホーテは延々と続く試練と苦難の道中何度も悲惨な目に遭うのだが、その間も彼の愉快な人物像は一貫して保持される。彼の人生は錯覚や妄想と切り離すことができない。だからこそ（前篇初版刊行の十年後に出版された後篇の最後で）正気を取り戻したドン・キホーテは、それからほとんど間を置かずして人生の最期を迎えるのである。

一方、この作品それ自体はその後も命脈を保ち、一六一一年に前篇の英訳が出たほか、各国語の翻訳版がヨーロッパを挙げて出版された。『ドン・キホーテ』という作品が文学に与えたのは、狂気に根ざす文学、カオスと化した世界における仮象と現実をめぐる洞察に基づく文学という、新しいジャンルであった。その影響は文学の外の領域にも及び、散文で構築されたその魅惑的な物語世界を、画家たちは絵画というまったく異なる言語へと翻訳してみせた。セルバンテスのこの作品が画家の想像力にとって尽きせぬ魅力の源泉たることの証しが、小説への挿画に始まるドレやドーミエ（口絵⑯参照）、ダリやピカソといった芸術家の手掛けた絵画によって相次ぎなされていくのである。

＊

狂気と芸術

十五世紀から十七世紀にかけて、イタリアに発したルネサンスの波がヨーロッパ全土へと広がっていく中、芸術上の革新が前代未聞の規模と速度で進んだ背景には、資金源としての王侯貴族の存在があったほか、（カトリック諸国では）新しい祭壇画を求める教会もまた視覚芸術の強力なパトロンとなっていた。一方、印刷術の発達、特に銅版画技術の革新によって芸術作品の複製を大量生産することが可能になり、これが顧客層の拡大に繋がった。

古典文化の復興といっても絵画の分野は建築や彫刻とは異なり、古典古代の作品を直接模倣することができなかった。というのもローマ時代の絵画が再発見されるのは十八世紀に入ってからのことだからである。もちろんモザイク画であればローマ時代のものも以前から知られていて、神話に取材するイメージの源泉として少なからぬ影響力を有していたものの、当然ながらルネサンス期の画家にとって直接の模範とはなり得ず、そのためルネサンス絵画は古典神話を人気の主題としつつも、非常に新奇な様式で描かれることになった。結局のところ、古典への回帰を謳う芸術家も、様式に関しては古典回帰を実践していたわけではなかった。かれらはギリシアやローマの文学を霊感の源としつつ、実際の作品制作に当たっては、想像力の跳躍と、中世後期からルネサンス期にかけての各種技術革新が可能にした新たな芸術様式を採用していたのである。〈44〉

狂気の視覚表現には、しばしば地獄や最後の審判を描いた中世期作品への参照が見られる。地獄の底に落とされる罪人の絶望に正気を失った狂人の苦悶が重ね合わされ、ベドラムの収容患者は四肢が強張り捻れ、両の眼《まなこ》で一点を凝視する恐ろしい野獣のような姿に描かれた。襤褸《ぼろ》をまとい、あるいは羞恥の心を持ち合わせぬが如き全裸のその姿は、かれらが文明や社会から脱落し、理性とは無縁の存在に堕落したことを意味するものであった。一例として、フランドル派の彫刻家ピーテル・サヴェリによるテラコッタ像『二人の狂人』（1673）（口絵㉑参照）を見てみよう。両足を鎖に繋がれた男が、辛うじてその身を覆う衣に噛みつき、渾身の力で引き裂こうとしている背後からは、倒れたまま身悶えする男の裸身が覗く。白目を剝き何事か喚くが如く口を大きく開けたその表情、張り裂けんばかりに膨れた上半身の筋肉、振り乱した頭髪は、まさに憤激の具象化であり、見る者に脅威を感ぜしめる暴力の予兆である。あるいは、ブリューゲル（父）の油彩画『狂女フリート』（1562頃）には、地獄を思わせる風景（地獄の門それ自体とも、憤怒、貪食、貪欲、肉欲……とすべての大罪を犯した者の末路を描く寓意的場面ともとれる）の中を、大口を開け、髪を振り乱し、

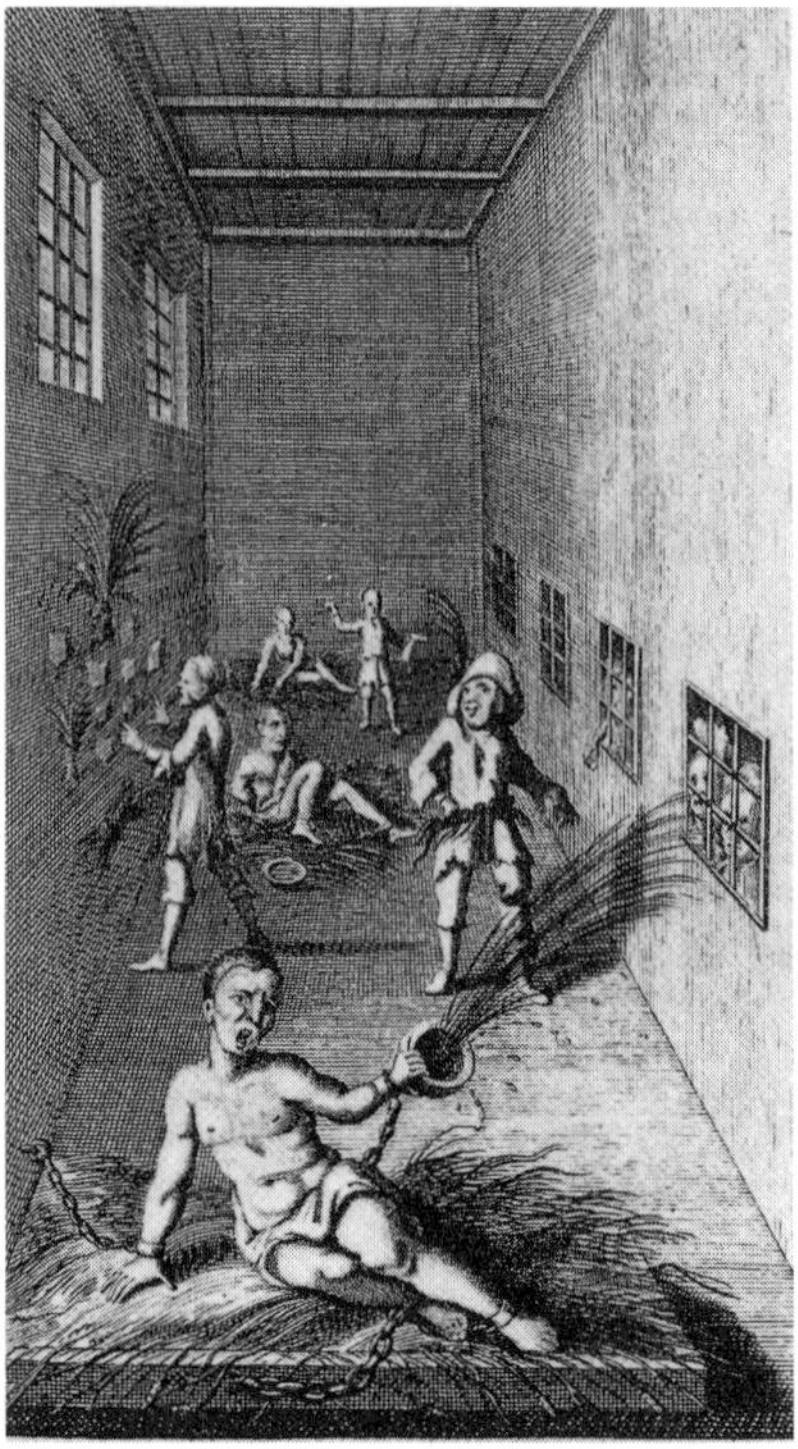

17————1710年、バーナード・レンズによりジョナサン・スウィフト『桶物語』の挿絵として描かれたベドラムの場面。窓から狂人見物に来た訪問客の顔が覗く一方、前景では鎖に繋がれた半裸の患者が窃視者——すなわち読者——の顔目がけて便壺の中身をぶちまけている。

右手に剣を持ち、左手にはそこいらの物を手当たり次第に詰め込んだ籠を抱えて一心不乱に駆けめぐる狂女の姿が描かれている。超現実的な狂気に陥った世界の黙示録的幻視とでも言うべき光景である[45]（図84参照）。

絵画に描かれた狂人たちは良識や礼節を嘲弄するかの如く、公衆の面前で唾を吐き、嘔吐や排尿に及ぶ。舌を突き出し、こちらを凝視し、頭髪は短く刈り上げられているか、そうでなければ逆立っている。この種の狂人描写で最も有名なものの一つが、一七一〇年にバーナード・レンズがジョナサン・スウィフト『桶物語』の挿画として作成した銅版画である［★『桶物語』(Swift, 1704)］。描かれているのは床に藁が敷かれ、壁面に格子窓が設えられたベドラムの房内だが、最前景で鎖に繋がれた半裸の狂人がこちらに向かって便壺の中身をぶちまけているものだから、この絵を見る者は思わず顔をのけぞらせてしまう。一方、暴力性がそれほど顕著でないタイプの狂気、すなわちメランコリアを主題とする絵画では、疲弊して能動性を欠いた人物が描かれる。坐像が多く、表情は半ば痴呆のようで、顔色も黒ずみ（これは体内の黒胆汁の暗喩である。デューラーの銅版画『メレンコリアI』（補図1参照）の人物像にもこの特徴が見られる）、顔は俯き、悲痛と苦悩の極致に達したその肉体からは生気が奪い去られている。

一方、古典文学に登場する狂人に新たな視覚上の表象を与えた作品も少なくない。例えばペーテル・パウル・ルーベンス『テレウスの宴』は、トラキア王テレウスへの復讐に狂った王妃プロクネが我が子イテュスを殺してその肉を夫に食わせるという筋書きを設えたソポクレスの悲劇『テレウス』に取材した作品である。画家は、知らず我が子の肉を食わされたテレウスが、切断されたその首とともに禍々しき真実を突きつけられるまさにその瞬間を、鬼気迫る筆致で描いたのである。

　狂人を寓意的なイメージとして捉えた作品、すなわち文明から隔絶された場所から我々の芸術的想像力を刺戟する、周縁的かつ境界的な存在として捉えた作品も登場した。とりわけ中世後期からルネサンス初期の頃に強烈な喚起力をもったのが、街々から狂人を荷物さながらに詰め込んで出港する阿呆船《ナレンシフ》のイメージである（口絵③参照）。ドイツの人文主義者《フマニスト》ゼバスティアン・ブラント（Sebastian Brant, 1457–1521）が一四九四年に出版した『阿呆船』は、失われた理性を求めて、あるいはライン川を下り、あるいは嵐吹く荒海に果てなく流され続ける放浪者たちの物語を諷刺的に綴る[46]［★『阿呆船』(Brant, 1494)］。同書に収録された多数の木版挿画のうち三分の二はアルブレヒト・デューラーの手になるもので、これは彼の画業でも初となる大仕事であった。ブラントの創作による阿呆船のイメージは、その後も数多の画家の想像力を刺戟し、類似の主題を擁する作品を多く生み出していく。そしてこれらの作品が発する強烈な印象は、二十世紀フランスの著名な哲学者にして歴史家のミシェル・フーコー（Michel Foucault, 1926–84）をも、この阿呆船が単に芸術家の綺想に発する虚構ではなく、なんらかの形で実在したとする完全な謬見へと導いてしまうことになる。もちろんフーコーも、当時「船」を主題とした文学作品——貴婦人の船、王侯貴族の船、健康の船、そして阿呆船——が流行し、その影響が絵画作品にも及んだことは認識しているのだが、彼は続けて、これらのうち阿呆船だけが「実在」し、ヨーロッパの各都市でしばしば見られたと断言してしまうのだ[47]。しかし阿呆船を含め、当時の画家たちに主題を提供したこれらの「船」の実在は、今やほぼ否定されているのである。

愚者と痴愚 ✴

むしろ教皇や王侯から貧民、農民に到るまで誰も彼もが阿呆すなわち愚者であるというのが、エラスムス（Erasmus, 1466–1536）一五〇九年の作『痴愚神礼讃』の中心的主題であった。ルネサンス人文主義を代表するこの作品は、道化に扮した痴愚女神による自己讃頌の体裁で語られるのであり、標題から想像されがちな、様々な種類の狂人をあげつらって紹介していく趣旨の書物ではない。痴愚神は、正気と対比され排斥される狂気の象徴などではなく、むしろ全人類の道徳的欠陥を映し出す鏡なのである。加えて、愚者の意味を顛倒させることによって狂気が完全に負の現象ではない可能性を示唆していることも、エラスムスの筆致における当時としては特異な点の一つであった。彼に言わせれば、最善かつ真の愚者とはキリストのための愚者なのである。これは痴愚と狂気とを神秘へと結びつけ、少なくとも一部の「愚者」についてその再評価を求めた当時のキリスト教人文主義の立場を明確に表してもいる。

　エラスムスの肖像画で最も有名な作品は、おそらくハンス・ホルバイン（子）によるものだろう。ホルバインはヘンリー八世の宮廷画家として活躍し、国王自身はもちろんトーマス・モアやトーマス・クロムウェルといった宮廷関係者の肖像画を描いたことで知られるが、実のところ『痴愚神礼讃』の出版からしばらくの後、手ずから愚者画まで描いている事実のほうはさほど話題にのぼらない。この愚者の図版は、九十四点の木版画からなる『旧約聖書挿絵』のうち「詩篇」52に付されたもので［★ホルバインが挿画をつけたウルガータ版では第52篇だが、現行聖書では第53篇となる］、そこにはステレオタイプとも言える要素が多く見受けられる。つきまとう三人の子供に嘲りの言葉を浴びせられる愚者ないし狂人は、辛うじてその裸身を隠す襤褸《ぼろ》の他は衣服らしい衣服も身に着けず、靴は片足のみ、頭には（エラスムスの愚者がかぶる道化帽の代わりに）羽根を飾り、両腕に一本ずつ木の杖か棍棒のようなものを抱えている。当時の画家が狂気を描くのに好んで用いた定番のイメージそのものである。ともあれホルバインの

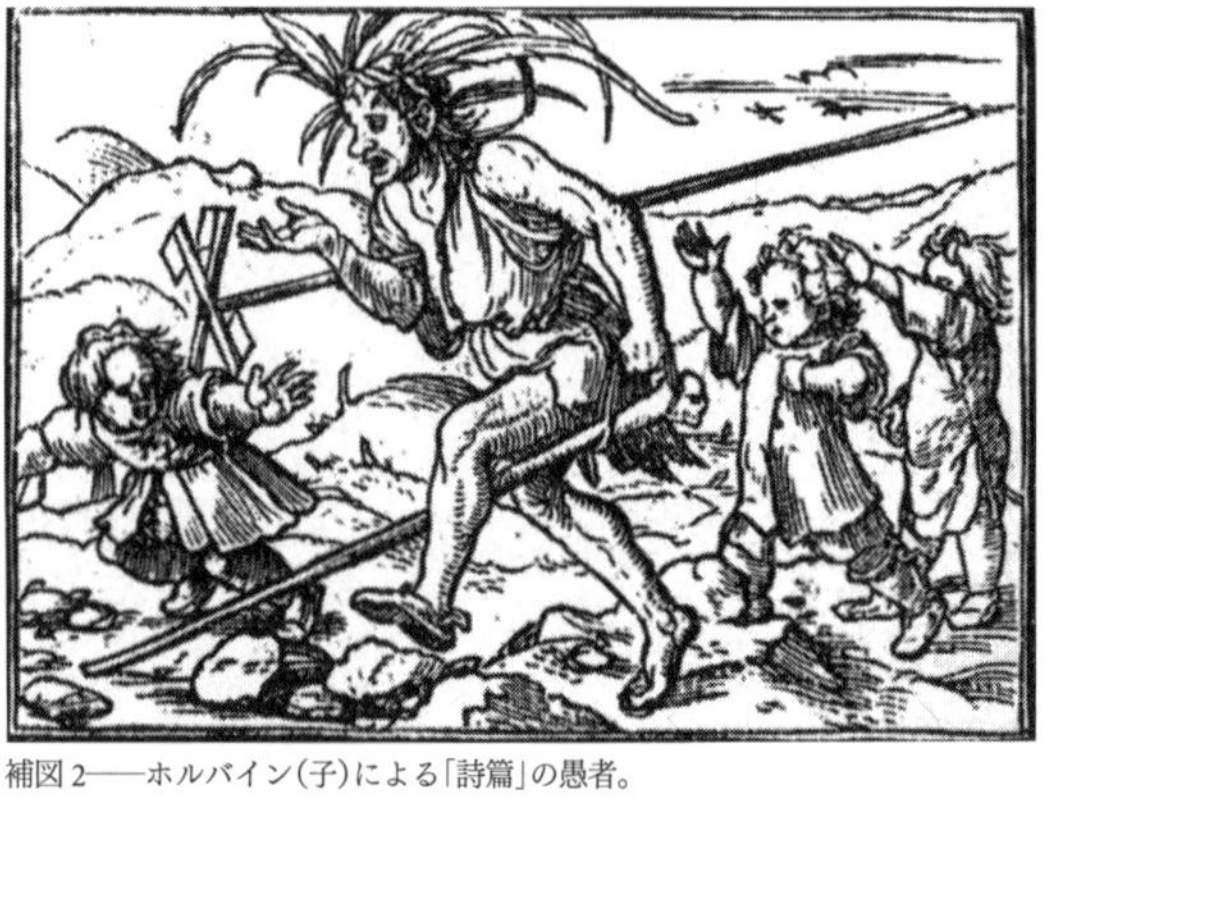
補図2——ホルバイン（子）による「詩篇」の愚者。

愚者は、呆けたように口を開けたまま、どこへともなく歩いていくのだ。

『痴愚神礼讃』の大部分は、一五〇九年にエラスムスがイングランドへと渡り、友人トーマス・モア宅に滞在中の閑暇の手すさびに書かれたものである。一五一一年にパリで無断出版された後、ようやく著者の承認を得た上での正式な出版が叶ったのは翌一五一二年のことであった。原書はラテン語だが、後にドイツ語やフランス語にも翻訳され、著者生前に三十六版を数えた。一五四九年には英訳版も刊行され、これが一層読者を広げることになる。元々モアら親しい友人に向けて遊び半分で書いたこの作品が、以後現在に到るまでこれほど多大な影響を及ぼすことになるとはエラスムス自身思いもよらなかっただろう（ラテン語の原題『モリアエ・エンコミウム』*Moriae Encomium* 自体が「モア礼讃」とも読める駄洒落なのだ）。

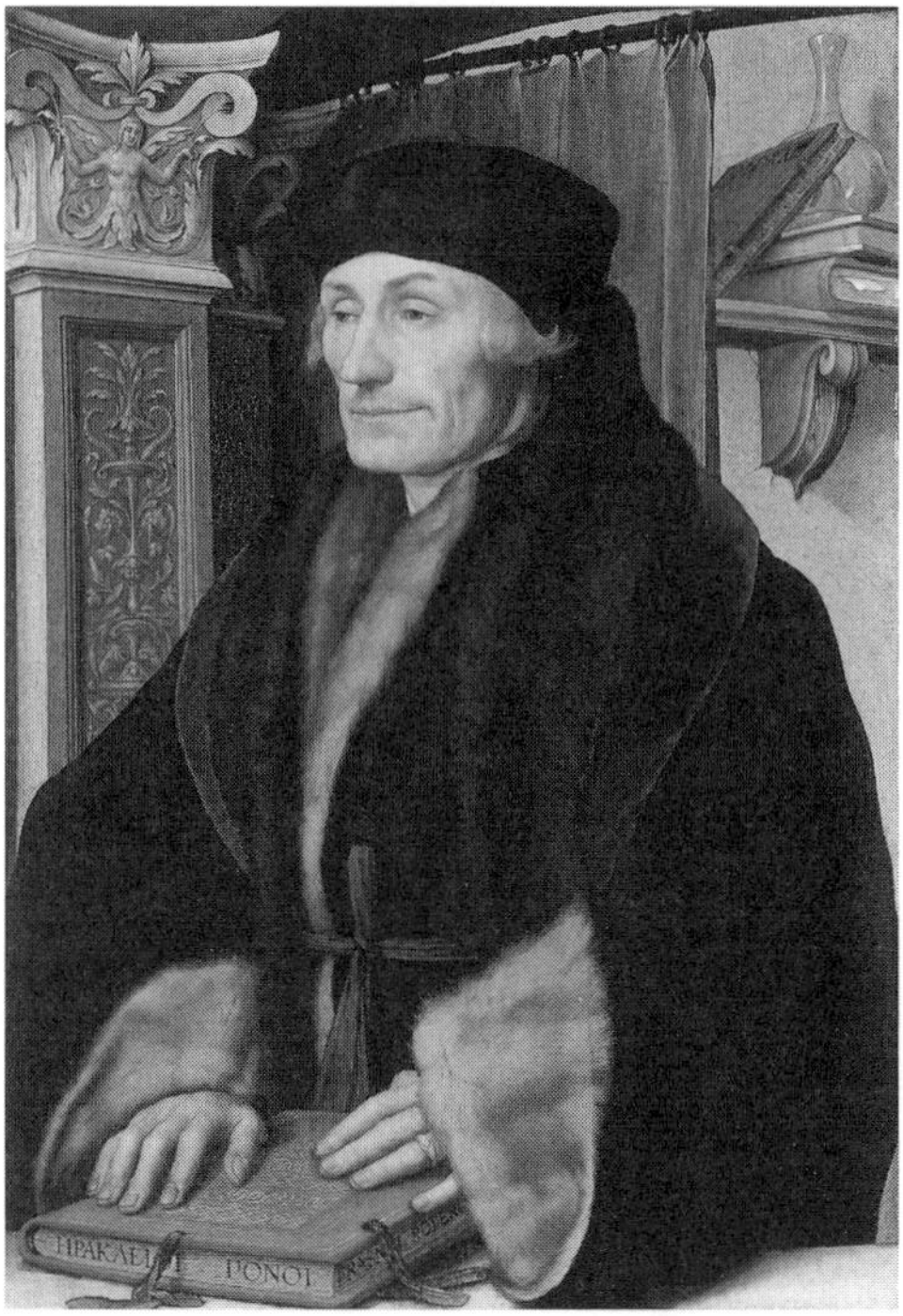

18 ――ハンス・ホルバイン（子）によるロッテルダムのエラスムスの肖像（1523）。学者然としたエラスムスは両手を書物の上に載せている。また背後の棚の上にも数冊の書物が見える。

エラスムスはルネサンス初期の偉大な人文主義者として、その半生を旧来のラテン語版新訳聖書の批判と、ギリシア語・ラテン語対訳版新約聖書の編纂と校訂、注釈書の執筆、古典教養の涵養に費やした。カトリック教会に対しては、その頽落に対する激しい内部批判者でありつつ飽くまで忠誠を保ち、したがってマルティン・ルターらプロテスタントの改革派には、神学上の見解についても、ローマ教会からの分裂についても、明確に反対の立場をとった。ローマとの断絶は、無秩序や暴力の蔓延と、尊ぶべき伝統の破壊とを招来し得る背教的態度だというのが彼の立場であった。比較的早い時期に宗教的寛容を主張したとの評価が寄せられるエラスムスだが、実際ルターからは激しい攻撃を受け、立て直しに尽力したカトリック教会からも批難の対象とされてしまう。教皇パウルス四世はエラスムスの全著作を『禁書目録』に登録し、対抗宗教改革の指導者たちはエラスムスをしてプロテスタンティズムの勃興という「悲劇」を引き起こした犯人の一人とみな難した。ルターを十分に強い言葉で異端視しなかったこと、また聖書批判によって教会の権威を弱体化したことがその罪状であった。

だがエラスムスの影響力は、両陣営からの批判の集中砲火を切り抜け、後世にまで及ぶこととなった。その博識、機微と機知、理性と節度を重視する態度、そして豊かな人生観に、多くの支持が集まったのである。いったい何がこれほどまでに当時の人々の反発と、後世からの称讃を呼んだのか。その答えはすべて『痴愚神礼讃』の中にある。皮肉と逆説、そして鋭利な諷刺を満載したこの散文作品は、金持ちも権力者も、聖職者も俗人も、誰彼構わず攻撃の的にしてしまう。国王も教皇も、修道士も神学者も例外ではない。迷信に囚われる愚昧（「こういう話はあまりにも馬鹿馬鹿しくて、さすがにこの私〔痴愚神〕でさえも恥ずかしくていられないのに」[48][★『痴愚神礼讃』(Erasmus, 1979)、既訳p. 105]）、賢者の傲慢、無知者の不合理――あらゆる事柄が時には甘く、時には辛辣な揶揄の的にされていくのである。語り手は人々の道徳的欠陥をことごとく嘲弄し、誰のどんな行為であろうとも、その愚かなること暴露されざるものはない。最初は他人事と思いげらげら笑っている読者も、痴愚神の鉾先が次第に自分のほうに向いてくるのに気づくや単純に笑ってはいられなくなる。迷妄に自己欺瞞、お追従に軽々と騙される人間の愚かさがことごとくあげつらわれていく。迷妄を嘲るエラスムスの筆鋒は、救済を金で贖おうとする俗人にも、贖宥状を売りつけようとする教会人にも容赦がない[49]。聖遺物に触れれば病気が治るといった類いの奇蹟譚や、それに基づく聖人信仰もまた、彼の嘲弄を免れはしない[50]。そして読者に自らの道徳的欠陥を自覚させんとして著者が繰り返し用いるのが、ほかならぬ狂気の譬喩なのである。

とはいえ、エラスムス本人とて安泰ではない。実際トーマス・モア宛ての書簡で、著者自ら次のように予防線を張っているほどである――「ところで、人が特定の人物の名を挙げて咎め立てたりせず、世人の生き方を批判している場合、少々お尋ねしますが、その人は噛みついていると見るべきでしょうか、それとも教え諭し、訓戒を垂れていると見るべきなのでしょうか。それに、そもそも実に多くの点で、私は私自身を批判しているではありませんか」[51]［★前同、既訳p.18］。

結局この憂き世にあって歓びを覚えることができるのも、腐敗した悪辣なお偉方が自分の振る舞いについて自己欺瞞に浸れるのも、すべて痴愚による幻惑あったればこそなのだ。「さてここにある商売人なり、兵士なり、判事なりがいたとしましょう、この男は山ほどの略奪品の中からたった一文《いちもん》を投げ出して喜捨し、それでもって生涯にわたるレルナの泥沼がただちに浄められたものと思っているのです。数えきれぬほどの偽証、淫行、酒浸り、喧嘩、殺人、欺瞞、背信、裏切りが、まるで契約でもしたかのようにきれいさっぱり償われたものと思い込み、それも、もう一度尽くせるかぎりの悪行をやれるほど十分に、償いえたと思っているのです」[52]［★前同、既訳p.105］。

そして最後に、ありとあらゆる愚者の中で最大の愚者として名指しされるのが誰あろうキリスト教徒である[53]。痴愚なればこそ、現世の快楽を棄てて来世を待望するなどという態度が可能なのだ。エラスムスは使徒パウロの言葉「我《われ》等《ら》はキリストのために愚《おろか》なる者となり」［★「コリント前書」4章10］を引き、さらに贖い主その人の愚者性をも指摘する。「キリストおんみずからも、神の叡智の体現であるにもかかわらず、人間たちの愚かさを救済なさるために、人間の本性をまとわれ、人間の形で姿をあらわされたとき、なにほどかは愚者となられたのです。同じく罪人の罪を贖うために、罪人となられました。罪を贖うのに、十字架の愚（……）以外の方法は望まれなかったのです」[54]［★『痴愚神礼讃』、既訳p.210］。そして痴愚神は次のように結論づける。「キリスト教は全体として、痴愚となにほどか血脈を通じているところがあり、知恵とは相通じるところが極めて乏しいように思われます」[55]［★前同、既訳p.213］。要するに敬虔と狂気は紙一重というわけで、これはエラスムスも指摘している通り、プラトンとソクラテスによる狂気の肯定的解釈にも通じる主題である[56]。

実際、プラトン哲学は『痴愚神礼讃』の文中随所に登場している。例えば、ソクラテスが併せ持つ外と内の相違を、外観こそ醜悪と異形そのものでありつつも内側を開くと神々の像が安置されているシレノスの坐像に擬《なぞら》えて評するアルキビアデスを引照するくだりがある。すなわち痴愚神曰く——

> 表には死であるものが、中をよく覗くと生であり、逆に生であるものが死であったりするのです。美しいものが醜く、豊かな者が極貧であったり、恥辱が栄光だったり、学識ある者が無学だったり、頑健な者が虚弱だったり、寛大な者がけち臭かったり、喜ばしいものが悲しみだったり、順調なものが逆境だったり、友人が敵だったり、健康によいものがそれを損なうものだったりという具合で、要するに、シレノスの坐像を開いてみれば、何もかもが逆になっていることがおわかりになりますよ〈58〉［★前同、既訳p.71］。

他にも、プラトンの洞窟の寓話を引いて、外に広がる現実を目にした賢人を拒絶し、壁に映る影だけを見て満足した幸福な人生を送る愚者を称讃する箇所などが見られるのだが、しかし最後の辺りでキリスト教的な「愚者」を論じる段に来ると、痴愚神の言葉は再び逆説の響きを帯び、現世の誘惑と虚栄を斥けて来世で得る永遠の歓喜を求め、物質世界の悦楽に執着する人々に嘲弄される者こそが賢者だと言い始める。外面だけを見ている限り、賢者が求める深層の真実を見出すことはできないというのだ。このように『痴愚神礼讃』の随所で生じているのは、皮肉と皮肉の対決なのである。

＊

宗教改革と対抗改革

エラスムスの死後、好戦的なプロテスタント陣営と対抗宗教改革に着手したカトリック陣営との対立は激化する。焚書と火刑が横行する中、どちらの陣営にも批判的で、かつ敵対する見解への寛容を説いたエラスムスの議論に耳を傾ける者はほとんどいなかった。そもそも彼は生前からすでに双方にとって糾弾の的だったのであり、それに加えて中道を良しとするその態度は知的な臆病さの顕れとみなされていたのである。結局、憑き物や祓《ふつ》魔《ま》術《じゅつ》、聖遺物信仰等の迷信を槍玉に挙げる彼の論難が省みられるようになるまでには百年以上を要した。一方その間、すなわち十六世紀から十七世紀前半の視覚芸術には、こうした旧来の信仰に基づく主題を扱ったものがいくつも生まれており、その中には今日名画と評される作品も含まれている。

十七世紀前半にルーベンスが手掛けた一連の祭壇画は、対抗宗教改革を進めるカトリック陣営が、カルヴァン派をはじめとする異端との抗争に、バロック美学という新しい武器を投入したものと見ることができる。急激に勢力を伸ばすプロテスタントに抗し、自陣の権威の正統性を信徒たちに強く印象づける必要に駆られたカトリック教会は、その手段として伝統への回帰を図ったのである。途方もなく官能的で色彩豊かなルーベンスの大祭壇画が描くのは、悪魔とその一味を追い払う聖人（あるいは尊者や福者）の姿である。一例として『聖イグナチオ・デ・ロヨラの奇蹟』を見てみよう。これは一六一七年から翌一八年にかけて、すなわちイグナチオの列福後、一六二二年の列聖を待つ時期に制作された一点である。画面右中央の主祭壇にはイグナチオが腕を祝禱の形に掲げて立ち、その左やや下には正気を失い人々に取り押さえられた女の姿があり、画面手前には男が倒れ込んでいる。そして再び画面左、女の頭上には、祓われたばかりの二匹の小悪魔が必死で逃げていく様子が描かれている（口絵⑱参照）。

同じ悪魔祓いの場面とはいえ、中世の絵画表現との間には多くの差異が見出される。その一つが聖書直解主義からの脱却である。聖書の記述に忠実であろうとするなら、憑き物を祓うのは飽くまでもキリスト自身の御業でなくてはならない。ところがこの時代のカトリック絵画には、キリストからその霊的な力を受け継いだとして、聖人たちが奇蹟を起こす場面が描かれるようになったのである。もちろんプロテスタント陣営、すなわちカルヴァン派が支配的であった北部ネーデルラント諸州の画家たちはこれに激しく反発した。そもそも旧約聖書にある偶像崇拝禁止の厳格な遵守を求める新教徒らにとって、精巧な祭壇の背後に絢爛たる絵画を飾ること自体が憎むべき事態だった（各地の教会で彫像や装飾が破壊された一五六六年の偶像破壊運動《ベールデンストルム》こそは、スペインのフェリペ二世に対してかれらが起こした叛乱を象徴する事件であった）。プロテスタント教会が厳格に簡素を旨とした内装で知られるのはこのためである。

ただし例外的に視覚に訴える装飾が施されたのがパイプオルガンの扉板で、そこには聖書の中の様々な場面が描かれた。とりわけ一六三五年から一六四〇年頃、アムステルダムのニューウェザイズ教会のパイプオルガンの扉板にダーフィト・コラインスが描いた作品には、当時の政治状況を反映し、不合理な統治者を戴くことの危険に警鐘を鳴らすという裏の意味が窺われる（カトリック国スペインに対する独立戦争が断続的に八十年もの長きに及んだオランダの人々にとって、これは重大な問題であった）。なにしろこの絵の主題は「サムエル前書」18章11節の、狂ったサウルが竪琴を奏でる「ダビデを壁に刺《さし》とほさんといひて、其投槍《そのなげやり》をさしあげし」場面なのだ。王の狂乱した精神を音楽の力で宥めようとするダビデの姿は、パイプオルガンの装飾として最適な題材だったと言えるだろう（口絵⑲参照）。

ルネサンス期の芸術作品に登場する狂気の治療法は、今触れた音楽以外にも様々なものがあった。このことは当時狂気を医学的治療の対象とする観念が広まりつつあったことを考えれば驚くには当たらないし、実際作品中にしばしば医師の姿が描かれることもあった。この関係で最も人気のあった主題の一つが「狂気の石の除去」である。頭の中から石を取り除けば治療になるというこの観念は、狂気の原因を体内に求める古代医学の発想が一つの形をとったものだと言える。ヒエロニムス・ボスの筆になる同名の作品（別名『愚者の治療』、1501–05頃）が有名だが（口絵⑳参照）、十六世紀半ばにもピーテル・ハウスが狂気の石の除去手術を描いているほか、患者の頭部を切開する様子を描いた作品は多数にのぼる。ボスの描く医師は低能帽を思わせる円錐形の帽子をかぶっていて、これは医学の傲慢を諷刺したものと読めるが、他の画家の作品に類似の描写が見られないことを考えると、実際の画題は当時それなりに行われていた、頭痛や脳圧の緩和を目的に頭蓋骨を削ったり穴を開けたりする穿頭術、もしくは頭蓋骨を焼灼《しょうしゃく》する治療法だったのかもしれない。

＊

以上の通り、いまだ「長い十八世紀」の幕開けを見ぬ時代のヨーロッパ文明において、狂気の占める位置は実に両義的であった。一方では、その原因を超自然の力に求める見方が依然多数派を占めていて、だからこそ狂気は芸術家や作家を魅了する力をもったのだが、他方で、そうした観念に批判的な態度をとる陣営もまた、印刷術の発明とギリシア・ローマ時代の古典医学の再発見を承けて精神疾患の原因を体内の異常に求める理論が復活を遂げたことにより、勢力を伸ばしつつあった。狂人の処遇についても、ほとんどは血縁者の負担と責任に帰せられ、施設に収容されたのは天涯孤独の身であったり監禁を要するほど危険な状態の者等、ごく少数に留まった。しかしベドラムをはじめとする施設で鎖に繋がれた狂人の姿は、人数こそ少なかったとはいえ、その様子を目撃した劇作家や観衆の想像力を大いに刺戟したのである。この後、人生は芸術を模倣する［★ワイルド『嘘の衰退』(Wilde, 1889) から慣用化した表現。既訳 p.32］とばかりに現実世界においても癲狂院はその数を増し、狂気の自然主義的説明も識字層の多数派を占めるようになる。だが、その変化は飽くまでも緩慢かつ断続的なものであった。旧来の伝統と信仰は依然その力を維持し、人間の想像力を強く規定し続けたのである。

✴

✴

第5章 癲狂院と癲狂医

MADHOUSE AND MAD-DOCTORS

狂人への処遇の変化

下の図19を見てほしい。監房の窓から突き出した三つの顔に挟まれるように、二人の狂人の全身像が彫られている。左の男は自分の左腕に噛みつき、右の男も手に持った何かを食いちぎろうと必死で、いずれも互いの存在はもちろん眼前に広がるこの世界そのものにもまったく気を取られることなく一心不乱の様子である。右の狂人の背後にはもう一人が隠れていて、顔に不気味な笑みを浮かべながらこちらを覗き見ている。この強烈な印象を与えるレリーフは、オランダのスヘルトーヘンボスに当初六人の狂人を収容するため一四四二年に建設された癲狂院《ドルハウス》 dolhuis の正面を飾ったパネルで、ペーテル・ファン・クーヴェルデンにより一六八六年に制作された一品である。翻って北海を隔てた王政復古期のイングランドでは、ロンドン旧市壁のすぐ外、ムアフィールズの適度に目立たない場所にベドラムの移設が決まり、一六七六年にはロバート・フックによる宮殿風の外観をもった新しい建物の全体設計が完成してい

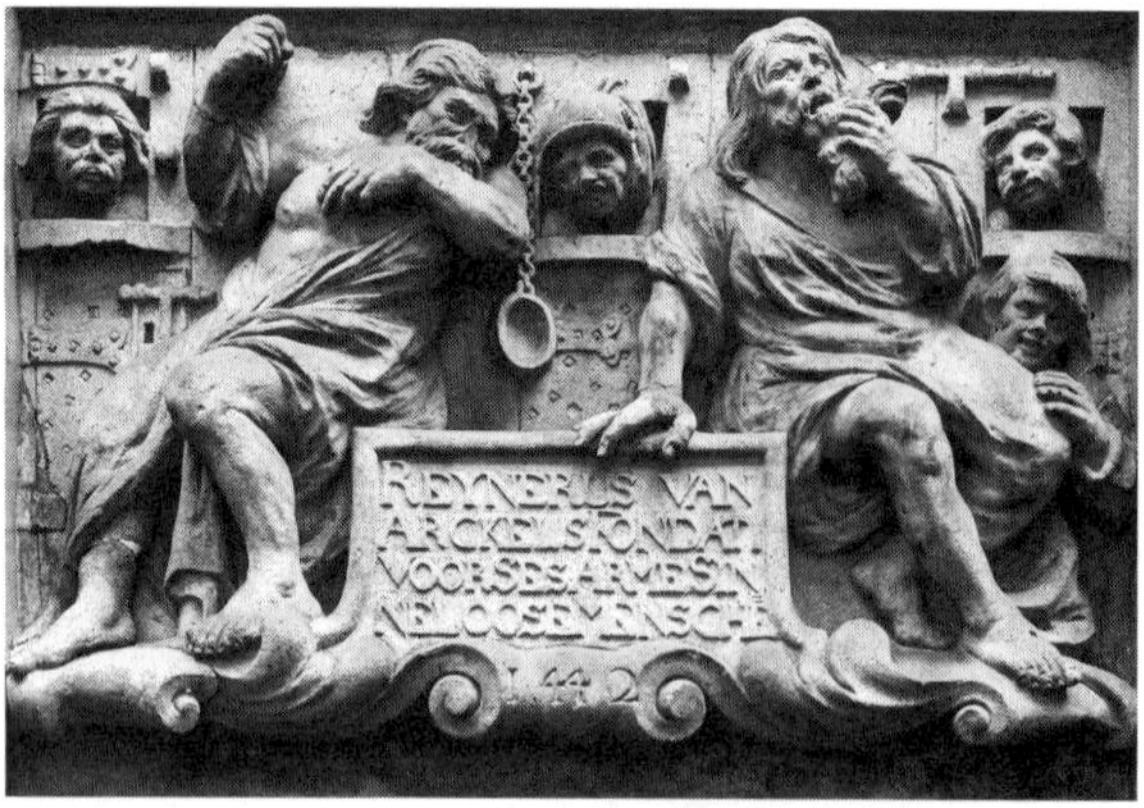
REYNERUS VAN
ARCKELS FONDAT
VOOR SES ARME SIN
NELOOSE MENSCHE
1442

19――――スヘルトーヘンボスの癲狂院の収容患者を象（かたど）ったペーテル・ファン・クーヴェルデンによるレリーフパネル(1686)。監房の窓から3人の狂人の顔が覗き、その前に顔を歪めた2人の狂人とにやけ顔の少年が1人それぞれポーズをとっている。

✴

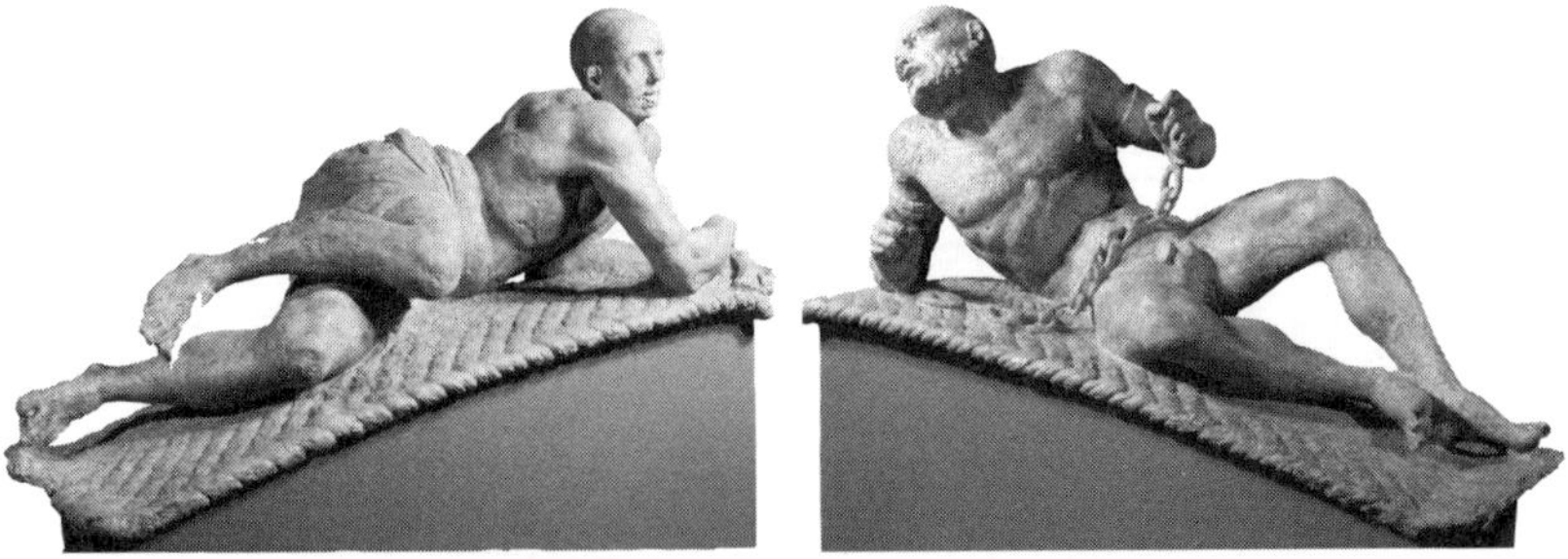

20・21 ――――――憂鬱と躁狂（1676頃）。このシバーの手になる2体の巨大な彫像はベドラムの正面門上に掲げられた。詩人のジョン・キーツはこのベドラム病院の近所で育ったという。叙事詩『ハイピリオン』における「傷ついたタイタンたち」[★『ハイピリオン』(Keats, 1820)、既訳 p. 369] の描写には、この2体の彫像から得た霊感が働いたに違いない。

た（口絵㉒参照）。正門上にはデンマーク出身の彫刻家カイアス・ゲイブリエル・シバーの手になる二体の巨大な彫像が設置された。左側の藁床に半ば体を起こした姿勢で虚ろな表情を見せているのが憂鬱《メランコリア》症患者、右側で全身の筋肉を強張らせ、拳を固め、頭を反らし、顔を獣の如く歪めているのが躁狂《マニア》患者の像である。このように十七世紀後半ともなると、当時ヨーロッパ社会の多くで問題視され始めていた狂人や不埒者を収容する施設として、癲狂院が自らの存在を積極的に示そうとする傾向が見られた。

狂人は怠惰で、少なくとも一般に生産労働の能力を欠くとされ、近代以前には貧民、不埒者、不具者、孤児、老人等と一緒に扱われた。共通するのは他人の扶養を要するという一点である。もちろん盲人と狂人、若者と老人、放蕩と堕落の区別がつけられなかったわけではない。しかし社会政策上の観点から重視されたのはかれらが揃って無産かつ貧困であるという事実だけで、そうした状態に陥った原因のほうに注意が向けられることはほとんどなかった。

状況に変化が訪れたのは十七世紀である。きっかけは様々だが、ヨーロッパ北部に関して言えば通商の再興、都市の発展、市場関係の拡充により、貧民の中でも特に放蕩者や浮浪者に対する視線が厳しくなっていったことが挙げられる。ネーデルラント連邦共和国（現オランダ）や英国およびその周辺地域で、こうした人々に訓練を施して労働能力を獲得させることを目的とした新しい種類の矯正施設が建てられ、かれらを収容する試みが断続的に行われた。オランダ初の癲狂院《ドルハウス》が建設されたのは十五世紀である。当初は小規模で、収容可能人数も十人程度であったが、十六世紀後半から十七世紀前半にかけて、危険な狂人に手を焼いた家族や地域の求めもあり、いくつかの施設で規模の拡大が行われた。商売上手なオランダ人らしく、施設拡張工事の資金は、慈善を旨とする寄附に頼るのではなく、豪華な賞を用意した都市民向けの富籤《とみくじ》によって集められた。一五九二年にアムステルダムで開催された大抽籤《ちゅうせん》会では、籤券の発売に一年をかけた上、賞が多すぎて抽籤作業に六十八昼夜を要したという（ちなみに元のアムステルダム癲狂院は、身重の妻を狂女に襲われた経験をもつヘンドリック・ファン・ギスプが遺言で寄附した遺産により一五六二年に設立されたものである）。籤の売上を資金に行われた大規模な拡張工事は一六一七年に竣工を迎えた。一五九六年にはライデンで、一六〇六年から翌七年にはハーレムで同趣旨の抽籤会が開催されている。アムステルダムほどではないものの、やはり抽籤作業は両都市とも五十二昼夜に及んでいる。

一方、カトリック圏の絶対君主国はこの手の商売っ気には消極的だった。とはいえ職に就かず遊び呆けている者、社会不適応者については、暴動や秩序壊乱の原因になり得る層であり、したがって政治的脅威と見られた。政権は農民から徴収した税を用いて街頭から貧民の姿を一掃する方針をとり、乞食、浮浪者、娼婦等、安定した雇用労働の世界から逸脱しているとみなされた人々が端から収容されていった。このために専用の施設が多数新築されていくのだが、十七世紀から十八世紀にかけてフランスで相次ぎ設置された一般施療院《オピタル・ジェネラル》 hôpital général や乞食収容所《デポ・ド・マンディシテ》 dépot de mendicité もその一環である。職を持たず自活能力を欠いた貧民は、もはやただ無視される対象ではなくなった。強いてでもかれらに労働させることが、政府として目指すべき政策とされたのである。

特段に凶暴で危険な狂人については、中世の頃からすでに閉じ込めるとか鎖に繋ぐといった形でその脅威を軽減するための方法が採られていたことを考えると、ここで新たに規律訓練の対象とされた人々の中にも狂人が含まれていたと考えるのがごく自然な推論だが、実はこの種の矯正施設において狂人は少なくとも主たる標的ではなかった。特にオランダでは、勤労、規律、秩序といった目標と齟齬を来《きた》すとの理由で、病人と狂人を施設から排除する方針がとられている。周囲に深刻な脅威を及ぼす狂人については専用の施設として癲狂院《ドルハウス》が用意され、その第一号となったの

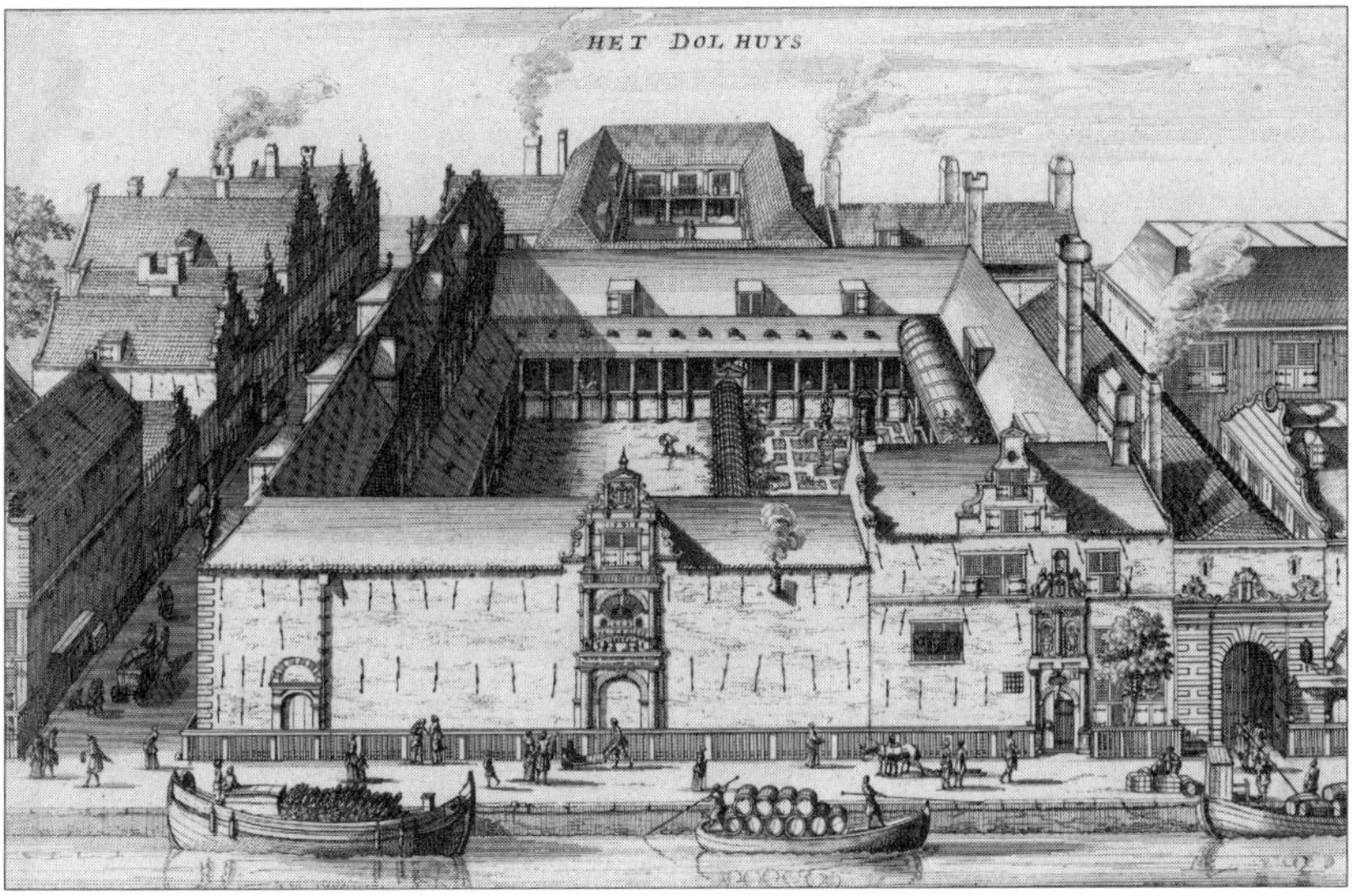

22 ──── 1617年、増改築完成後のアムステルダム癲狂院(ドルハウス)。この銅版画自体は1663年に制作されたもので、作者はヤーコプ・ファン・ムールスとも言われるが不明。

が前述のスヘルトーヘンボスの癲狂院だったのである。

一方、フランス初にして最大の一般施療院がサルペトリエールである。一六五六年、国王の勅令によりパリの火薬工場跡に建設されたこの病院には、開院当初は百人ほど、フランス革命勃発時点ではその十倍もの狂人が収容され、しかも患者のほとんどが女性だった。とはいえ全体の患者数からすると狂人の割合は常に小さく、例えば一七九〇年の統計では、一万人を超える全収容患者数に対し狂人は一割に満たず、代わりにあらゆる種類の社会不適合者が院内に集められた(口絵㉓参照)。フランスの外科医ジャック・トゥノン(Jacques Tenon, 1669-1760)は、一七八八年に出版したパリの病院事情に関する批判的報告書の中で、サルペトリエールの被収容者の分布について簡潔な要約を記している。

サルペトリエールはパリで最大の、あるいはことによるとヨーロッパ最大の規模を誇る病院である。この病院は婦人病院と監獄を兼ね、妊娠した婦人及び少女、乳母とその保護下にある乳幼児、生後七、八カ月から四、五歳までの男児、年齢を問わず女子全般、高齢の既婚男女、狂気、痴愚、癲癇、麻痺、盲目、不具、疥癬等あらゆる種類の難病を患う婦人、腫瘍を患う児童、等々を収容する。
　院内中央に設置された婦人監獄は四つの監房に分かれる。一般房は最も淫蕩な少女たちを、矯正房は堕落の度がそれほどではないと判断された少女たちを、監獄房は国王の勅命により収容された婦人たちを、重監房は判決により烙印刑に処された婦人たちを収容している。[1]

この記述においても、狂気は収容理由の中のごく一部を占めるにすぎない。ミシェル・フーコーが広めた、十七世紀から十八世紀にかけて狂人の「大監禁」が起こったとする命題は、実態に照らしてみればかなり大袈裟な誇張なのである。この点は、パリよりも人口密度の低い地方都市に目を転じてみれば一層明らかになる。

　例えば南仏のモンペリエでは、十七世紀後半に一般施療院が建設されているにもかかわらず、十八世紀初頭の時点でなお「理性と良識を喪失したまま街中をぶらついては様々な騒動を引き起こす人々」を懸念する声が上がっている。結局、狂人と目される男が妻を刺し殺し自宅と近隣の家屋に放火して全焼させた事件がきっかけとなり、同市でも狂人対策に乗り出すことになった結果、市民病院《オテル・デュー》の敷地内に凶暴な狂人を収容する十二の監房《ロージュ》がつくられた。この監房は以後も増え続け、革命の頃には二十五を数えるに到っている。とはいえ収容された狂人の数は二十人強で、当時のモンペリエの人口三万人超に比してみれば、割合としてはごく小さかったと言わざるを得まい。[2]

　同市は医学の中心地で、地元のモンペリエ大学医学部はその威信と名声においてパリ大学に次ぐ地位を不動のものとしていた。[3]ところが、狂人収容施設が病院敷地内に置かれていた事実にもかかわらず、狂人の治療に医師はまったくと言っていいほど関与せず、関心も示さなかった。[4]狂人として施設に収容されたのは、昼夜を問わず往来を走り回って近隣に放火しようとしていた男、幾人もの人を襲って傷害を負わせた男、教会の祭壇に跳び乗って宗教画や装飾を片っ端から壊し始めた男等、地域社会に対する明白な脅威とみなされた者か、あるいは好色であったり売春を行ったりした「ふしだら」な娘のように、家族の名誉を傷つける虞《おそ》れのある者であった。収容患者の看護を担当したのは（窓に鉄格子の嵌った八フィート四方の狭い監房に閉じ込められた患者に「看護」という言葉が適切かどうかは微妙だが）、カトリックの愛徳姉妹会《レ・フィユ・ド・ラ・シャリテ》の修道女たちである。この点も、狂人への処遇が医学的というよりは社会的な問題と見られていたことの一つの証左と言えよう。[5]

施設に収容された狂人がごく僅かであったとして、ではそれ以外の狂人はどこにいたのかといえば、その重荷を負わされるのは昔から基本的には家族であった。まして下層民はそもそもの生活が貧困であったから、家内に狂人が出た場合の処遇も、屋根裏や地下室、あるいは外の小屋に閉じ込めて鎖で繋いでおくといった、実に惨めでぞんざいなものであった。身寄りのない場合は放蕩者や浮浪者らと一緒に監獄や乞食収容所に入れられた。一方、富裕層の場合は、家内で持て余した狂人を宗教施設に送ることが多かった。その目的のためにしばしば用いられたのが、指名された者を無条件に施設拘禁することのできる勅命封印状《レトル・ド・カシェ》（国王の署名入りの逮捕令状）で、これを執行された中で最も有名な人物といえば、やはりサド侯爵（Marquis de Sade, 1740–1814）であろう。法廷へのあらゆる訴えを遮断するこの封印状を申請したのは、彼の度重なる性的逸脱に業を煮やした義母モントルイユ夫人であった。長女の夫であるサドが義妹に当たる次女と不義の関係を結んだこと、娼婦や男娼の頻繁な利用、辺り構わず誰をも誘惑するその放縦と、理由はいくらでもあったろう。とはいえサドの妻自身は終始夫の共犯者であったわけで、その意味では実母による封印状申請は彼女の本望ではなかったはずだ。いずれにせよモントルイユ夫人の謀略によりパリに誘《おび》き出されたサドはヴァンセンヌ城に監禁されることとなり、数年後パリのバスティーユ監獄へと移されるが、革命の暴徒がこの監獄を襲撃し囚人を解放するちょうど十日前になってシャラントンの精神病院に再び移送されている。[6]彼はその後、一旦解放されるものの一八〇三年には再びシャラントン送りとなり、結局一八一四年に没するまで外に出ることはなかった。

フランスには十八世紀前半の時点ですでに民営の癲狂院も存在していた。[7]「健康の家《メゾン・ド・サンテ》」なる婉曲的な名称で呼ばれたこの種の施設に患者を入院させるに当たっては、法的な手続きに則って禁治産宣告を得る必要があった。通常は家族の（場合によっては当局側の）申請を承けて、司法官が関係者への聞き取り、証拠の検分、そして狂人であるとされる本人との面談を行い、それに基づいて宣告の可否を判断する。制度趣旨としては本人の財産の保護という面もあったのだが、高額な費用を要することや、事情が表沙汰になると「家族の名誉」と体面が脅かされることから、この手続きの利用は比較的少数の事例に留まり、多くが前出の封印状の発行を申請した。しかし封印状は発行基準が緩く恣意的な運用を許すものであったことから、「健康の家」は醜聞と恐怖の源泉となってしまった。[8] 要は、国王が政敵や批判者を黙らせるために、また奇矯な行動により頭痛の種となっている王族の子弟を幽閉するためにこの制度を悪用している、という評判が後を断たなかったのである。しかし邪魔な人間はみな狂人に仕立て上げてしまえというのでは、精神病者の拘禁は圧政の手段へと堕してしまう。封印状の恣意的な運用に対する不満は抑圧に抗して徐々に高まり、ルイ十六世の治下に爆発することとなった。一七七〇年代以降、封印状による狂人の拘禁については、パリをはじめ各地方の高等法院から、そして最終的には三部会からも、その廃止を求める抗議が出されるに到り、革命直後の一七九〇年三月二十七日、憲法制定議会はついにこの制度を正式に廃止した。一方、これにより再燃した危険な狂人の処遇をめぐる問題が十全な解決を見るには、狂人の施設収容を規制する精神病者法が成立する一八三八年を待たねばならなかった。

狂気の表象

＊

いつか自分も癲狂院に入れられるかもしれないという恐怖が、国王による制度の恣意的濫用への懸念と密接に結合したのがフランスの状況であったのに対し、イングランドでは事情がかなり違っていた。イングランドにおける営利目的の民営癲狂院は、狂人を家内で処遇する負担と面倒から解放されたい富裕層の需要に応じて、十七世紀後半にはすでに登場し始めていたと見られる。十八世紀に入り市場と商業が急成長する中、一定の豊かさを享受する中産階級が勃興し、ここに消費社会が成立する。[9] 商品となる財とサーヴィスの種類が拡大するとそれだけ起業家階級の儲け口も増え、エチケットやダンス、音楽、絵画を教えて収入の途とする機会までもが多くの人々に開かれていった。

識字率の上昇により出版市場が成長し、業者が軒を連ねるグラブ街の三文文士が大衆向けに刺戟的な物語を提供する一方、文学市場の上層にはより広い読者層を獲得する野心的な作家が現れるようになった。翻って絵画の世界でも、時代の変化に明敏に対応する画家が登場してくる。例えばウィリアム・ホガース（William Hogarth, 1697–1764）は、貴族階級の顧客向けに一点物の油彩画を高値で売り、他方で同じ絵を版画で大量に複製して上流階級の真似事を歓ぶ新興成金に売りつけるなど、新たに成立しつつあった商機を存分に活用した。彼の作品には富裕層の肖像画に加え、当時最新の社会批評的主題を扱ったものもある。グラブ街の貧乏文士を描いた油彩画のほか、『当世風結婚』、『勤勉と怠惰』、『残酷の四段階』、『ジン横丁』、『娼婦一代記』等々と題された、十八世紀ロンドンの堕落ぶりを告発する一連の諷刺画（いわゆる「現代の道徳的主題」連作）が例として挙げられよう。

その中で最も評判を呼んだのが『放蕩一代記』である。トム・レイクウェルという若者が、守銭奴の金満家であった父親から相続した財産を大酒、賭博、女買いの放蕩三昧で食い潰し、破滅していく様を描いた八連作である。最後の第八図には、放蕩生活の末に発狂してベドラムに収容されたトムが、一群の狂人の一人として鎖に繋がれ、半裸で床に座り込んでいる様子が描かれている。画面には狂人見物に訪れたのであろう、流行のドレスに着飾った二人の女性（貴族かはたまた娼婦か）の姿も見える。鉄格子に鉄鎖、そして裸身という狂人のステレオタイプに加え、円錐帽をかぶり三重十字の笏を手にした自称教皇、紙を丸めた望遠鏡で天井を覗く自称天文学者、失恋で憂鬱に沈むメランコリア患者、居もしない客の寸法をとる自称仕立屋、楽譜を頭に載せて棒きれでヴァイオリンを弾く自称音楽家、全裸に王冠をかぶり藁の上に小便を垂れる自称国王等、実に多様なタイプの狂人で院内は溢れ返っている。不合理が各々の形をとって現れたこの病理の大行進において狂気が意味するのは、まさに堕罪の報酬である。連作『放蕩一代記』は、まず油彩画が一七三三年に完成し、同年内には早々と版画の予約受付が始まっているのだが、実際の販売は版画著作権法が施行される一七三五年六月二十五日まで延期され、これによりホガースは一セット売れるごとに二ギニー

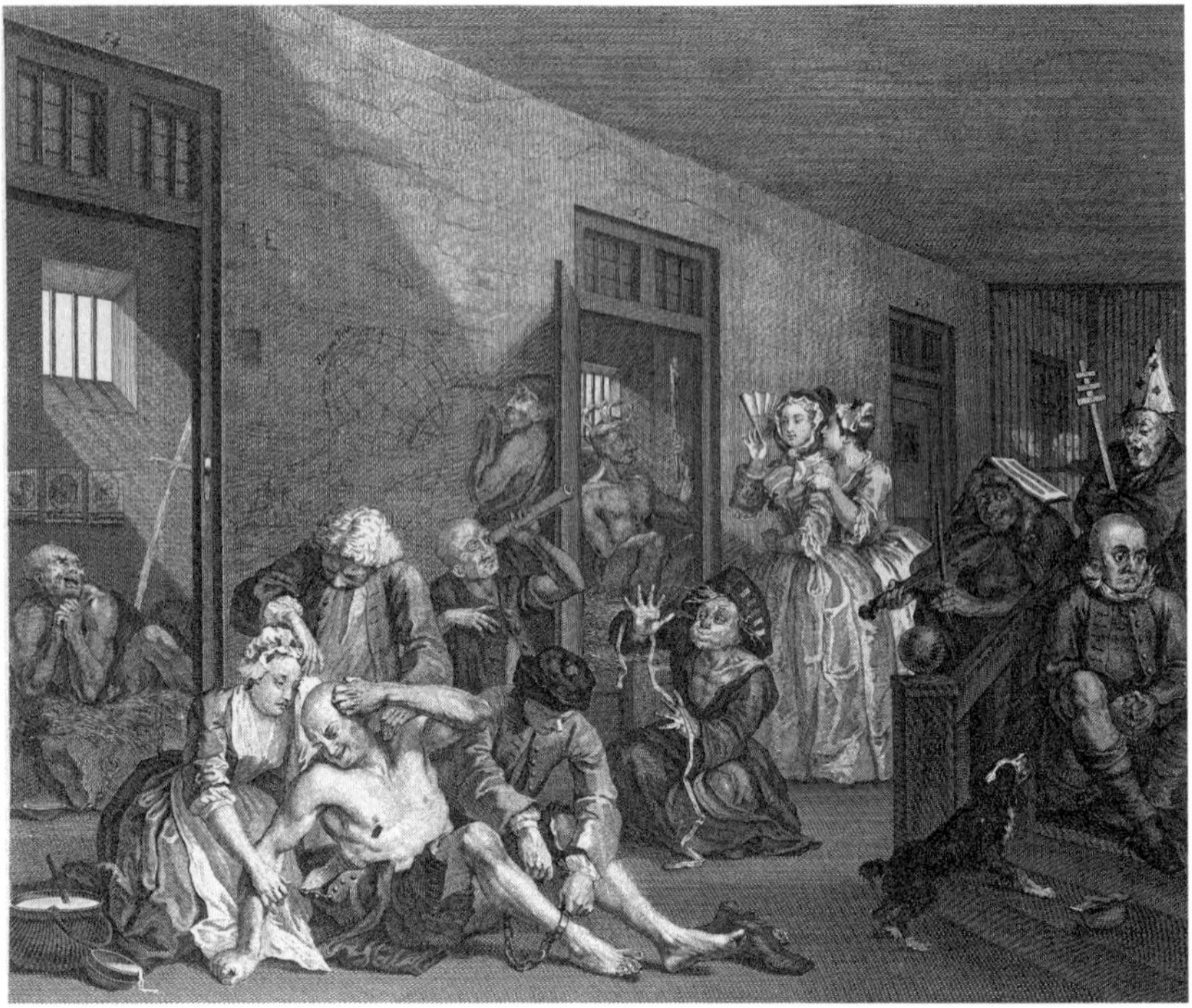

23――――『放蕩一代記』の最後の場面。堕罪と放蕩の末に得られるもの、それは発狂してベドラムに収容される末路であるとの教訓を示す。油彩原画に基づく銅版画。

の収入を得られるようになった。しかも彼はその市場も枯渇したとみるや今度は小型の廉価版を制作し、これを僅か二シリング六ペンスで売り捌いている［★1ギニー＝21シリング、1シリング＝12ペンス］。

ホガースの作品の主たる購買層であった貴族階級のパトロンと新興の商人階級という組み合わせは、オペラ観劇の主要な客層でもあった。詩と舞踏、演劇と音楽が融合した芸術であるオペラは、十六世紀末のルネサンス期フィレンツェにおいて、ギリシア演劇の復興を目指す動きの中で生まれたというのが定説である。当初は（あり余る富と権力を誇示する手段としてあらゆる種類の贅沢が美徳とされた）宮廷内での上演がほとんどだったが、まもなく富裕層向けに、客が料金を支払って観劇する上演形式も現れた。これはまずヴェネツィアで（モンテヴェルディ作品の興行として）始まり、それがイタリア全土に広まり、やがてヨーロッパ各地でも行われるようになる。ホガースの活躍と同時期に、巨匠と呼ばれる作曲家らが挙《こぞ》ってオペラの制作に乗り出し、これが富裕層へのアピールを強化した。良し悪しは別として現代も残る「オペラの客は金持ち」というイメージは、この時代に成立したものにほかならない。

感情の昂《たかぶ》り、恋愛、背信、悲嘆、復讐、暴力、そして死といった要素を含む脚本、荘厳な舞台装置、滑稽と紙一重の過剰な演出。それがオペラの醍醐味であり、だからこそ舞台上で最高潮に達した熱情が雪崩れ込むその先は狂気でなければならない。オペラという楽劇形式の成立直後から、このことは作り手と観客の共通了解であった。悲嘆と苦悩に苛まれ、あるいは死に瀕した場面で歌い上げられるアリアが、いつしか狂気の響きを帯び始める所以である[10]。言語の限界を揺るがす詩の力に演技と舞台装置と衣裳を加味することのできるオペラは、狂気の表象において多大な利点を有する。オペラは狂気の姿を観客の前に呈示し、その本質を強調し、さらには自らの内部に取り込む。それはまさに世界の崩壊を映し出す芸術なのだ。加えて、歌詞を増幅し、彩色し、時にはそれと対立する第二の「言語」の存在も忘れてはならない。もちろん、その言語とは音楽である。有能な作曲家にかかれば、人物造形や役柄の心情、場面の状況までもが、音楽だけで表現され得たのである。

ヘンデルの『オルランド』(『狂えるオルランド』の翻案)は、ホガースが『放蕩一代記』の制作に取り組んでいた一七三三年一月二十七日に、ロンドンで初演を迎えた。飽くまでも秩序と荘厳を旨とするバロック音楽の一作品でありながら、第二幕の最後、オルランドが発狂する場面は格別である。正気を失っていく主人公の様子が、技巧を凝らした演出により実に見事に表現されているからだ。単純なリズムで始まったオーケストレーションが、場面展開に従い熱狂の色を帯びる。弦楽部分は合奏に次いでヴァイオリンが高音の旋律を取り、基調のリズムが増え、和音も次第に狂乱の度を強めていく。リコーダーとヴィオラ・ダモーレの独特の音色が、オルランドの現実からの逃避を表現する。七つの異なるテンポと五度にわたる拍子変更が、曲調に屈曲を与える。緊迫した主題要素が何度も繰り返され、最後にもう一度、今度は狂乱と複雑の度合いを一層高めた伴奏とともに回帰してくると、ここで音楽は、羅針盤を失った世界を象徴するかの如く歪む(ヘンデルはこのアリアの前に置かれた伴奏付叙唱《レチタティーヴォ》でも、八分の五拍子の小節をいくつか設けている。これはバロック音楽ではあまり見られない小節構成で、当時の観客に不穏の感覚を惹起したに違いない）。[11]第二幕最後の場面、正気を失ったオルランドは、自分がステュクスの渡し守カロンの船に乗り込み、冥府への旅に出立したものとの妄想に囚われる。「我が身はすでに黒き波間にあり《ジア・ソルコ・ロンデ・ネーレ》」と歌う彼は、そのまま狂気の淵へと転落していくのである。

既存文学に取材したオペラ作品は、ヘンデル以降も盛んに制作された。[12]約半世紀後の一七八一年には、古典派音楽に分類されるモーツァルト『イドメネオ』の初演が行われている。トロイア戦争後のクレタ島を舞台とするこの作品において、音楽と物語と演技の融合はさらに高い水準に到達した。モーツァルトの音楽はヘンデルよりもリズムが複雑で抑揚の幅が大きく、楽器編成も多彩で、多層の旋律を重ね合わせる作風をとる。総じてオーケストレーションがまったく異なり、序曲からすでにその後の恐るべき展開（渦巻く海、怒れる海神の秩序を壊乱する力の感覚）が予兆されるのだが、場面展開に伴い観客の眼前で繰り広げられるのは、王子イダマンテをめぐって囚われのトロイア王女イリアへの嫉妬に燃えるエレットラが、復讐を誓い、しかし妨害され、徐々に狂気に陥っていく様である。終盤の憤激のアリアへと向かい音楽は激情の強度を獲得する。絶望と憤怒を歌うエレットラの声は上昇し、断片的でヒステリアめいた叫びへと解体する。一方、オーケストラの伴奏はシンコペーションと不協和音による不安定要素とを混ぜ合わせた爆発的な相乗効果を生み、エレットラの激情と苦悩の魂を喚び覚ます。[13]ヘンデルの『オルランド』が狂気の衝動の表現に際し反復を用いたのと同様に、エレットラのアリアにおいてもダニエル・ハーツが指摘するように言葉につまりながらの反復と「逃れ難い強迫の如く不断に繰り返される弦楽の旋回音型」が注目に値する。[14]以後、狂気の場面は、眠り《ソメイユ》のそれと並んで（現実感が弛緩する夢の世界と狂気による惑乱の間の密接な関係については多言を要すまい）、オペラ作品の定番場面となっていく。[15]

画家や作家の儲け口が、教会や貴族といった伝統的なパトロンにとどまらず社会の各層に拡がっていく一方では、日常生活に含まれる特に人が自分ではやりたがらない仕事を商売にして金を稼ぐ界隈も成立しつつあった。例えば葬儀業である。従来は遺族の手で行うしかなかった死体の埋葬という好ましからざる労働を、新しい専門職としての葬儀屋が一手に引き受けたのである。かれらはさらに、自身の労働を「葬儀」という一個の商品にまで練り上げ、身内に不幸のあった家々に売り込んでいった。

家族にとっては狂人も遺骸と同様、厄介の種であった。当時の法や道徳の観点から言えば、かれらは生きながら死んでいるようなものだったし、暴れる等の異常行動のために家族は平穏な生活を失うほかなかったからだ。狂人の存在は社会にとっても家族にとっても脅威であった。狂人は到る所で騒動と不安を引き起こし、あらゆる種類の混乱と動揺の原因となった。そういう人間が周りにいては安寧な暮らしなど望むべくもなく、家族は常に社会的な恥辱と醜聞に怯え、物資の浪費と家産の蕩尽による破産の恐怖と隣合わせの生活を強いられた。狂人本人も大きな苦悩を抱えていたには違いないが、周囲の人々にとってもかれらは多大なストレスの源泉であった。金さえ払えばこの苦しみから解放されるというのなら喜んで払おうと考える上層の市民は、それゆえ決して少なくはなかった。

＊

十八世紀イングランドで「狂人商売」trade in lunacy なる新語が誕生した背景にはこうした事情があった。身内に狂人が出た時に金銭を支払うことで秘密裡の支援や援助を受けて安心を贖う、また何か問題が生じた場合に実践的な解決を依頼するといった対応がとれるだけの経済的余裕をもつ層が拡大し、それに応じて非公式とはいえ最も重度の狂人を収容する癲狂院のネットワークも生まれていった。これらの施設を活用すれば、身内に出た狂人を詮索好きな周囲の目から隠し、家族の社会的立場を恥辱やスティグマから守ることができたのである。最重度の精神疾患は人間としての存在の破滅を意味したのであり、それゆえ（数としては依然少数ではあったものの）そうした患者への対応として、当時相次いで新設された癲狂院への収容が一つの選択肢となりつつあった。

この時代にはまだ認可制度がなく当局の規制も不十分だったのに加え、そもそもが表沙汰にできない厄介事を引き受けるのを役割とする施設でもあったため、癲狂院はしばしば世間から隔絶した陰湿な空間であった。そこに資本を投じて参入してきたのは、流動性と革新性が異常に高まっていた当時の社会状況を反映して、多様な背景をもつ雑多な人々の集団である。病苦に苛まれる魂の救済を職責とする聖職者からは、当然と言うべきか宗派を問わず癲狂院経営に乗り出す者が多く現れた。例えば一七三八年にブリストル近郊のステイプルトンに小規模の癲狂院を設立したジョゼフ・メイソンはグロスターシャーの浸礼派《バプテスト》牧師であった。この施設は後に近郊のフィシュポンズ村に移転された後、彼の子孫が五代にわたり経営を引き継ぐことになる（一七八八年にライデン大学から医学の学位を取得したジョゼフ・メイソン・コックス（後出）は孫、すなわち三代目に当たる）。一方、実業家や投機家、貧しい家計の足しを求める寡婦からも癲狂院経営に乗り出す者が出たほか、医療関係者でも、非識字層ながら独自の医術を提供する薬剤師や、レディングのアンソニー・アディントン（Anthony Addington, 1713–90）のように古典的な教育を受けた正規の医師など、様々な出自の人々がこの業界に参入していった。

実際、一部の施設では実入りもかなり良かったようである。『狂気論』*A Treatise on Madness*（1758）の著者として知られるウィリアム・バティ（William Battie, 1703–76）もまた早い時期に癲狂院を開いた一人だが、とても裕福とは言えない家庭の出身ながら名声と富を獲得し、ナイトに叙せられ、王立医師協会の会長を務めるまでになっている。没後に遺された財産は一〇万ないし二〇万ポンド（現在の貨幣価値に換算すると数千万ポンド）にものぼったという。前出のアディントンの場合、癲狂院経営で築いた財産は息子ヘンリーの政治資金として用いられた。結果、このヘンリー・アディントンは英国首相（任期：1801–04）を務めた後、爵位を得て貴族となっている。もちろん誰もがこんなふうに成功できたわけではなく、大半の事例では癲狂院経営はこれより遥かにささやかな生活をようやく維持できる程度の収入源にすぎなかったが、いずれにせよ経営は子や孫に引き継がれるのが通常であった。そうしている限り利益と秘密が一家の外に漏れるのを防ぐことができるからで、癲狂院経営といえば家業として行われるものという常識は、当初から確立されていた。

　商売人は金のあるところに集まる。だから狂人商売に参入した起業家の多くは富裕階級に患者を求めた。だがその一方で、貧困層の患者が初めてこの種の専門施設に収容されるようになったのも、やはりこの時期であった。当時の教区役人は、厄介事を起こしがちな狂人のうち身寄りのない者については、癲狂院に収容して管理するのが最善であるとの判断をしばしば下している。また賃労働の成立、地理的移動の増大、労働と家計の分離により、労働者階級では身内に出た狂人を家内で管理することがますます困難になっていた。特に田舎からロンドンに移住した労働者たちは経済状況悪化の影響に対し脆弱で、それだけこの問題はかれらにとって非常に深刻なものだったのである。加えて市場社会の成立は、人々の物の見方にも微妙な変化をもたらしていた。打算的な人生観が強まった反面、親族や家族の連帯は弱まり、その結果、公共機関に押しつけられる狂人の数は増加の一途を辿っていたのである。地方では癲狂院といってもほとんどが依然小規模で、収容患者数は多くて十人強だったのに対し、ロンドンでは規模の拡大が広範に見られた。一八一五年の時点で、トーマス・ウォーバー

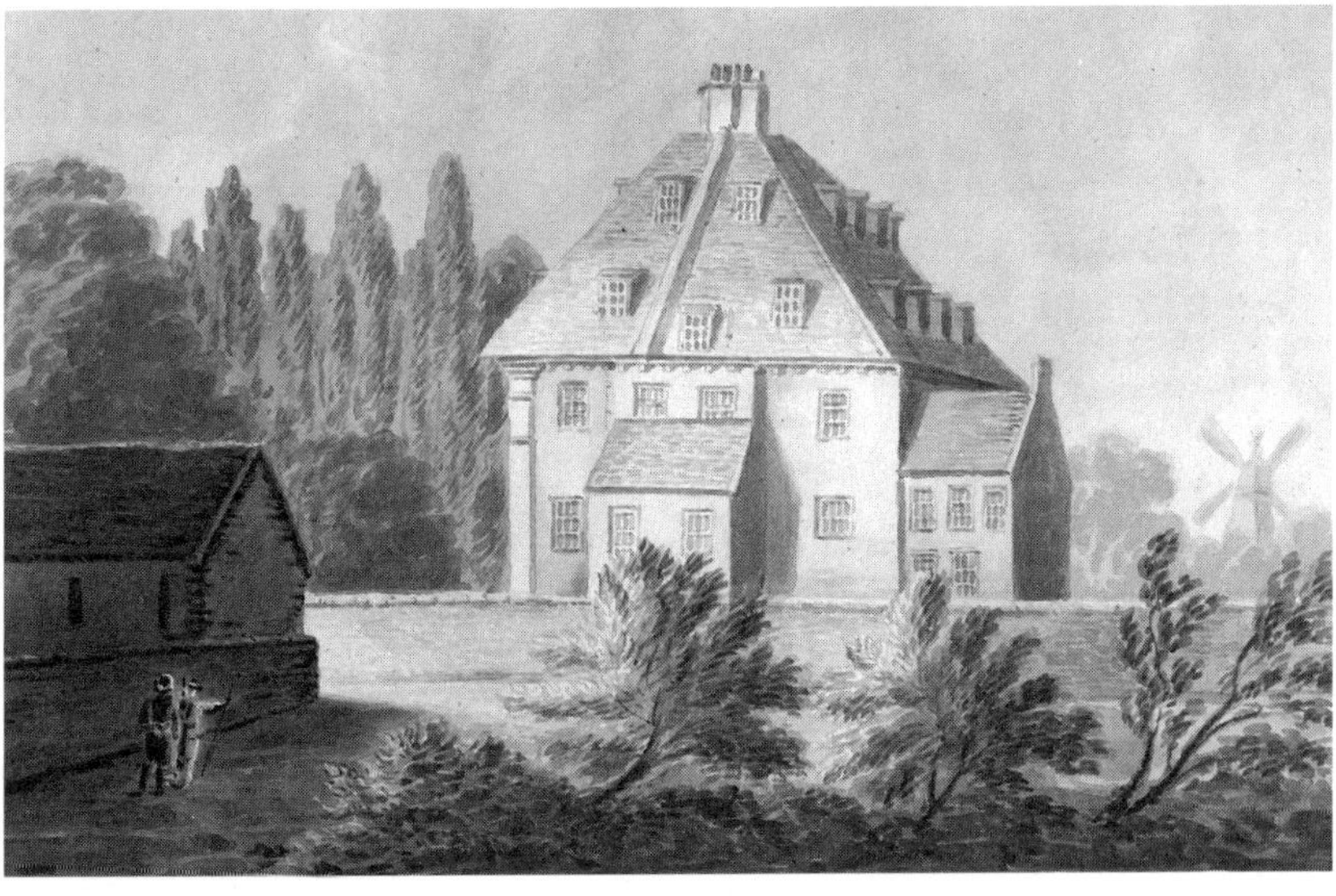

24――――18世紀から19世紀初頭のロンドンで最大の私立癲狂院の1つであったホクストンのウィトモア・ハウスを描いた水彩画。所有者のトーマス・ウォーバートンは元来肉屋の徒弟であったが、この癲狂院で管理人として働くようになった後、1800年に前所有者の未亡人と結婚するという、独創性には欠けるが抜け目のない方法でこの施設を手に入れた。

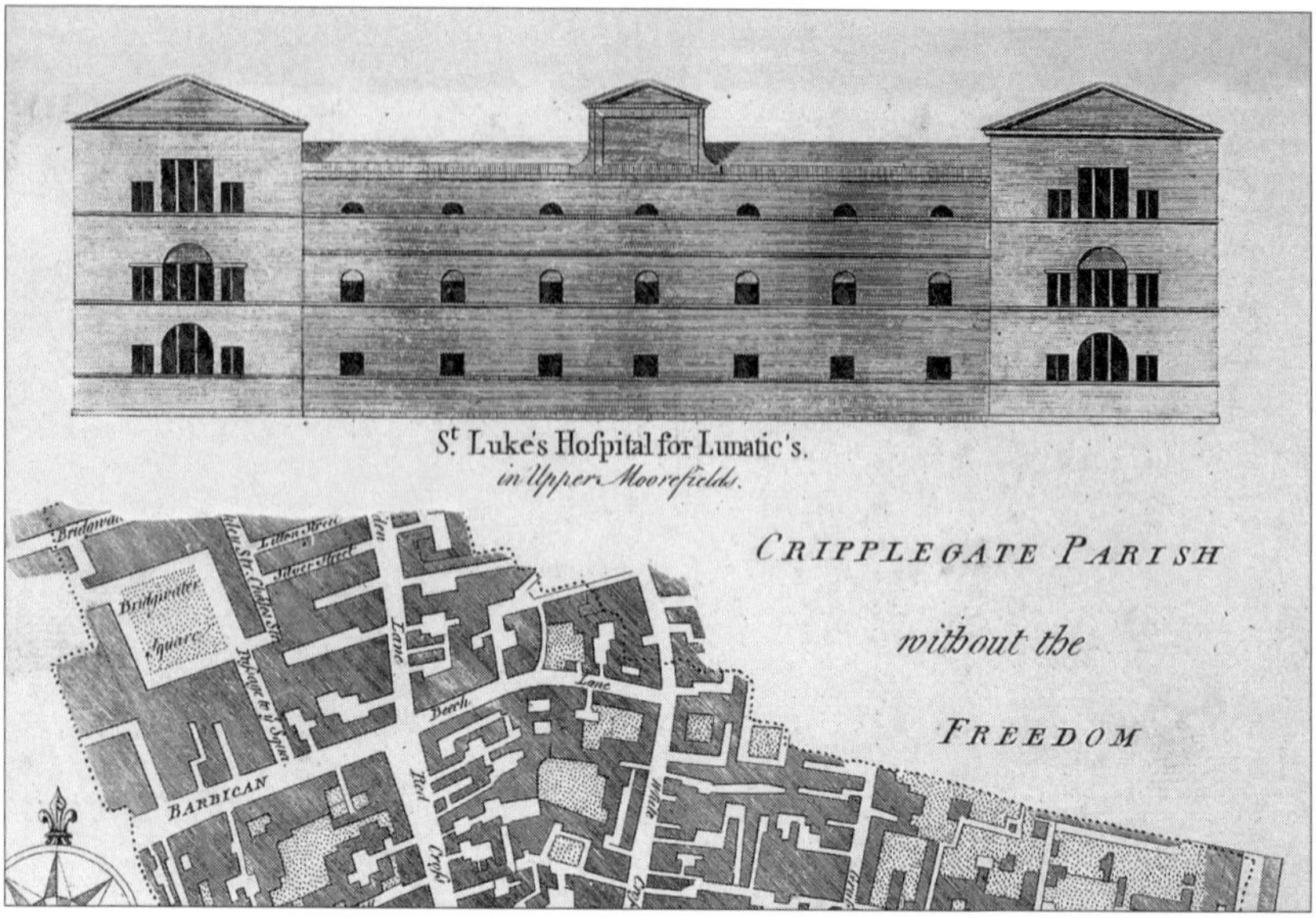

25 ―――― 1751年に設立された聖ルカ精神病院。ムアフィールズの反対側に建つベドラムの装飾過多な外観とは対照的に、簡素な趣向が徹底している。

トンがベスナル・グリーンに所有していたホワイト・ハウスとレッド・ハウスの二つの癲狂院では合わせて六百三十五人、ジョナサン・マイルズがホクストンに所有していた癲狂院では四百八十六人の患者を収容している（マイルズに到っては海軍省との間に、ナポレオン戦争で発狂した水兵を高額な料金で収容する契約を結んでいた）。

貧困層と中間層の患者は、十八世紀中頃から増え始めた慈善病院に収容されることも多かった。一六七六年にムアフィールズに移設されたベドラムが一七二八年に収容可能患者数を拡充したほか、一七五一年にはやはりムアフィールズに、競合となる聖ルカ病院が開院している。華美なベドラムに比して簡素な外観をもつ聖ルカ病院はまもなく各地方に類似施設を生んだが、それらはしばしば（レスターやマンチェスターのそれを典型例として）慈善家の寄附によって相次ぎ新設されつつあった一般施療院の内部に、あるいは隣接して建てられた。

ベドラムの移設は、都市基盤の大規模な喪失を招いたロンドン大火（1666）後の再建計画の一環として行われたものであるが（ただし旧ベドラムの建物自体は火災による破壊を免れた）、この移設計画には、同時に王政復古を慶賀する、つまりは神授の社会秩序を蹂躙したクロムウェルの共和国《コモンウェルス》からのイングランド国民の解放を祝うという趣旨もあった。だが新ベドラムの仰々しい外観と豪華な装飾は当初こそロンドン富裕層の慈愛心を揚々と宣する役割を果たし得たものの、十八世紀中頃には無益な虚飾であり浪費であるとする声が方々から上がるようになっていた。他方、見掛けの豪奢さに比して、立地の不健全さには否定し難いものもあった。近隣のクリプルゲイトとムアフィールズはいずれも湿地帯で、無為無宿の逃亡者やら犯罪者やら各種の浮浪者がたむろする不潔なスラム街だったからである。この辺りは刑場でもあり、絞首台の上には吊るされ腐り落ちるのを待つ死体がいくつもぶら下がっていたのである。

一方の聖ルカ病院は、「慈善を目的とする建築は簡素をこそ旨とする」[16]ことを自ら宣するような施設であった。これは当時ヨーロッパ各地に見られた感覚で、例えばオーストリアの医師ヨーハン・ペーター・フランク（Johann Peter Frank, 1745–1821）は病院にとって「最善

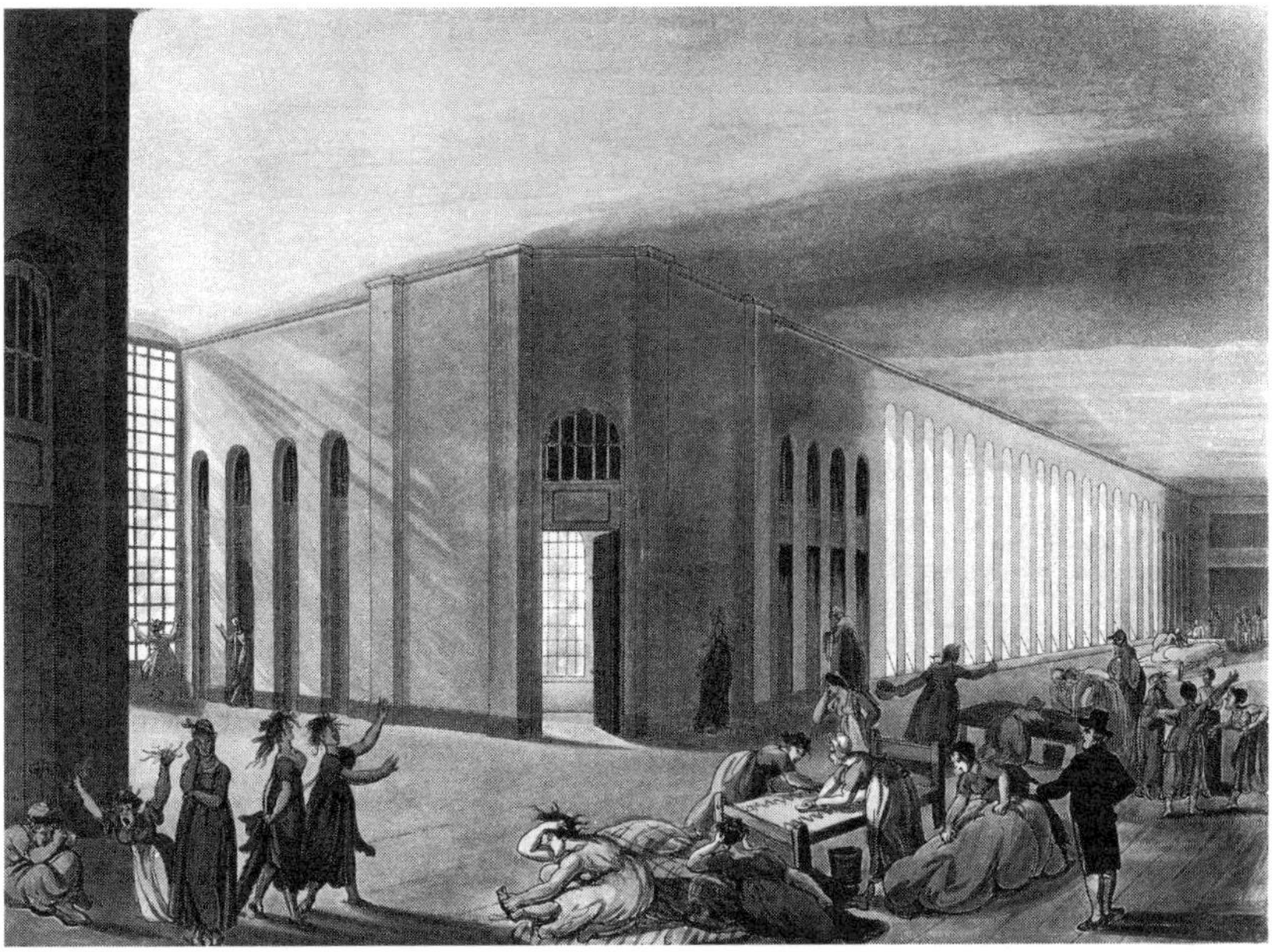

26――――――トーマス・ローランドソンが聖ルカ病院の女性病棟の内部を描いたアクアチント（1809）。天井の高さが誇張され、殺風景な棟内を髪を振り乱し衣服を着崩した多くの狂人が歩き回っている。

かつ唯一の装飾」は風通しのよい健全な立地と効率性だと言い、パリの科学者ジャン＝バティスト・ル・ロワ（Jean-Baptiste Le Roy, 1720–1800）も「貧相だが有用なものよりも派手で軽薄なものを好むのが人の常」である現状を憂い、「この種の建築物に求むべき唯一真正なる美徳は、広大なること、きわめて清潔なること、可能な限り空気の清澄なること」だと述べている。〈17〉

しかし外観の如何を問わず、この当時の精神病院は、小規模とはいえ慈善目的から狂人収容のために新設されたものであったにもかかわらず、患者に対しどのような治療が必要かという問題に関心を向けることがほとんどなかった。患者は無差別に、男女を分けることすらせず、とにかく詰め込まれていた。病棟は大広間と独房から構成され、暴れる者は独房の壁に鎖で繋いで放置された。こうした傾向は、営利目的の狂人商売において特に顕著であった。癲狂院の所有者たちは起業家としての経済観念に従い建物の新築に要する費用を惜しんだ。かれらは既存の建物——大抵は寂れた地域に半分廃墟の如く遺された邸宅——を適当に改装、改築して、顧客が持て余した狂人をとりあえず預かって収容できるだけの場所を安価にでっち上げたのである。狂気に取り憑かれた患者を正気に戻すための管理と治療には道徳的な配慮に基づいて設計された専用の施設が不可欠であるとして精神病院の改革を求める運動が登場するのはこれよりさらに百年後のことであり、初期の癲狂院にはそうした発想が一切なかった。それでも当時癲狂院の設立が相次いだ背景には、狂人の治療は家庭から引き離して行うのが最善とする考え方の浸透があった。まさにこの時期、新たな狂気の地理学《ジオグラフィ》が誕生したのである。

癲狂院が顧客に提供する便益のうち最大のものは安全の確保と狂人の隔離であった（ここに言う「顧客」とは患者本人ではなくその家族や地域社会のことである）。この目的のため、既存の建物を流用する場合も含め、癲狂院の設備には各種の工夫が凝らされた。収容患者の逃亡を防ぐため周囲には高い壁をめぐらし、窓には鉄格子が嵌められた。狂人は定義上、行儀なり規則なりに従う意欲や能力を持ち合わせていないとされていたため、癲狂院職員の業務負担軽減のために、患者は手枷をつけられ鉄鎖で繋がれた。そもそもが狂気の世界と正気の世界を分かつ施設であり、しかもその建物が監獄の如き雰囲気をまとっていたことから、まもなくその周囲には恐怖と忌まわしい噂が渦巻くようになった。

患者本人の口からも、自分の監禁は家族と看守が結託した陰謀によるものだとの訴えが聞こえ始めた。フランスでは勅命封印状の乱発に関し国王の権力濫用に懸念が寄せられたのに対し、英国では生まれながらに自由であるはずの市民の権利が踏みにじられている現状に対し痛烈な批判の声が上がった。一七三七年に（現在も刊行中の）欽定訳聖書語句索引《コンコルダンス》を出版したアレグザンダー・クルーデン（Alexander Cruden, 1699–1770）は、瘋狂院に収容されたかつての日々を振り返り、一人の「ロンドン市民をこの上なく毀損した」この経験はまさに「英国版の異端審問」にほかならなかったと訴えている（敬虔なカルヴァン派であったクルーデンにとって「異端審問」という言葉には格別な意味が込められている）。〈18〉常に目敏《めざと》く売文業に励んでいたダニエル・デフォー（Daniel Defoe, 1660–1731）も、とあるパンフレットの中で次のように書いている。

上流人士と呼ばれるもその実は最悪な連中の間で昨今流行の卑劣なる行状、要はもっと自由に放蕩の限りを尽くしたいとの気まぐれから奥方を瘋狂院送りにする非道（……）これら施設に厄介払いされた御婦人淑女や数知れず（……）この忌むべき施設、所内にての残忍なる扱いのゆえに入所時には確かに正気であった御婦人方もほどなく狂気に陥らざるはなしとの由《よし》。〈19〉

実際、患者側から訴訟を起こして勝利した事例も多く、これらの主張は決して故《ゆえ》なきものではなかったようだ。当時は、男女を問わず誰にでも瘋狂院送りにされる可能性があった。一七七八年から一七九五年の十七年間にわたってハックニーの瘋狂院に監禁されたウィリアム・ベルチャーも、ロンドンで最も著名な瘋狂医の一人であったベドラムのトーマス・モンロー医師の支援により解放された後、かの施設での経験を振り返って「縛られ拘束衣を着せられ拷問を受け、足枷をつけられ、牛の角の容器で無理やり薬を飲まされ、殴り倒され、ついには会ったこともない陪審員に狂人と宣告され」、長年にわたりこの「精神の早すぎる棺桶」からの解放を待望し続けたと告発している。〈20〉とにかく狂人商売には常に疑惑がつきまとっていたのである。ウィリアム・パージェター（William Pargeter, 1760–1810）もその狂気論の中で、癲狂院の所有者ではない医師としての立場から、この種の施設をめぐる悪評を追認している。

癲狂院と聞いてほとんどの人の胸に去来するのはこの上なく強い恐怖と不安である。一度そこに居を定めることとなった患者は酷い虐待を受けるのみならず、治ろうと治るまいと生きて再び壁の外に出られる可能性はこの上なく小さいというのが世間の認識であるが、それは決して故《ゆえ》なきものではない。〈21〉

小説の中の狂気　＊

当時の作家たちは文学市場の急成長を背景に、癲狂院という舞台にいち早く作劇上の可能性を見出していた。例えばイングランド版『ドン・キホーテ』とも言われるトバイアス・スモレットの『サー・ランスロット・グリーヴズの生涯と冒険』*The Life and Adventures of Sir Launcelot Greaves*（1760）には、標題の主人公が捕えられ、悪漢バーナード・シャックルの経営する癲狂院に送られるくだりがある。一方、これが大衆文学になると狂気の利用のされ方はより露骨なものとなった（この手の下賤な作品に表向き軽侮の目を向ける人々の中にも密かな愛好者はいた）。癲狂院に入れられ狂人に囲まれて暮らす日々、その想像がもたらす戦慄は、三文文士にとって抗い難い魅力をもっていた。舞台設定それ自体が読者の劣情をそそり、娯楽としての恐怖を提供し得たからである。ゴシック小説は競い合うように癲狂院の場面を取り入れた。無情な悪党が無力なヒロインを陥れて文明社会から隔離された癲狂院に監禁し、その純潔と正気を脅《おびや》かすというのが定番のプロットであったが、作家らはここにヒロインが鞭打たれたり鎖に繋がれたりする場面を加えて読者の嗜虐心をさらに煽った。

この種の煽情小説といえば本来はグラブ街が真っ先に舞台となるところ、[22]ベドラムの存在感にほとんど圧倒されているというのは若干の皮肉であるが、フランスでも暗黒小説《ロマン・ノワール》としてまた独自の恐怖、悪魔崇拝、放蕩を扱うジャンルが発達したほか、同種の作品群がドイツでは恐怖小説《シャウアーロマーン》の名で誕生した。

このジャンルの初期を代表する作家として、イライザ・ヘイウッドが挙げられる。当初匿名で出版された『苦難の孤児、あるいは癲狂院の愛』(1726)は、高潔なヒロインが叔父の謀略により監禁され、果ては無情にも癲狂院へ送られるという設定が高い人気を博し、海賊版も含め十八世紀を通じて多くの版を重ねた。両親を亡くし孤児となったアニリアは叔父ジラルドを後見人として育てられるが、このジラルドは彼女が相続した財産を狙って姪を自分の息子に娶らせようと画策する。アニリアがこの申し出を拒むと、ジラルドは彼女を監禁して心変わりを迫るばかりか、深夜に馬車に押し込み「癲狂院の使用人を二、三人見張りにつけて」送り出す。アニリアは抵抗むなしく「口を塞がれ」黙らされる。読者はヒロインの正気をも脅かすこうした苛酷な監禁のイメージに昂奮した。「院内の一隅から聞こえる鎖の音、残忍な看守に

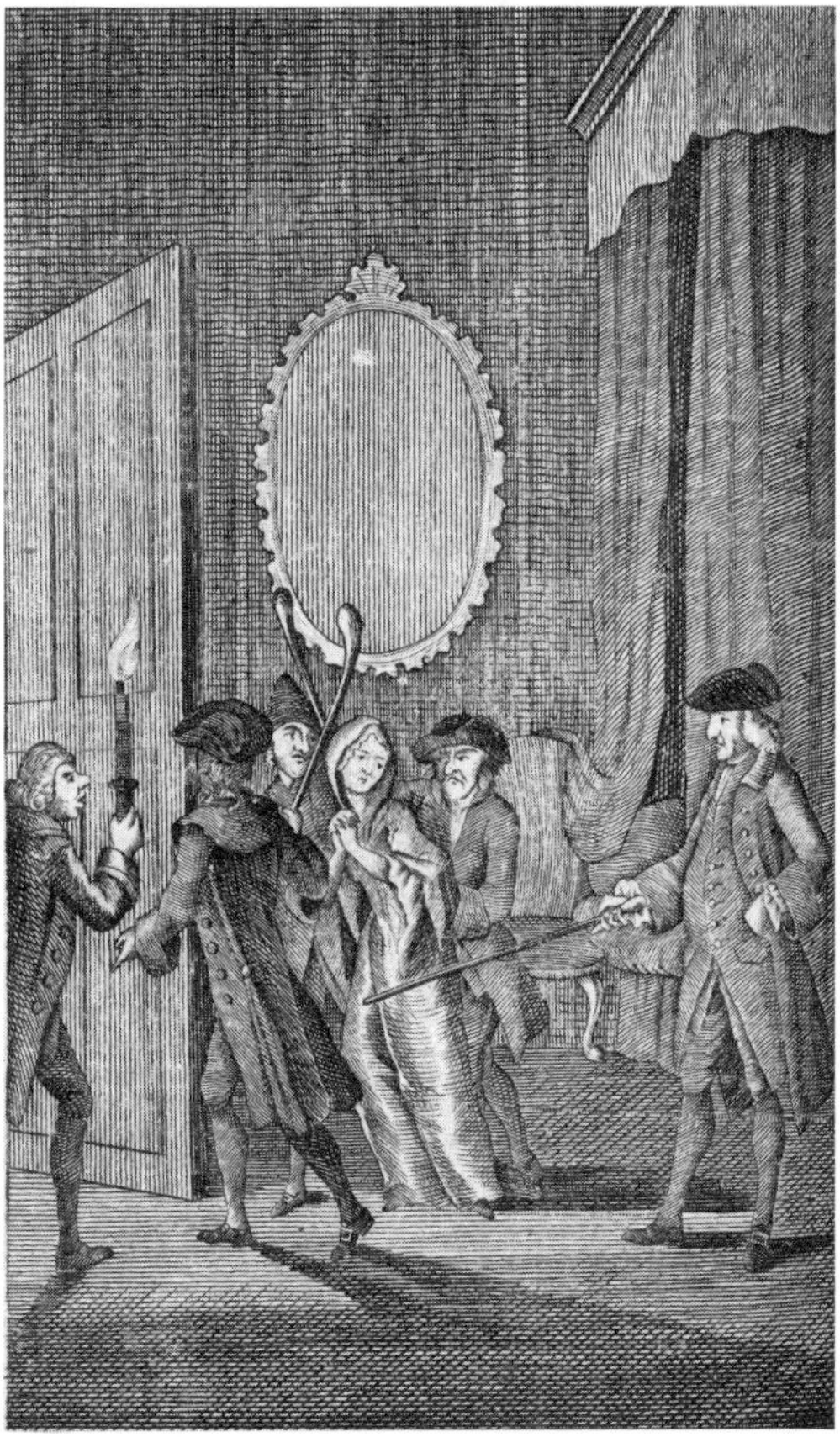

27――「叔父の命により真夜中に癲狂院に送られるアニリア」。イライザ・ヘイウッド『苦難の孤児』(1790年版)の口絵。

虐待される患者の悲鳴、罵声、この上なく冒瀆的な呪いの言葉が彼女の耳を苛《さいな》み、また別の一隅からは犬のような遠吠え、叫び声、唸り声、祈りや説教や呪いの言葉、歌声、泣き声が全部混じり合って身の毛のよだつが如き騒乱をなしていた」。だがアニリアは、この渾沌の中から救い出される。かつて密かに愛を誓い合った相手であるマラソン大佐が、メランコリアを患う田舎紳士「ラヴモア」Lovemore に身をやつして癲狂院に潜入し、「震える」アニリアを抱きかかえて表に連れ出し、ともに施設の高い壁を乗り越えるのである。結末では二人の愛が報われる一方、謀略に加担した悪人たちには、あるいは熱病に罹って死に、あるいは国外に逃亡したまま消息不明になるという運命が待ち受けている。[23]

　このプロットの型はメアリ・ウルストンクラフトの『マライア』に到るまで、十八世紀を通じて様々な作品で繰り返し用いられたほか[24][★『マライア』(Woll-stonecraft, 1798)]、その影響は十九世紀に入ってからも力を失うことはなかった。例えばシャーロット・ブロンテによる『ジェイン・エア』である。この作品には癲狂院や癲狂医こそ登場しないものの、狂気＝獣性という古来のステレオタイプは依然健在である。まさか同じ屋敷の真上の部屋に狂女バーサ・メイスンが監禁されていようなどとはつゆ知らず、ジェインは当主ロチェスターへの密かな思慕を募らせていく。だが知らぬがゆえの幸福な日々も、ついには終わりを迎える。ジェインはある日突然、野生の欲望になす術なく操られるこの狂女、すなわち本来のロチェスター夫人に引き合わされるのである。

> 部屋の向こうの端、暗い陰の中を、何かが行ったり来たりしていたが、それが何なのか、動物か人間か、初め誰にもわからなかった。見たところ、四足で這い回っているようだ。見たことのない野生動物のようになったり飛びかかろうとしたりするが、服を着ており、白髪の混じった、たっぷりした黒い髪がたてがみのように乱れて、頭も顔も隠れていた [★『ジェイン・エア』(Brontë, 1847)、既訳下 p. 163]。

まさしく凶暴で危険で破壊的な狂気の姿、金切り声を上げる悪鬼の如き狂女の描写である。

十九世紀前半の狂女といえば、ウォルター・スコット『ランマームーアの花嫁』*The Bride of Lammermoor* (1819) のルーシー・アシュトンを挙げないわけにはいかない。実母の謀略により（婚約者に棄てられたという嘘を信じ込まされ）望まぬ結婚を強いられたルーシーは、結婚前夜に真実を知らされ、翌日婚礼の宴の最中に花婿を短剣で刺した後に狂気へと陥り、二度と正気を取り戻すことのないまま事切れる。ドニゼッティのオペラ『ランメルモールのルチア』(1835) はこの小説を元に作られたオペラ作品である。いくつかプロット上の修正はあるものの、裏切り、狂気、殺人という基本要素は引き継がれていて、クライマックスでは原作同様、発狂して花婿を刺し殺したルチアが血塗れの花嫁衣装で舞台に登場し、高度の技巧を要するアリアを歌い上げて死ぬ。原作自体がオペラにうってつけの作劇要素を余さず含んでいたのに加え、ドニゼッティの手になる演技、歌唱、器楽編成の絶妙な配置により、緊張と暴力、そしてプロットの軸となる狂気の孕む恐怖が最高潮に導かれるのだから、原作小説よりもむしろこの翻案のほうがよく知られるようになったのも故なきことではない。現在でもオペラの定番演目で、二十世紀の偉大な二人の歌姫、マリア・カラスとジョーン・サザーランドのルチアが特に有名である。ドニゼッティは、本作ほどの過激さは見られぬとはいえ狂気の場面を含む作品を他

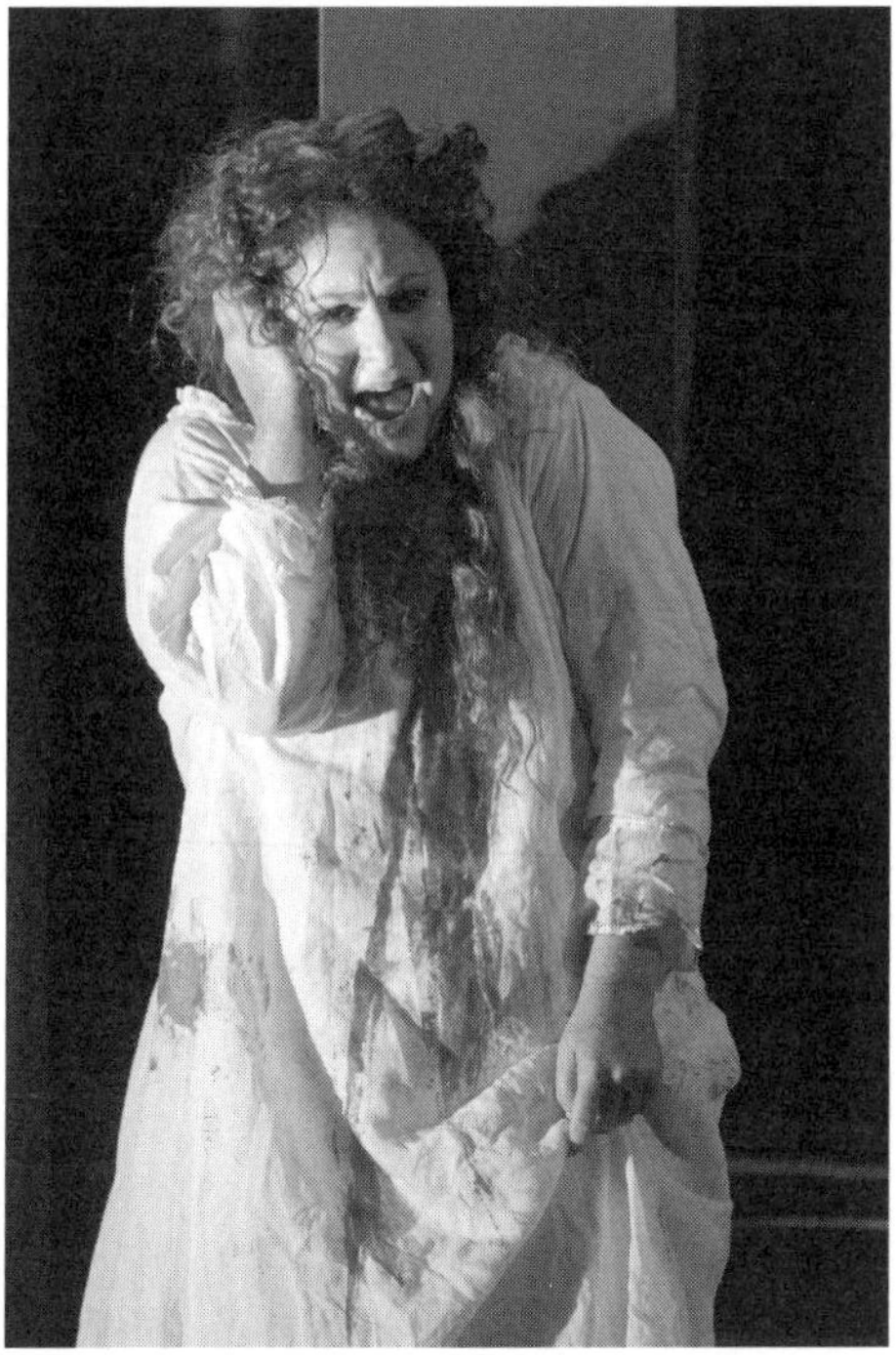

28――ドニゼッティのオペラ『ランメルモールのルチア』の一場面。狂気に陥ったルチアは婚礼の夜に花婿アルトゥーロを刺殺する。血に染まった白いドレスで舞台に登場したルチアはアリア「彼の優しい声が（イル・ドルチェ・スオノ）」を歌い、その中で真に愛する人エドガルドとの結婚を夢想する。

にもいくつか発表している。この例にも明らかなように、作中要素として狂気を利用する戦略は決してゴシック小説の専売特許ではなかったし、後述の通り、精神病院の暗鬱なイメージが確立する十九世紀にも依然健在であった〈25〉。

十八世紀には感傷小説と呼ばれるジャンルも誕生し、これは人から感性の洗練度合いを評価される（そして自分でもその点の自己評価を高める）ことを求める読者層に訴えるところが大きかった。当時英国では、身分の固定性が崩れて社会が流動化した結果、趣味の良さや感覚の繊細さに人品の高邁と卓越を表示する役割が求められるようになっていて、読書階級の間では繙《ひもと》く作品の選択を通じて自己の洗練度、合理性、感受性のほどを誇示し、高級文化と大衆文化の間で差別化を図ろうとする動きが見られた。要するに、自分たちは愚昧な迷信、下劣な態度、粗悪な道徳心に塗《まみ》れてのたうち回る下賤な大衆とはまったく異なる人種であることを、読書行動によって示そうというのである〈26〉。

このため感傷小説は富裕層を主たる顧客として大きな人気を博した。中でも最も成功を収めた作家がヘンリー・マッケンジーで、一七七一年四月に出版された『感情の人』は同年六月には初版を捌き切り、一七九一年までに六版を数えるほどの売れ行きを見せ、現在ではこのジャンルの古典とみなされている。同作はいくつもの挿話を断片的に繋げた構成になっているが、そのうちの一つに主人公ハーリーがベドラムを訪問する話がある。あらかじめ知人から患者たちの奇矯な振る舞いを見て楽しむ場所と聞かされていたハーリーだが、実際訪れてみたベドラムの内部では、「ガチャガチャいう鎖の音、荒々しい叫び声、そして何人かが唱えている呪詛の言葉などが、その光景を言葉では表現できないくらいぞっとするものとしていた」［★『感情の人』(Macken-zie, 1771)、既訳 p.46］。見世物の猛獣の如く飼われている狂人たちの姿を目にした一行はおざなりの涙を浮かべ、一刻も早くその場を離れたいと訴える。下賤な大衆であれば患者を嗤いものにして大喜びするところ、さすが感情の人は言うことが違う。曰く、「わたしたちの人間性を苦しめるこの上なく深刻な悲惨を、看守に心づけとしてはした金を渡すような有閑な訪問者にさらすなんてことは、非人間的行為だと思うからです。特につらいのは、情け深い人間であれば、そんな光景を目の当たりにすれば必ずや苦痛に満ち溢れるはずなのに、それを少しでも和らげることを何もできないということです」〈27〉［★前同、既訳 p.45］。

とはいえこれら通俗小説での描写を当時の癲狂院の公平な、あるいは正確な表象として鵜呑みにするのは考えものである。なにしろ十九世紀というのは精神病院の改革を訴える陣営が到る所で狂人商売の過酷な実態を告発してまわった時代なのである。そして人々の良心に訴えんとするかれらにとってみれば、旧体制《アンシァン・レジーム》下の癲狂院を暗黒の世界として描くことは自らの主張を伝えるのに最も有効な手段であったわけだ。もちろんかれらの語る恐怖体験がまったく無根拠な作り話だったとまで言う必要はないが、その内容がかれらの主張に有利に働くものであったこともまた事実なのである。実際、見方を変えれば、癲狂院商売が無規制のまま放置されていたことで、狂人の施設収容に関する経験が大いに蓄積され、その治療に向けて各種の実験的取り組みが行われたという評価も不可能ではないのである。

✴

獣の調教

「霊魂の有する至高の力」〈28〉たる理性の崩壊は、欲望と熱情の完全な支配を意味するというのが大方の見解であった。ジョン・ブライダル（John Brydall, 1635頃–1705?）が一七〇〇年に出版されたイングランド初の法学的狂気論の中で、「妄想が優勢となり、パエトンの如く暴走する」〈29〉ことにより文明の薄皮が剥がれ、人の人たる所以がすべて失われると述べているほか、フランスの哲学者にして数学者であったブレーズ・パスカル（Blaise Pascal, 1623–62）も、理性の喪失について次のような言い方をしている。

> 手足も頭もない人間を私は思い描くことができる。足より頭のほうが必要であることを私たちに教えてくれるのは、経験しかないのだから。しかし私は、思考を欠いた人間を思い描くことはできない。そんなものがあるとすれば、石ころか獣だろう〈30〉［★『パンセ』(Pascal, 1954)、既訳上 p. 133］。

当時はこれが、狂人の存在論的地位に関する論考において唯一不可避の結論であった。アンドルー・スネイプ（Andrew

Snape, 1675–1742）も一七一八年の病院説教（ロンドンの貧民支援のための義捐金を募る、年に一度の説教会）に際し、「かけがえのない光、すなわち理性の光を奪われた哀れな人々」についてこう述べている。

〔狂気は〕合理的な霊魂からその固有にして高貴なる資質のすべてを奪い、哀れな人間を無感覚な物言わぬ存在以下に貶める。狂った理性はその確かさにおいて野獣の本能にも劣り、主《あるじ》を失った人間性はその社交と無害さにおいて家畜にも劣る。[31]

かくの如き狂気に対しては厳格なる処遇こそが必要であるというのが当時の識者の結論であった。瀉血や排泄といった旧来の治療法に、新たに鍛錬という項目をつけ加えるべきだというのである。例えば脳と神経系の解剖学的研究の開拓者となった（そして新語「神経学《ニューロロジー》」の提唱者となった）トーマス・ウィリス（Thomas Willis, 1621–75）は、知られている限りオックスフォード時代に狂人患者相手の臨床経験はなかったはずだが、著書の中では狂気に施されるべき治療法について次のように断言している。

精神精気《アニマル・スピリッツ》の暴走と過剰を矯《た》め、また鎮める（……）には、薬物処方と並んで威嚇、束縛、打擲《ちょうちゃく》が必要とされる。というのも狂人は、これに適した施設に収容し、医師および有能な使用人の手で、警告、叱責、懲罰のいずれかの方法により、自らの責務、素行、行儀を守れるよう管理されなければならないからである。実際、狂人の治療については、本人が、自分に苦痛を与える者に対して恭順あるいは畏怖の態度をとること以上に有効な、もしくは必要な事柄はない。（……）昂奮した狂人を速やかにまた確実に治療することにかけて、医術であれ薬物であれ、拘束室での懲罰と厳格な処遇には及ばないのである。[32]

狂気の原因を神経系と脳に求めたウィリスの仕事は、ヒポクラテスとガレノス以来医師の間で定説となっていた体液原因説からの脱却に関して画期をなすものであった。この新たな狂気の原因論は十八世紀前半を通じて支持者を増やし、また洗練の度を上げていく。「神経」の患者は――「想像病《マラード・イマジネール》」〈33〉なる揶揄を受けつつも――割のよい新市場を求めていた上層の医師たちにとっては絶好の標的であったから、ウィリスの説もかれらの間で広く共有されたのである。一方で、狂暴な患者の治療はかれらの関心の埒外にあった。しかし、にもかかわらずその処遇のあり方に関してはやはりウィリスの議論がそっくり引き継がれている。「薬物の投与において遠慮などすれば、それこそ残酷の極致というものである」とは、ベドラムの院長にして著名な医師であったニコラス・ロビンソンの言葉だが、彼は併せて次のような言い方もしているのである。

> 最高度に激烈な施療を行わない限り、この病気に治療効果を及ぼすのは絶対的に不可能である。それでもまだ、これら凝り固まった人の魂を宥めるのに十分でない場合には、その不自然な強張りを減ずるよう、強制を伴う治療法をも用いなければならない。〈34〉

こうした考え方は現場で働く人々にも影響を与えた。もちろん癲狂院の看守が自分の鞭打ちの技能を声高に宣伝するようなことは、集客への悪影響を考えて控えられていたものの、実際には多くの施設で患者は厳しく処遇されていた。この点、身分の貴賤は問題にならず、英国王ジョージ三世（George III, 1738–1820）であっても鞭打ちや威嚇を免れ得なかった。一七八八年に、王の狂気の治療に匙を投げた侍医たちに代わって召喚されたリンカンシャーの癲狂医フランシス・ウィリス（Francis Willis, 1718–1807）は、自ら手掛けた国王の治療について次のように述べている。

> 死が貧民の小屋にも王侯の宮廷にも等しく訪れるように、狂気もまた分け隔てなくすべての人に訪れる。然るが

故に私は、自分の患者の治療に当たっていかなる区別もしなかった。そのため陛下であろうと狂暴になりあそばされた際には、患者がキューの庭師である場合に行うのと同一の拘束法を用いることこそが我が責務と心得ていた。要するに、私は陛下に拘束衣を着せたのである。〈35〉

ただ実態に照らしてみると、この記述は少々控え目に過ぎるようだ。というのも、ウィリスの治療は患者に拘束衣を着せればそれでおしまい、というものではなかったからである。別の機会に、彼は次のように豪語している。

恐怖こそは患者を支配し得る第一にしてしばしば唯一の感情である。これを活用するならば、苦痛は伴うかもしれないが、患者の思考を占領している幻影を取り払い、患者を現実に引き戻すことが可能になる。〈36〉

そしてウィリスは、国王に対してもこの言葉通りの治療を施していたのである。女官として王宮に仕えていたハーコート伯爵夫人が、この件について詳細な記録を残している。

哀れな患者は（……）もはや人間として扱われることはなかった。その体は直ちに、まったく身動きのとれない機械の中に入れられ、時には杭に鎖で繋がれた。何度も繰り返し打擲され、また食事を与えられなかった。罵詈雑言で威嚇され服従させられている間が最もましな時間であった。〈37〉

なお、その後国王は回復し（ただし第7章で見る通り、この回復は一時的なものにすぎなかった）、ウィリスは褒賞として高額の年金を授与されている。

フランシス・ウィリスの治療法にも独自な部分が見られないわけではないが、その――患者を「家畜の馬」〈38〉の如く調教しようとしたとも言われる——アプローチを基礎づける論理は、国内外を問わず当時の癲狂医の間で広く共有されたものであった。患者に恐怖感を与え、その衝撃で正気に戻す、ということの発想からは、それに基づく各種の治療装置が生み出されている。中でもヘントの精神病院で院長を務めたジョゼフ・ギスラン（Joseph Guislain, 1797–1860）の手になる装置は、その奇怪さにおいて他を圧倒するものであった。一八二六年にアムステルダムで出版された『精神病論』の中で、彼は自ら「支那寺院《タンプル・シノワ》」と名づけた装置を図解している。発想の基礎はオランダの著名医師ヘルマン・ブールハーフェ（Herman Boerhaave, 1668–1738）による、錯乱状態の狂人に溺死しかける感覚を与えると治療効果があるという説で、ギスランはこの効果を得るため既存の装置に改良を加えたのである。その誇らしげな解説によると、これは次のような機構を備えた装置であった。

この小型の支那寺院《タンプル・シノワ》の内部は軽量で可動式の鉄檻になっている。この鉄檻は滑車とロープにより、レールに沿って自重で降下し、水中に沈む。この装置の使用法だが、まず狂人を鉄檻の内部に連れていき、使用人の一人が外側から扉を閉める。もう一人が留め具を外すと、患者は檻に閉じ込められたまま降下して水中に沈む。所期の効果が得られたら再び檻を上昇させる。

なお、「しかしながらこの装置には多少なりとも危険が伴う」とはギスラン自身も認めているところである。〈39〉

他方、米国の癲狂医ベンジャミン・ラッシュ（Benjamin Rush, 1746–1813）の発明した機械は、ギスランのものと較べれば僅かながらましと言えるかもしれない。自ら「鎮静器《トランキライザー》」と名づけたこの装置について、ラッシュは次のように治療効果を謳っている。

最近、私は椅子を一つ考案し、自分の「ペンシルヴェニア」病院に狂気治療の補助具として導入した。この椅子は全身を拘束して固定する。胴体を直立状態に保つことで脳への血流を弱め、筋肉の活動を抑制することで脈搏の強さと回数を減ずる。頭部と両足の位置により、冷水ないし氷で頭部を冷やし、温水で両足を温めることが容易にできる。この椅子の効果に私は大満足である。鎮静作用は癇癪《かんしやく》にも血管にも働く。最も厄介な患者でも二十四時間、十二時間、六時間、場合によっては四時間で落ち着きを取り戻す。この椅子を私は鎮静器《トランキライザー》と名づけることにした。〈40〉

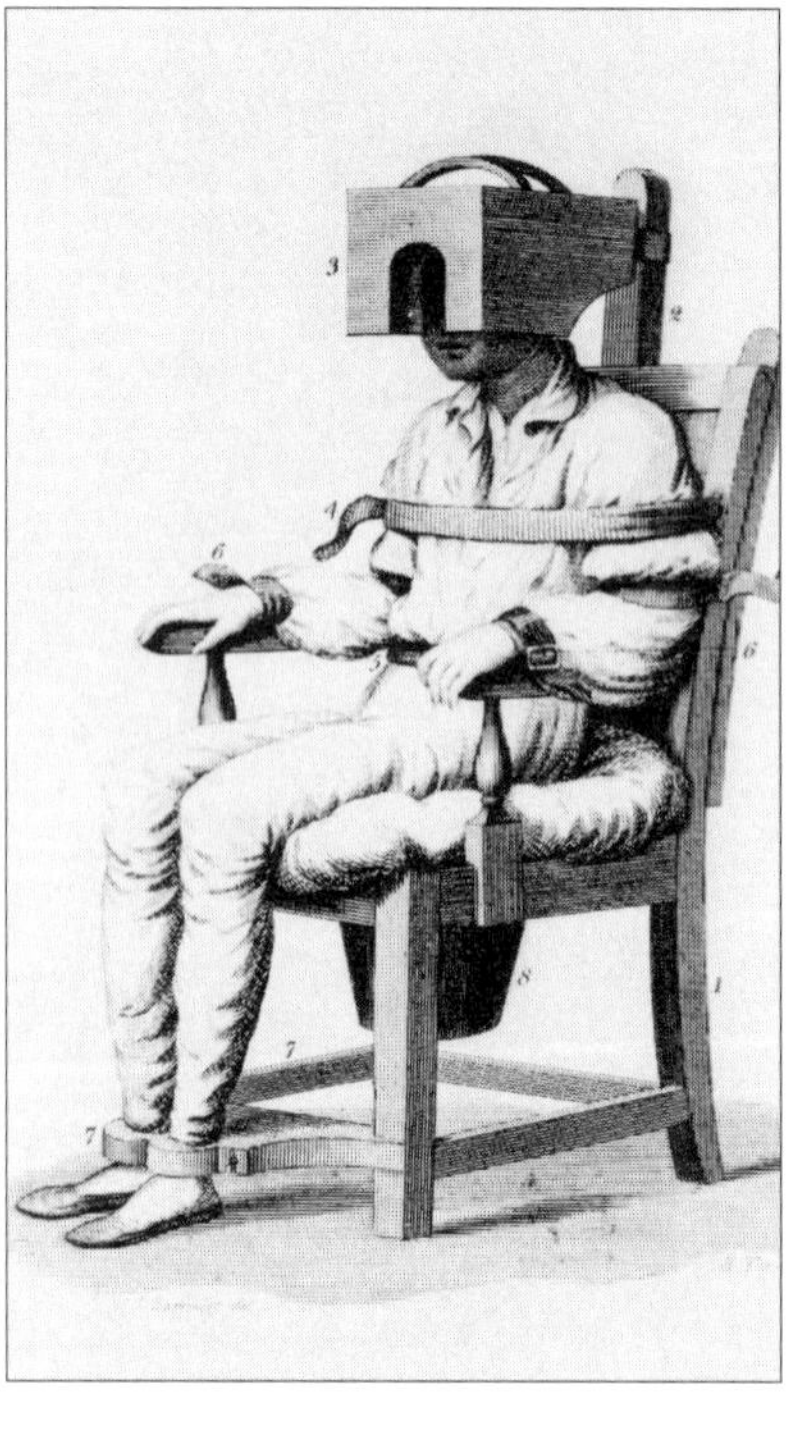

29——「鎮静器（トランキライザー）」(1811)。発明者ベンジャミン・ラッシュは「この椅子の効果に私は大満足である」と嘯(うそぶ)く。患者の反応が実際どうであったかは記録されていない。

チャールズ・ダーウィンの祖父に当たるエラズマス・ダーウィン（Erasmus Darwin, 1731–1802）は、また別の観点から狂気の治療法を提案している。これは狂人自身が築き上げた障壁を突破し、かれらを現実の世界へと引き戻すために回転運動を用いるもので、古典医学から示唆を受けた知見とされる。この提案はイングランドとアイルランドで熱心に取り上げられた後まもなくヨーロッパ全域に広まったが、初めて実用化に成功したのは、ブリストル近郊で癲狂院を営んでいたジョゼフ・メイソン・コックス（Joseph Mason Cox, 1763–1818）であった。コックスの解説によるとこの装置は、椅子に患者を固定して回転させることで、精神的圧力と生理的圧力を同時にかけることができる。すなわち「精神と身体の間に存在する交感ないし相互作用」を利用する仕組みで、「回転の作用で生じた不安、恐怖、怒り等の感情が身体に様々な変化をもたらし、また回転運動による疲労、消耗、蒼白、鳥肌、目眩等が思考に新しい連結をもたらす」

のだという。微調整も可能で、胃への作用に強弱をつければ「一時的な吐き気を起こすこともでき、胃の内容物の一部だけ嘔吐させることも、全部を嘔吐させることもできる」。さらに作用を強めれば「胃にきわめて激しい痙攣を生じ、全身に振盪《しんとう》を起こす」こともできる。それでも所期の効果が得られない場合は、回転椅子を「暗闇の中に置き、尋常ならざる騒音や臭い等の強力な因子を強制的に感覚に作用させれば、効果の度合いは驚くほど増大する」。[41] さらに「回転の速度を上げる、六分ないし八分ごとに突如回転方向を反転させる、適宜中断を挟む、急に回転を停止する、といったやり方をとれば、胃、腸、膀胱の中身は相次いで一気に排出される」[42]とも言われている。

かくも見事な性能を備えた「コックスの椅子」であるが、なんと発表からほどなくしてダブリンの癲狂医ウィリアム・ソーンダーズ・ハララン（William Saunders Hallaran, 1765–1825頃）による改良版が出ている。向上が図られたのは安全性で、座席が「頚椎をしっかりと支えることにより、患者が目眩を覚えた際に頭部が傾くのを防ぐ」[43]性能を備えたものであった。ハララン本人の弁によると「この器具の使用を開始して以来、最も狂暴で厄介な患者に対しても、最高度の権威を直接的に確立するのに一度も困難を感じなかった」[44]という。

だがこの回転椅子は、当初こそ欧米で急速に広まったものの、その後はごく短時日のうちに過去の遺物となった。コックスの回転椅子をいち早く

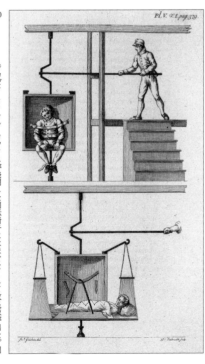

30―――ジョゼフ・メイソン・コックスが発明した回転椅子にはほどなくして改良版が出た。図の上の装置は回転時に患者の脊柱をしっかりと支えることができるようにしたもの。図の下の装置は患者が仰臥位のままで施療を行えるようにしたもの。

導入したベルリンのシャリテ病院でも、一八二〇年代になると使用が禁止されている。その背景には、世論と学界の双方において、狂人の治療に対する考え方がまさに回転椅子の如く急旋回したという事情があった。人々は、かつて論理と良識に適う方法と考えられたこの治療法に対し、これを理解し難いものとみなし、むしろ憤激の目を向けるようになったのである。

要は精神病院や癲狂院に収容された狂人の扱いについて、恐怖と恫喝による管理を是とした人々がいた一方で、この問題にじっくり取り組むことでそれとは異なる教訓を引き出した人々もまた存在したのである。かれらは、暴れる狂人に対し時には暴力をも用いつつ外部から秩序を押しつけるようなやり方を認めず、試行錯誤を繰り返す中で、患者は必ずしも完全に理性を失っているわけではないとの結論に到ったのである。患者は野獣などではなく人間なのであり、仮に相手が狂人であっても適切な治療を施してやりさえすれば、その昂奮と狂乱を鎮め、正常者と変わらぬ生活を取り戻すことは可能だとかれらは考えたのである。

＊

優しさと人間性？

この潮流はイタリア、フランス、英国、オランダ、北米の各地でほぼ同時に、また互いに独立して生まれ、やがて世論を席捲するに到る。この時代、世界は人為による一大変化を経験しつつあった。人は大地に運河を開削し、蛇行する河川を直線に改修し、ごく短期間のうちに新しい市街を建設し、選抜育種による品種改良を前代未聞の規模で進めていた。そういう時代にあって不変の自然などという観念を保持することは困難で、したがって人間についても、不変の本性を想定するような議論は疑問視されるほかなかった。人間は、生まれた時には白紙の状態《タブラ・ラサ》で、経験がそこに教訓を刻んでいくのだとする啓蒙主義の主張が正しいとするならば、人の叡智になし得ぬことなどあろうはずはない。十八世紀の哲学者エルヴェシウスの言うように「教育は万能」なのだ。

子育てとは第一に「悪を抑え込むこと」、あるいは「意志を挫くこと」だとする伝統的な観念は、〈45〉上流家庭を手始めとして、もはや過去のものとなりつつあった。その際に論拠とされたのは、例えばジョン・ロックが一六九三年の著書で説いた思想である。すなわち「叩くことは子供を矯正するために用いられる最悪の、したがって最後の手段」であって――

われわれが、それによって子供たちを正常な状態にしておくべき賞罰は、まったく異った種類のもので〔す〕（……）。尊敬と不名誉は一度その味がわかると、他のなによりも精神にもっとも強力な刺戟を与えるものです。もし貴下が一度子供たちに面目を愛し、恥と不名誉を恐れることを浸み込ますと、貴下は、たえず作用し、子供たちを正しい方向に向ける真の原理を彼らに与えたことになります〈46〉［★『教育に関する考察』(Locke, 1968)、既訳p. 69。前段末の引用「　」は既訳p. 116］。

約百年後の一七九五年には、いわゆる「道徳療法」**moral treatment** を提唱した人々の間でも、ロックと同様の議論とアプローチが用いられるようになっていた。マンチェスター精神病院の医師ジョン・フェリアー（John Ferriar, 1761–1815）は「狂人の精神における有益な作用の第一」は「自制の習慣をつけること」であり、それには「希望と不安の管理」や「少しの親切、信頼の表明、明示的な褒賞」が必要だと述べている。〈47〉またスタフォードシャーの癲狂院の管理人であったトーマス・ベイクウェル（Thomas Bakewell, 1761–1835）もある書簡の中で、狂人の「道徳感情」を覚醒させ、それを一種の「道徳訓練」として用いることが必要だと主張している。

権威と秩序が保たれるべきことはもちろんですが、そのためには厳しさよりも、優しさ、丁寧さ、寛大な心遣いが有用です。狂人といえども知性を欠いているわけではなく、また知性を欠いたものとして扱われるべきではなく、むしろ合理的な存在として扱われるべきなのです。〈48〉

またサミュエル・テューク（Samuel Tuke, 1784-1857）にも次のような評言が見られる。

〔恐怖を用いれば狂人を〕即座に管理者に従わせること、少々目配せするだけで管理者の意のままに起き上がらせ、座らせ、立たせ、歩かせ、走らせることも可能であろう。この種の恭順、さらには愛情の素振りというものは、我らが博物誌への好奇心を満足させんがために陳列されている哀れな動物たちの中にも見出されることが少なくはない。だがそうした光景を目にした時、獰猛な虎が主人に唯々諾々と従うその様子が、人間であれば震撼するほかない過酷な処遇の結果であることに思いを馳せずにいられる者があるだろうか。[49]

このサミュエルの祖父に当たるウィリアム・テューク（William Tuke, 1732-1822）は、元は紅茶とコーヒーを扱うクエーカー商人でありながら、一七九六年にヨーク療養所《リトリート》を開設し、道徳療法を推し進めた人物でもあった。狂気治療におけるこの新しいアプローチに関してもう一人名を挙げねばならない人物が、一七九五年にサルペトリエールとビセートルで狂人を鎖から解放したとされるフランスの医師フィリップ・ピネル（Philippe Pinel, 1745-1826）である（なお、革命期のパリで貧困層の狂人を収容していたこの二つの病院については第7章で再論する）（口絵㉔参照）。

英国における道徳療法の提唱者には、テューク以外にも前述したマンチェスターの医師ジョン・フェリアーや、ブリストル近郊で癲狂院ブリスリントン・ハウスを開設していたエドワード・ロング・フォックス（Edward Long Fox, 1761-1835）がいた。ちなみにテュークは、フォックスの施設で働いていたキャサリン・アレンをヨーク療養所の婦長として採用してもいる。

ただしピネルについて言うと、彼が狂人を鎖から解放したというのは後世につくられた神話である。中にはこれを「おとぎ話」と言う者までいる。[50] ピネルに道徳療法を教えたのは、ビセートルとサルペトリエールで管理人を務めたジャン＝バティスト・ピュサン（Jean-Baptiste Pussin, 1746-1811）とマルグリート・ピュサン（Marguerite Pussin, 1754-?）の夫婦であった。かれらは狂人の監護について、ピネルが着任する以前から豊富な実践経験を積んでいたのである。[51] しかしこの改革を「理論化」し、フランスにおける道徳療法について初めて体系的に論じた著書を出版し、それによりこの新しいアプローチの制度化に一役買ったのが、やはりピネルその人であったことに変わりはない。そしてこの道徳療法がもたらしたユートピア的楽観論——より人道的で効果的な新療法の発見と、その実施には癲狂院改革の必要なることについての議論——こそが、やがて精神病院の時代を生み出すことになる。ここに到り、ようやく真の意味での狂人の「大監禁」が始まるのである。十九世紀を通じてヨーロッパと北米大陸を席捲し、さらにヨーロッパ諸国の帝国主義的展開の過程で世界中に拡がっていった動きである。この精神病院帝国の勃興については第7章で改めて取り上げる。

✴

第6章　神経と神経質

NERVES AND NERVOUSNESS

誰もがみな病人

病気というと大抵嫌なものだが、とりわけ罹ったと知るや即刻人のせいにしたくなる疾患の典型例が、梅毒である（口絵㉕参照）。十五世紀末にコロンブス配下の船員たちが新大陸からヨーロッパに持ち帰ったと言われるこの悪疾は、時代を下った十九、二十世紀には精神病院の入院患者数増加に大きく貢献することとなるのだが、それはそれとして当初ヨーロッパの人々はこの病いに隣国の名を付して呼ぶのを好んだ。イングランド人は即座にフランス病という呼称を与え、ナポリ侵攻の際に兵士の大半が罹患したフランスではナポリ病と呼んだ。当のナポリ人はかかる不名誉な病名を返上せんとばかりにこれをスペイン病と呼ぶことに決め、ポルトガル人は一層正確を期してカスティーリャ病と言い習わした。トルコに到っては、以上の国々を一括してキリスト病なる名称を採用している。

梅毒の事例と好対照をなすのが、十八世紀前半に発生した「イングランド病」English maladyと名づけられたある一つの病気にイングランド人自身がやたらと罹りたがるという、少々奇妙な流行である。イングランド病に罹りやすいことこそが同国人の誉《ほま》れとされたのである。この病名は、スコットランド出身で食餌療法を専門とする医師ジョージ・チェイニー（George Cheyne, 1671–1743）が一七三三年に出版した自著の書名に掲げた造語だが、いったいなぜイングランドの上流社会はこのイングランド病に夢中になったのだろうか。国名を病気の名前にされて喜ぶ国民がどこにいるのかと考えれば出てきて当然の疑問である。あるいは、いかにしてチェイニーは本来侮辱の言葉であるはずのイングランド病に、優れた感性の持ち主であることの証徴という意味を付与することができたのか。そして、そもそもそれはいかなる病気だったのだろうか。

　イングランド病とは何かという問いについては、チェイニーの著書の副題がヒントになる。すなわち、同書は「スプリーン、ヴェイパーズ、精気減退、ヒポコンドリア、ヒステリア等、あらゆる種類の神経疾患についての論考」だというのである。舌を噛んでしまいそうだが、十八世紀の書物ではこのように長い書名をつけるのが通常であった。それはともかく、チェイニーにしても序文の冒頭で、この病名が「神経疾患、スプリーン、ヴェイパーズ、精気減退に嘲りの意を込めてイングランド病なる呼称を与えし外国人、また大陸の隣人たちにより、遍《あまね》くこの島に投げかけられたる侮辱」である、と一旦認めてはいる。とにかくその頃は神経質でヒステリアやヒポコンドリアの発作を起こしやすいのがイングランド人というイメージが広がっていたわけだ（現今ヒポコンドリア hypochondria（略称ヒップ hyp）はモリエールの戯曲『病は気から』が描く心気症の意味で用いられるが［★『病は気から』(Molière, 1673)］、当時はヒポコンドリウム hypochondrium（季《き》肋《ろく》部、つまり上腹部）に原因をもつとされた疾患がこの名で呼ばれていた）。

　この時期に優勢であった見

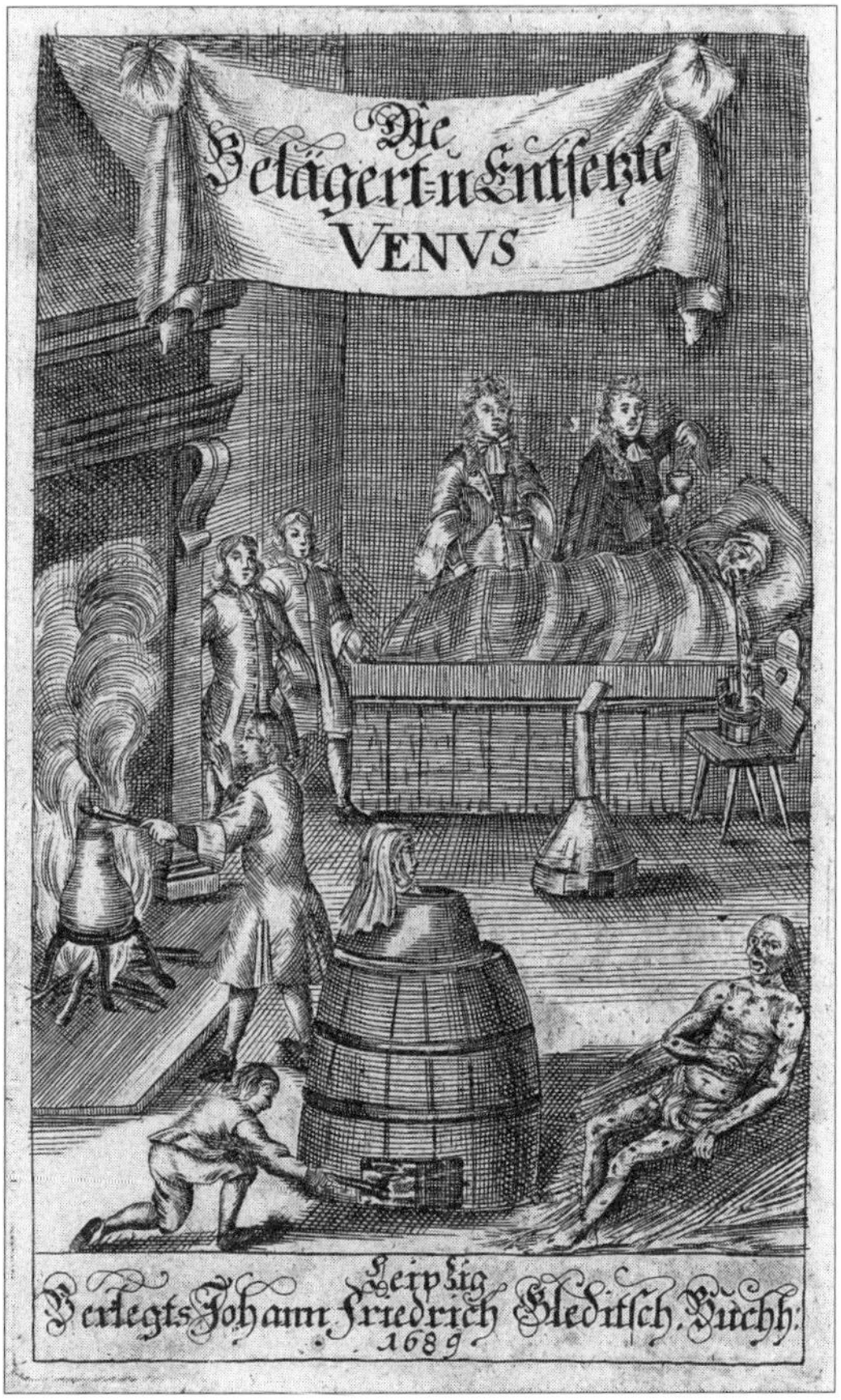

31——梅毒の治療（1690）。この病気は不治なるがゆえに様々な似非療法の標的となった。例えば発汗法や焼灼法がそれで、これらはしばしば偽医者によって施された。

解によると、ヒステリアとヒポコンドリアは裏表の関係にあった。例えばウィリアム三世とアン女王の治世下で宮廷医を務めたリチャード・ブラックモア（Richard Blackmore, 1654–1729）も、両者は症状の顕れ方が異なるだけで同じ病気だと考えている。

身体各部の痙攣性の障害や昂奮、また精神精気の混乱や散逸は、男性よりも女性のほうが顕著で激しく、その理由は女性のほうが精神精気の組成が不安定で弱く散逸しやすいこと、また女性のほうが神経の構造が柔和で繊細であることに求められるというのは確かにその通りであるが、これが証明しているのは二つの病気がその本性ないし本質において異なるということではなく、同種の症状に程度の差があるということにすぎない。〈1〉

しかしブラックモアは続けてこうも述べる。「女性の場合は蒸気《ヴェイパーズ》、男性の場合は脾臓《スプリーン》と呼ばれるこの病気だが、両性のいずれにおいてもこれに罹って喜ぶ者はいない」のであり、そのような診断を下す医師は自分の将来を危うくすることになる――「この病気に罹った患者に対し、症状の原因と病名を正直に告げること以上に医師の稼ぎを悪くする方法はない」。〈2〉このように綴る彼の念頭には具体的な事例があったに違いない。というのも、やはり宮廷医を務めたジョン・ラドクリフ（John Radcliffe, 1650頃–1714）が、（後に女王となる）王女時代のアンに、その症状をヴェイパーズによるものと発言したため突然解任されるという事件が実際に起こっているからである。

だが当時この種の診断を下された人々が世間からどういう目で見られていたかを考えれば、ラドクリフに対する王女の反応も致し方のないものではあった。モリエールの諷刺作品『病いは気から』の主たる標的となったのは、基本的には医師という職業それ自体の欺瞞性であった。高慢なくせに無知で、それを仰々しいラテン語で糊塗する腕前は確かだが結局は患者を死なせるしか能のない医師という輩に、作家の嘲弄の筆鋒は向かっている。ちなみにウィリアム・ホガースの版画『葬儀屋仲間』（別名『偽医者たちの診療』）も、同じ趣旨から当時ロンドンの高名な医師らを滑稽に描いた作品である。だが『病いは気から』は他面において、勝手に自分を病気と思い込んでまんまと医者の金づるにされている有閑階級の連中の間抜けさ加減を嘲ってもいる。この戯曲は、主人公アルガンの、自分は余命幾許もない病人だという思い込みをめぐって進んでいくのである。アルガンを演じたモリエール自身が舞台上で咳発作を起こし、上演直後に大量に喀血して死ぬという最期を迎えたのは大いなる皮肉と言うほかあるまい。モリエールの結核は想像病などではなく現実の病気だったのである。

当時一部で神経病なる新しい名称を進呈されていた各種の不可解な症状について、それに罹ったと訴える人々を諷刺的に取り上げた文学者はモリエールだけではない。例えばイングランドの詩人アレグザンダー・ポープ（Alexander Pope, 1688–1744）は「蒸気《ヴェイパーズ》」を気取る乙に澄ました淑女を好んで揶揄した。『髪の掠奪』*The Rape of the Lock* のウンブリエルは、脾臓《スプリーン》の女王を崇拝する「上流階級」の人々を嘲笑してこう言う。

十五歳《とせ》より五十路《いそじ》の日まで
女性《にょしょう》統《す》べるはむら気の女王、
蒸気と女の才覚と、
発狂もしくは韻律の、
生みの親なる女王陛下、
数多《あまた》の気質に数多の作用、
果ては患者か劇作家。

生前様々な病気に苦しんだ——そして「永き病を生とする」〈3〉［★『アーバスノット博士への手紙』(Pope, 1735)、既訳 p. 26］なる有名な一節を遺した——ポープにしてみれば、自分が患う真の病苦を流行りの偽病如きと一緒にされてはたまらない。臨終の床に集まった一同に、ポープは「自分は生涯一度としてヒップ的Hyppishであったことがない」と訴えたという。〈4〉他方、彼の友人でやはり諷刺作家のジョナサン・スウィフト（Jonathan Swift, 1667–1745）は、痴呆の症状に苦しんだ晩年、財産の一部をダブリンの精神病院設立のために寄附している。作家自身の言葉を借りれば――

僅かばかりの財産投じ、
愚者狂人に家建てり、
諷刺の一筆揮《いっぴつふる》いて示す、
他国《よそ》に見られぬその必要。

とはいえそんなスウィフトにあっても、自身が生涯「スプリーンとはまったく無縁であった」ことだけはことさらに強調しているのである。〈5〉

倦怠感の如き特に命に関わることのない症状を、お高く止まった紳士淑女の皆さんがやれ病気だ治療だと悲痛に訴えていれば、詐病を疑い嘲弄の種にしたくなるのが世間の目というもので、かてて加えてそのあげつらいに物書き人士も大挙して参戦したことを考えるなら、そんな嘲笑と侮蔑の集中砲火の真っ只中で、原因不明の苦悩や精気減退にヒステリアだのヒポコンドリアだのといった病名をつけられるのは御免蒙りたいというのが当時の大勢であった。とにかく「神経病者」は「無学な下賤の者」のために一方では「軽症の狂人、脳病への第一歩」と言われ、より一般には純然たる想像病、すなわち「気迷い、不機嫌、苛立ち、偏屈」に、とりわけ女性の場合は「贅沢、妄想、色狂い」に囚われた者として「ある種の不名誉」を余儀なくされていて、〈6〉要するにアン王女がラドクリフを解任したのもむべなるかなという状況だったのである。この点を確認した上で、改めて最初の難題に立ち戻ることにしよう。かくまで恥辱に塗《まみ》れたこの病いを、ジョージ・チェイニーはいかにして名誉の徴《しるし》へと変えることができたのか。

◀◀p. 177に続く

⑮———リチャード・ネイピアの肖像(作者不詳)。ネイピアは英バッキンガムシャー州グレイトリンフォードの教区牧師を務める傍ら、占星術師、錬金術師、魔術師としても活動し、また癲狂医でもあった。占星術的に良い日時を選んでなされるネイピアの聖職者兼医師としての施術を求め、神経や精神を病んだ患者たちが遥か遠方からも訪れたという。

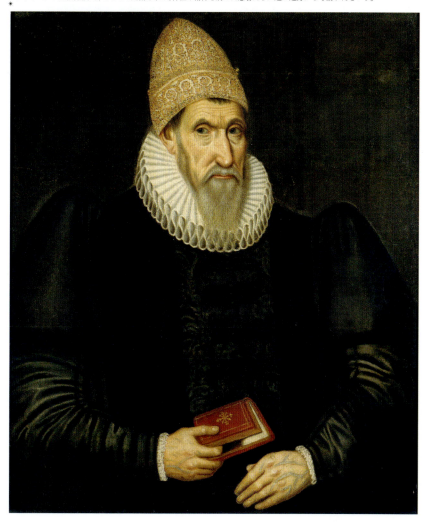

⑯————檜の穂先を下げ、敵の軍勢と思い込んだ羊の群れに突進するドン・キホーテと、驢馬に跨ったサンチョ・パンサ。ドーミエによる油彩画(1855)。

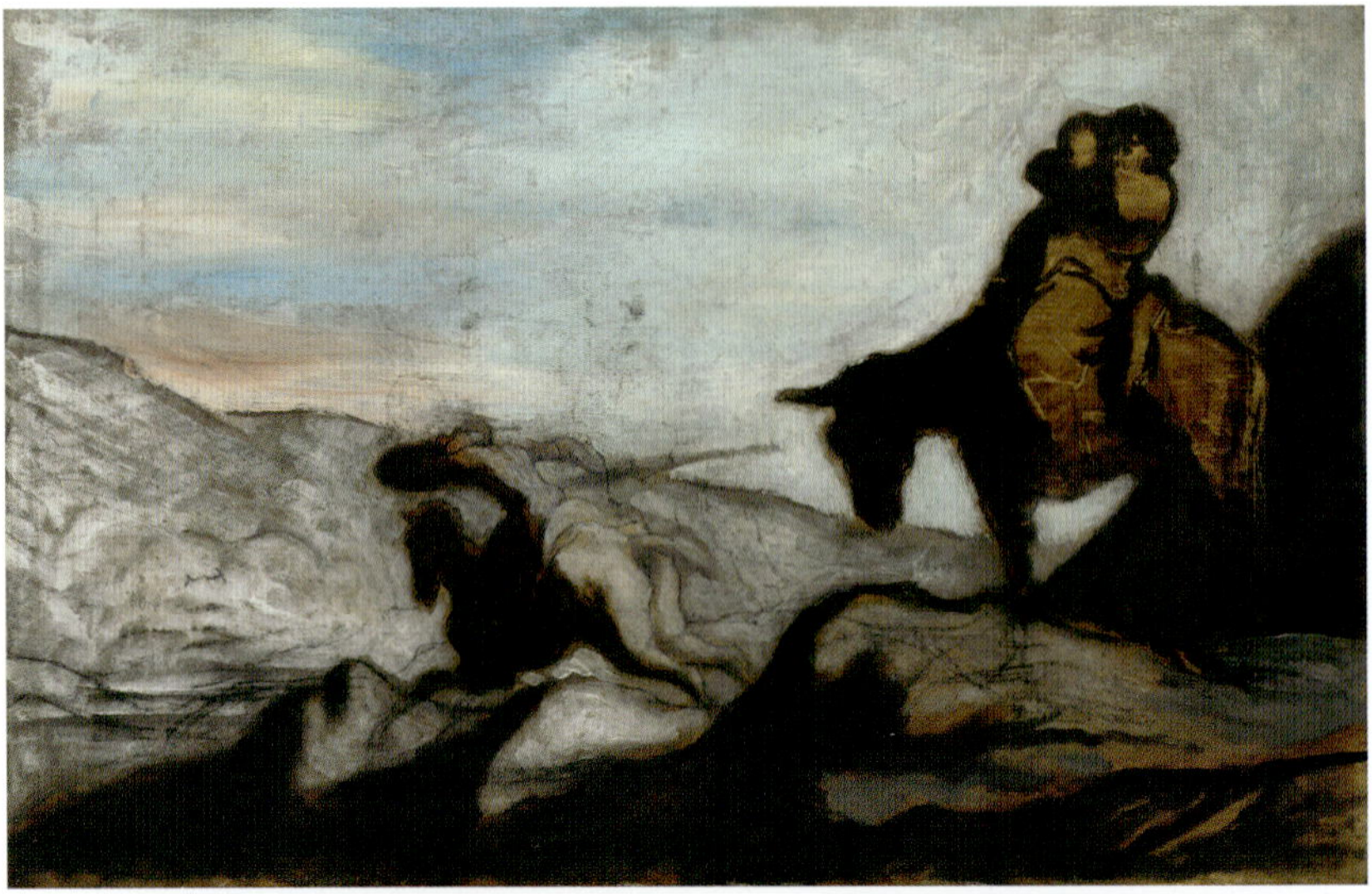

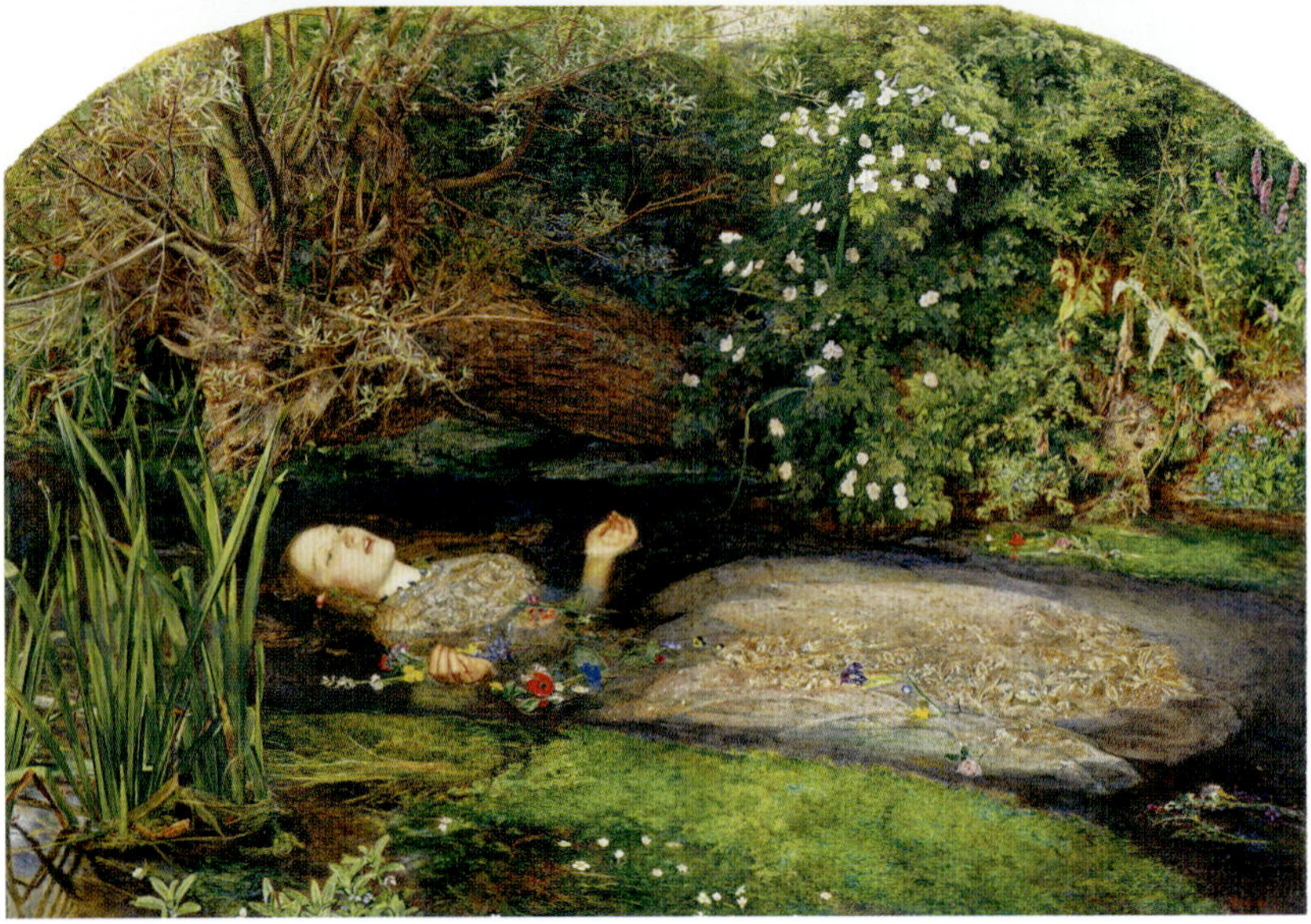

⑰————ジョン・エヴァレット・ミレイ『オフィーリア』(1851–52)。狂気に陥った悲劇のオフィーリアに取材したこの作品の制作時、ミレイは背景の細密描写のため観察と描画に膨大な時間を費やした。

⑱―――――ペーテル・パウル・ルーベンス『聖イグナチオ・デ・ロヨラの奇蹟』(1617–18 頃)。細部まで描き込まれた大迫力のこの作品は、対抗宗教改革を進めるカトリック教会が聖人のもつ力を信徒に印象づけることを企図したものであった。前景には半裸の男が倒れ、中景には取り押さえられた女と祭壇につめ寄る患者の姿も見える。画面左、イグナチオの胸の高さには、彼の祓魔術から逃れんと 2 匹の小悪魔が飛び去っていく様子が描かれている。

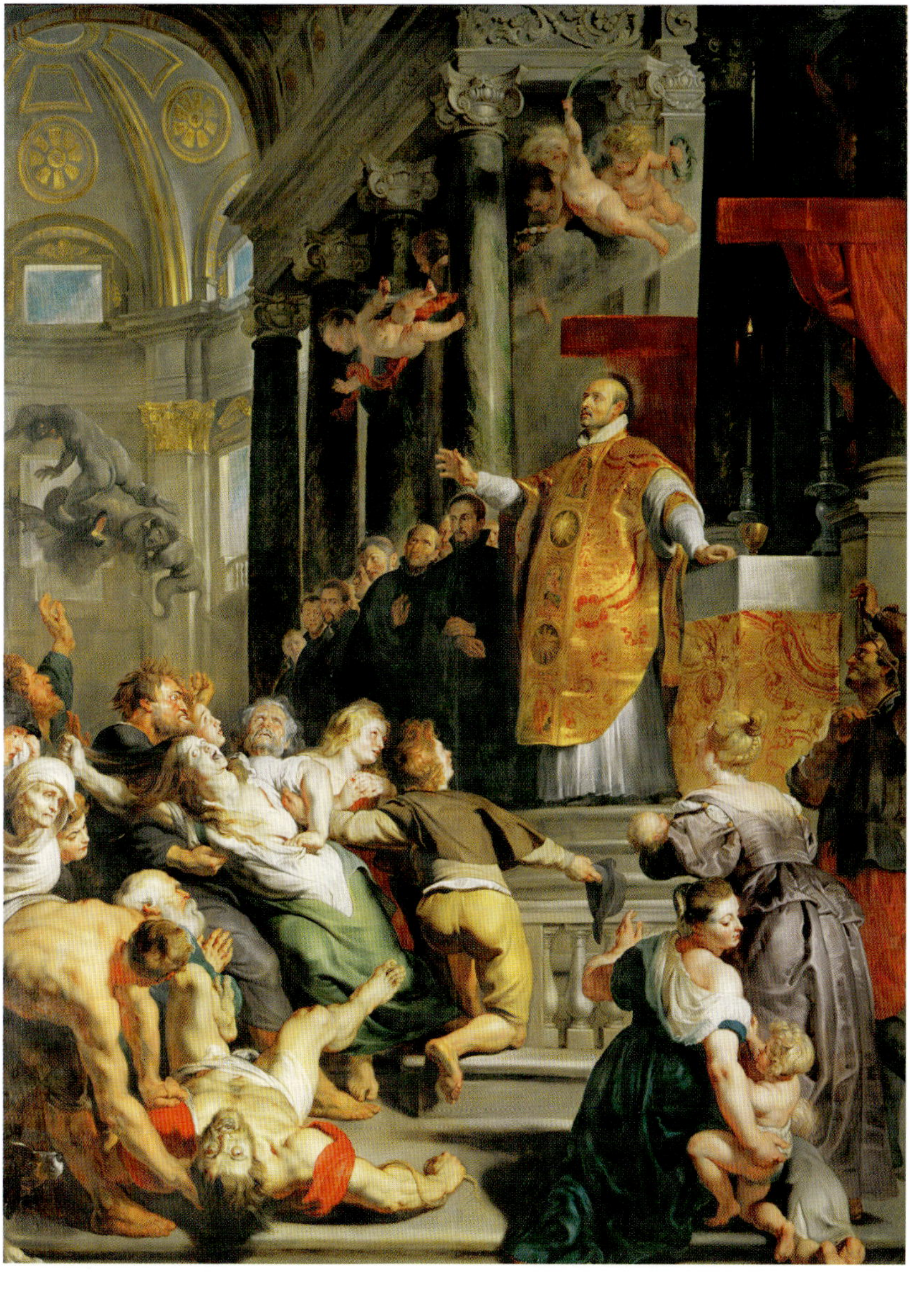

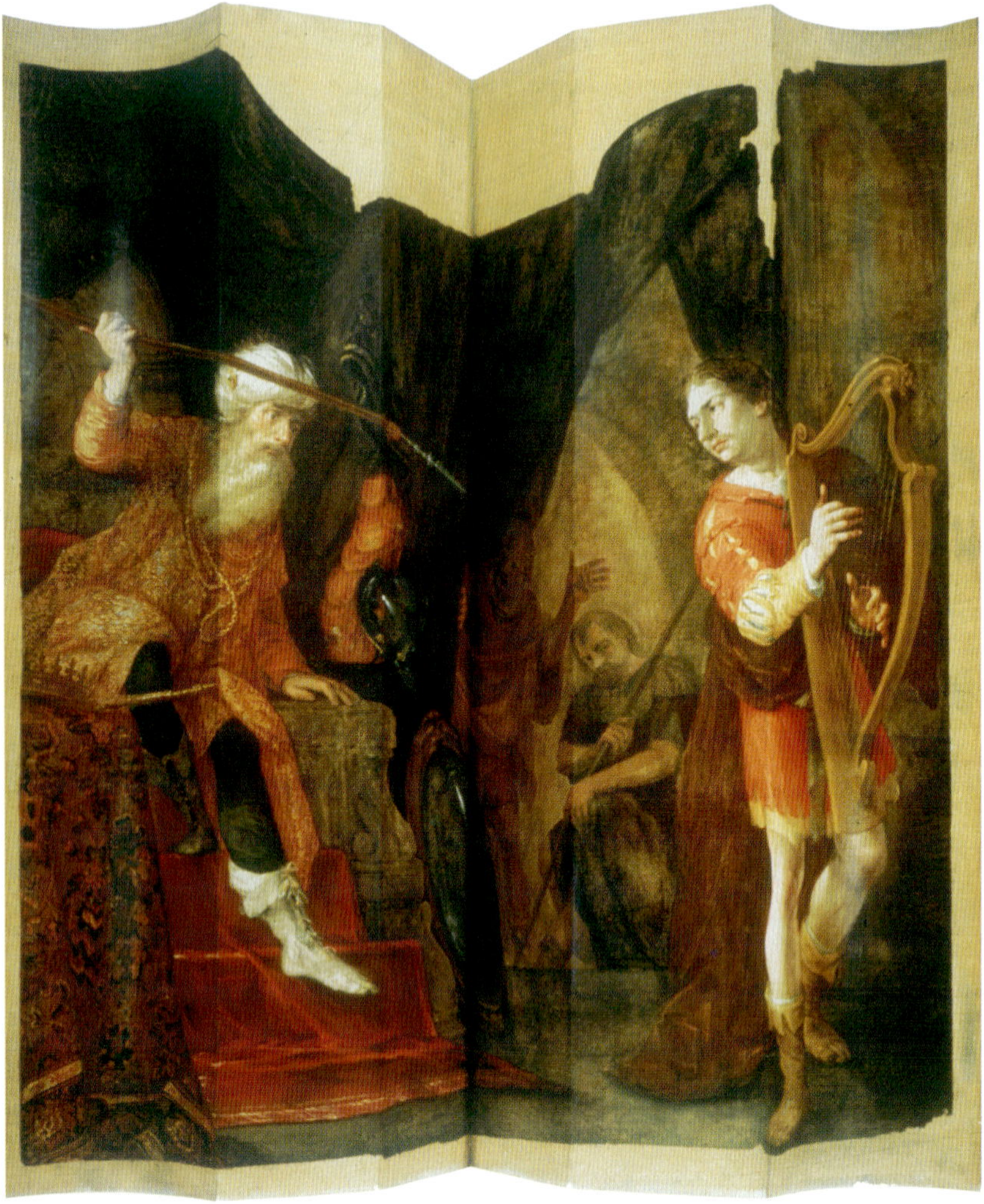

⑲————ダーフィト・コラインスがアムステルダムのニューウェザイズ教会のパイプオルガンの扉板に描いた絵（1635–40頃）。狂乱を宥めんと竪琴を奏でるダビデに、当のサウルが自ら槍を振りかざす。オランダのカルヴァン派は偶像崇拝の気配を感じさせるものすべてを嫌悪したため、教会内部の装飾としては数少ない例外となる。

⑳――――ヒエロニムス・ボス『愚者の治療／狂気の石の除去』(1501–05頃)。医者もしくは偽医者が、患者の頭を切開して中から狂気の原因とされる石を取り出している。「狂気の石」の俗信は当時広く見られたもの。

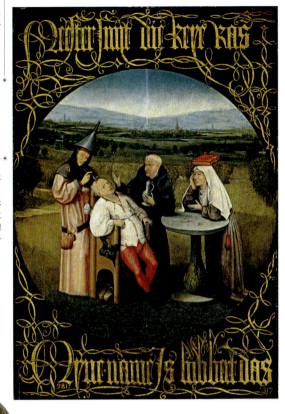

㉒(次頁)――――ベツレヘム病院、通称ベドラムを描いた銅版画。1615年から翌16年に再建されたこの病院は、その豪華さによりロンドンの慈愛を顕示し、革命と共和国(コモンウェルス)樹立の混乱の後を承けた王政復古体制と、理性の統治の素晴らしさを宣伝する目的で設計された。

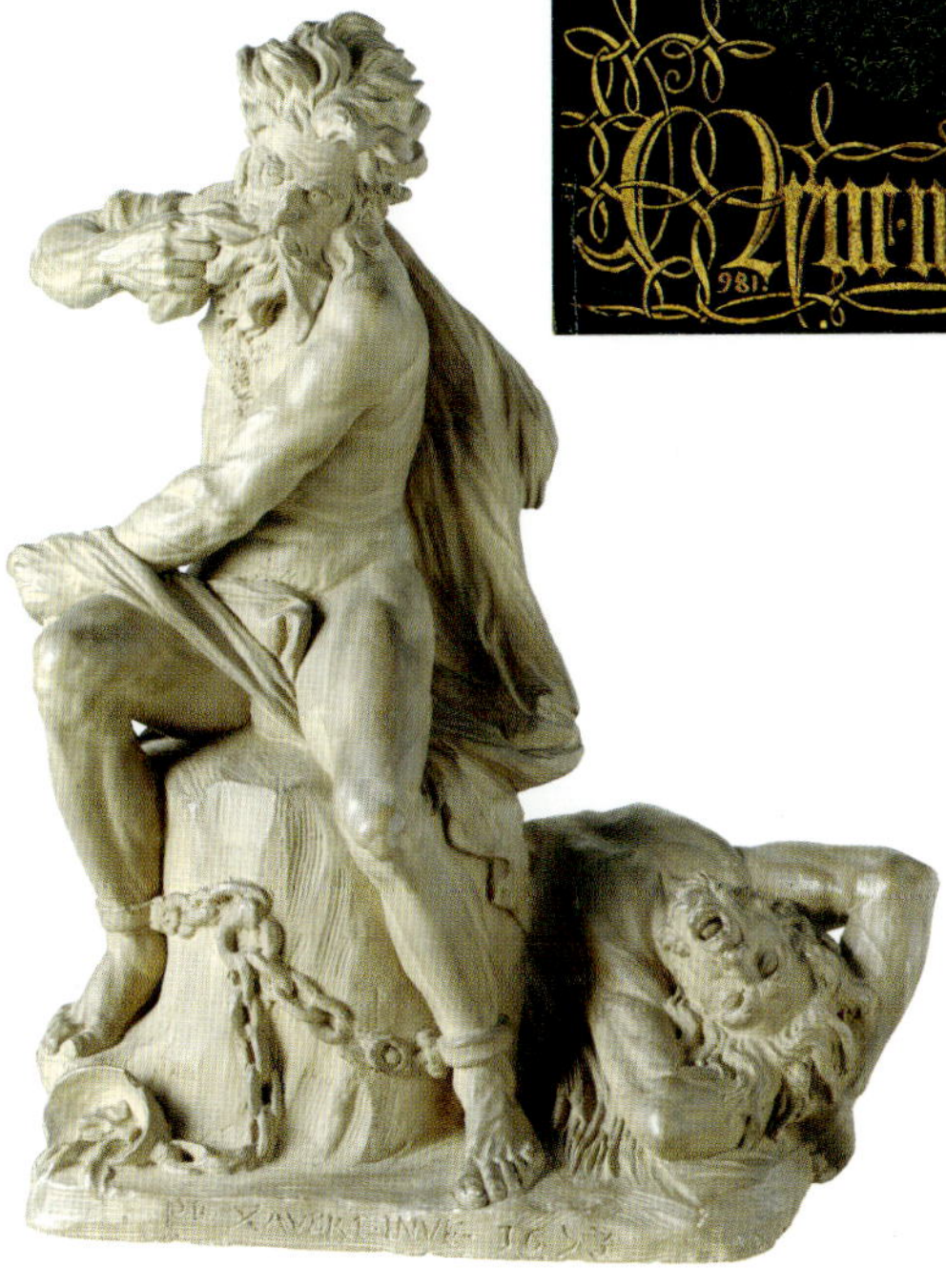

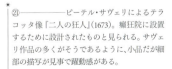

㉑――――ピーテル・サヴェリによるテラコッタ像『二人の狂人』(1673)。癲狂院に設置するために設計されたものと見られる。サヴェリ作品の多くがそうであるように、小品だが細部の描写が見事で躍動感がある。

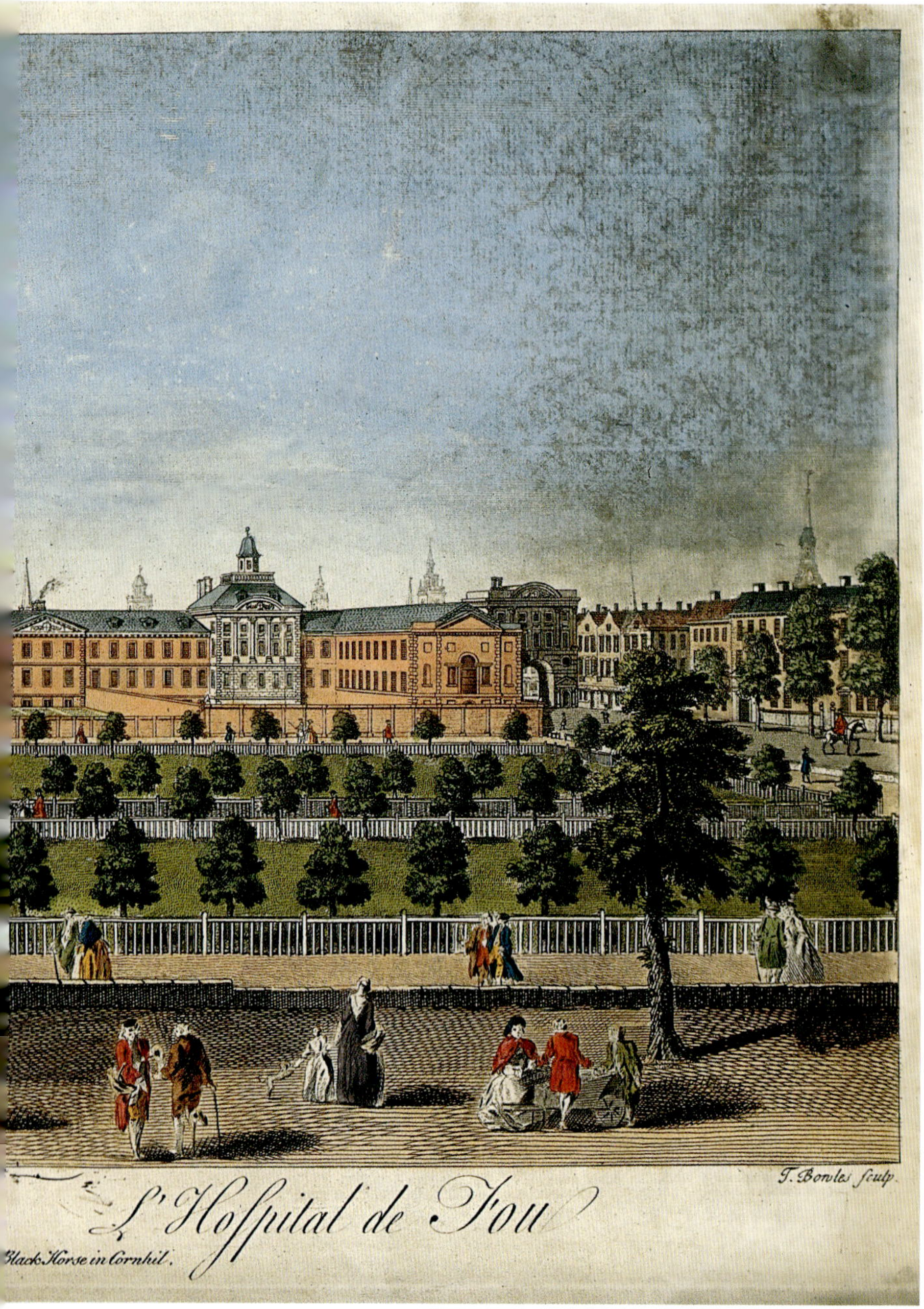
T. Bowles sculp.
L'Hospital de Fou
Black Horse in Cornhil.

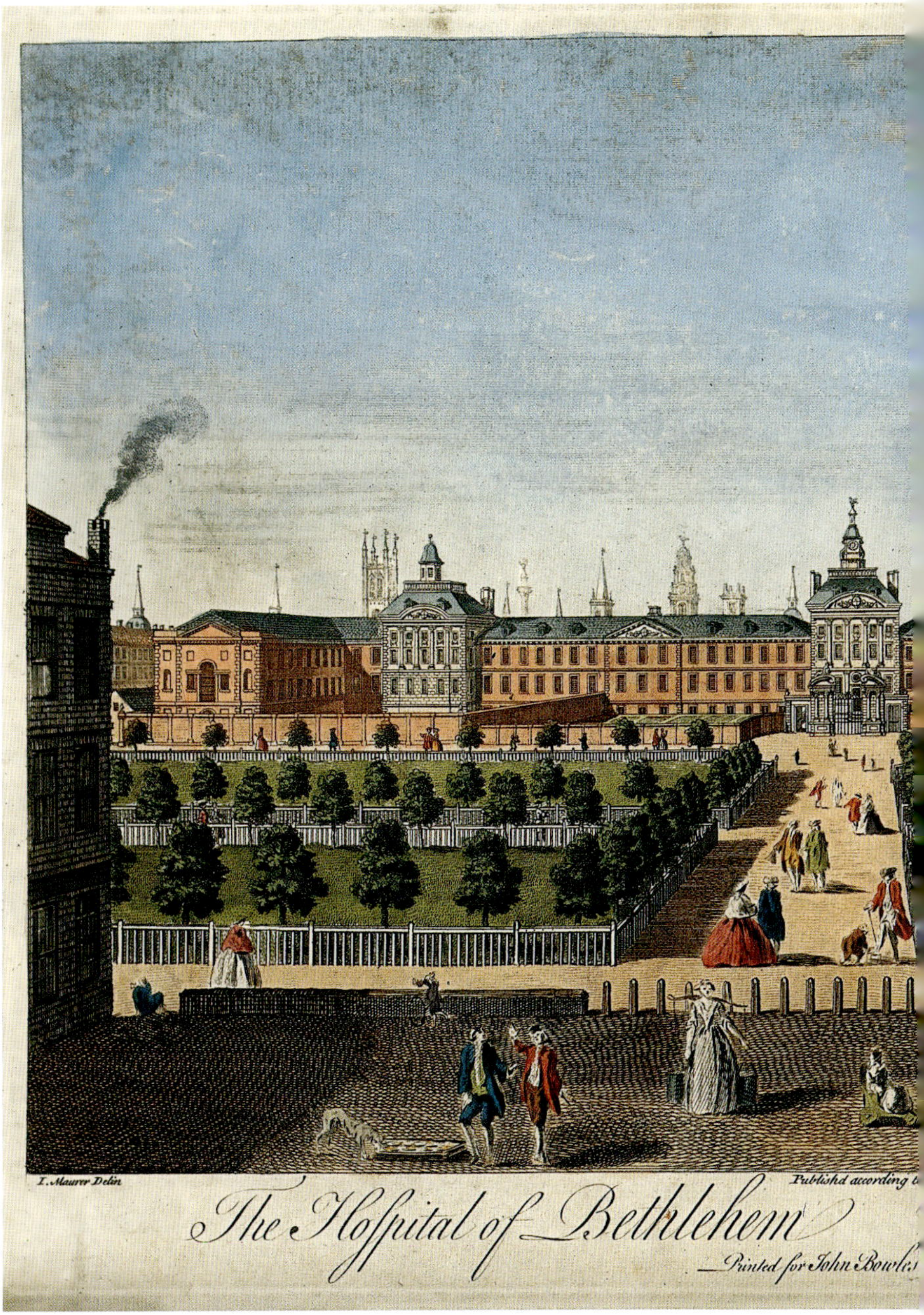
I. Maurer Delin.
Publishd according t
The Hospital of Bethlehem
Printed for John Bowles

㉓―――――エティエンヌ・ジョラ『サルペトリエールに送られる娼婦たち』(1755)。様々な種類の不道徳者や不埒者がこの大病院に収容された。患者のほとんどが女性であった。

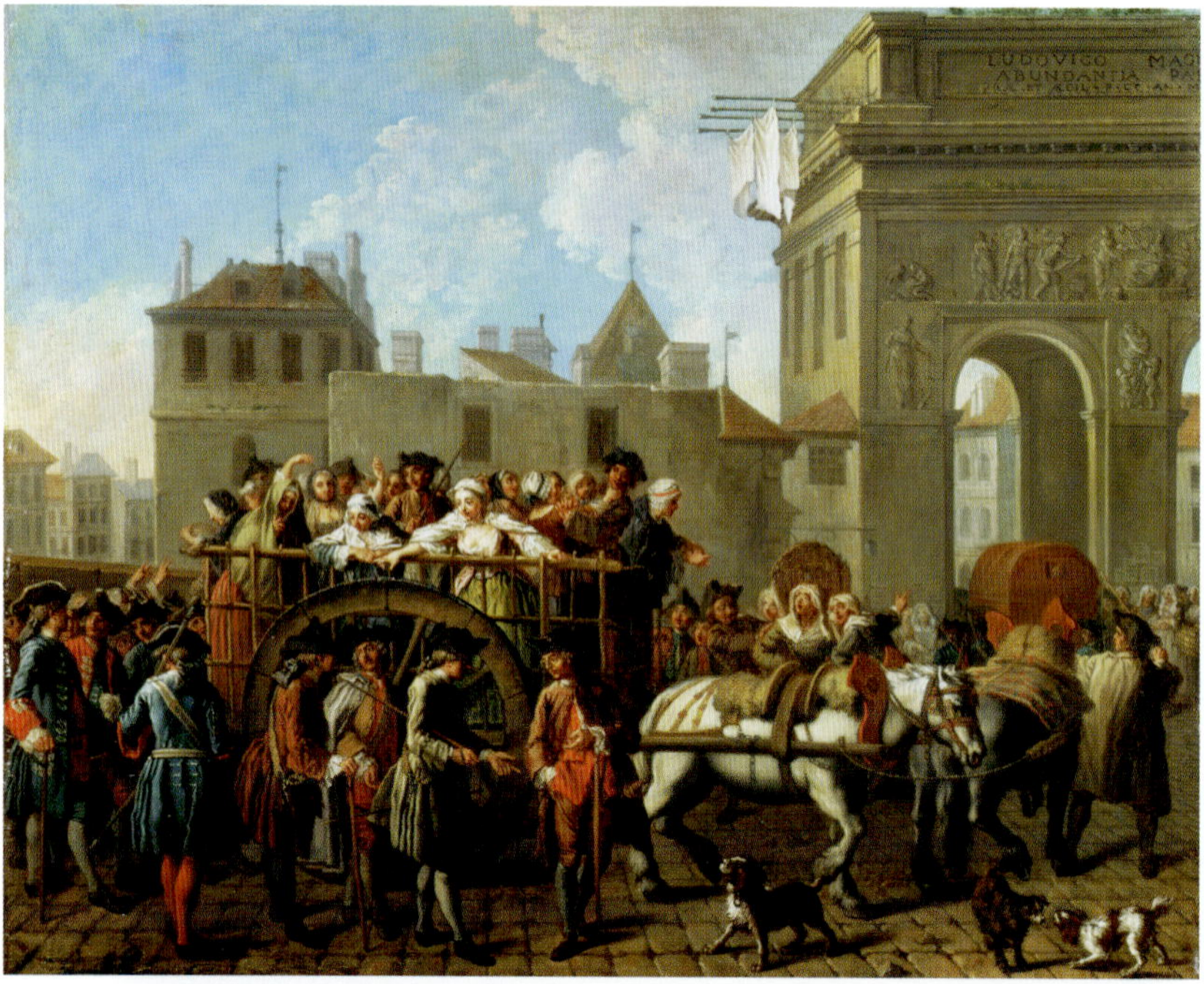

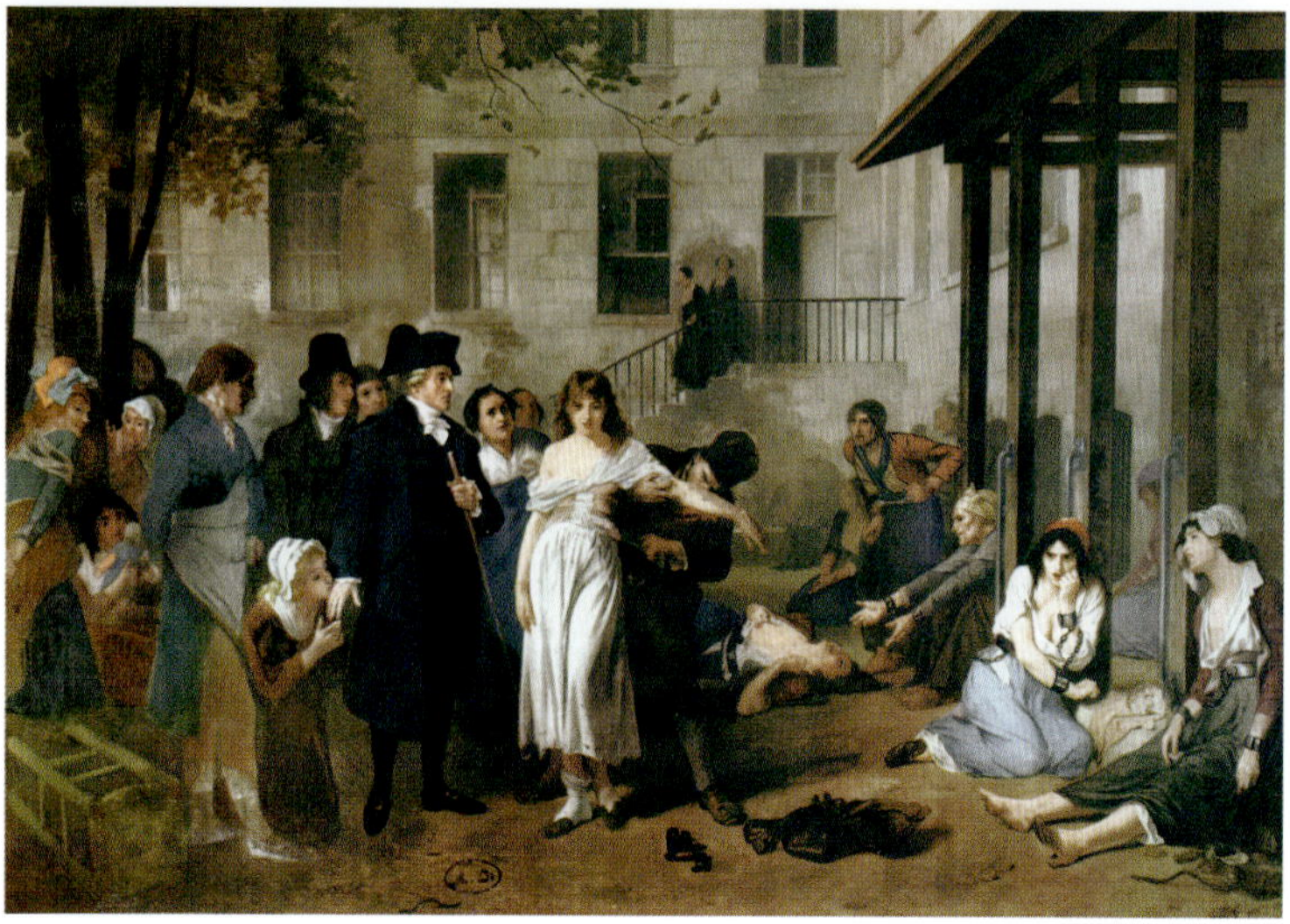

㉔―――――1795年にサルペトリエールで狂人たちを鎖から解放するフィリップ・ピネル。トニー・ロベール・フルーリによる油彩画(1876)。よく知られた一件だが、実際の出来事から数十年後に創作された神話である。

✳ p. 168からの続き◀◀

まず何よりも大事なのは、ヴェイパーズであれスプリーンであれ、はたまたヒステリアであれヒポコンドリアであれ、チェイニーがこれらを想像病などではなく紛れもない現実の病気だと主張したことである。しかも彼はその原因を、当時最先端の医学者たちがヒポクラテス派やガレノスの体液医学に代わる人体の新たな生命原理と目し始めていた器官、すなわち神経に求めた。神経の不調が原因なのであれば、患者が訴える症状も「痘瘡や熱病がそうであるように、れっきとした身体の疾患」[7]と見られるべきものであって、もはや詐病の疑念は当たらない。それは「重大にして恐るべき症状を伴う、ほぼ前代未聞の病い」――しかも当時の人々の「愁訴のほぼ三分の一」を説明し得るほどありふれた疾患――なのであって、[8]気のせいだの想像病だのと言って済ませられる代物ではなくなったのである。

こうしたチェイニーの所見は、当時進行中であった医学全般に跨る発想の転換を大きく反映している。この転換のきっかけとなったのは、十七世紀にトーマス・ウィリスが敢行したヒトの脳・神経系の解剖であり、またやはり十七世紀に「イングランドのヒポクラテス」の異名をとったトーマス・シデナム(Thomas Sydenham, 1624–89)が積み重ねた臨床研究の蓄積であった。

脳や神経組織の保存技術の進歩により可能となった各種の実験と観察を前代未聞の規模で行ったウィリスは、その成果に基づき次の主張に到る。

神経の解剖により(……)我々の体内で生ずる各種の作用

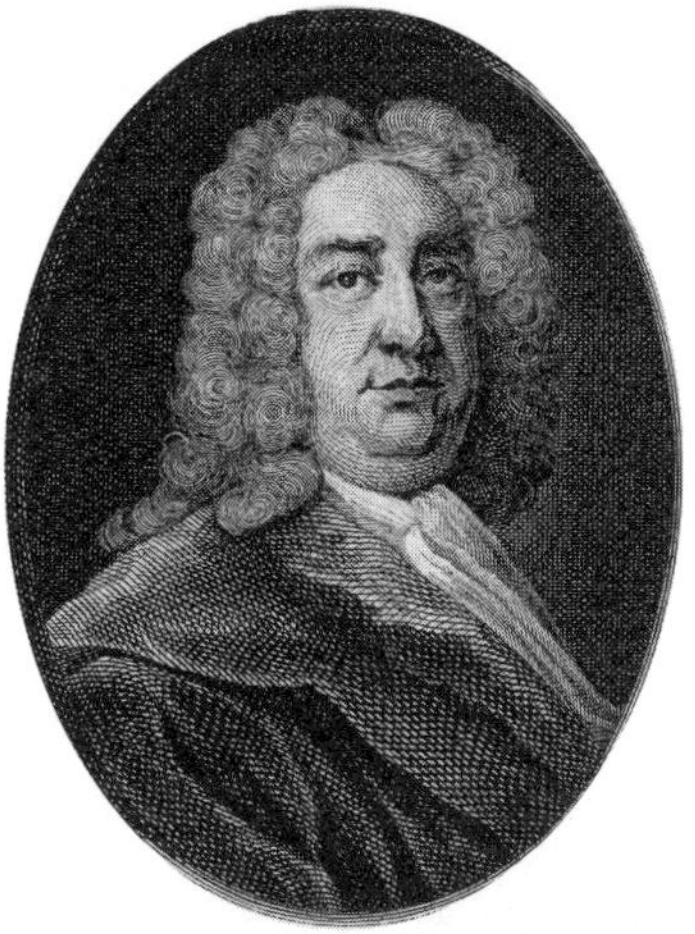

32――――ジョージ・チェイニーの肖像(銅版画、1732)。本作からは僅かに窺われる程度だが、彼は極度の肥満で、数歩歩くたびに休憩を取らねばならず、移動には輿(こし)が欠かせなかったという。

や情動のごく多数について、これ以外の方法をもってしては説明のきわめて困難なるその真の理由が明らかにされる。さらにここから、巷間魔女の呪力に帰されている病いや症状について、その隠れた原因が発見され、十分な説明が与えられるやもしれぬ。〈9〉

病気の原因を体液の攪乱にのみ求める時代は終わった。人を人たらしめているもの、それは全身を駆けめぐり、脳から全身へ、また全身から脳へとメッセージを伝達する「精神精気《アニマル・スピリッツ》」にほかならない。今やこの精神精気の攪乱こそが、ありとあらゆる病気の知られざる原因としての地位を獲得したのである。こうして「脳と神経」〈10〉の役割に関する理解は根底的に覆され、それに伴って各種精神疾患の原因もこの領域に求められるようになった。すなわちベドラムの収容患者に見られるような重度の狂気であれ、メランコリアやヒステリア等の名で呼ばれる比較的軽度の症状であれ、すべて脳の障害もしくは神経の不調によるものと考えられるに到ったのである。

これよりしばらく前に、フランスの哲学者ルネ・デカルト（René Descartes, 1596–1650）により、身体を一つの機械とみなす思想が提出されている。身体が機械だとすれば、そこに精神を吹き込み、その機能を始動させるものはいったい何か。神経系に対する新しい視座はこの謎を解くための一個の手段を提供したばかりか、時代を経るに従いその魅力を格段に増していった。この考え方を採れば、ガリレオやニュートンの機械論哲学と直結した医学も構築可能だと考えられたのである。しかしその一方で、伝統療法もその大半は手つかずのままに据え置かれ、古代人の叡智が疑問に付されたり、民間信仰と医学説の双方に深く根づいた既存療法の地位が脅かされたりすることはなかった。つまり神経説は最新の医学説でありながら、伝統や過去の偉人の威光に支えられた臨床診療とまったく矛盾を来《きた》さなかったのである。狂気について考察を加え、またその治療をも試みた医師の間で、神経という言葉が口々にもてはやされ、かくも大きな支持を得ることができた理由はまさにここにある。

トーマス・ウィリスはその研究と著作を通じて、史上初めて脳と神経系の詳細な見取り図を提供した。脳幹、橋《きょう》、髄質、「ウィリス環」の呼称に発見者の名を残す脳底部の動脈輪、小脳や大脳皮質の溝、中脳の構造等、脳を構成する各部位を次々と同定していった結果、脳全体の物理的な成り立ちや、思考を司る器官としての役割についての新たな理解が可能になり、その一歩先には神経の領域と心理の領域が接合する場として神経系を捉える発想が待ち構えていた(もちろんウィリスにせよその後継者らにせよ、依然この点で十全な理解に到り得たわけではなかった)。

これに対し、同時代に活躍したトーマス・シデナムは、ウィリスの解剖学的研究に関しては臨床的な意義が小さいとして軽視する一方、神経病の重要性については認める立場をとり、「これほど発症頻度の高い慢性病は他にない」とまで言い切っている。ただ彼はウィリスと違って神経病の原因を還元論的生理学で説明しようとはせず、「精神の動揺」が「通常この病いの原因である」[11]ことを強調している。だがいずれにせよ、神経病という疾患の実在を主張したチェイニーらの議論の基礎に、医学界の偉大な権威であるこの二人の存在があったのは確かである。

しかし実在の確かさにおいてその比でないはずの梅毒が万人の忌避する疾患であったのに対し、「イングランド病」の場合これに罹りたがる者が続出したのはいったいなぜだろうか。チェイニーの答えは、それが文明の病いだから、というものであった。この謂いには、梅毒と神経病の間の対照性が暗に示唆されている。梅毒が理性の支配を覆すほどの抑え難い動物的情欲を連想させる病気であり、罪の表徴であり、文明や洗練や上品といった観念の対極をなす疾患であったのに対し、チェイニー曰く、神経病は社会(そして個人)が文明化され洗練の度を増すほどにその蔓延を招くのだという。イングランド人は神経が虚弱だという評価は、仮に言う側が侮蔑のつもりだったとしても、当のイングランド人にとっては褒め言葉にほかならなかった。社会の最上位層におけるこの病気の流行は、むしろ我が国が洗練された文明国であり、我々が卓越した民族であることの動かぬ証拠だと、かれらは考えたのであった。

この新種の病気は、未開民族の間では決して流行することがないという。「節制、運動、狩猟、労働、勤勉は体液を甘く保ち、体組織を引き締める」ため、すべてが「単純、簡素、正直、質素」な社会では「病気というものがほとんど、あるいはまったく見られない」からだ。[12]それに対し現代人の生活は昂奮と謀略と緊張に満ちている。富と成功を求める生活には「不安と懸念」が付き物だし、そもそもイングランドは地球上最も富裕な商業社会へと発展を遂げる過程で「世界中を隈なく漁り集めた資源で放蕩贅沢、暴飲暴食に耽り（……）多大なる強欲を喚起してはあまつさえそれをも満たす」ということをやってきたのである。[13] 加えてイングランドに特有の生活条件――「（島国ならではの）湿った空気と変わりやすい天候、肥沃な土壌、脂質が多く重い料理、（世界貿易で生まれた）多数の裕福な住民、（この病いが最も猛威を奮う）上流の人々の間で一般的な、ほとんど体を動かすことのない職務、そして人口の密集した不健康な都市に住む気質」[14]――も忘れてはならない。

　こうした文言がイングランド人の民族としての誇りへの訴求を計算したものだったとすれば、神経病が社会的優越性の産物であり証拠であるとするチェイニーの議論は、成功者の虚栄心への訴求を狙う周到な設計の賜物にほかなるまい。すなわち「馬鹿、頓馬、愚鈍な者の類い」は――「鈍重で素朴な道化」と同様――「まずもってヴェイパーズなり精気減退なりには罹らない」[15] ため、下層民の間には神経病の流行が見られないのに対し、「イングランドの高貴な人々」の間では事情がまったく異なる。洗練され文明化された生活様式は、かれらの体内に繊細な神経系を育んだ。それゆえ神経病はほぼ「各器官が最も活動的で反応が速く、最も才気煥発で気位が高く、その才能が最も鋭敏で尖鋭で、特に快苦いずれにも感覚と嗜好が最も繊細な人々」の間でしか見られないというのである。[16]

　偉大なる懐疑論者たるデイヴィッド・ヒュームですら『人間本性論』のある箇所で、ついこの尻馬に乗って「日雇い労働者の皮膚や毛穴、筋肉や神経は、身分の高い人のものとは異なっている。同じように、感情や行為や物腰も異なる」［★『人間本性論』(Hume, 2007)、既訳第2巻p.148（訳語を一部変更）］と筆を滑らせているほか、ジェイムズ・ボズウェル（James Boswell, 1740–95）も「ヒポコンドリア患者」なる筆名で連載した自伝的コラムで、自分がそうした高等な階級の一員であることを白状している――「我らヒポコンドリア患者は（……）陰鬱に沈むたび、この苦悩は自分の優越性の証しなのだと考えることで慰めを得る」[17]。

　チェイニーの議論はこのように多くの文筆家の発想の源となる一方で、同時に彼本人にも多大な経済的利益をもたらした。著書『イングランド病』は刊行後二年で六版を数えてからもなお着実に売上を伸ばし、また医師としての評判の高まりとともに仕事と収入が激増したのである。同書の出版を引き受けた、友人であり患者でもあった小説家サミュエル・リチャードソンにチェイニー自身が大きな満足とともに報告しているところによると、晩年の十年間で収入が三倍になったらしい。リチャードソン自身は社会的地位においてチェイニーとほぼ同格であったが、著書出版によって獲得した患者には当時のイングランド社会でも最上層にあった錚々たる人々が名を連ねている。公爵や主教、クライストチャーチの主教座聖堂参事会員、それにチェスターフィールド卿やハンティンドン伯爵夫人をはじめ大勢の貴族たちがチェイニーの診療を求めたのである。かくまでのお歴々を患者として抱えるとはたとえ最上層の医師であってもそうそうあることではなかろうし、著書刊行にこれほど多大な金銭的、社会的成功が付随した事実は書かれた内容の訴求力を否定し難い形で証明しているとも言えよう。いくら心身の症状を訴えても周りから詐病を疑われるばかりであった人々にとって、自分を紛れもなく病人であると請け合ってくれる医師は何にも代え難い存在であった。自分の苦痛を「気のせい」などではないと言ってくれる医師、自分にふさわしいのは嘘吐きや詐欺師としての恥辱ではなく病人としての尊厳であると保証してくれる医師を、かれらは強く支持した。しかもその原因が神経病という、最高度の洗練と文明化が引き起こす病気となれば、これはまさにもっけの幸いというほかなく、だからこそほとんどの患者がこの診断を歓迎したのである。

ベルナール・ド・マンデヴィル(Bernard de Mandeville, 1670–1733)、ニコラス・ロビンソン(Nicholas Robinson, 1697頃–1775)、リチャード・ブラックモアら、身体機能を理解するための鍵は神経系にありとするチェイニーの発想に共感した著名医師らは、この「病気」の治療についても互いに似通ったアプローチをとった。ただこの点に関して言えば、新奇な用語法とは裏腹に実際の治療はごく保守的なものに留まった。かれらは神経という新語を用いる一方で、患者への治療に際しては西洋医学で二千年以上の歴史をもつ旧来の「消炎」治療——瀉血、吐下剤等の投与、食餌療法や養生法——を依然として用いていたのである。

加えて、その所説についても完全な一致が見られたわけではない。まず最も露骨に還元論の立場をとる論者としては、ベドラムの院長を務めたニコラス・ロビンソンが挙げられる。

これは事柄の性質上認められるべきことだが、精神が不安定、精気減退、落胆を自覚する時には、常にそのこと自体が、精神が自らの力を制御するための機構になんらかの不調が生じていることを示す十全な証拠となるのは明らかである。（……）神経が良好である限り、いずれかの感覚を通じて神経が伝達する観念は正常、正当、明確であり、知性はそれに基づいて客体についての判断や決定を下す。というのも客体は自然法則により、精神が相応の器官によってその印象を受け取ることのできるよう適切に配置されて存在しているからである。だがその器官の構造や機構が異常を来し、撥条《ばね》が外れて機械が故障してしまえば、精神は変調を覚え、その変化の影響を蒙る。（……）スプリーンやヴェイパーズといったごく軽度の症状から、メランコリアや狂気といった最も慢性的な疾患に到るまでの［あらゆる形の精神疾患］（……）は、想像の産物などではなく、脳の機構が自然の常態から逸脱した時に必ず発生する、物質と運動の現実的で機械的な障害を原因とした精神の現実的な障害なのである。〈18〉

この「故障した機械」に施すべき治療についても、ロビンソンの筆致は至極大胆である。曰く、医師は躊躇することなく「最も激しい嘔吐、最も強い下剤の投与、大量の瀉血を、しばしば繰り返し施す」べきだというのである。〈19〉さらにこのように主張する論拠もきわめて明確である。すなわち——

疾患がその本性上、強力な治療の援助を絶対的に要求している時、とりわけそれ以外に患者を救う方法が存在しない場合に、薬物の投与において遠慮などすれば、それこそ残酷の極致というものである。〈20〉

ここまで極端な見解は当時もそうは見られなかったが、それでも精神の不調の原因を神経に求める考え方、身体の均衡を回復するには時に劇的な手段が必要であるという知見は、神経医の間の共通了解ではあったし、実際十八世紀の患者たちはそうした英雄的治療を当然のものとして受け容れていた。しかし高貴なる淑女や紳士を顧客とする上流の医師にしてみれば、洗練と文明化の申し子とも言うべき患者らの脆弱な神経がその種の荒療治に果たして耐え得るかというのは大きな問題であったから、例えばリチャード・ブラックモアなどは、不安や抑鬱を症状とする患者の場合、恐怖と苦痛を伴う治療はただでさえ弱っている神経に追い打ちをかけて、かれらを治すどころか「破壊」してしまう危険があるとし、この種の患者にはむしろ神経を宥め落ち着かせる種類の治療が効果的だと主張している。ロビンソンが提唱するような荒療治はベドラムの中だけでやっていればいいのであって、この上なく繊細な感受性をもつ我らが高貴の患者には、例えば少量の阿片を処方するといった穏やかな養生法こそが適切なのだ——これが、ブラックモアらの言い分であった。

そうした主張の論拠として用いられたのが、またしても偉大なるトーマス・ウィリスの権威であった。ウィリスは、ベドラムの狂人については（なにしろかれらは「精気の怒濤と霊魂の昂奮」の只中にあり、「恭順、もしくは自分に苦痛を与えると思う相手に対する畏怖」を喚起すること以外に対処法はないのだから）最も強力かつ暴力的な治療が求められると主張する一方、軽度の神経障害については「煽《おだ》て宥めたり、より穏やかな治療によるほうが快癒の可能性が高い」ことを認めているからである。[21] 相手は貴族だから煽てられることに抵抗がなく、むしろかれらは召使のお追従を好んだ。そして当時の貴族にとって、医師などは依然目下《めした》の存在にすぎなかった。

梅毒がフランスやナポリ特有の疾患ではなかったのと同様、神経障害もイングランド上流階級の専売特許ではなかった。ウィリスの学説が（当時ヨーロッパの教養階級の共通言語であったラテン語で書かれた著書を通じて）広く知られるようになると、まもなくこれを取り上げてさらに発展させる医学者が現れ始める。ライデン大学の医学教授を務め、十八世紀の医学教育者として最も名を馳せたオランダの医師ヘルマン・ブールハーフェもその一人であった。独創よりも既存学説の折衷と綜合をこととし、当時の医学界に甚大な影響力をもった人物である。（医学における権威は何よりもまず書物の中に求められるべきとする当時の常識に従い）ヒポクラテス派をはじめとする古典古代の医学への崇敬を終生抱き続けたこのブールハーフェにしても、医学界の共通了解となりつつあった神経の重要性、特に精神疾患の原因を神経に帰す学説を黙殺して済ますことはさすがに不可能であった。

ブールハーフェは一七三〇年の九月から（死の三年前の）一七三五年の七月にかけて神経病についての講義を二百回以上行い、その一部については、弟子の一人であったヤーコプ・ファン・エームスを編者とする二巻本の講義録が没後に出版されている。〈22〉ブールハーフェの講義にはロシアのピョートル大帝が聴講に訪れたといい、他にもヨーロッパ各国の君主たちが侍医を彼の許に留学させる等、その影響は広範囲に及んだ。彼の薫陶を受けた医師の一人アルブレヒト・フォン・ハラーは、師を評して「全ヨーロッパの教師」とまで呼んでいる。また、はるばる中国から届いた書簡の宛名に、ただ「高名なるブールハーフェ、ヨーロッパの医師」とのみ書かれていたこともあったという。このブールハーフェもまたウィリスと同様、少し神経が弱っている程度であれば、言葉で自信をもたせたり、問題の原因と考えられるのと正反対の感情を喚起して脳に働きかけたりすることで治療が可能だとしている。生活環境を変えるのも有効と言い、精神の不調を訴える富裕層の患者にはしばしば旅行や、温泉街を訪れて炭酸水を飲むことを治療法として提案している。他方まったくの狂気、すなわちブールハーフェの言葉では「共通感官」sensorium commune が変調を来していてその状態から脱するのに打撃を要するような種類の患者に対しては、やはりウィリスと同様に、より激烈な治療を推奨している。

有毒の植物ヘレボルス（口絵㉖参照）の処方や、水銀、銅の摂取をはじめとする古来の治療法がその一例であるが、これで不十分な場合には、水責めで溺死寸前まで追い込んだり、宙吊りにして針を刺した甲虫のように回転させたり、〈23〉といったさらに劇的な治療の有効性を示唆してもいる。これらの治療法を、ブールハーフェ自身は飽くまで仮説として呈示したにすぎないが、それが十八世紀を通じて次々と現場で採用されていくことについてはすでに見てきた通りである。またこの間、器官としての神経についても、それは精神精気なり神経液なりが流れる中空の管だとか、いやそうではなく神経というのは伸縮する繊維であって脳と全身各部との連絡手段を提供するものだとか、諸説紛々の状況が生まれている。

いずれにせよ、人から詐病を疑われ嘲弄と軽蔑の憂き目に遭っていた多くの患者には医学的に真正なる病いなりとのお墨つきを与え、翻って医者の側には高額収入を約束したこのイングランド病だが、ここで一つ問題が生じる。というのもこの軽度の神経障害は、湿潤その他イングランド特有の気候条件を欠いた地域でも、また商業社会が与えるとされる刺戟の皆無な後進諸国でも、普遍的に発生していたからである。つまりドイツでもオーストリアでも、はたまたフランスでも、同様の症状が人々を苛んでいたのである。この事態をいったいどう理解すべきなのか。またかれらに対してはいかなる治療が有効なのか。

＊

熱狂主義と霊的苦悶

精神の疾患に対する宗教的な説明と治療は、十八世紀に入ってからも依然存在感を失うことがなかった。例えばイングランドではジョン・ウェスリー（John Wesley, 1703–91）とジョージ・ウィットフィールド（George Whitefield, 1714–70）が指導した福音主義の信仰復興運動が多くの賛同者を集めていた。キリスト教世界ではニュートンと科学革命を経た後、唯物論と機械論に基づく新しい哲学の動きが生まれ、彼方より支配する神——自ら創造した驚異をただ眺める設計者としての神——という観念に拠る合理的原理の上に新たな信仰形態が模索されたのに対し、メソディスト派の野外集会で聴衆を虜にした熱狂主義者は、宗教的確信と感情的苦悶の極致をその身に現示した。説教師は霊感を受けた者であると同時に霊感を与える者でもあった。ウェスリー自身は体液医学の伝道者としての面をもつが（著書『始原の医学』*Primitive Physick* はベストセラーとなった）、彼とウィットフィールドが何より重視したのは霊的な慰安を提供すること、つまり精神を病んだ人々を見出し、祈りを捧げて救うことであった。信仰復興を説く野外集会の場は、感極まり宗教的恍惚に浸る人々の姿に溢れ、病者、鬱者、狂者に向けた祈りと魂の慰撫が繰り広げられる空間となった。メソディスト派は精神の攪乱の深層に霊的な意義を見出す。罪悪の呵責を白日の下に曝し、救済の約束を際立てんがために地獄堕ちの恐怖を煽るかれらの信仰は、自然主義的説明が影響力を増す時代状況の中で、宗教と呪術の入り交じる古来の狂気観の残存を可能にした。メソディスト派にとって、人が狂気に陥る原因が神の報復と悪魔憑きにあることは疑問の余地のない真実であった。ウェスリー自身、悪魔憑きの実在を堅く信じ、共同での断食と祈禱を用いた精神病者の心霊治療を強力に支持していた。〈24〉

しかし一六四〇年代の内戦を通じて、そうした宗教的「熱狂」が過剰と危険と不合理を招来し、従来の上下関係の秩序を転覆し、果ては国王の斬首にまで到り得るものであることを学んでいた英国の支配階級は、そうした動きに関わり合うのを嫌った。宗教的分断と社会的動揺が依然記憶に新しい貴族や有産階級は、理性的で慎みのある宗教、自制と節度を有する宗教を支持したのである。それゆえかれらは自然哲学者や医師の陣営に与し、したがって癲狂医の側に立つこととなった。

結果、「熱狂派」に対する嘲弄、パロディ、諷刺が激化する。ホガースによる戯画、英国首相として最長在任期間を記録したロバート・ウォルポールの末息子ホレス・ウォルポールによる辛辣な批評、そしてもちろんスウィフトやポープによる諷刺文学は、狂気を癒すよりはむしろ煽っているとの批難をメソディスト派に投げかけた。聴衆に妄想、狂信、痴愚を植えつける壇上の説教師たちは自身が狂人の類いであって、その「見るに堪えない」礼拝、恐怖と熱狂が生み出す恍惚、俗情に訴える地獄のイメージ――それらが不合理や狂気の世界と紙一重で、愚昧なる民衆を容易《たやす》く狂気の淵へと突き落とす所業であることを見抜くのは、まともな人間であればそう難しいことではないというのである。実際、癲狂医の多くは、ウェスリーやウィットフィールドの活動を、狂人商売の顧客創出において測り難い価値をもつものと考えていた。〈25〉男性も例外ではないが、発狂しやすいのはやはり貧しく感情的で頭の弱い女性であるというのがかれらの見解であった。

ホガースは一七六二年の『軽信、迷信、狂信』(前年制作の『熱狂の図解』の改作)で、嬉々としてメソディスト

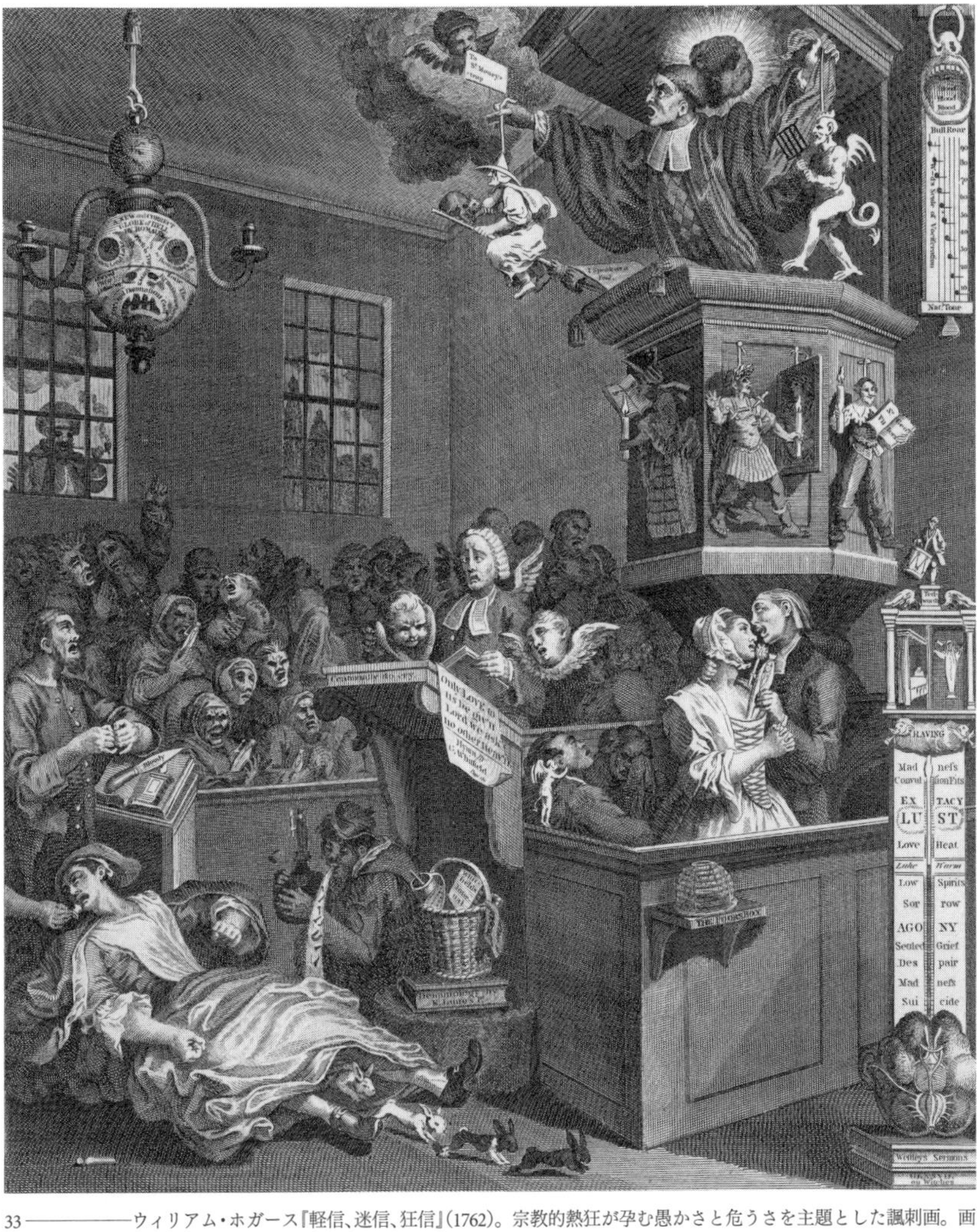

33―――――ウィリアム・ホガース『軽信、迷信、狂信』(1762)。宗教的熱狂が孕む愚かさと危うさを主題とした諷刺画。画面右下の温度計は現在でこそ「情欲」LUSTを指しているが、「狂気」Madnessそして「狂乱」RAVINGへと到るのは時間の問題だ。聖書台を前に立つ斜視の人物はメソディスト派の生みの親ジョージ・ウィットフィールドその人である。彼の教説によって軽信なる民衆の多くが癲狂院へと送られたというのが当時の癲狂医たちの見立てであった。

派の欺瞞を痛罵している。描かれているのは大声で喚く説教師の前に集まった会衆の姿である。熱狂が絶頂に達して発作を起こし、あるいは脱我状態に陥り体があらぬ形に固まる者さえ見える。手にもつキリスト像を齧る会衆の姿には、パンとワインをキリストの肉と血に擬《なぞら》えるカトリックの教義を、食人、獣性、狂気と同列に置いてみせる諷刺の意味が込められている。画面右上、壇上の狂信的説教師の傍らには聖書の一節「われ狂へる如《ごと》く言ふ」（「コリント後書」11章23節）が見え、その偽りの言葉に愚昧な観衆が昂奮の度を高めていく様子が、画面右下の温度計で示されている。依然目盛りは「情欲」LUSTを指しているが（すぐ左に目をやれば好色な貴族が失神しかけた召使い女の胸元に聖像を滑り込ませている）、「狂乱」RAVINGに到るのは時間の問題と見られる。天井から吊り下がる球体は地獄の地図で、画面左下には偽の奇蹟で人々を騙した二人の詐欺師が描かれている。一人は「兎を産んだ女」メアリ・トフトで、その股ぐらからは四匹の兎が走り出している。もう一人は「ビルストンの少年」で、口から鉄釘を吐き出す奇蹟を行っている。視線を画面中央の聖書台に移せば、そこに描かれている斜視の人物は誰あろうジョージ・ウィットフィールドその人で、上方の空中を飛ぶ有翼の智天使《ケルブ》が咥えた紙に「金を捕える罠《マネー・トラップ》」とあるのは彼が自身の礼拝堂を「魂を捕える罠《ソウル・トラップ》」と呼んだ故事を踏まえるパロディだろう。窓の外では頭にターバンを巻いたムハンマド教徒が煙管《きせる》を吹かしながら、キリスト教徒が狂気に耽る現場を眺めている。

　このようにホガースは、おどろおどろしい地獄のイメージを喚き立てては無知蒙昧なる民衆の軽信と俗情を操り、恐怖と狂気を手段としてなけなしの知性と財産を奪い取る欺瞞に満ちた説教師の姿を、これでもかとばかりに描写してみせたのである。

悪霊祓い

＊

　当時、英国の上流人士の間で昂奮や過剰とは無縁の端正な宗教が求められたのに対し、西南ドイツのエルヴァンゲンでは様子がかなり違った。元々カトリックの土地柄の上に異形奇怪《バロック》の雰囲気も色濃く残っていたこの小村に、一七七〇年代半ば、ヨーハン・ヨーゼフ・ガスナー（Johann Joseph Gassner, 1727–79）なる無名司祭が現れ、祓魔《ふつま》の儀式を行って衆目を集めたのである。彼の許には盲目、舞踏病（聖ウィトゥスの踊り）、癲癇、足萎え、ヒステリア、狂気と、あらゆる種類の病者が訪れた。いわゆる理性の時代の幕開け、啓蒙の黎明の中でも、悪魔の存在や悪霊憑きの可能性を信じる人々は消滅してしまったわけではなく、むしろこの種の信仰は民衆の想像力を強く捕えて離さなかったのだ。しかもこうした状況が、ついには大騒動にまで発展することになるのである。〈26〉

祝福を求めてガスナーの許を訪れた患者たちは快癒して――少なくとも本人はそのつもりで――家路についた。一人の聖職者の力により病者から穢れた悪霊が祓われ、正気を回復し得たとの評判は広まり、彼を頼る人の数はますます多くなっていく。ガスナー神父の祓魔術は路上で、見世物の如く行われていたため、北ドイツで優勢にあったプロテスタントたちは、迷信を奉じ痴愚に興じるカトリックどもの蒙昧を嗤ったが、ガスナーの施術で治癒を見たとの事例は増える一方で、不可解な事態と次第に高まる騒擾の危険に当局も対応に窮した。施術を求める農民の数は潜在的には数千人にのぼる上、宗教的な熱狂をも伴うとなればそれはまさしく秩序に対する脅威であったが、教会と世俗権力が交差、あるいは重合し、しばしば合致していた南ドイツの政治的布置の只中では、いずれの陣営からもおいそれとこの問題に介入するわけにはいかず、対処しあぐねているというのが当時の状況であった。

チェイニーやブラックモアの場合、患者は気力を欠いた紳士淑女の面々であったが、救いを求めてガスナーを頼る病者の中に、それに比類し得るような高貴な身分の人間はほとんどいなかった。ごく僅かな例外として、マリーア・ベルナルディーナ・トルフゼス・フォン・ヴォルフェック・ウント・フリートベルク伯爵夫人がガスナーの許を訪れた（しかも快癒した）と言われているほか、抑鬱の気のあったカール・フォン・ザクセンの母妃がガスナーの施術を受ける可能性について少なくとも検討した事実のあることがわかっているが、彼にかかった患者数千人のほぼ全員は、英国でメソディスト派の説教につめかけたのと同じく平民であった。違いは、南ドイツではプロテスタント式の祈禱と看視ではなく、古来の祓魔術を用いて患者の身体から悪霊を祓う治療、すなわち奇蹟の力に縋《すが》る施術が行われたこ

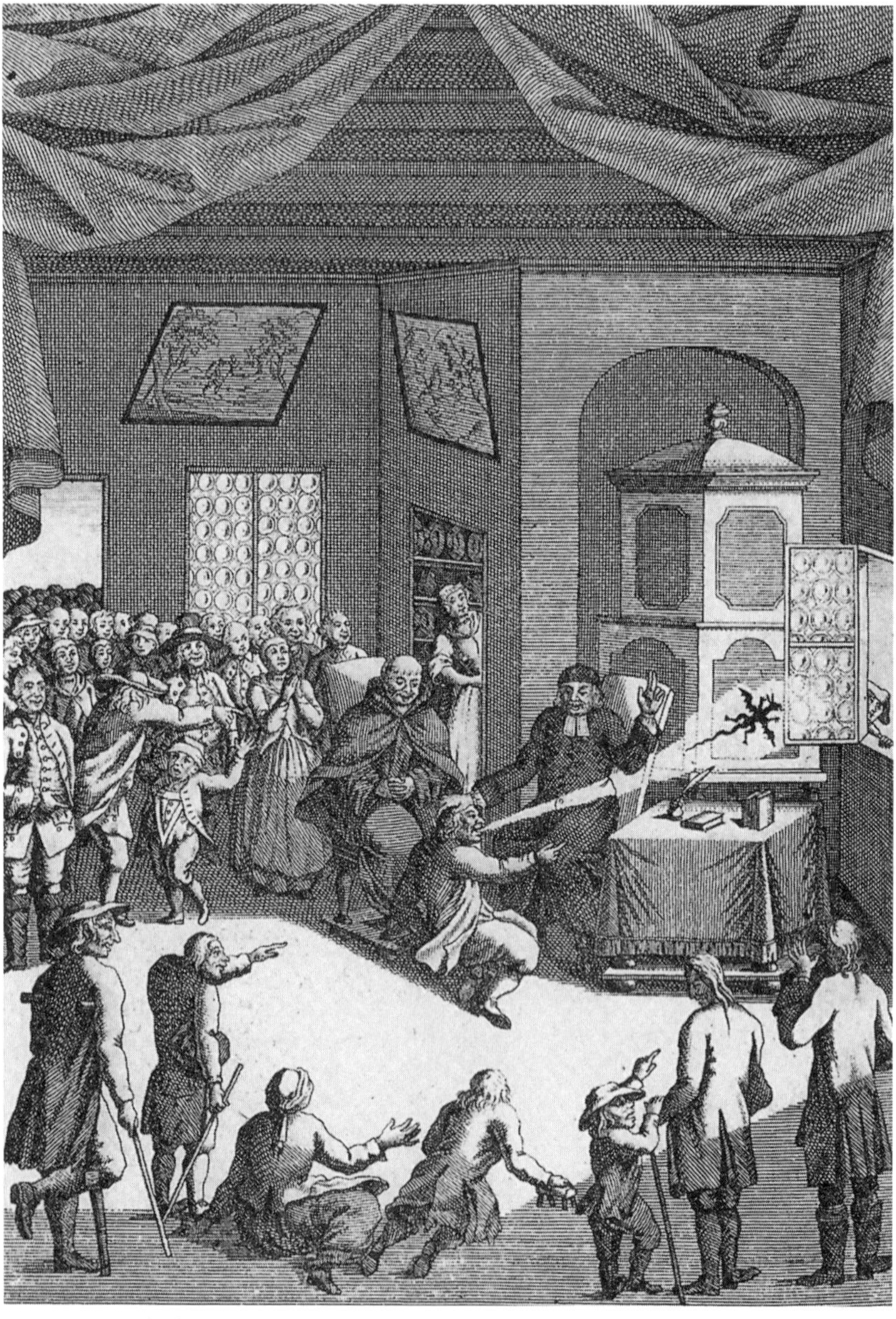

34――――――悪霊を祓うヨーハン・ヨーゼフ・ガスナー。患者の口から飛び出した悪霊が逃げていく様子は、ルネサンス期に祓魔術を主題として描かれた作品によく見られるものである。いわゆる理性の時代においても、民衆の間では憑き物という現象が依然広く信じられていた。

とである。なおガスナーは施術に当たって患者を念入りに選抜していた。施術を受けることができたのは、予め治療に適していると判断された患者だけであった。

ガスナーの施術をめぐっては、ドイツ全土で激しいパンフレットの応酬が巻き起こり、それはフランスにも飛び火した。宗教戦争の残響も僅かながら窺われたこの騒ぎの中、彼は教会有力者の支持を求め、施術の実践をその権限の及ぶ領内に限るよう心がけた。しかしカトリック教会内部にも懸念を表明する者はおり、もちろんプロテスタント陣営からは仇敵の迷妄に対して容赦のない痛罵が浴びせられた。また南ドイツの大部分では、教区と公国の境界線は必ずしも一致するわけではないものの、司教が世俗の統治をも担っており、かれらはそこで起きる事象についても責任を負っていた。他方、司教でも君主でもない教会人はといえば、これは大方が貴族の子弟であり、自領の利益を考慮する必要を有していたから、ガスナーの祓魔術によって社会秩序が動揺する可能性があるとなれば、その点に関する世俗的懸念はかれらの思考様式と決して隔たったものではなかった。なにしろ魔女狩りの狂乱の記憶が依然生々しく残っていた時代である。ガスナーの悪霊祓いが民衆の間に恐怖を再燃させるようなことでもあれば、かつて夥《おびただ》しい数の魔女を火刑台へと引き立てたあの昂奮と熱狂が再び蔓延し、予期し得ぬ事態の生ずる虞《おそ》れは否定し得なかった。

ところがカトリック教会の上層部は互いに妬み合うのが常態で、協力して事に当たる能力をほぼ欠いていた。ガスナーの祓魔術が話題になり始めた当初から疑念を呈していたコンスタンス司教はこれを抑止する方向で動き、バイエルンとアウクスブルクの教会もこれに倣ってガスナーの領内立ち入りを禁じる決定を下したが、例えばレーゲンスブルクのアントン・イグナーツ・フォン・フッガー司教侯はむしろガスナーへの支持と庇護を強化し、フライジングとアイヒシュテットがこれに続くというように、世俗か教会かを問わず当局の足並みはなかなか揃うことがなかった。

しかし聖俗いずれの世界でも、最終的には最高権力者によって介入やむなしとの判断が下されることになる。先んじて魔女の訴追を禁じていたオーストリアの女帝マリーア・テレージアは、ガスナーの活動についてもこれをまともに取り合わず、一七七五年夏には懐疑的見解を共有する宮廷侍医二人をガスナーの許に派遣して実態調査を行わせている。神聖ローマ帝国の名目上の元首であった皇帝ヨーゼフ二世がガスナーにレーゲンスブルク追放を命じるのはその直後のことである。他方、教皇側も介入こそ後手に回ったが、最終的には同様の結論に達した。すなわち教皇ピウス六世は、ガスナーと敵対する教会内勢力の諫言《かんげん》を受け、その活動を取り巻く煽情主義は慨嘆すべきものであり、ほとんどの病いについてその発症と悪化とを悪魔の仕業に帰す「虚妄」を拡散したこの不届き者は批難さるべきなりとの判断を下したのである。ガスナーは祓魔術を禁止され、小村ポンドルフの教区司教に戻るよう命ぜられた。再び無名となった彼はそれから三年後に死んだ。

もちろん「啓蒙」君主や教皇がガスナーに祓魔術の禁止を命じたからといって、それで悪魔や憑き物についての民間信仰が一掃されるわけではない。悪霊の存在に関する信仰は、表立って現れることこそなくなったとはいえ、民衆意識の中では疑いなく生き続けていた。なにしろ聖書にも出てくるのであるし、代々伝承されてきたことでもあり、何より実際日常生活で起こる事柄の多くが、いずれも悪霊の仕業と考えれば無理なく説明がつくのである。聖人崇拝、聖地巡礼の慣習も、民衆の間では依然廃れていなかった。だがその一方で、君主や教皇により禁制が公布された事実からは、社会上層において、病苦とりわけ狂気に対する旧弊な宗教的説明から距離をとろうとする動きのあったことが窺われる。教養識字層は民衆の間にはびこるそうした無知と迷信を蔑んだ。当時にあっては、理知こそが下賤ならざることの証しであったからである。

*

不可視の力

カトリックが悪魔や悪霊といった不可視の存在を認める伝統を有していたのは事実である（実のところガスナーは一度も自分が祓った憑き物をその目で見たとは主張していない）。しかし啓蒙思想にも不可視の力は登場する。ニュートンの重力も、その後に発見された電力と磁力も、まさしく目に見えない力だからだ。ところでちょうどガスナーが祓魔術《ふつまじゅつ》師としての腕前に磨きをかけ名声を馳せていたのと同じ時期、ウィーンでまた一つ新たに不可視の力が見つかっている。医師のフランツ・アントン・メスマー（Franz Anton Mesmer, 1734–1815）が新たな生命力を発見したと発表し、これを「生体磁気」magnétisme animal と名付けたのである。曰く、それは人間の体内をめぐる強力な流体であり、これをうまく操作すれば疾患の治療に役立てることも可能だという。神とも悪魔とも無縁、祓魔の儀式も不要、それでいて治療の効果は顕著に得られるというのだから試してみない手はないというわけで、ウィーンの富裕層は大挙してメスマーの許を訪れた。元々裕福な未亡人との結婚によって経済的に恵まれていたメスマーだったが、この生体磁気療法は彼にそれを上回る富と名声を約束した。

一七七五年、科学アカデミーの面々の前で磁気療法を実演するためバイエルンを訪れたメスマーは、その場でアカデミー会員の一人への施療を行い、また他の患者らへの施術に際しても劇的な妙技を披露、これに感銘を受けたアカデミーは投票により彼を会員に選出した。メスマーはガスナーの祓魔術についても、その治療が成功し得たのは患者に触れた際にそれと知らず生体磁気の力を活用していたからだと説明している。

辺境地バイエルンの田舎に感謝の別れを告げたメスマーは、ハプスブルクの威光も眩《まばゆ》い麗しの帝都ウィーンへと凱旋した後、再び富裕層の患者を相手に治療を開始した。妻の財産で構えた立派な屋敷には、高尚な芸術趣味を共有してもらうべく、また自ら発見した驚異の新療法を試してもらうべく、各地から著名人を次々に招待した。ヨーゼフ・ハイドンも、またモーツァルト家もその常連で、実際のところヴォルフガング・アマデウス・モーツァルトが少年時代に作曲した最初期オペラ作品の一つ『バスティアンとバスティエンヌ』の初演の舞台となったのも、メスマー邸の敷地内に設置された劇場であった（ちなみにモーツァルト後年の作品『コジ・ファン・トゥッテ』にはメスメリズムそれ自体が登場する）。モーツァルトの父レオポルトはメスマー邸を次のような言葉で称讃している。「庭は比較するもののない素晴らしさで、見事な並木道がいくつもあり、立派な彫像がこれまたいくつもあり、劇場が一つ、鳥小屋と鳩小屋が各々一つ、いちばんの高みには、見晴らしの小阿《あずまや》がある」〈27〉［★エレンベルガー『無意識の発見』(Ellenberger, 1970)、既訳上 p. 67］。メスマーは自身の音楽的な趣味の良さと才能を示すかの如く、博学者ベンジャミン・フランクリン（Benjamin Franklin, 1706–90）が発明した楽器アルモニカの専門奏者ともなっている。柔和で落ち着いた旋律を自ら奏で、患者への催眠効果を高めたという。

メスマーの発見とは、生体磁気の流れに生じた閉塞や障害こそが病気を引き起こす原因であるというものであった。彼はこの知見に従い、生体磁気の流れを変えて正常に戻す治療を開始した。当初は特製の磁石を用いていたが、後には目視と指先の感覚だけで病因箇所を探り当てるようになった。座らせた患者の両膝を自分の両膝で挟み、体表に指を走らせて患部を探しマッサージに類した施術を行う。すると患者は脱我状態に陥ったり、クリーズと呼ばれる癲癇に似た発作を起こしたりするが、メスマーによればそれこそが生体磁気の流れを妨げていた体内の障害が除去された証拠なのだという。また人体は、星辰からの磁気を受信する頭頂部と、大地からの磁気を受信する足部という二極をもち、生体磁気はこの両極の間を流れるとされる（自説を要約した二十七命題のうちの第一命題がまさに「天体、大地、生体の間には相互の影響関係が存する」［☆次段の引用「　」とも出典 Mesmer, 1779 には後述する既訳がある］である）。治療効果を増幅するためとして患部に鉄製の棒をあてることもあった。

この術式から性的な連想に到るのはそう困難なことではなかったから、この点を衝いてメスマーの学説を嘲弄し批判する論調も現れた。実際彼の手技は頭頂部と足部の両極には触れず、その中間、主として上腹部から胸部、すなわち伝統医学でヒポコンドリアの原因箇所とされる季《き》肋《ろく》部に限定されていた。第二十三命題に、この施術は「神経病を直接的に癒し、その他の病気も間接的に癒すことができる」とある所以である。

ウィーン時代のメスマーの患者で最も有名な一人として、マリーア・テレージア・パラディース（Maria Theresia Paradis, 1759–1824）が挙げられる。当時十八歳だった彼女は、三歳半の時に失明して以来ずっと盲人として生きてきた。娘を溺愛する両親はウィーンの名医たちに治療を求め、少女はメスマーと出会った頃には視覚を刺戟するための電気治療をすでに何千回と受けていたが、視力が回復することはなかった。一方、家柄にふさわしい淑女としての作法を身につけさせたいとの思いから両親は何人もの家庭教師を雇った。少女は特にハープシコードとピアノの演奏に長け、その才能に見合う指導を受けていた。〈28〉鍵盤の前に座り旋律を奏でる盲目の少女。その姿に惹かれた数多の崇拝者の中には、女帝マリーア・テレジーアその人も含まれていたという。

メスマーの施術を受けた少女は目が見えるようになったと言い出すのだが、その直後から二人の間には医師と患者の関係に留まらぬ何かがあるとの噂が帝都を駆けめぐった。治療費に糸目をつけない富裕な神経病患者の間でメスマーの名声が高まるのを妬んだ競争相手の医師らが、マリーア・テレジーア・パラディースが彼の愛人になったとのゴシップを拡散したのである。少女自身も、自分の鍵盤奏者としての才能に対する世評の下落に気づかないわけにはいかなかった。彼女の名声は結局のところ盲目の少女が弾くからこそのものにすぎなかった。目が見えるとなれば、彼女より上手く弾けて家柄のよい女性はいくらでもいたのである。

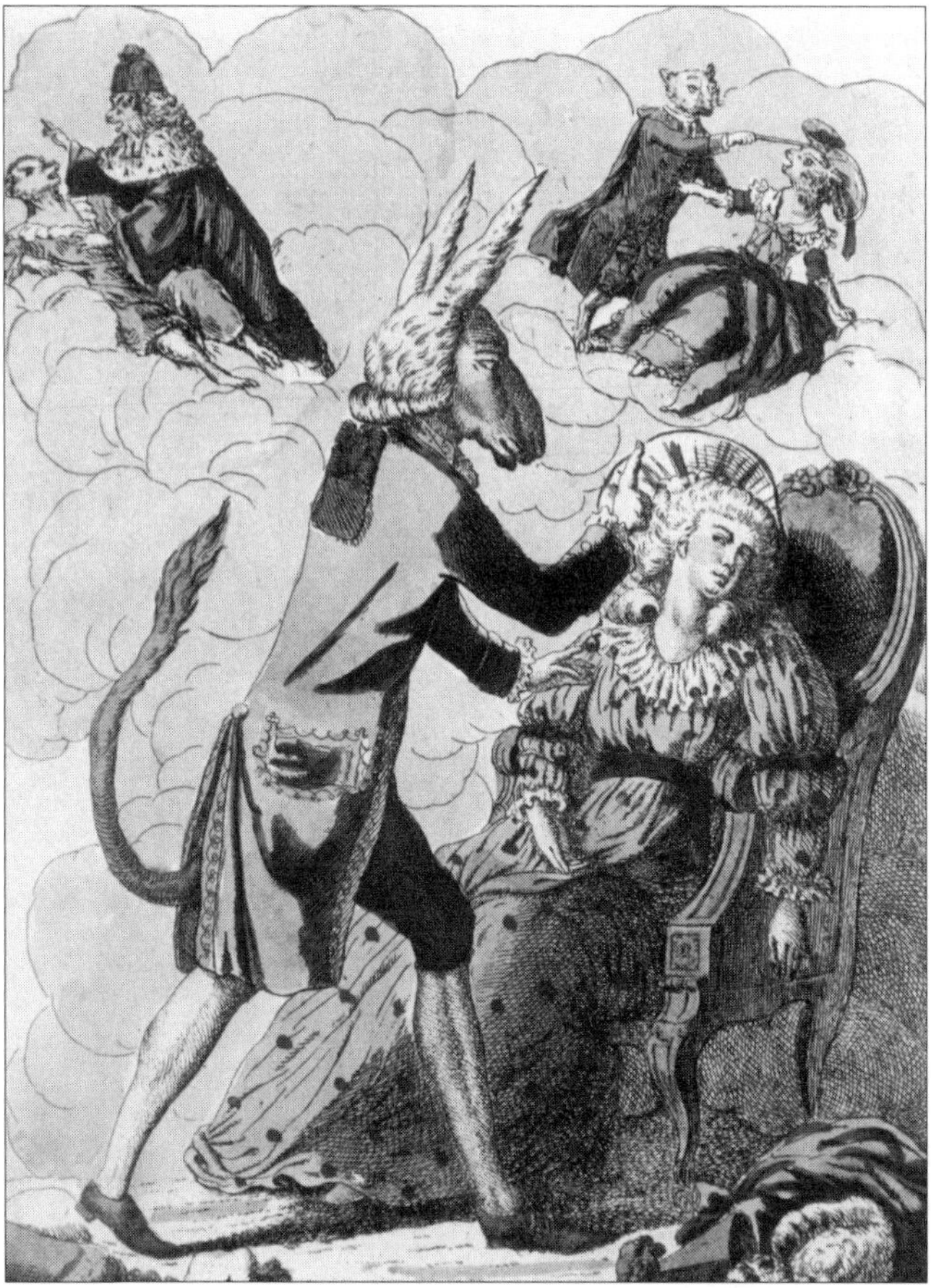

35――メスメリズムは人気を博す一方で多くの激しい批判をも招き、しばしば性的な連想に基づくからかいの的となった。本図は、驢馬に戯画化された施術者がその「魔法の指」で女性患者に治療を行う様子。

　二人の間に噂通りの関係があったのかどうか定かではないが、いずれにせよメスマーはまもなく突如ウィーンを後にしている。妻とも絶縁し、単身向かった先はパリであった。残されたパラディース嬢は再び視力を失い、同時に盲目の鍵盤奏者としての人気と、女帝マリーア・テレージアの寵愛を取り戻した。一方、ウィーンの上流社会に患者をもつ医師らの間に、一人の同胞との別離を惜しむ様子は見られなかった。

メスマーは一七七八年二月パリに到着すると、すぐさま社交界の仲間入りを果たし、そこで患者を集める手はずに取り掛かった。ヴァンドーム広場に面する邸宅に居を移して施療を始めたところ、これが大成功を収める。治療効果に疑念を寄せる向きも少なくはなかったが、長年の慢性症状に悩まされてきた富裕層の患者たちは、その苦痛から解放されるとなればいかに治療費が高額であろうと喜んで支払ったのである。神経病、ヒステリア等、各種の精神症状に苦しむ人々が、メスマーの施術を求めて診療所に押し寄せた。翌年、著書『生体磁気発見の経緯』[☆既訳題『動物磁気発見のいきさつ』(Mesmer, 1779)]が出版されるとメスマーの大発見はさらに注目を集め、自身も治療の効率向上のために各種の技術革新を導入し始める。

そのうち最も注目すべきものが「桶《バケ》」baquetと呼ばれる装置である。これは鉄の鑢屑《やすりくず》で満たした円卓状の桶で、蓋には円周に沿って小孔が開けてあり、ここに長短様々の鉄棒を挿し込むことができる。患者らは桶の周囲に座り、一本の綱で互いに結ばれて電気回路

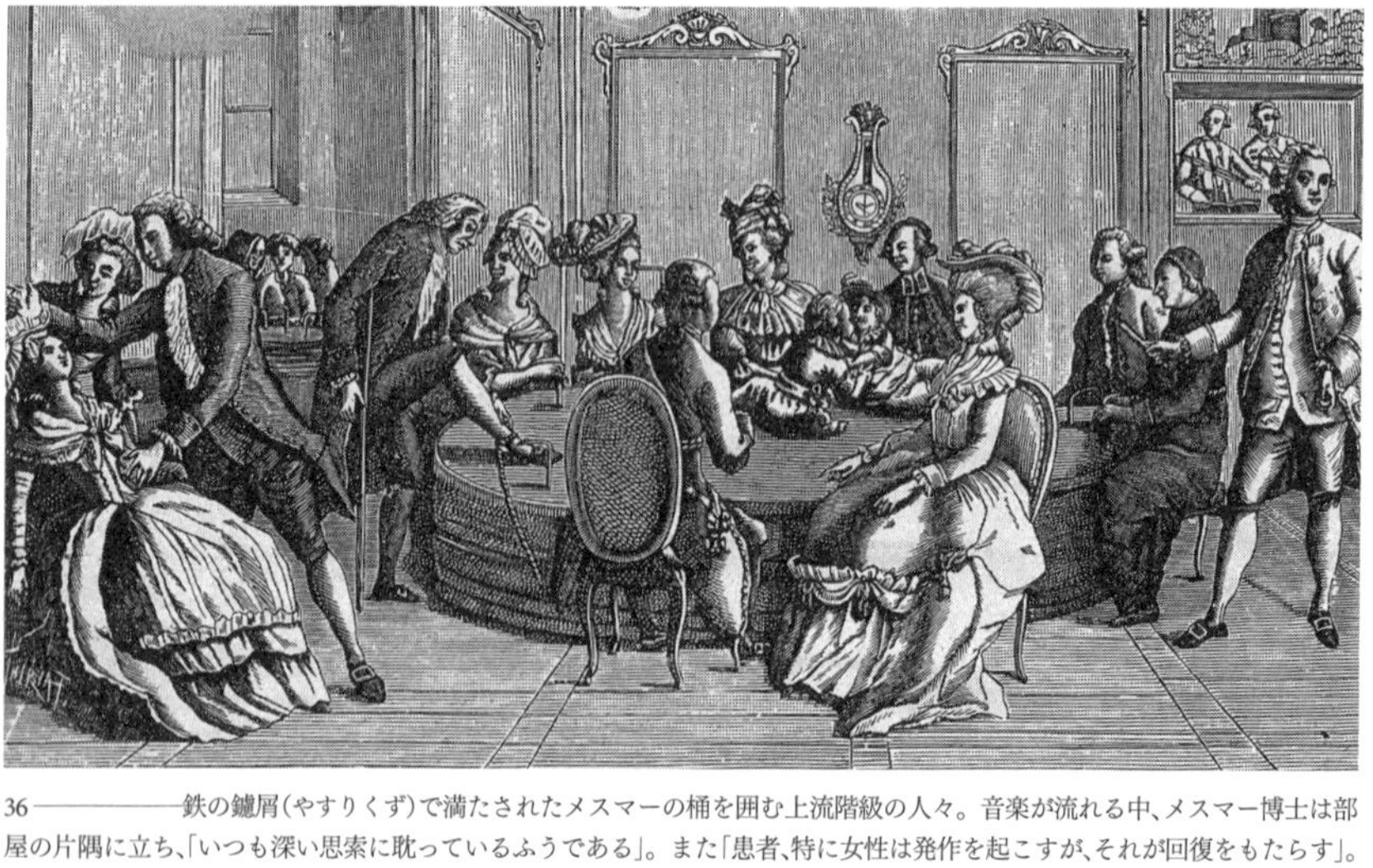

36――――鉄の鑢屑(やすりくず)で満たされたメスマーの桶を囲む上流階級の人々。音楽が流れる中、メスマー博士は部屋の片隅に立ち、「いつも深い思索に耽っているふうである」。また「患者、特に女性は発作を起こすが、それが回復をもたらす」。

様の環を形成し、各々が鉄棒の先端を患部（胃、脾臓、肝臓、もしくは恥部）にあて、治療効果の顕れるのを待つのである。装置の効果を増幅する目的でメスマー自身がアルモニカを演奏したり、手で患者の体に触れたりすることもあった。しばらくすると患者は次々と気を失い、あるいは発作を起こした。発作の度合いが激烈な患者については、助手が抱え上げ、のたうち回っても怪我をしないようマットレスを敷きつめた別室へと連れていった。また隣室には「貧者用の桶」も設けられ、社会的地位の低い人々にも診療の戸は開かれていた。柔らかな敷物、鏡、重厚なカーテン、占星術の図版が巧みに配置され、室内の雰囲気を高めるのに一役買っていた。当時実際にメスマー邸を訪れた人の証言によると――

メスマー氏の屋敷はありとあらゆる身分の人々が集う神殿のようだ。騎士団員、聖職者、侯爵夫人、お針子、兵士、徴税人、軽薄男、医者、少女、助産師、才人、偏屈老人、瀕死の者に頑強な男と、皆が皆未知の力に惹かれてやってくるのである。磁気を帯びた鉄棒があり、蓋の閉じた桶があり、指揮棒あり、ロープあり、磁化した灌木には花が咲き、様々な楽器が置いてある中でもとりわけアルモニカの澄んだ調べは、此方の患者には覚醒を、彼方の患者には軽度の譫妄《せんもう》を引き起こし、或いは笑いを、時には涙を掻き立てる。〈29〉

メスマーは自身の大発見に公式の認定を得ようとフランス王立医学協会やパリ科学アカデミーに熱心に働きかけるも、そうそう思惑通りには進まなかった。一方、貧困層向けとして樹木の磁化にも手を染めたことにより、ペテンの疑いと競合相手からの批判はいや増すこととなったがにもかかわらず上流社会におけるメスマー人気はなお安泰であった。有力貴族らが協力して基金を立ち上げ、各地にメスマー式の診療施設を置いて相互のネットワークを構築するための資金を提供したからだ。これによりこの気鋭の医師は莫大な財産を得る。結局のところ、神経病に悩む人々はイングランドに限らずフランスにも少なくなかったわけだ。瀉血や吐下剤の投与といった苦痛と不快を伴う伝統療法以外に、その種の症状を緩和する方法が存在するとなれば、人々がメスマー邸に押しかけるのも道理というものであった。

事態が急転するのはメスメリズムが絶頂を極めた一七八四年のことである。メスマーと対立する各陣営が、富裕層の患者を独占するその専横に業を煮やして激しい攻撃に転じたのだ。かれらはメスマー式療法のいかがわしさをあげつらい、その危険性と猥褻性を嘲弄混じりに指摘した。メスマーの指先が触れた途端、美女が熱情に囚われ、気絶し、痙攣し、それから崇拝するかの如き眼差しを術者に向け、その後はなされるがまま、床にマットレスを敷きつめた「発作室」へと連れ込まれるのである。公共道徳に対する危険性は明白である。なにしろ洗練の度を極めた貴族の淑女でさえ、彼の魔力にはなす術がないというのだ。批判者たちはかかる独善的な理屈を武器に、メスマーの栄華に歯止めをかけるべく団結した。

この動きに押されたフランス国王ルイ十六世は、メスマーの学説の当否を検討するための委員会を立ち上げ、当代一流の科学者たち——化学者のアントワーヌ・ラヴォワジエ、天文学者のジャン゠シルヴァン・バイイ、後に国王自身が大いにその性能を堪能することになる装置の発明者ジョゼフ・ギヨタン、雷と電気の実験で名を馳せた駐仏米大使ベンジャミン・フランクリンら——を委員に任命した。検討に際しては精緻に設計された一連の実験が用いられた。ただ、委員会が調査対象としたのはメスマー自身ではなく、彼とはすでに疎遠になっていた元助手のシャルル・デスロンだったほか、患者たちの最大の関心事であったメスメリズムの治療効果についても直接問われたわけではない。そもそも「生体磁気」なる流体の存在という決定的問題に関してすら、その物理的存在を示す証拠は見つからなかった、という曖昧な結論しか出なかったのである。

それでもこの委員会報告により、学識者の間ではメスマーの所論は大幅に説得力を失い、彼が切望していた学界での公式認定は絶望的となった。しかし、画期的な新療法に望みを繋がんとする神経病患者らにしてみれば、学者間でなされる論争は難解にすぎた（なにしろメスメリズムを批判する学者自身の立論が、別の種類の不可視の力の存在に依拠したものだったのだ)。かれらはそんなものにいちいち耳を貸す義理はないとばかりに依然メスメリズムを求め続けた。一方メスマーの弟子たちも、この報告書は対立する立場の学者らの私益追求の産物にすぎないとしてこれを斥けた。

ところがそれからまもなくして、またもや事態を一変させる事件が起こる。一七八四年四月十六日の聖金曜日に開催された四旬節の演奏会には国王をはじめパリ社交界の名だたる面々が出席したが、この時ハープシコード奏者としてウィーンから招かれたのが、あの盲目の女流音楽家マリーア・テレージア・パラディースその人だったのである。再び噂に火がつき、パラディース嬢がパリに滞在した半年の間、このゴシップは拡散の一途を辿った。[30] 一方、メスマー自身も、プロイセン王フリードリヒ二世の弟君の御前でその腕前を披露するよう招待されたリヨンで、施術の最中に壊滅的な失態を演じてしまう。恥辱に塗《まみ》れたメスマーはパリから姿を消した。以後死没までの三十年間の消息は、その大部分が依然不明のままである。

一七八〇年代半ばに絶頂期を迎えたメスメリズムだが、メスマーが表舞台を退いた後はかつての異常な人気は影を潜めた。ただ世間の関心は依然高く、十九世紀に入ってもメスメリズムの公開施術には多くの観客が訪れた。チャールズ・ディケンズは自ら施術法を習得するほど熱心であったし、その友人の小説家ウィルキー・コリンズも作中にしばしばメスメリズムを登場させている。[31] しかし十九世紀のメスメリズムは医療というよりは娯楽の一種であった。心霊主義や超常現象の範疇とみなされ、医師や科学者の間ではほぼ相手にされなくなっていたのである。もはや、メスメリズムとかつてのメスマーの所論は別物であった。だがその一方で、彼の発案した治療法は、その死からほんの数十年の後に再び注目を集めることになる。ただし、それがメスメリズムと呼ばれることはなかったし、その効果を説明するのに生体磁気なる謎めいた流体が持ち出されることもなかったのではあるが。

＊

✴

第7章 大監禁

THE GREAT CONFINEMENT

✴

神経か狂気か

狂気の原因を神経に求める言説は世間に広い支持を得た。医学者にとって脳と神経系は実に魅力的な研究対象であったし、市井の医者にとっても神経病という観念は精神疾患の原因を体内の異常に帰すことを可能にしてくれた。また自然主義的な世界観が浸透しつつあった教養層にしてみれば、この神経原因説は無知蒙昧な下層民を捕えて離さぬ「迷信」との訣別を、すなわち翻っては自分たちの優越性を証明し、またあの凄まじく恐ろしい狂気に対しても合理的な理解が可能であるという確信を与えてくれるものであった。抑鬱や倦怠をはじめ原因不明の心身症状に悩まされることの多かった富裕層、特に有閑階級の人々には、神経による説明がなおのこと魅力的であった。あるいは詐病を疑われ、あるいは想像病と揶揄されるのが常だったかれらに、それが紛れもなく真性の病気であるというお墨つきを与えてくれたのが、まさにこの「神経病」だったのである。

しかしこの説明には、神経病も狂気の一種である、つまり神経病とは症状の軽い狂気のことである、という含意が伴う。これは当の患者本人にとって必ずしも歓迎すべき事態ではなかった。というのも当時は依然狂人排斥の風潮が強かったからである。人間として最も不可欠な性質を失った者、すなわち理性を奪われた者が狂人であると考えるならば、狂人を人間とは異種の存在とみなす議論まであと一歩である。十七世紀前半のシェイクスピアは、真の自己を見失い判断力を喪失した狂人は「うつろな絵」——単なる人形《ひとがた》——か、さもなくば「けもの同然」だと言うが〈1〉[★『ハムレット』(Shakespeare, 1600/01)、既訳 p.166]、十八世紀になるとさらに極端な見方が登場する。アンドルー・スネイプが「かけがえのない光、すなわち理性の光を奪われた哀れな人々」への援助を求める説教の中で、狂気は「哀れな人間を無感覚な物言わぬ存在以下に貶める」[2]と述べているほか、『ザ・ワールド』紙への匿名の（筆者はサミュエル・リチャードソンとも言われる）投稿記事も、狂気は「偉大なる理性の持ち主を地を這う虫より下に」[3]貶める、と似たようなことを書いている。予想される通り、その後も「狂気ほど恐るべき病気は他にない」[4]というクリシェが、ほとんど機械的と言ってもいいほどに代々書き継がれていくことになる。

　こうした背景があったからこそ、自ら理性を失いつつあることに気づいた英国王ジョージ三世——北米が戴いた最後の国王——は、誰にともなく「私は病気ではない。神経なのだ。おかしくなったのは私の神経なのだ」[5]と訴えたのである。だが現実問題として、王を苛んでいたのはやはり、紛れもなく狂気であった。とめどなく喋り続け、しまいには泡を吹く等、王の昂奮と譫妄《せんもう》は着実に激化し、侍医のリチャード・ウォレン（Richard Warren, 1731–97）をして「脳の発作は激烈で、仮に命が助かったとしても知性の回復を望むべき理由はほとんどない」と言わしめるほどであった。[6]暴力まで振るうようになり、頭は妄想に囚われた。予測不能な振る舞いは周りの者の手に負えず、また不眠の症状が顕れるとともに卑猥な言動が増えていった。そうした状況が一七八八年十月から翌年三月まで続いた後、そこで王は一旦奇蹟的な回復を見せるのだが、それから十二年後の一八〇一年、また一八〇四年にも症状の再発と回復が繰り返され、一八一〇年に幾度目かの狂気に陥ると以後は正気を取り戻すことのないまま——まず支離滅裂な発言が止まなくなり、それから痴呆を発症し、さらに視力を失い、という具合に——人生最後の十年間を過ごした。

　国王の病気が再発するたびに英国は統治の危機に瀕したが、一八一一年に王太子ジョージが摂政に就任したことで事態はようやく収拾の運びとなった。国王の狂気をめぐる秘密主義は逆にゴシップと噂を呼び、一方で軽度の神経病と重度の狂気はまったく別物であることが世間の認識となった。そしてジョージ三世が発狂と回復を繰り返していた時期は、精神疾患への対処法をめぐって決定的な展開が生じ、狂人が家族や社会に負わせる問題の解決法として精神病院が前面に出始めた時期と偶然にも一致するのである（この展開はヨーロッパと北米の全土で同時に生じたものであるため、偶然以上の要素はほぼないと言ってよい)。

精神病院帝国の興隆

＊

狂人は社会から隔離すべきである、したがって隔離施設の新設と連携体制の増強が必要である、との判断からこの時期に始まったのが、西洋世界に特徴的な精神疾患対処法として二十世紀後半に到るまで続けられることになる狂人の大監禁である。神経病には公式の対処がまだ存在せず、患者の大部分が施療を受けることなく放置されたが、重度の狂気については事情がまったく違っていた。各国で、狂人が引き起こす問題への解決策が精神病院一択へと収斂していったのである。そして狂人収容の専門施設としての精神病院は、精神病院医学という新たな専門領域を生み、それがさらに新たな専門家集団の組織化を促した。精神病院の存在と拡大が、精神病医としてのアイデンティティ形成に大きく寄与したのだ。一方、そうした精神病院の拡大を可能にしたものがなんだったのかといえば、それはこの時期の欧米諸国で同時並行的に進んだ、精神病院の財務運営における国家の役割の拡大である。フランスやオーストリア帝国等、国家権力が強大な国ではさほど驚くべき展開ではなかったが、英国や米国のような中央集権と国家行為に対する疑念が文化と国制に深く浸透した国でも同様の展開が見られたのは注目に値する事態と言えよう。

ところでこの精神病院の拡大傾向は、その中心に一個の逆説を抱えていた。精神疾患に対する科学的で人道的な治療が道徳上の見地から熱狂をもって歓迎され推進された背景としては、旧体制《アンシアン・レジーム》期の癲狂院にまつわる恐怖の実態が暴露されたことが非常に大きい。フランスの事例から、例えばエスキロルの報告書を見てみよう。ジャン＝エティエンヌ・ドミニク・エスキロル(Jean-Étienne Dominique Esquirol, 1772–1840)はパリにのぼってフィリップ・ピネルの許で学んだ後、一八〇二年に師の資金援助を受けて「健康の家《メゾン・ド・サンテ》」すなわち私営癲狂院を開き、さらに一八一一年にはサルペトリエール病院の専任医師となった人物である。一八一七年にはブルボン復古王政の下で精神病論の講義を開始し、また内務大臣の委任により全国の狂人収容施設を回ってその処遇の評価を行った。翌年提出された報告書は、まさに恐怖のカタログであった。

かれらは襤褸《ぼろ》のみをまとった裸身《はだかみ》で、冷たく湿った石床に敷かれた麦藁の上に横たわっていた。食事も粗末なら、肺を満たす空気も、渇きを癒す水もなく、生きるのに最低限必要な物をことごとく欠いていた。かれらは看守の乱暴な監督下に捨て置かれていた。かれらは空気も光も届かない狭く汚く不衛生な房に鎖で繋がれていた。各国政府が大金をかけて首都で飼っている獰猛な野獣の類いですら、かれらを繋ぐこの房に閉じ込めるとなれば躊躇せざるを得ぬほどである。〈7〉

イングランドでも十九世紀前半を通じて断続的に癲狂院の現状調査を、こちらは議会が主体となって行い、狂人の悲惨な処遇に関してやはりフランスと同様の報告を得ている。治安判事や、慈善家を自称する人々が、互いに張り合うようにして、狂人収容施設にまつわる身の毛のよだつが如き恐怖譚を次々と報告したのだが、その中から銀行家のヘンリー・アレグザンダーによる証言を紹介しよう。各地を回って狂人収容施設を訪問するのを常としていたアレグザンダーだが、デヴォン州のタヴィストック救貧院の狂人棟を訪れた際には、入棟許可を得るまでに院長の強い抵抗に遭ったという。ようやく入ることのできた内部の様子を、彼は次のように語っている。

あんな酷い悪臭は生まれて初めてでした。酷すぎて、同行していた友人の一人が、もう次の房には入りたくないと言い出しました。私は、すでに一つ入ったのだから次の房にも入ってみる、と言いました。かれらはここで夜を過ごしているわけだから、私にだって視察するくらいのことはできるはずだ、と。(……)悪臭の強烈なことといったら、ほとんど窒息しそうなほどでした。何時間も経ってから食べ物を口にした時にも、まだその臭いがしました。何をしても臭いはとれませんでした。思い出していただきたいのですが、私が視察した房は、その日の朝に

洗浄して、何時間もドアを開けっ放しにしておいたはずなのです。それなのにこの有様なのです。〈8〉

狂人監禁の専用施設に関しては、さらに劣悪な状況が報告されている。ロンドンの民間営利癲狂院としては最大の規模を誇ったトーマス・ウォーバートンのホワイト・ハウスに薬剤師として勤務していたジョン・ロジャーズの証言によると、施設内には蚤と鼠が大量に発生し、また寒さと湿気のために患者の多くが壊疽や結核に罹っていた。また看守からの虐待も酷く、殴打や鞭打ちは日常茶飯事で、女性患者に対する強姦も珍しいことではなかった。排便を我慢できない失禁患者は定期的に中庭に引きずり出し、ポンプで冷水を浴びせながら汚物をモップで擦り落としたという。また、ベドラムを訪問した者からも、裸身の女性患者が壁に鎖で繋がれていたとの証言が提出されている。もちろん男性患者も同様で、「裸のまま監禁されたかれらの姿を眺めていると、部屋全体が犬小屋そっくりに見えてきた」〈9〉という。だがこれよりさらに過酷だったのがヨーク精神病院で、収容患者は強姦され殺害され、ほとんどが汚物塗れのまま放置されていた。〈10〉ある日この施設を視察に訪れたヨークシャーの治安判事ゴドフリー・ヒギンズは、意図的に隠されていた一つの扉を発見する。鍵を開けて中に入ると、そこは――

きわめて恐ろしく不潔な状態でした。（……）壁という壁には糞便が塗りたくられていて、各房に一つずつある通気口もそれで詰まりかけていました。（……）〔階上の一室に入るとそこは〕一二フィート×七フィート一〇インチの部屋で、その中に十三人の女性がおりました。全員が朝方に階下の房からこちらに上がってきたのだそうです。（……）気分がひどく悪くなり、それ以上室内に留まることができませんでした。私は嘔吐してしまいました。〈11〉

患者への虐待行為が暴かれることを恐れた同病院の医師は、あろうことか病院の建物に放火する。病棟は焼け落ち何人もの患者が焼死したが、証拠隠滅の試みが成功することはなく、院内の惨状は世間に公表された。しかし約三十年後に行われた全国調査〈12〉からは、この間癲狂院の劣悪な環境に大きな変化のなかったことが窺われる。

フランスでは一八一九年の時点ですでに、エスキロルにより全国的な精神病院体制の構想が立ち上げられていたが、狂人収容施設としての精神病院の設置、もしくは治療に必要な既存施設の利用に対する公費支出を全国各県に求める法律が議会を通過するのは、それからほぼ二十年後の一八三八年のことである。〈13〉なお、この法律は「何人《なんぴと》も政府の許可なく精神病者のための民間施設を運営し、または設立してはならない」と定めてもいる。ところでこの法律が実際の効果を発揮し始めるまでには相当の時間がかかった。成立から二年後の一八四〇年の時点で各県が運営する精神病院は七施設存在していたが、一八五二年までの十二年間における新規開設数も七件に留まり、しかもそのうちの四件は一般施療院の附置施設であった。一方で宗教団体が運営する民間施設も各地に多数残存していた。法律上医師による監督が求められたものの、その実態を見れば依然キリスト教の慈愛精神に基づく宗教実践の一環としての面が強かった。狂気には道徳的治療が王道であり、修道女こそがそれに必要な強さと優しさを兼ね備えた施療者であるというのがカトリック陣営の立場であったが、この主張は当時生まれつつあった精神病専門医らから疑念と強い抵抗をもって迎えられ、最終的には非宗教的な公営施設が支配的になっていく。しかし少なくとも法律の施行から数十年の間は、狂人治療をめぐって宗教界と医学界の対立的共存の状態が続き、両者の緊張関係は時に激しい抗争として表面化することさえあった。〈14〉とはいえ全般的な流れとして、フランスにおける精神病者への対応は、旧来の家内処置から精神病院収容へと移行することとなる。

イングランドでも状況は概ね同様であった。議会は一八四五年の法律で、公費による精神病院設置を郡や市に命じ、富裕層向けの民営施設にも、新設となる狂人委員会 Commissioners in Lunacy の認可を要することとしたのである。ちなみにこの委員会は、全国の精神病院に対する一般的な監督権限をも有していた。ともあれフランスの場合と同様、改革案自体は一八一六年の時点で提出されていたのだが、病院新設の費用負担や中央政府への集権化拡大への懸念から反発が強まったことで、法案可決に到るまでに約三十年を要することとなった。施行後も、各地方自治体では資金不足と議会による一方的な押しつけへの抵抗が相俟《あいま》って、精神病院の体制整備はなかなか進まなかった。とはいえそれも一八六〇年までには落ち着き、全国各地に郡立の精神病院が新設されて狂人の処遇はそこに委ねられるようになる。ここに、精神病院革命が本質的な完遂を見たのである。また営利目的の富裕層向け民営精神病院に対する狂人委員会の監督も相応の実効性をもつようになった。

一方、ドイツ語圏諸国では状況が遥かに複雑だった。まずオーストリア帝国では一七八四年、皇帝の命によりウィーン総合病院の広大な敷地内に狂人塔《ナレントゥルム》Narrenturmが建設され、狂人たちは鉄格子つきの監房が並ぶこの陰鬱な建物に収容され鎖に繋がれた。これは十九世紀に精神病院改革を担った人々の理想とはまったくかけ離れた施設であった。一八一九年にブルーノ・ゲルゲン（Bruno Görgen, 1777–1842）が小規模の民営施設を開き、これが当時のヨーロッパ諸国で新設されつつあった精神病院と同様の構想に基づいて運営されたのをごく例外的な事例とすれば、帝国政府は他国での新しい展開にはまるで無関心の体《てい》を貫いていたのである。オーストリアでようやく公営精神病院の新設が実現するのは、実に一八五三年のことなのである。〈15〉

それに対しドイツでは、十九世紀前半の政治的断片化とナポレオン軍の侵攻を承けて、精神病院をめぐる状況も地域ごとに異なる様相を呈した。ライン川西岸の諸侯国は戦後処理の過程で獲得した教会の所領に含まれる城砦や修道院の一部を狂人収容施設として再利用することとした。ゾネンシュタイン（1811）やジークブルク（1825）等がその例に当たるが、ザクセンブルク（1830）やイレナウ（1842）等にはそれらを補完する形で新築の精神病院が設置された。こうして十九世紀半ばには、かつて神聖ローマ帝国の版図であったドイツの地に、独立型の施設として五十の精神病院が存在する状況が成立するに到る。しかもそのうち二十施設は（どれもごく小規模なものではあったが）民営の精神病院であった。施設間で互いに統率がとれていたわけではないものの、多くの病院が、精神疾患に対し他国同様の近代的治療法の採用を理念として謳っていた。〈16〉

イタリアもナポレオンの軍に全土を蹂躙されるが、その失脚後には、オーストリア外相メッターニヒ侯爵をして

「イタリアというのは一個の地名にすぎない」と言わしめた状態に復した。すなわち一八一五年のウィーン会議により北部がオーストリアの支配下に入り、他方ローマを含む教皇領の復活がなるなど、都市国家が分立する中世期以来の政治的分断状況が再現されたのである。現在イタリア領となっている土地も、一八六〇年の時点では依然四カ国に分断されたままであった。ローマと教皇領がイタリア王国に吸収されるのは、ようやく一八七〇年になってのことである。

このような状況であったから、イタリアでもドイツ同様、精神病院に関して全国一律の体制が整備されることはなかった。中世期に建設され狂人収容に用いられてきた宗教施設がローマ（1300頃）、ベルガモ（1352）、フィレンツェ（1377）に残存していたのに対し、ヴェネツィアでは一七二五年にサン・セルヴォロ島に宗教者の運営する狂人収容施設が開設され、以来この島は「狂人の島」と呼ばれるようになる（バイロンとこの島を訪れたシェリーは「窓のない、歪んだ、陰気な城」〈17〉［★『ジュリアンとマッダーロ』（Shelley, 1818–19）、既訳 p. 109］と形容している）。これは男性患者専用の施設であったが、一八四四年になるとサン・クレメンテ島の古い修

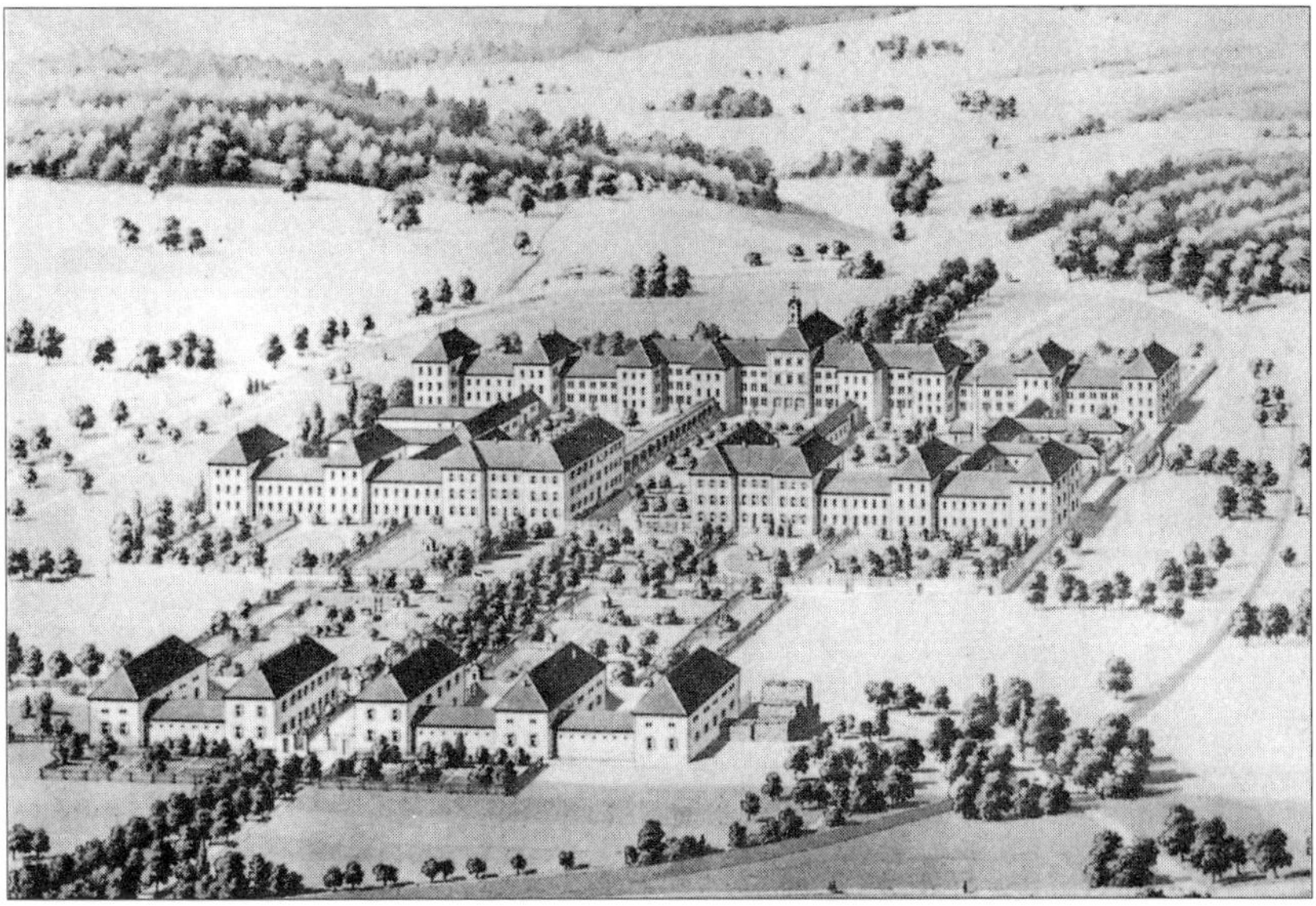

37――――――ドイツのバーデンにあったイレナウ精神病院（1865）。1842年の新設時の収容患者数は400人であったが、収容可能数はまもなく増大している。政治的分断状況にあったドイツでは、全国規模の合理的な精神病院体制が構築されず、イレナウのものを含めほとんどの精神病院は辺鄙な田舎に建設された。

道院で女性患者の受け入れが始まる（第12章冒頭と図77を参照）。修道士の起居する部屋を患者の監房に転用するだけで済むため、元々修道院はこの種の施設に向いていたのである。トスカーナ地方では、一七七四年にフィレンツェで精神病者の病院収容の手続きが定まり、その十五年後には同市の医師ヴィンチェンツォ・キャルージ（Vincenzo Chiarugi, 1759–1820）が鎖の使用の違法化を求めるとともに、まず（一般患者と併せて狂人患者をも収容していた）聖ドロテア病院で、それから由緒ある聖ボニファーチョ病院（口絵㉘参照）で、それぞれ道徳的治療の導入を試みている。ただしこのキャルージの改革は、一八二〇年の彼の死によって途絶することとなった。

その一方、十九世紀前半には、アヴェルサ（1813）、ボローニャ（1818）、パレルモ（1827）、ジェノヴァ（1841）等で、精神病院の新設が相次いだ。十九世紀後半にも、特に北部から中部にかけてさらに病院新設の流れが続き、中には地方政府が直営する施設もあった。しかし一八六四年、精神科医カルロ・リーヴィ（Carlo Livi, 1823–77）が、イタリアにおける精神病院の整備は「政府当局の怠慢と放置」のためにヨーロッパで最も遅れているとの批難を投げかけているほか[18]、一八九〇年になっても、公営の狂人収容施設をもつのは六十九県中十七県にすぎず、それ以外の県では宗教慈善団体が同種の施設を運営していた。イタリア全土で精神病関連施設は八十三カ所存在したが、そのうち公営施設は三十九カ所に留まり、収容患者数は全国合計でようやく二万二千人を超える程度であった（イタリアでは南部のほうが人口が多いにもかかわらず、シチリアとサルディーニャを含めても南部地域の収容患者数は四千人を下回っていた）。人口比で見ると、これは他の西欧諸国と較べて遥かに低い水準であった[19]。

精神病院の整備がさらに遅れたのがロシア帝国である。中央政府がようやく医学教育の改革に着手し、狂人収容施設についての計画を立案したのはクリミア戦争（1853–56）後のことである。この時期、政府はサンクトペテルブルクの軍医学校に専門医の養成課程を設置し、帝国全土の各地方政府《ゼムストヴォ》に対し精神病院体制整備に向けた要請を開始しているのだが、これが地方ごとの条件の違いを無視した一律の建設計画を無理に守らせようとするもので、そのことも一因となって体制構築は遅々として進まなかった。それが特に顕著だったのがモスクワで、同市における狂人収容施設は長らく帝国内で最も原始的かつ不十分な水準に留まることとなった。[20] 他国と較べ、長期にわたり国家による統制が強く残存したことが、ロシア精神医学の特徴であったと言える。

アメリカのイングランド植民地では、開拓地社会のゆえに人口の都市集中が進まなかったことも手伝って、狂人対策も旧来の方法——つまり家内管理に任せるか、必要に応じて地域ごとに収容施設を設けるか——が主流であった。変化が顕れ始めるのは一七七六年の独立宣言後のことで、各地に救貧院が設置され、またヨーロッパと歩調を合わせるように放浪者や犯罪者の処罰施設、すなわち監獄や刑務所の類いが建設された。これに並び慈善目的の小規模精神病院もいくつか生まれているが、その背景として、イングランドのヨーク療養所で採用された道徳療法がヨーロッパ各国で大きな注目を集めていたという、当時に特有の状況が無視できない。ヨーロッパでは患者虐待の醜聞が世間に与えた衝撃こそが精神病院改革を促すきっかけとなったのに対し、米国のいわゆる企業型精神病院《コーポレイト・アサイラム》は、その種の噂とは無縁であった。ところが改革の大義を推し進めるに当たり、これら施設にまつわる恐怖譚の定型を捏造した者がいる。北米における精神病院改革で最も重要な立役者となった道徳活動家、ドロシア・ディックス（Dorothea Dix, 1802–87）その人である。

ディックスは自身不安定な精神状態に陥ったのを機に保養目的の旅行でイングランドを訪れ、しばらく同地に滞在した後、ボストンに戻り近隣の東ケンブリッジ監獄で犯罪者に交じって収監されていた多数の狂人に出逢う。彼女が改革者としての活動を開始するのはこの直後である。ディックスが作成した陳情書は一八四三年にマサチューセッツ州議会へ提出されたものが最初であるが、それを繙《ひもと》いてみれば、文体と内容の双方が当時ヨーロッパで相次ぎ発表されていた告発文と瓜二つであることに驚かされる。「私はこれからこの国で狂人が置かれている現状について簡潔にお知らせします。檻に、納戸に、地下室に、畜舎に、鎖で繋がれ、裸に剥かれ、棒で殴られ、鞭で従わせられているあの人々の現状を！」[21] 例えば、ニューベリーポートの救貧院を訪れた際、ディックスは老朽化した小屋の中に一人の狂人を見つけるのだが、その小屋は中庭ではなく死体置き場に面していて、「生者と交わらせる代わりに死体のことを考えさせる」ものであった。あるいは南京錠のかかった「地下室」で見つけた女性患者は「何年間にも」わたり、暗闇の中に放置されたまま泣き暮らしていたという。〈22〉

ディックスはその後も単身州から州へと渡り歩いた。原野に踏み込み、氾濫するミシシッピ川を越え、南部諸州をも歴訪し、行く先々の男性政治家の鼻っ面に狂人監禁施設の惨状を突きつけて回った。できるだけ地元の事例を収集し、数が集まらなかったり適当な事例が見つからなかったりした場合には躊躇なく恐怖譚を創作し脚色したが、話の真実性に疑念を抱かれることはほとんどなかった。女性が政治や公職から排除されていた当時にあって、陳情運動に対する彼女の断固たる一念は、顔前に立ち塞がるありとあらゆる障壁を打ち破った。ディックスの活動は成果を重ね、各地の政治家に自らの勧告を認めさせていった。とりわけ南部での成功には、奴隷制の是非について沈黙を貫く戦略が大きく奏功した。ディックスにとって精神病者は抑圧された不幸な人々であり、かれらを苦難から救うには立法による介入が不可欠であったが、どういうわけか奴隷たちの窮状は彼女の視界に入らなかったようだ。あるいは、特段の注目に値するものと思

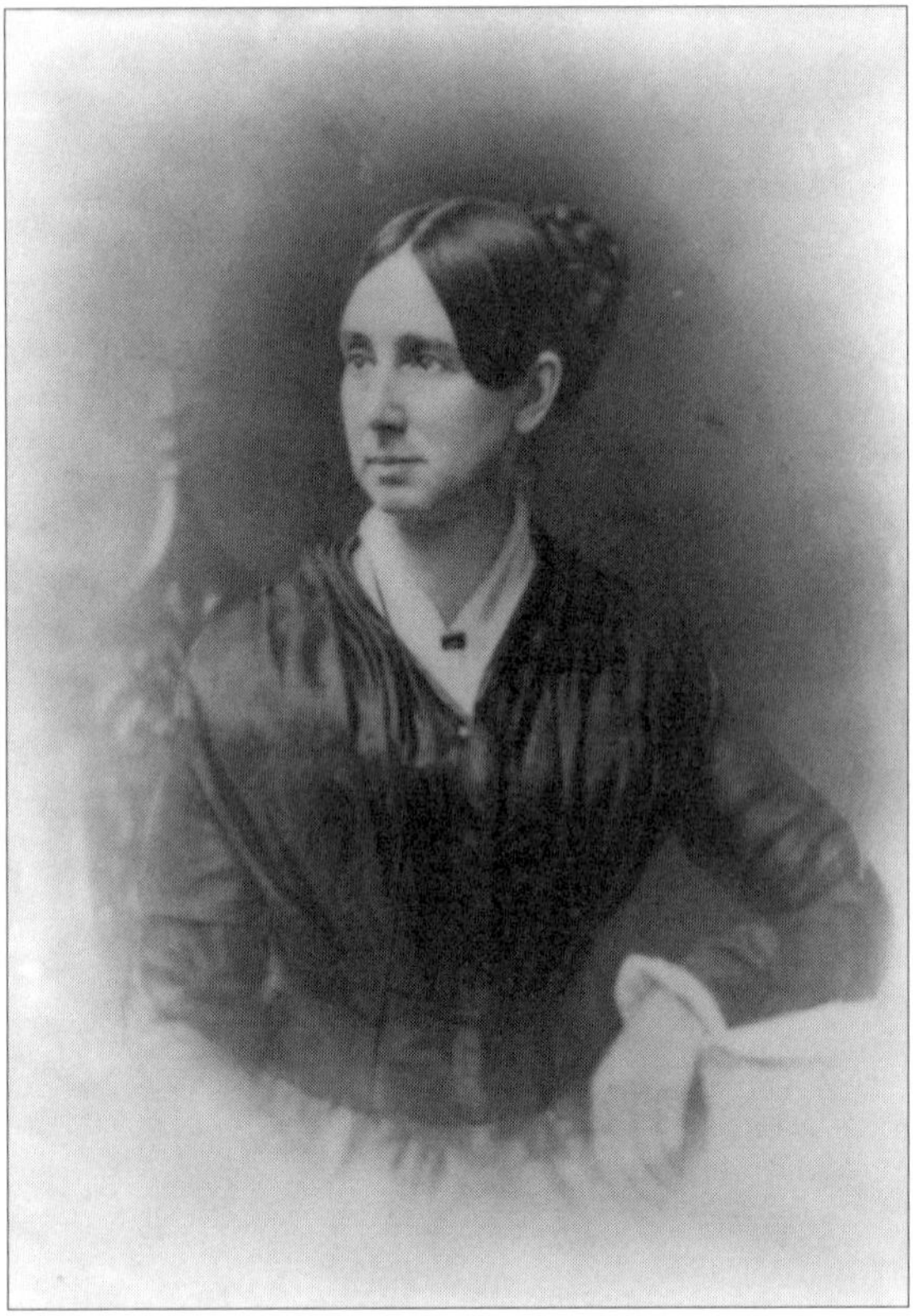

38——ドロシア・ディックス。米国全州に精神病院を完備させるため容赦のない運動を続けた道徳活動家である。

えなかったのかもしれない。

連邦制を採る米国では州ごとに独立した立法手続きを要するため、精神病院に関する法整備も断続的にしか進まなかったが、疲れを知らぬディックスの陳情行脚は続き、各州は一つまた一つと彼女の軍門に降っていった。そうして国内での活動が一段落すると、彼女は改革の鉾先をスコットランドへと向ける。当時のスコットランド政府は、自国の政治的自律の最後の砦を墨守することを最優先課題としていたため、国家による強制介入がもたらす悪影響を懸念して、より具体的にはイングランド救貧法の適用下に入ることを嫌って、狂人の処遇については依然家族もしくは民間の慈善団体の手に委ねていたのである。しかしそうした複雑な事情もディックスには通用しなかった。彼女はその巧みな弁舌の有効なることを英国政界においても見事証明してみせたのである。外国人が（しかも女が！）口を挟んできたことに地元からは反発の動きも見られたが、ディックスは動じることなく英国議会《ウェストミンスター》に働き掛け、精神病院への公金支出と狂人委員会による監督というイングランド方式をスコットランドにも導入せしめた。旋風の如き運動が成功を収め、法案が無事議会を通過するのを見届けた彼女は米国に戻り、我が初子《ういご》と呼んだトレントンのニュージャージー精神病院に私室を得てそこで晩年を過ごしたという。〈23〉

ディックス曰く、精神病院こそは文明の象徴である。それは「どのキリスト教文明国にも見られるほどに一般化したのであり、その責務を果たさぬとなれば甚だしい過失と見られても致し方ない」。〈24〉確信に満ちたその筆致には、後にジョージ・E・パジェット（George E. Paget, 1809–92）が近代的な精神病院をして「真正なる文明のこの世界への顕現として最も悦ばしきもの」〈25〉と述べた感覚と相通ずるものがある。十九世紀半ば、精神病院こそは人間性と科学の勝利の誇るべき象徴であった。精神病院という目新しい施設は、ほとんどユートピア的とも言えるほどの希望をまとって現れ、当時の人々を強く魅了したのである。

ディックスも、またヨーロッパで改革に当たった人々も、精神病院の整備さえ進めば、従来の狂人監禁施設にまつわる恐るべき惨状（口絵㉙参照）も打破することが可能だと考えていた。もちろんその裏には、かれらがその醜態を暴露した旧来型施設とはまったく異なる新たなモデルに基づく設計が必要であるという前提があった。その理想が十全に実現し得たかどうかはともかく、癲狂院から精神病院へ、という根本的な変化は狂気の場所をめぐるトポスに定着し、ここに以後百年以上にわたる狂人大監禁時代が幕を開ける。そしてこの動きは西洋帝国主義の展開に伴い、全世界へと広がっていくのである。

帝国の精神医学

＊

先住民の一部が絶滅させられ、あるいは各種の方法で周縁化された英国の植民地——カナダ、オーストラリア、ニュージーランド——では比較的早い時期から、本国でも建設の進む精神病院をモデルとした施設が整備されている。[26] 初期の入植者には男性が多かったから収容患者も男性が多く、またヨーロッパと較べれば狂暴な者の割合が大きかったとも言われる。他方、南アフリカのケープ植民地では、狂人の施設収容の開始が一八四六年を迎えるまで立ち遅れていた。逆に言うと同年、(後のアパルトヘイト体制下でネルソン・マンデラをはじめ多くのアフリカ人民族主義者を収監し「監獄島」の異名をとった)ロベン島に、各種の厄介者、癩者《らいしゃ》、慢性病者、狂人のための「総合診療所」——という名の「廃棄場」——がようやく開設されたのである。しかしこの施設に収容される精神病者は、一八九〇年代になっても依然二百人を超える程度であった。[27]

白人居住者が植民地政府関係者に限られ人口構成上ごく少数に留まったところでは、精神病院の整備がさらに遅れた。例えばナイジェリアでは、同国初の精神病院設置が実現するのに二十世紀前半を待たねばならず、しかも当初のそれは単なる収容施設にすぎなかった。一九三〇年代半ばになってようやく治療体制の導入に向けての動きが現れるが、結局これも患者の処遇に実質的な変化をもたらすには到らなかった。[28]「原住民」の患者は基本的に家内での対処に頼る場合がほとんどで、治療らしきものといえば、ヨルバ人の施療師がジャボクの一種を用いた伝統的な薬草療法を施す程度であった。ちなみに一九五〇年代には、西洋の精神医学界でも一時期——インドの民俗療法で鎮静効果が認められ狂気の治療に用いられてきた――ジャボク抽出のアルカロイド（レセルピン）を患者に投与する臨床実験が行われているが（口絵㉗参照）、飽くまでもそれは純然たる西洋医学の産物である向精神薬が頻用されるようになる前の話である。[29]

インドの植民地を支配していた英国東インド会社では当初、従業員に発狂者が出た場合はその都度ロンドンに送還していたが、同種の事例が増加するのに伴い、こうした対応に潜む齟齬が明らかになっていった。白人優越主義のイデオロギーにとって、発狂したヨーロッパ人が存在し得るという事実それ自体が明白な脅威だったからである。この問題への対処を重要な契機として、以後白人発狂者を世間の目から安全に隠蔽するための施設が植民地内に置かれることとなった。[30]なお「原住民」向けの狂人収容施設がつくられるのはこれより後のことであり、その種の施設で西洋式の治療法と治療技術が導入されるまでにはさらに長年月を要している。[31]

マグレブやインドシナをはじめとするフランス植民地では、精神病院は当地の社会とは異質なものとして郊外に置かれた。[32]そのうちの一つ、アルジェリアのブリダ＝ジョワンヴィル精神病院は一九五三年、マルティニーク島出身のある黒人青年を主任医師として採用した。この人物こそ、白人化した世界における黒人知識人の立ち位置をめぐる痛烈な批判の書『黒い皮膚・白い仮面』を前年世に問うたばかりのフランツ・ファノン（Frantz Fanon, 1925–61）である［★『黒い皮膚・白い仮面』(Fanon, 1952)］。ファノンは着任後直ちに精神病院の隔離状況の改善に乗り出すが、まもなくしてアルジェリア独立戦争が始まってしまう。フランス軍が拷問を行っている事実（なにしろ彼の病院には拷問を受けた側と拷問を行った側の双方から患者が送られてきたのである）を知ったファノンは病院の職を辞し、アルジェリア民族解放戦線に参加する。三十六年の短い生涯を閉じる直前、暴力こそが植民地の被抑圧者に理解し得る唯一の言語であると宣する『地に呪われたる者』が出版される［★『地に呪われたる者』(Fanon, 1966)］。同書は世界的なベストセラーとなり、独立を求めて戦う人々の間に絶大な影響力をもつ一方、宗主国の人々にも、人種支配がもたらす心理的帰結について改めて考え直す機会を与えた。植民地における精神医学は往々にして帝国主義列強の利益に資するものであったが、少なくともアルジェリアの事例は、それとは正反対の方向に作用したのである。

中国や日本のように西洋帝国主義の直接支配を受けたわけではない国、またアルゼンチンのようにかなり早期に植民地支配の軛《くびき》を脱し得た国でも、精神病院体制の整備は、それこそが文明社会たることの証明であるとの旗印の下で進められていった。アルゼンチンでは、一八一〇年にスペインからの独立を達成した後も内戦と国際紛争が続き、国家統合が始まるのは十九世紀も半ば以降のことである。しかし戦乱が下火になってくるとヨーロッパから大量の移民が押し寄せ、ブエノスアイレスにはポルテーニョと呼ばれる新興エリート層が生まれた。かれらはヨーロッパから文明国の一員と認められることを求め、その一環として精神病院の整備に取り掛かった。一八五四年、同国教養層からは野蛮の回帰とも見られたロサス独裁下のブエノスアイレスで女性患者を対象とする精神病院が開設されたのを皮切りに、その後も慈善団体が運営する精神病院の設置が相次いだ。[33]

中国における西洋式の精神病院は、一八九八年に現在の広州市で米国人宣教師ジョン・G・カー（John G. Kerr, 1824–1901）が開いたものが最初である［★中国語名称は「惠愛医癲院」］。一九一二年には北京でも公営の施設［★中国語名称は「瘋人収養所」］が設置されているが、当初は西洋式の精神病院というより警察の管轄下にあって公共秩序に害

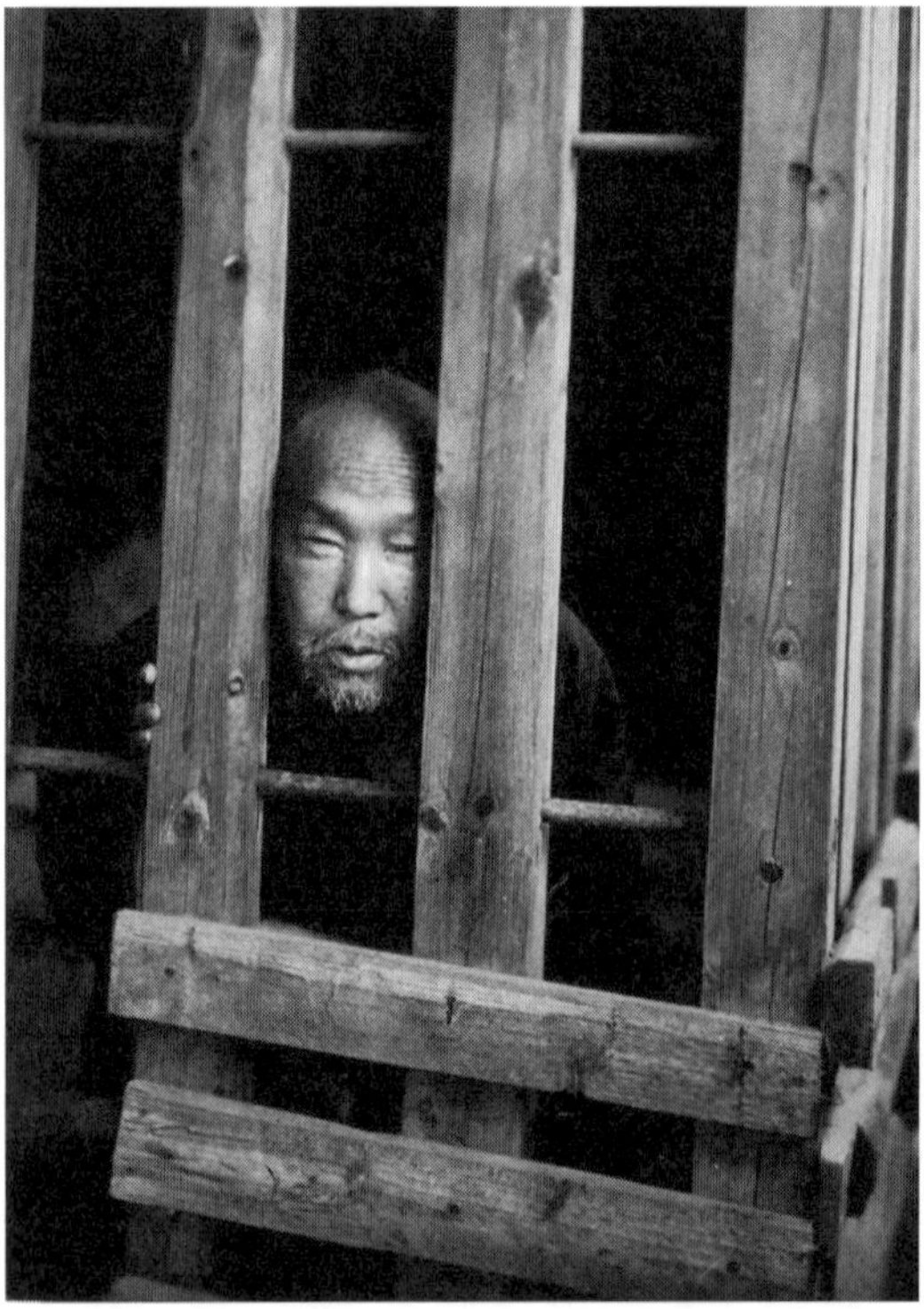

39 ―――――日本が西洋式の精神病院を採用したのは欧米に遅れること 1 世紀の後であった。1910 年に私宅監置下にある患者を撮影したこの写真には、19 世紀欧米の改革者たちが狂人の家内処遇について書き記した内容を髣髴とさせるものがある。

をなす者をとにかく収容するだけの旧式施設であり、その対象に狂人も含まれていたというにすぎなかった。一九二〇年代から三〇年代には、ロックフェラー財団の資金援助により、西洋精神医学の恩恵を中国人民に無理やりもたらさんとする「改革」が行われたが、その影響は限定的かつごく短期的なものに留まった（図69参照）。中華民国（当時）の指導層は、貪欲な西洋列強に伍していくには近代化による国力増強が必須であり、それには西洋医学の導入が不可欠と考えていたが、文化帝国主義的な要素が嫌われたこともあり、思うようには進まなかった。[34]

日本でも概ねこれと同様の経路が辿られた。狂人の施設収容を促進する精神病院法が成立したのは、欧米から遅れることほぼ一世紀後の一九一九年のことであった。同法成立時点の施設収容患者は人口五千五百万人に対して僅か約三千人であったが、施行後は収容患者数の急増が見られ、一九四〇年には二万二千人に達した。だがそれでも収容患者数人口比は、同時代の英国や米国のそれと較べて十分の一を大きく下回っている。[35]当時の日本では狂人の処遇は家族の責任に委ねられており、周囲の迷惑になる者、とりわけ狂暴な者は厳重に監禁されていた。治療が施される場合も、用いられたのは伝統的な民俗療法と宗教的介入で、西洋式の精神医学に基づく治療法ではなかった。

帝国主義は政治と文化の両面において、狂人の施設収容という観念を世界中に広めるのに大きな役割を果たした。だが本国そっくりの国制を模倣することのできた植民国家を除き、狂人の大監禁体制を非西洋世界にも実現し得た例はほとんどない。西洋医学を学んだ医師らにとって、先住民の信仰や慣習は蔑視の対象でしかなかった。他方、精神疾患とその治療法に関して強固な伝統をもつ土地では西洋医学に対する反発が大きかった。そうした状況であったから、帝国の精神医学は現地民の習俗を変えさせるのに、必ずと言っていいほど多大な困難を経験した。土着の民俗療法を無視し、抑圧し、その誤りを指摘せんとする医師らの試みは、常に挫折を運命づけられていたのである。

✴

道徳療法

英語圏で甚大な影響力を及ぼしたのが、一七九六年に開設された小規模施設ヨーク療養所（第5章既出）である。この施設で開発された狂人管理の方法は、実際のところ特段独自のものではなく、国内外を問わず同時期に様々な施設で採用されつつあったものではある。しかし各地の改革運動を促しその具体的な模範となったのは、やはり茶とコーヒーの商人でクエーカー教徒のテューク家が提唱した方法であった。ヨーク療養所では鎖を用いず、いかなるものであれ身体的な暴力や強制を禁止した。当時一般に、「自制の習慣をつける」ことを重視する新しい管理手法が各地の狂人収容施設で生まれつつあったが、かれらは経験から、そうした習慣をつけさせる方法としては強制よりも患者を信頼して自己抑制を促し、きちんとできれば褒めてやるといった簡単な報酬提供が有効であるという知見を得ていたのである。〈36〉ウィリアム・テュークとその孫サミュエルの真の功績は、これらの経験知を体系化して世間に公表したことに求められるべきである。〈37〉

ヨーク療養所の基本的な考え方は次のようなものであった。物事や情動に対する感受性において、狂人も正常人と変わるところはない。ほとんどの場合、狂人にも理性の欠片《かけら》のようなものが残っていて、環境をうまく整えてやりさえすれば理性による自制を促すことは可能である。むしろ当人に自己規律を教え込もうとするなら、それは「患者の精神状態が許す限り、合理的な人間と同様に扱う」以外に手段はない。患者は巧みに整えられた療養環境に置かれ、そこで散歩、会話、労働、所長とのお茶会等を通じて自制を身につけていくのである。「病的な性癖」に対しては、理詰めで説得するとか頭ごなしに否定するのは禁物で、それとは「まったく反対の方法が採られる。不幸な沈鬱状態に固執する精神を引き戻すためにあらゆる手段が講じられる」べきだというのである。〈38〉

ウィリアム・テュークが採用した療養所《リトリート》という名称にも、世界とのつき合い方に困難を覚える人々が一息つけるよう人道的で親身な環境を提供するという意味が込められていた。注目すべきは、狂人を収容する建物の物理的な構造にもこの観点が徹底されていたことである。狂人は周囲の環境に非常に敏感なため、監獄を想起させる物が患者の視界に入らないことが肝心で、加えて所内には家庭的な雰囲気を醸し出すための工夫が凝らされていた。窓の鉄格子には木製に見える擬装が施され、敷地の周囲には威圧感を与える高い壁の代わりに、「隠れ垣《ハーハー》」がめぐらされた。労働

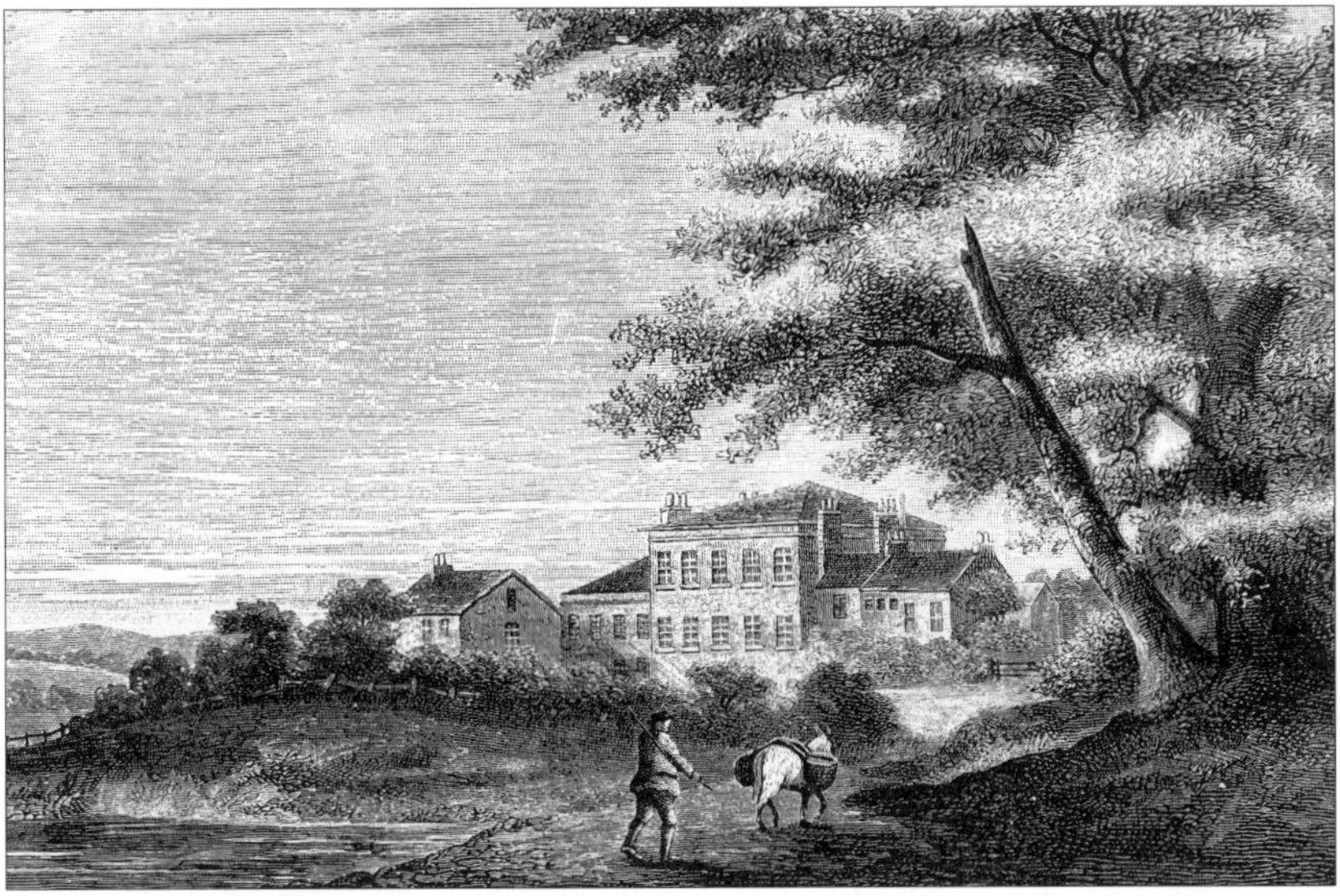

40――――ヨーク療養所は英語圏の改革運動で模範とされた施設である。この施設では、建物の周囲に外界からの隔絶を目的とする高い壁や柵が設置されなかった。

が重視されたのも、当初は経費節減のためではなく、「患者に自制を促すための方法として、おそらく最も一般的に有効なのは日常的に職務に携わること」[39]だと考えられたからにほかならない。要するにこういうことである――

> 患者の幸福を増進する物事は、その楽しみを失いたくないとの願望を刺戟し、また精神の乱れに随伴しがちな心の苛立ちを鎮めることを通じて、患者の自制心を増大させる。したがって患者が快適に過ごすことは治療的観点から見て最高度の重要性をもつものと考えられる。[40]

このヨーク療養所で蓄積された豊富な経験は、以後イングランドにおける精神病院改革の原動力ともなっていく。スコットランドの精神科医ウィリアム・アレグザンダー・フランシス・ブラウン（William Alexander Francis Browne, 1805–85）をはじめとする改革派の医師らが、精神病院とは狂人を正気に戻す「道徳機構」moral machineryであり、その基礎となるのは道徳療法にほかならないとの立場を広く打ち出したのである。[41]米国で相次ぎ新設された各地の精神病院群も、テュークのヨーク療養所を外観から何からすべて模したものだった。特にフィラデルフィアとニューヨークでは、当地のクエーカー教徒とテューク家との間に交友があり、精神病院設立に関しサミュエル・テューク本人から直接助言を得てそれを出版する等しているのだが、そのかれらが建てたフランクフォード療養所とブルーミンデイル精神病院がまた、後にコネティカットのハートフォード療養所とボストンのマクリーン精神病院が建設される際のモデルとなるのである。[42] 改革の成果として新設されたこれら施設の存在（とそこで蓄積された統計資料）は、ドロシア・ディックスの陳情行脚でも大いに活用されている。

他方、不穏な空気の漂う革命後のパリでも、フィリップ・ピネルがこれとよく似た原理の発見に到っている。すなわち彼は、ビセートルの管理人を務めていたジャン＝バティストとマルゲリートのピュサン夫妻による実務経験に基づき、その道徳療法 traitement moral を確立したのである（第5章末尾を参照）。ヨーク療養所と較べれば施設の規模が遥かに大きく、また患者との接し方も匿名的なものではあったが、ピュサン夫妻もまた狂人の管理法について多くの点でテュークと同じ結論に達していた。[43] そしてピネルがそこから導いた知見というのがまさに次のようなものであった。

> 鉄鎖の使用が精神病者に及ぼす効果と、鉄鎖の使用を廃止した場合の効果を仔細に比較検討した結果、私はもはや、より慎重かつ穏当な仕方で患者を抑制するほうが有効であることに疑念を抱き得なくなった。長年鎖に繋がれ、その間ずっと狂暴な状態にあった患者が、鎖を廃止するや、簡単な拘束衣だけで穏やかに辺りをそぞろ歩き、誰とでも会話をするようになったのである。以前は近づくだけでこの上ない危険を伴っていた患者が、である。騒々しい叫び声も、威嚇の如き怒号も聞かれなくなり、徐々に昂奮状態は収まっていったのである。[44]

ピネルはイングランドの改革者らと同様、「精神病者は家族の許にあってはほとんど治癒に到ることがない。（……）隔離が完全になされた患者ほど治癒も早い」と主張する。近親者との接触は「常に患者の昂奮と狂暴性を増す」が、入院した途端に「おとなしく従順」になるというのである。[45]その過程できわめて重要なのが院内の構造である。最も重篤な患者、症状が軽減しつつある患者、回復期にある患者というように症状の度合いに応じて患者を物理的に区分し、治癒が進むにつれて労働と娯楽の自由および機会を増大させる仕組みをとることで、患者に自制を促すシステムが成立する。例えば治癒過程の中間段階にある患者たちは――

偶発的な原因による一時的な昂奮状態にある時を除けば、拘束されることもなく、完全な移動の自由を与えられる。木々の下を、あるいは隣接する広い囲い地の中を歩き回り、さらに回復状態に近づいた患者は、水汲み等、多少とも骨の折れる女中の仕事を手伝いもする。[46]

道徳療法の提唱者たちが口を揃えて強調するのは、施設全体を統括する人間は一人でなければならないという点である。すなわち、一人の統括者が患者それぞれの個性を把握し、症例ごとの特殊性に応じて治療方針を柔軟に修正し、職員が患者を虐待する可能性にも不断に目を光らせておくべきだというのである。ピネルの許で筆頭助手を務め、師の没後はフランス精神医学界最大の有力者となったエスキロルも、この点について次のように述べている。「医師はいわば、精神病院の生命原理でなければならない。何事も医師によって始動されねばならず、医師は全思考の統制者を任されたが如くあらゆる活動を統制せねばならない」。[47]

道徳療法の原理を基礎に据える精神病院は、かつて精神病者を苦しめた癲狂院や監獄とはまったく別の施設となったのである。その差異は当然、病院管理者のあり方にも及ぶ。「狂人の監護が医学内外の山師の手に独占されていて、その馬鹿げた烙印のために、正規の教育を受けたまともな医師は、そんな連中と張り合おうとか、そもそもそれが自分の仕事だとはとても思うことができない」ような、そんな時代はついに終わりを告げたのである。今やこの仕事を担うのは「信頼と名誉を誇る」専門人にほかならない。かれらは――

危険の最中にも冷静な判断力を失わぬほど心身が勇敢かつ堅固であり（……）狂暴な患者を導くが如くに支配し、最も手に負えない獰猛な患者であっても、厳格と静穏を兼ね備えた命令によって従わせることのできる力が全人格に染み渡っている。〈48〉

こういう人々に委ねるならば、患者は人間性を奪われることなく、失った理性を取り戻すことが可能だというのである。改革を支持する陣営に言わせれば、これら新しい施設は「平常の生活で出逢う不愉快な諸事が可能な限り排除されたミニチュアの世界」〈49〉であった。ヴィクトリア朝中期のイングランドで最も有力な精神科医であったジョン・コノリー（John Conolly, 1794–1866）曰く――

静穏が訪れ、希望が甦り、満足が充溢する。（……）迷惑な、あるいは破滅的な意趣返しを、はたまた自己破壊を目論む心はほとんど消え失せてしまう。（……）清潔と品性が保持もしくは回復され、絶望が姿を消して明朗と安静が現れる。

この「地上に人間性の君臨する場所」があるとすれば、精神病院こそがそうした場所だと言うのである。〈50〉

こうした精神病院に対するユートピア的とも言うべき期待感はほぼどの国にも見られたが、特に顕著だったのが米国である。精神病院が整備され始めた頃、同国の精神病院管理者たちは熱狂と楽観の渦に呑み込まれていた。七〇％とか八〇％とか九〇％といった治癒率が報告され、オハイオのウィリアム・オール医師（William Awl, 1799–1876）に到っては最近一年間で自分が診た症例は一〇〇％が治癒《キュア》したと豪語し、「ドクター・キュア・オール」の異名までとっている。ドロシア・ディックスの陳情行脚を成功に導いた統計数値も、まさにこの「治癒信仰」cult of curability の賜物であった。「あらゆる経験が示す通り、適時に治療を施してやりさえすれば、狂気であろうと、風邪や熱と同様、確実に治癒可能」なのであり、したがって精神病院は人道の観点において偉大な前進であるばかりか、長期的には経済的な意味でも合理的だというのがディックスの主張であった。[51]

道徳療法を治療方針として採用した精神病院は、旧来の癲狂院の最底辺のところと較べれば人道的な環境を提供するようになった――一見議論の余地のなさそうな主張だが、しかしフランスの哲学者ミシェル・フーコーとその一派にとっては必ずしもそうではないようだ。フーコーが「道徳療法」を「大規模な道徳的監禁」[☆『狂気の歴史』(Foucault, 2006)]の一形態として斥けているのは有名な話である。多分に感情的な誇張表現であるが、しかし少なくとも真実の一端に触れてはいる。実際、先に紹介したスコットランドの精神科医W・A・F・ブラウンも「狂人に対し優しく人道的であることをもって道徳療法とする観念にも誤謬が含まれている」ことを認めているのである。[52] 道徳療法とは精神病院を「巨大な道徳機構」とみなすアプローチであって、その目的は「権威の刻印を控えることなく、むしろあらゆるやり取りに権威を刻印する」[53]ことにある。「訓練と監察を夜間

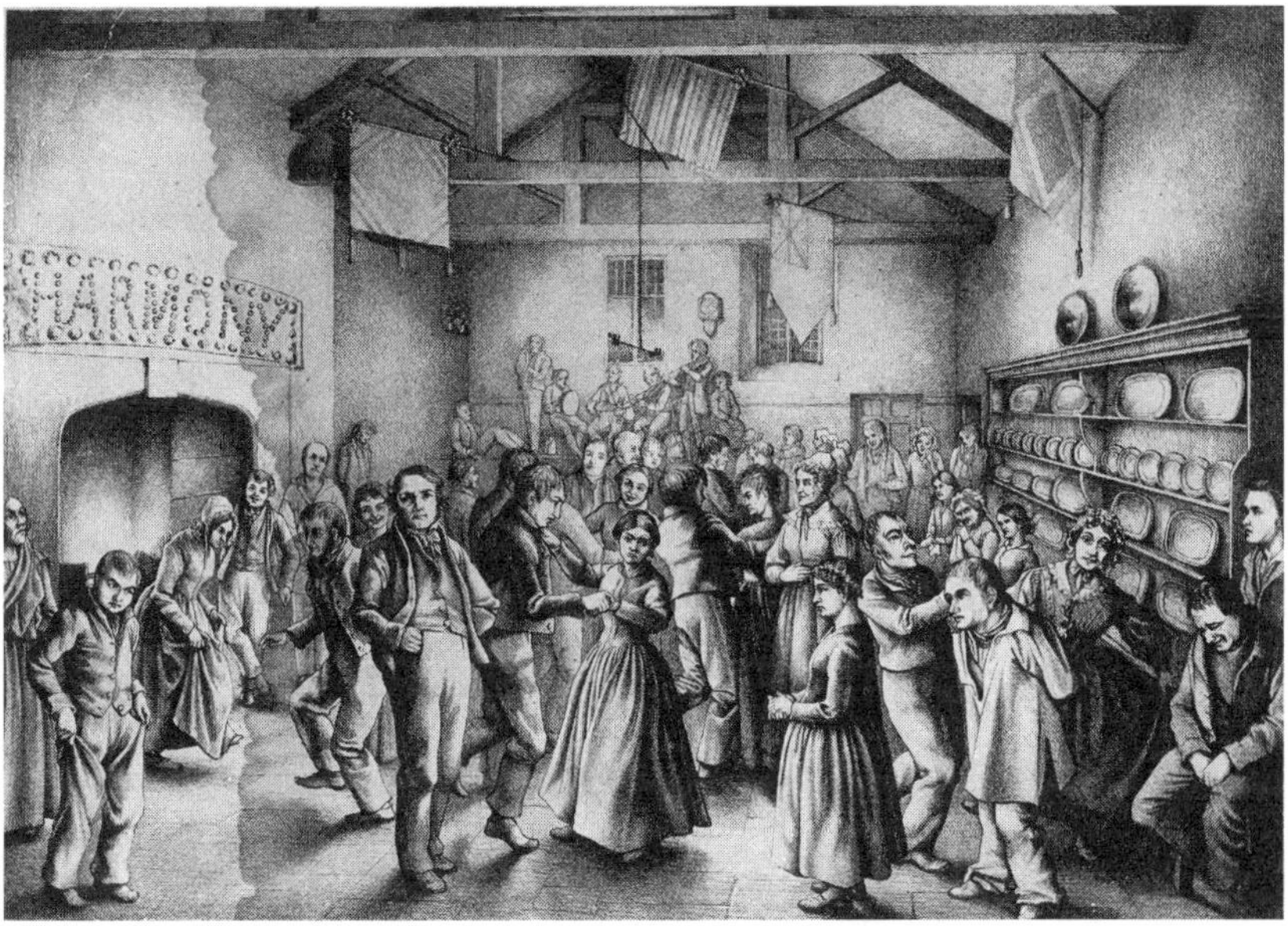

41――――19世紀の改革者たちは、精神病院における男女の分離に固執した。一方、この絵に描かれているのは1848年に開催された狂人舞踏会の様子である。入念な振付の通りに踊る狂人たちの姿は、道徳療法がもつ狂人を馴致する力を顕示するものであった。

にも、静かに眠っている間にも継続する」ことにより「抑制が狂人の夢の中にまで浸透していく」。〈54〉深い眠りについている間も、暴走する想念を屈服させ、手なづけ、教育する試みをやめてはならないというのである。

フィリップ・ピネルも、ここまであからさまな言い方こそしないものの、道徳療法がもつヤヌス的二面性については自覚的で、優しく処遇している間も「厳格な抑制器具」は常備しておかねばならないし、時には「まず服従させてから励ますことが必要」になることもあると述べている〈55〉［☆『精神病に関する医学＝哲学論』(Pinel, 1801)］。ピネル式の道徳療法も、テュークのそれと同様、狂人の処遇において優れた方法であった。他の方法では抑制不能な狂人を、明示的な暴力行使に頼ることなく抑制するのに有効だったからこそ、道徳療法はその後も訴求力を保持し続けることができたのである。

狂気から精神病へ

✷

結局のところ道徳療法はイデオロギー上も診療実務上も優れた治療法ではあったのだが、しかしまさにそのゆえに、医師たちは深刻な問題を突きつけられることとなる。当時の医学界では、精神病の治療は医師が独占すべきものであり、病院の運営についても自分たちの手に委ねられるべきとの見解が強まっていた。ところが道徳療法が主流となるに従い、そのような見解を採るべき理由が必ずしも明らかではなくなってしまったのである。この問題が特に顕著だったのは精神病院の運営に依然宗教者の関与が強かったフランスだが、それ以外の国でも関連施設の改革が進むにつれ同様の問題が無視できなくなってくる。

そもそも実務経験に基づく知見をピネルに教えたピュサン夫妻も医師ではなかった。かれらは長年監護の仕事に携わる中で「精神病に関するすべての現象を絶えず目にする」こととなり、それゆえ「大抵の場合ごく短時間しか患者の許を訪れることのない医師には欠けている広い知識と詳細な見識」を持つに到ったのである〈56〉［☆同前］。ピネルは「精神病の克服のために用意される粉薬、抽出薬、蜜薬、舐薬、水薬、膏薬、等々の長大な目録」、それに瀉血といった、当時の医学が狂気の治療法として用いていたものを蔑視し、多くの症例で患者が「経験のみに依拠した理屈で処方される雑多な薬物の併用という厳しい試練」を強いられる現状を批難している。[57] 医師は「高価な薬物に対する盲信」を棄て、「薬物投与は二次的な手段として全体計画の中に組み込まれるべきものであって、その使用は適切でなければならないが、薬物の使用が適切であるような症例はごく稀である」ことを認める必要があるという。[58]

パリの狂人収容施設のうちピネルの関与がなかった所の一つが、シャラントン精神病院である（サド侯爵がここに収容されていた件については前述の通りである）。一六四一年、慈善の兄弟会《フレール・ド・ラ・シャリテ》の創設になるシャラントンは、旧体制《アンシャン・レジーム》下では国王が勅命封印状《レトル・ド・カシェ》の発行により政敵を逮捕させ、狂人や禁治産者と一緒に監禁した施設として悪名を馳せた。そのため革命勃発後の一時期は閉鎖されていたが、行き場をなくした狂人の処遇に困った革命政府により、閉鎖から二年後、今度は完全に世俗的な施設として再開されている。そしてこの施設においても、患者に対する日常的な監護の大半を担ったのはフランソワ・シモネ・ド・クルミエ（François Simonet de Coulmier, 1741–1818）という名の司祭であり、医師ではなかった。シャラントンには総裁政府の任命を受けた医師が一人配置されていたが、同院の治療方針に沿って患者に道徳療法を施したのはこのクルミエだったのであり、それゆえ「シャラントンでは医師対非医師の抗争が明確な決着を見ぬままくすぶり続けた」[59] という。

イングランドでもほぼ同時期に、サミュエル・テュークが「当療養所で蓄積された経験に（……）医学の栄誉や評価を増すものはあまりない。残念ながら（……）薬物治療のうち成功例を記録するのではなく失敗例を紹介せざるを得ない所以である」[60] と述べている。ヨーク療養所の治療体制を紹介する彼の議論は、道徳療法と医学療法を截然《せつぜん》と分けた上で、治療のために招いた医師が「人間が罹患し得る最も悲惨な病気に対し、医学は依然まったく不適切な手段しか持ち合わせていない」[61] との結論に到った旨を強調するものであった。にもかかわらず同療養所が驚異的な治療実績を誇り得たのは、非医師の発案になり非医師の手で施された道徳療法の功績というほかはない。患者の監護を非医師の手に委ねるという方針は、米国でもニューヨークのブルーミンデイル精神病院やフィラデルフィアのフランクフォード療養所で採用されている。

精神病院の整備が進めばその分だけ医師の就職口も増えるわけで、そのため狂人の治療に関心を寄せる医師の数が増え続けていた当時にあって、右のような状況は明白な脅威であった。医師に治療できるのが肉体の疾患だけだとすれば、精神の疾患については医師が特権的な地位に立つべき理由が成立しない。医師としての威信、その拠って立つ精巧な医学理論、そしてかれらの生計の途そのものが、すべてまとめて危機に陥っていたのである。[62] 英国議会が暴露したおぞましい醜聞の舞台に、医学療法を採用する施設が含まれていた事実も輪を掛けてまずかった上、そもそも国営精神病院の新設を提言した人々は、精神病の治療に対する医学の有用性に強い疑念を寄せる陣営と重なっていたのである。

ところがそれから四半世紀もしないうちに、精神病治療における医学の優位はほぼ確立するに到る。フランスでは宗教団体の運営する精神病院が残存しており、それが依然として精神医学批判の制度的基礎をなしていたが、イングランドのヨーク療養所では一八三七年に医師が療養所管理者に就任し、米国でも一八三一年にブルーミンデイル精神病院において、また一八五〇年にはフランクフォード療養所において、同様の人事がそれぞれ行われている。加えてフランス、イングランド、米国が揃って、医師を施設職員に任命すべきとする法律を成立させたことは、象徴的にも実践的にも、それまで狂気がまとっていた多様な意味が一掃され、唯一医学だけが解釈上の特権を独占するに到る、歴史上きわめて重要な契機となった。こうした流れの中、かつて「癲狂医《マッドドクター》」が辿った運命をなぞるかのように、「狂気《マッドネス》」もまた、好ましくない言葉、病者に対して侮蔑的な意味を持つ言葉だと考えられるようになっていくのである。

医学関係者には道徳療法を敵視し蔑視する者もあったが、そうした戦略が成功を収めることはなかった。他方、精神病の問題に関心を寄せる医師のほとんどはこの治療法の意義を認めた上で、医学療法との二者択一を迫るのは馬鹿げた態度であり、望ましいのは両方を適切に組み合わせて高い効果を得ることであるとする立場をとった。ただし、ピネルや、あるいは一七九五年から一八一六年にかけてベドラムの薬剤師を務めたジョン・ハスラム（John Haslam, 1764–1844）らは、当時すでに結核や肺炎等の原因解明を目的として行われ始めていた死後病理検査について、精神病の症例に適用しても無益であるとの見解を公にしていた。大抵の場合、精神病者の脳と正常人の脳の間に特段の違いは見出されず、したがって精神病に生物学的な基礎があるとの命題は、確固たる解剖学的所見の支持を欠いた一個の仮説の域を出ることがなかったのである。ピネルなどはさらに、ほとんどの症例について器質的基盤の存在を明示的に疑問視している。

> ほぼ到る所で精神病者が陥っている遺棄状態の嘆かわしい原因と考えられる、人間性にとって最も有害な予断、それはかれらの病いを治癒不能とし、それを脳その他頭蓋内の部位の病変と結びつけることである。妄狂患者に関して集め得たきわめて多数の症例について症状と解剖所見を比較するならば、ほぼ全症例においてこの種の狂気は一般に神経病であり（……）脳質の器質的欠陥の産物ではまったくないことが証明されるのである[63]［☆同前］。

しかしこれは医学陣営にとっては危うい議論であった。もし狂気が身体的基盤を有するものでなく、その原因と治療法はいずれも社会や心理の領域に求むべし、ということになるならば、患者を医師の手に委ねたり、狂気と正気を識別する資格を専ら医師だけに認めたりすべき理由は特にないという話になってしまう。

これに対し、ベドラムで外科医を務めたウィリアム・ローレンス（William Lawrence, 1783–1867）は医学還元論の立場をとり、「精神、すなわち人間の大いなる特権」が「生理学的に言うならば」端的に脳の一機能であることは、医学的にすでに明らかなのだと主張する。肉体と精神の分離は神話であり範疇誤認《カテゴリーミステイク》であって、実際には狂人が訴える諸症状は、「嘔吐や消化不良や胸焼けと胃との関係や、咳や喘息と肺との関係等、各種の機能不全が各々対応する臓器との間に有するのと同じ関係を、脳との間に有する」というのである[64]。フランスの医師であり哲学者であったピエール・カバニス（Pierre Cabanis, 1757–1808）に到っては、肝臓が胆汁を分泌するように脳は思考を分泌するのだとまで言い切っている[65]。しかしこれらの主張に含まれるあからさまな唯物論の響きは特に英国の人々の脳裡にフランス革命の異常な流血騒ぎを連想させるものでもあったため上流階級の市民から忌避され、医学界でもその種の学説が広まるのを防がんとして迅速かつ容赦のない対応がとられた。例えばローレンスの場合、この男は無神論者であり、道徳秩序に対する脅威であって、物質的基盤をもたない不死の霊魂の存在を否定する者であるとの批難が向けられている。外科医の仕事が破綻の危機に瀕した彼は、著書の残部の回収と廃棄を余儀なくされたという。ただどうやらこの神妙さが功を奏したらしく、この時の教訓を生涯遵守し続けたローレンスは後年ヴィクトリア女王の外科医を任され、晩年には准男爵位を獲得するまでに到った。

　ところがその後、精神の不調の原因が体内にあることを決定的に証明しようとする説得的な議論が、大西洋の両岸で、いずれも医師によって提起される。しかも皮肉なことにその論理は、精神と脳を切り離して考えるデカルト的発想を逆手に取るものであった。フランス語では「精神」と「霊魂」がいずれも「âme《アーム》」の一語で表される。このため精神を病むとは霊魂を病むということであり、また白痴や痴呆が精神の死を意味するとすれば、それは霊魂が死ぬことをも含意する。しかし霊魂が病んだり死んだりし得るということになってしまうと、キリスト教道徳はその基礎から掘り崩されるほかない。他方、狂気を身体の疾患と考えるならば、このような問題が生じる心配はなくなるのである。W・A・F・ブラウンは一八三七年の著書で次のように述べている。「この原理を認めるなら、狂気とは知性が罹る病いではなく、神経系の中枢に淵源する病いだということになる。神経系の異常が知性の行使に影響するのである。原因は精神ではなく脳にあるのだ」[66]。これは霊魂それ自体は不死であり非物質だが、現世におけるその存在は物質的な、したがって堕落した感官に完全かつ密接に依存しているという議論であり、ロンドン大学医学部教授であったジョン・コノリーが一八三〇年の著書で次のように述べる所以である。

　非物質的な霊魂も、外界との授受の関係においては物質的な器官に依存するのであり、そのため各部神経物質における些少の血流異常によって、あらゆる感覚、あらゆる情動、現世における外界とのあらゆる関係に攪乱の生じることもあり得る。[67]

ブラウン曰く、だからこそ精神病には医学療法が有効なのである。脳への刺戟が症状を起こしているのであれば、それを除去してやることで、「静穏で無疵で不変で不死の」精神が日常生活に対する支配力を取り戻すこともできるはずではないか。[68]

神学者たちはこの見事な論理に飛びついた。医師のウィリアム・ニューナム（William Newnham, 1790–1865）も、精神疾患の問題に対するこの解決を歓迎する旨を一八二九年の『クリスチャン・オブザーヴァー』誌に寄稿している。

脳の障害を精神の障害と考え（……）道徳療法のみを求める、いやそれだけを認めるという大いなる誤謬が今日に到ってもまだ見られるが、脳は精神の器官であって精神それ自体ではなく、その機能障害は、統轄する精神の能動と受動の諸作用を顕現させる媒体としての役割を脳が正しく果たし得なくなった結果である。[69]

一八七〇年代になっても、例えば米国の精神科医ジョン・グレイ（John Gray, 1825–86）がこれとほぼ同じ論理で議論を展開しており、[70] 精神病を医学療法の範疇に局限しようとする陣営にとって、この形而上学的身体論がいかに重宝されたかが窺われるところである。

＊

骨相学、あるいは身体疾患の精神療法

しかし狂気の本質が医学的な意味での疾患にあるのだとしたら、社会や心理の側から施される道徳療法が、なぜあれほどの成功を収め得たのだろうか。つまり、なぜ精神に働きかける方法が肉体の疾患に効くのだろうか。この問題に対する一つの解決は、ウィーンの医師であり脳解剖学者であったフランツ・ヨーゼフ・ガル（Franz Joseph Gall, 1758–1828）とその協力者ヨーハン・シュプルツハイム（Johann Spurzheim, 1776–1832）が十九世紀最初の十年間に築き上げた学説「フレノロジー」phrenology［★精神や心を意味するギリシア語の「プレーン」phren に因む造語］の中に見出されることとなる。今でこそ「骨相」を見る疑似科学、つまり脳の構造は頭蓋骨の形状に反映されるため頭の形から当人の性格や行動を見抜くことが可能であるとする一種の娯楽学説として斥けられるのが通例となったフレノロジーだが、当初は多くの人がこれを本格的な学説として大真面目に受け取っていた。欧米の学界の有力者たちは挙《こぞ》ってフレノロジーを持ち上げ、人間の行動と心理の理解に重要な意義を有する学説として評価したのである。

　ガルの学説は、脳を多数の器官の集合体と見立て、各種の精神機能はそれぞれ脳の特定部位に局在すると考えるものであった。ガルはシュプルツハイムと協力して脳を巧みに切り分け、その解剖学的構造と機能局在論についての自説を支える経験的根拠を整えていった。この作業により、特定部位の大きさと精神機能の強さは相関するとの結論が導かれ、また負荷の有無によって筋肉が発達したり萎縮したりするのと同様、所与の精神機能を行使すればそれに対応する部位は肥大するが、行使しないままでいると萎縮するとの主張も行われた。つまり貪欲、意地悪、慎重、好戦性のような心理的性向は、視覚や聴覚等の感覚がそうであるように脳の特定部位に局在するのであり、頭蓋骨の形状は幼児期に脳の各部位がどの程度発達するか、その相対的な違いに応じて決まってくるわけだ。頭蓋骨の形状からその人の性格や精神能力の如何を演繹することが可能であるという議論はここから導かれるのである（口絵㉚参照）。いずれにせよ、精神の謎はこの学説によって解かれたとかれらは考えた。すなわち脳を構成する各器官の間には普段は均衡が成り立っているが、何かの拍子にそれが崩れると、その影響は性格、思考、情動にも及ぶ。そしてそのような仕方で生じる精神の不均衡が、最終的に極端な形をとったものがほかならぬ狂気だというのである。

　この議論が完全な唯物論に繋がり得るのは明らかで、実際保守陣営からは、この学説には社会的、道徳的な秩序を脅かす虞《おそ》れがあるとの危惧が寄せられ、ウィーンの政府当局も、ガルがシュプルツハイムとともにその知見を発表し始めるや、「それが宗教と道徳に及ぼす危険のゆえに」[71]彼に自説の教授を禁じている。二人は追われるようにウィーンを後にするが、向かった先のパリでは、右派からの抵抗を受けつつも反教権主義の立場に立つ左翼陣営の支持を得ることができた。さらにシュプルツハイムの講演旅行、それにスコットランドのジョージ・クーム（George Combe, 1788–1858）（著書『人間の構成』（1828）は九版を数え、二十万部以上を売り上げた）、イタリアのルイジ・フェラレーゼ（Luigi Ferrarese, 1795–1855）らによる精力的な普及活動により、フレノロジーは急激な勢いで欧米全土に広まっていった。

ガルとシュプルツハイムは自説に唯物論のレッテルが貼られることの危険を、実際の経験を通じて熟知していたから、そうした批難をかわすための議論も周到に用意していた。すなわち脳を構成する各器官はそれぞれ「一個の能力の顕現を可能にする物質的条件」である一方で、その能力それ自体は「霊魂の属性《アーム》」だというのである[72]（なお、かれらがいかにしてその事実を知り得たのか、また霊魂と身体はどのように共存しているのかについては、戦略的かつ意図的な仕方で曖昧なままにされた）。後年シュプルツハイムはその狂気論において一層直接的な言い方をしている。曰く、「精神や霊魂のような非物質的存在それ自体が病気に罹ったり狂ったりするという観念は私にはない。霊魂が病んだり死んだりすることなどあり得ない」[73]。

この言い分が誰にとっても納得のいくものであったかといえばそんなことはないし、精神科医が全員揃って新学説礼讃の流れに与したわけでもないのだが、それでもフレノロジーの人気は圧倒的であった。フランスでは学界でこそ懐疑的論調が大勢を占めたものの、有力な精神科医の中に一群の熱狂的支持者が現れている。イングランドとスコットランドでの浸透度合いはさらに高く、米国でも各地の精神病院管理者と非医師の主導的改革者の双方がフレノロジーの真理性と有用性を声高に支持した。フランスではエスキロル、英国ではコノリーとブラウン、米国ではアマライア・ブリガム（Amariah Brigham, 1798–1849）とサミュエル・B・ウッドワード（Samuel B. Woodward, 1790–1838）といったように、綺羅星の如き著名な精神科医らが揃いも揃ってフレノロジーを持ち上げたのである。

狂気がすなわち脳の器質的障害なのだとすれば、狂気が医学によって治療さるべき疾患であることに疑問の余地はない。特にシュプルツハイムは元の学説に修正を施すことで、精神病に道徳療法が有効な理由を説明することに成功している。すなわち道徳療法は脳内の休眠部位や未発達部位を鍛錬し強化する効果を有し、そのゆえに精神病に治癒をもたらし得るというのである。他方、従来医学界の主流であり続けてきた身体療法にも、フレノロジーは活躍の余地を残している。そもそもが脳の働きに生理学的観点から明晰な説明を与え、それにより精神機能の正常と異常を統一的に解明することを可能にする学説であったのに加え、その根拠が脳解剖という先端分野に求められたことも大きかった。なにしろ医学全体が、死体置場で行われる病理解剖の知見を疾病理論の中核に位置づけ始めた当時のことである。精神病という、癲狂医の時代から常に医学の周縁に置かれてきた科目が、一気に科学的医療の最先端に追いついたのだ。フレノロジーはさらに、慢性の狂気より急性の狂気の方が治癒しやすい傾向があるとの事実に対し、急性症状の原因である機能変化は時間の経過とともに慢性症状をもたらす構造変化に移行するものであり、脳組織の病変はある段階を超えると手の施しようがなくなるからだとする説明を与えてみせた。あるいはまた、狂気には全体的狂気《マニー》 manie の他に部分的狂気《モノマニー》 monomanie というものが存在し、後者では症状が患者の精神生活の一部にしか及ばず、それ以外は正常人と何ら変わるところがないとする、当時精神医学の間で定着しつつあった知見も、やはりフレノロジーの理論で説明することができた。精神病院の整備が進み、狂気の治療を専門とする人々に安定した地位が保障され、狂気の地理学《ジオグラフィ》が変容を遂げる一方で、狂気に対する理解のあり方にも影響が現れつつあったのである。

フレノロジーの学説としての寿命は四十年程度とごく短期間に留まり、その後は特に骨相学としての側面が諷刺の書き手に恰好の素材を提供するばかりとなる。大衆の間でこそ骨相見《こっそうみ》は依然人気で、催事の出し物として広く行われたが、その分フレノロジーの学術的な評価は下落の一途を辿った。宗教界、政界の保守派への訴求力は、擁護派がどれだけ誤魔化そう、否定しようとしても目についてしまうその唯物論的性格のゆえに限定的なものに留まり、また脳と神経系の生理学の分野でも、ウィリアム・カーペンター（William Carpenter, 1813–85）、フランソワ・マジャンディ（François Magendie, 1783–1855）、ジャン・ピエール・フルランス（Jean Pierre Flourens, 1794–1867）らの手で新たに研究が進められ、それによりフレノロジーの学説内容は次々に信憑性と支持を失っていった。フレノロジーを取り巻く環境は徐々に厳しい

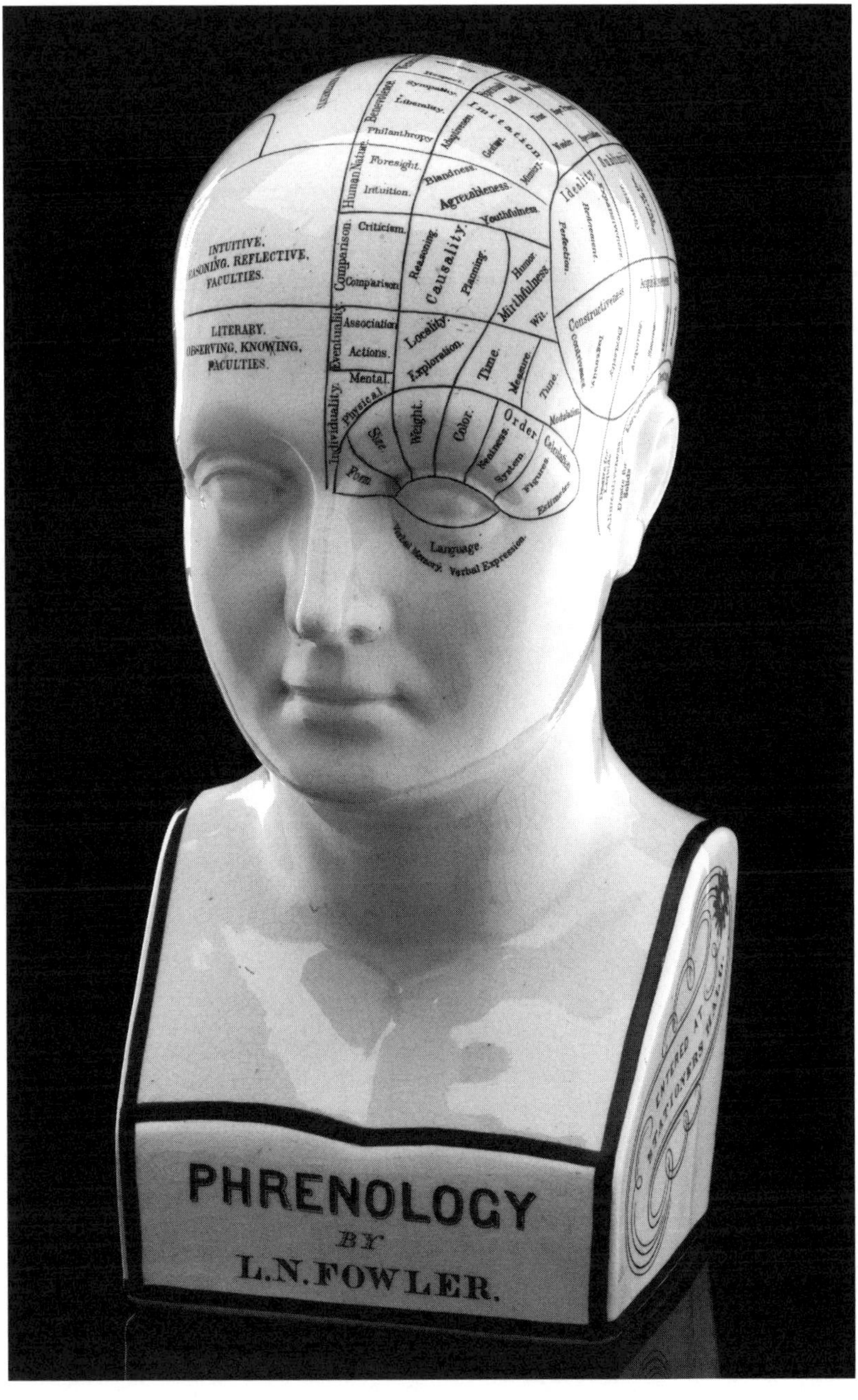

42——L・N・ファウラーによる骨相学の頭像。ファウラーはこの頭像を大量生産するための会社を設立している。

ものとなり、最終的には戯言《たわごと》の類いとしかみなされなくなってしまった（口絵㉛参照）。

作家のマーク・トウェインは、少年時代を過ごしたミズーリ州ハンニバルによく旅回りの骨相見が来ていたと述懐しているが、それから数十年後のロンドン滞在時に、こうした連中のいんちきぶりを炙り出す機会に恵まれる。当時、米国で骨相学者《フレノロジスト》として大成功した（磁器製の頭部骨相見本の大量生産で一財を成した）ロレンゾ・ファウラーなる人物が、移住先のロンドンで診断所を開業していたのである。トウェインは最初偽名を使って彼の許を訪れ、頭蓋の骨相を見てくれと頼んだ。「ファウラーは無関心な様子で私を迎え、興味なさそうに私の頭に指を這わせ、抑揚のない面倒臭そうな声で私の性質に名前をつけ診断していった。その結果、トウェインの骨相からは百個の優れた性質が読み取られたが、それぞれの長所には「対応する百個の欠点があってその効果を帳消しにしていた」。また頭蓋骨のある箇所に、他の人々には見られない凹部が見つかった。無数の頭蓋骨を見てきたファウラーですら初めて目にするという凹部で、しかもその効果を打ち消す凸部はトウェインの頭蓋骨のどこにも見つからなかった。「この凹部はユーモア感覚の完全なる欠如を表している」という診断にトウェインは憤慨しつつも一旦退き、ファウラーの記憶が薄れるまで三カ月待ってから改めて診断所を訪れた。今回は自分が有名作家のマーク・トウェインであることを明かした上で再び骨相見を依頼したところ、出てきた診断結果は前回とはまったく異なるものであった。「例の凹部はなくなっていた。それがあったはずの箇所に——譬喩的に言えば——標高三万一〇〇〇フィートのエヴェレスト山が聳え立っていた。ユーモア感覚を示す凸部でこれほど高いものは見たことがないとのことであった」[74]［☆『完全なる自伝』(Twain, 2013)］。

狂気と死体置場　＊

当初こそ最先端科学であったフレノロジーは、以後凋落の一途を辿り、最終的には諷刺的嘲弄の標的にまで堕してしまったが、精神医学それ自体に関しては、この経緯からの影響はほぼ皆無であった。精神病を専門とする医師らは、フレノロジーの信頼性が失墜するのに先んじてその学説内容を換骨奪胎して利用し、医学の権威に対する道徳療法等の陣営からの批判を斥けることに成功していたからである。医師が精神病院を統轄するという体制は、法律の条文においても、また慣習や日常の診療実務においても、すでに確立していた。狂気は脳と神経系の病変によって引き起こされるという命題を疑問視する者はほとんどいなかった。少なくとも、精神病治療の専門家でそうした疑念をもつ者は皆無であった。十九世紀末頃にこの正統から外れる背教的な精神科医が出現するまで、狂気の原因を生物学的に説明する理論がほぼ絶対的に君臨する時代が長く続くのである。

十九世紀前半に精神医学を席捲した、狂気の秘密を暴く鍵は死体置場《モルグ》にありとする主張はさほど確かな根拠を有していたわけではなかったのだが、この点については一つだけ重要な例外がある。一八二二年、シャラントンで助手を務めた青年医師アントワーヌ・ベイル（Antoine Bayle, 1799–1858）が、精神病者の死体解剖を約二百件行っている（当時のパリでは公立の大病院から患者の死体が絶えず供給されていた）。患者の一部は生前、発話障害、四肢制御の喪失、進行性の感覚障害に加え、譫妄《せんもう》から痴呆へと移行し多くは嚥下反射の麻痺による窒息死にまで到る劇的な精神症状を示していたが、ベイルが「全身麻痺《パラリジ・ジェネラル》」paralysie générale と名づけたこれら症例のうち六例に、脳剖検の結果、髄膜炎と脳萎縮という特徴的な病変が見つかったのである。

英語圏で精神病性全身麻痺 General Paralysis of the Insane の頭文字を取ってＧＰＩと呼ばれるこの全身麻痺［★邦語では訳語「進行麻痺」も広く用いられる］は、当時決して珍しい症例ではなかった。十九世紀末の時点で、欧米の精神病院収容者の二〇％以上が全身麻痺であったと言われるほどである。症状が癒えることはなく、経過は不規則だが、患者は必ず悲惨な最期を遂げた。当初こそ、ほぼすべての精神病が最終段階では共通してこの全身麻痺を起こすとする見解が多く見られたが、次第にこれを、未知の病理を有する特殊な狂気ではないかと考える立場が強くなっていく。ベイルの発見は、長期的には精神病の原因を脳に求める立場の強化に多大な貢献をなしたと言えるが、[75] 当の本人は以後不遇を託《かこ》つ。すなわち一八二五年、師事していたアントワーヌ＝アタナーズ・ロワイエ＝コラールが没し、その後釜としてエスキロルがシャラントンに赴任してきたのである。エスキロルとの繋がりが皆無であったベイルは病院を逐われ、辛うじて大学の医

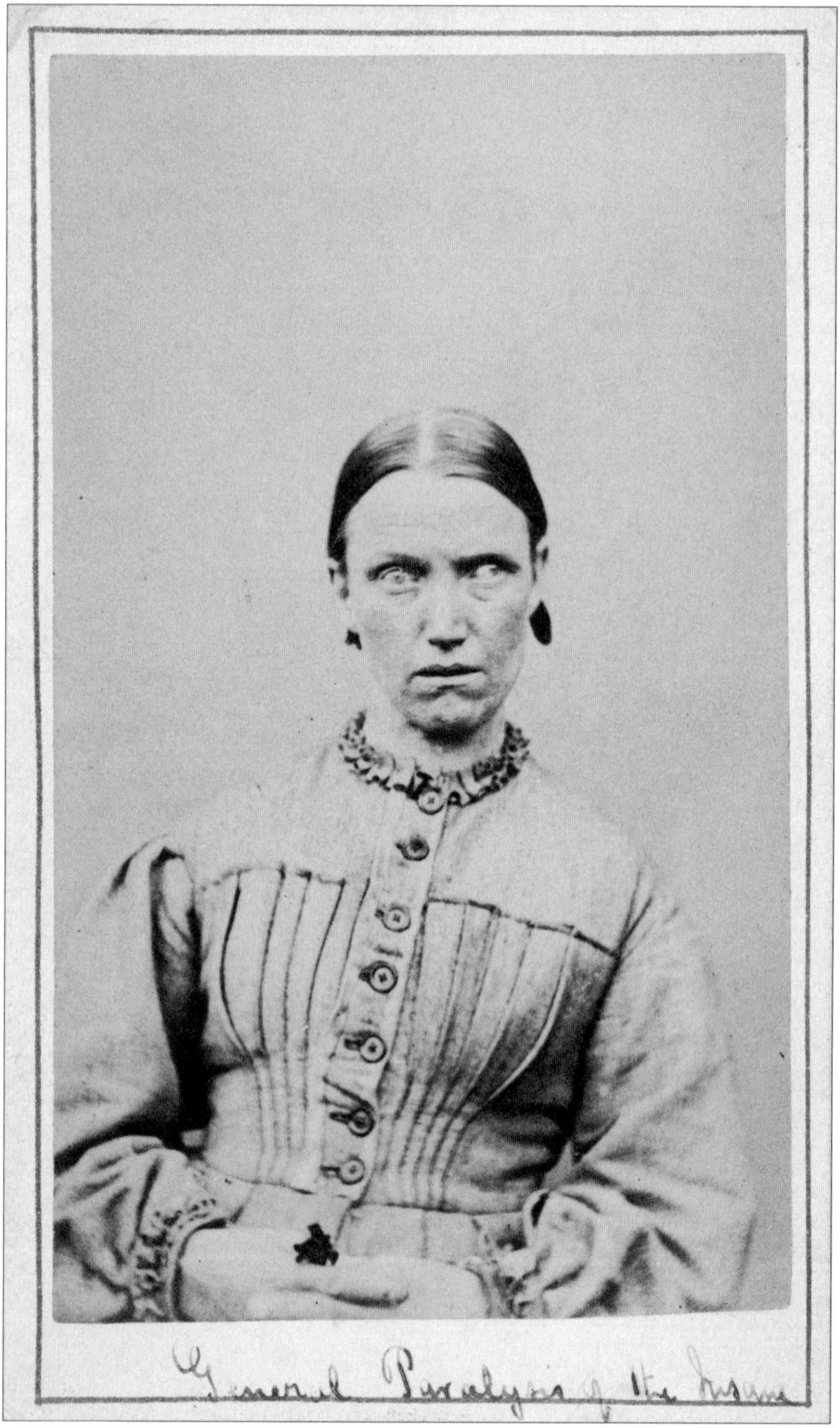

43――精神病性全身麻痺（ＧＰＩ）を発症した女性の写真（ヨークシャーのウェストライディング精神病院にて１８６９年撮影）。ただし、ＧＰＩ発症者は女性よりも男性の方が圧倒的に多かった。撮影当時、この症状の原因が梅毒感染にあることはまだ知られていない。

学部図書館に職を得たものの、精神科医としてのキャリアの継続は叶わなかった。

ＧＰＩの原因をめぐる論争は二十世紀前半まで続き（第８章を参照）、その初期症状――軽度の発話困難、歩行の微妙な変化、瞳孔の対光反応の変化――を発見する技術については着実に進展があった。しかし狂気の原因を脳内の病変に見出さんとする研究が成功を収め得たのはこのＧＰＩが唯一の例外で、他の症例では思うような結果が得られず、一八四〇年代には精神科医らも失敗を認めるほかない状況に追い込まれてしまう。ただ、それでも狂気の原因は体内にありという命題それ自体に多く疑念の目が向けられるという事態には到らなかった。「狂気は純然たる脳の病気である」という挑発的な主張の裏には、「今や医師は精神病者の責任ある保護者となったのであり、そうあり続けなければならない」という含意が隠されていたからである。〈76〉

＊

責任ある保護者たち

この「責任ある保護者」responsible guardians は、十九世紀前半を通じてその数を増やし続けた。一八四〇年代には専門団体を組織する動きが各地に見られ、情報交換を目的とした専門誌の創刊も相次いだ。またこれにより狂気の病理とその治療を主題とする文献の整備が可能となり、また関係者の間にも集合的なアイデンティティの感覚が涵養されていった。

英国では一八四一年に精神病院医師協会 Association of Medical Officers of Asylums and Hospitals for the Insane が発足し、これが四半世紀後、医学心理学会 Medico-Psychological Association に改称された。専門誌の創刊はこれより遅れ、まず一八四八年に、少々いかがわしさの漂う富裕層向けの精神病院を所有していたフォーブズ・ウィンズロウ (Forbes Winslow, 1810–74) が、個人的に *Journal of Psychological Medicine and Mental Pathology* を創刊する。営利目的で運営される富裕層向けの小規模精神病院（不正まがいの宣伝で顧客を集め、治療の提供よりも収益を重視するため、実入りは良いが評判の悪かった事業）の側の陣営と、当時急激な勢いで整備されつつあった遥かに大規模で収容患者数の多い公営精神病院に携わる側の陣営との間には、すでに断絶が生まれていた。そして一八五三年、公営精神病院の関係者らが、ウィンズロウの抗議に耳を貸さず創刊を強行したのが *Asylum Journal* である。同誌は二年後の一八五五年、*Asylum Journal of Mental Science* に改称され、さらに一八五八年には誌名から Asylum が落ちて *Journal of Mental Science* となった。創立時の団体名と創刊時の機関誌名がともに「精神病院《アサイラム》」asylum の語を冠している事実からは、狂気の治療を一手に引き受けんとするこの新しい専門職集団の出現が、当時進行中であった精神病院の改革整備の動きときわめて密接に連動していた状況を明確に読み取ることができる。そして、これは英国に限った話ではなかった。

米国では一八四四年にフィラデルフィアで開かれた会合に十三の精神病院の各代表者が集まり、その場で米国精神病院管理者協会 Association of Medical Superintendents of American Institutions for the Insane が発足し、同時に会員の一人アマライア・ブリガムを初代編集委員として機関誌 *American Journal of Insanity* の創刊が決まった。Insanity というそのものずばりの語が用いられていることもさることながら、ブリガムが院長を務めていたニューヨーク州立ユーティカ精神病院の患者が植字と印刷を担当したことも特筆に値する（なお、誌名は一九二一年に、より適切な用語の使用を理由として *American Journal of Psychiatry* に変更された）。

一方、フランスでは順序が逆だった。まず一八四三年に専門誌 *Annales médico-psychologiques* が創刊され、それから十年近く経った一八五二年にようやく医学心理学会 Société médico-psychologique の設立へと到っている。また、政治的断片化の只中にあったドイツの場合は、各地の精神科医を取り巻く政治環境がばらばらで、そのため統一組織の結成が長年困難であった。一八二七年に精神病治療の改善を目的とした学会設立の試みがあったり、その後もドイツ自然科学者・医師協会 Gesellschaft Deutscher Naturforscher und Ärzte の下に精神医学部門が作られたりはしたものの、それがドイツ癲狂医協会 Verein der Deutschen Irrenärzte として成立するのは、専門誌 *Allgemeine Zeitschrift für Psychiatrie und psychisch-gerichtliche Medizin* の創刊から二十年後の一八六四年のことである（この組織も一九〇三年にドイツ精神医学会 Deutscher Verein für Psychiatrie に改称している）。

これら専門団体や専門誌が担った機能は、どの国でも大体同じである。専門団体の年次集会は、精神病院管理者が年に一度病院を離れることのできる大変貴重な機会であった。高給を約束され、また地元の名士としての威信を獲得し得た裏では、相応の代償も伴っていたのである。当時ヨーロッパのどの国を見ても、医師というのは実入りが少なく、人から尊敬されることもない上に人員過剰で激しい競争に晒される苛酷な職業であったのに対し、精神病院の院長を務めている限りそうした俗世の事情に悩まされることはなかった。しかし反面、精神科医の日常は病院内に終始し、その点では収容患者とまったく同様であった。かくも窮屈な生活条件を強いられていたかれらにとって、年次集会への出席は外の空気を吸うことのできる絶好の機会だったのである。また専門誌上では、病院の建物に適した暖房設備、患者の労働の場となる院内農園の運営、給水と汚水処理の方法、といった施設管理上の実務知識に関して情報交換がなされたほか、狂気の原因解明と治療法や分類法に関する議論が交わされたり、精神病院の医師として考慮すべき政治的争点に関する議論の応酬が行われたりもした。医学全般で専門誌の創刊が相次いでいた当時の状況に照らしてみれば、精神科医らもその流れに乗ったということだが、こうした動きの背景には、かれらが精神病の研究に医学の一分野としての地位を与えたがっていた事情も垣間見え、また実際、狂気を扱う学問が今まさに発展の途上にあるとの主張は、これら専門誌に掲載された諸論文によって次第に裏づけを獲得していく。精神科医個人と、精神医学という分野それ自体が、印刷物を通じて自らの存在を示してみせたのである。一方、専門誌の成立に伴い、精神科医と旧来の癲狂医の間にも大きな差異が生まれた。癲狂院の時代、狂気を癒す秘法の存在を偽医者の如く仄めかす癲狂医の存在は決して珍しいものではなかった。しかし新世代の精神科医たちは自説を公刊して広く論争の場に付したのであり、そうした態度はかれらの研究が私益を顧みない開放的なものであるというイメージを大いに育むこととなった。

精神医学を意味する英語 psychiatry の元になったのは、一八〇八年にドイツの医師ヨーハン・クリスティアン・ライル（Johann Christian Reil, 1759–1813）が、ギリシア語の psykhe《プシュケ》すなわち霊魂と、iatrike《イアトリケ》すなわち医療とを結合して作った造語 Psychiatrie《プシュヒアトリー》だが、十九世紀末まではドイツ語圏の外部に広まることはなく、例えば英語圏での狂人治療専門医の自称は asylum superintendent とか medico-psychologist とか（フランス語の aliéniste《アリエニスト》に由来する）alienist が主流であった。[77] イタリアでは psiche《プシーケ》がもつ霊魂とか心霊といった宗教的な含意を避けて、独自の造語 freniatria《フレニアトリーア》が採用された。一八七三年に発足したイタリア精神医学会の名称表記 Società Italiana di Freniatria にもこの語が用いられている。この名称は精神医療の非宗教性および科学性を象徴するものとして六十年の長きにわたって愛用された後、一九三二年になってようやく Società Italiana di Psichiatria に改められた。

　しかし狂気治療を専門とする医師らのアイデンティティと権威は、結局のところは職名の如何よりもかれらが働く施設によって授けられるものであった。「狂人が理性を回復することは、早い段階でそれを目的とした専用の施設に移すのでなければ困難」であり、「それを目的として建てられた施設でなければ十全に採用することのできない治療法」を施すのが重要であるとする主張[78]はほぼ到る所に見られ、精神病院が「狂気の治癒に特化した装置」[79]であることに異論を唱える者はなかった。米国精神医学界の有力者であったルーサー・ベル（Luther Bell, 1806–62）曰く、「精神病院は、各種の製造工場がそうであるように、固有の目的を実現するよう巧みに設計された建造物と考えるべきである。それ自体が一個の治療装置なのだ[80]」。

　この新しい「治療装置」の有効性をさしあたり収容患者数で測ってみることにするならば、精神病院はどの国でも大きな成果を収めていたことがわかる。メスマーの桶《バケ》を遥かに凌ぐ巨大で強力な磁石のように、精神病院は大量の狂人を惹き寄せ、何箇所新設してもすぐに満床になる状況が続いた。一八七七年の『タイムズ』紙が、「この調子で狂人の数が増え続けると、そのうち狂人のほうが数で優り、自分たちを解放して正常人を精神病院に入れるようになるだろう[81]」との辛辣なコメントを掲載すれば、スコットランドの『スコッツマン』紙も、精神病院を「いくら新設したところで、翌年になればその分だけまた新たな収容施設の需要が生じる（……）底の抜けた水差しに水を注ぎ続けるかのような終わりなき仕事（……）。多額の費用をかけて精神病院を建てた結果見出されるのは、狂人の減少どころか不断の急増なのである」〈82〉と難じている。三十年後の一九〇八年にも、ドイツの精神医学誌が「施設での治療を必要とする患者」が、「人口増加とは些《いささ》かの関係もない」ところで、しかし「恐るべき」規模の増加を遂げつつあることに嘆息する記事を載せている。〈83〉

しかし患者数が際限なく増加する一方で、治癒率は依然低調であった。少なくとも当初謳われた治癒率を実現できた施設はほとんどなく、その結果、一施設あたりの平均患者数も容赦なく急増することとなった。年間の新規入院患者のうち、「改善」または「治癒」に到って退院する者が三割から四割に留まり、入院中に死亡する者が一割とすると(なお実際の割合もほぼすべての施設で概ねこの程度であった)、入院患者数の累積的増加は不可避である。慢性患者の割合が肥大の一途を辿る事態は、簡単な計算で確かめられる必然であったわけだ。しかし施設収容という選択肢の登場は、それまで身内に出た発狂者に対し各々自宅内に監置するくらいしか手段のなかった人々にとっては福音であり、つまるところそれが入院患者の予期せぬ急増を招くこととなったわけだ。加えて、どれだけ重篤であれば入院措置となるのかについての確たる基準があるわけでもなかったため、「狂人」の境界線は時とともに外へと拡がり、それに伴って要監禁と判断される患者の数もいや増すこととなった。ウィリアム・テュークやエスキロルの名から連想されるような、医師と患者の間に親密な関係の成立し得る小規模施設は、超富裕層を顧客とするものを除いて大多数が姿を消し、当初は三百ないし四百人、後には千人以上の入院患者を擁する大規模精神病院が主流となっていくのである。

このような展開は精神科医の側からしても歓迎すべからざるものであった。治癒率の低迷により期待を裏切られた格好の政府当局は態度を反転させ、精神病院の如き際限なく公的資金を吸い上げようとする機関に「法外」な額の資金提供を行うことを好ましく思わない空気が徐々に醸成されていった。精神科医の専門性、かれらが行う施術がそもそも医療なのか否かについても、その正統性それ自体が危機に瀕することとなった。そうした窮状の中で、精神科医の専門人としての矜持は急速に失われていき、期待された成果が提供できない理由の説明に四苦八苦するばかりという状況が生まれた。他方、すでに十九世紀を特徴づける景観の一部となっていた各地の精神病院は、患者の治療とは異なる新たな存続理由を模索する必要に迫られていた。その結果、本来患者に療養と回復の場を提供する人道施設として建設されたはずの精神病院は、「社会の屑を山積みにしておける便利な場所」、[84]望まれない人間を詰め込んでおくための倉庫、「近所にある青髭の隠し部屋」[85]へと頽廃の一途を辿っていくのである。

✴

第8章 頽廃と絶望

DEGENERATION AND DESPAIR

文明病

十八世紀前半以降、軽度の神経病について、それは文明化の代償であり、最も洗練された者ほどこの病気に罹りやすいとする観念が広まったことは前述の通りであるが、十九世紀になるとこの見方が、最も重篤で最も恐るべき狂気の症状にまで適用され始める。精神病とは文明と文明人の病いであり、「野蛮人」や未開人の間ではこれに罹る者はほぼ皆無であるとする議論が、精神科医らの周辺で流行したのである。ルソーの言う「高貴な野蛮人」は狂気の惨禍を免れているというわけだ。

文明化が進むにつれ、人間はますます複雑で「不自然」な生活を送るようになった。何事についても変化が速まり、落ち着きがなくなった。心労が増し、安定が失われた。フランスとアメリカの革命に代表される政治的激動は人々の情熱と野心を掻き立て、市場秩序の到来がもたらした騒然たる経済変動がそれに輪をかけた。旧来の信仰や身分関係はもはや顧みられず、がむしゃらな富の追求により精神は掻き乱され、野心は暴走した。政治体制の動揺が人々の心身にも動揺を生み出した。かつて人々の欲望と期待に歯止めをかけていた各種の制約（教会、家族、地理的または社会的な流動性の欠如、伝統の重み）は剥ぎ取られ、贅沢な生活とあらゆる面での過剰により道徳は薄れ、精神は脆弱化した。狂人が急増したのはこのためであり、神経病の場合と同様、最も野心的で、最も成功し、最も洗練された男女ほど狂気を発症しやすい——この議論は当時の論壇で、大いなる注目と懸念の的となった。

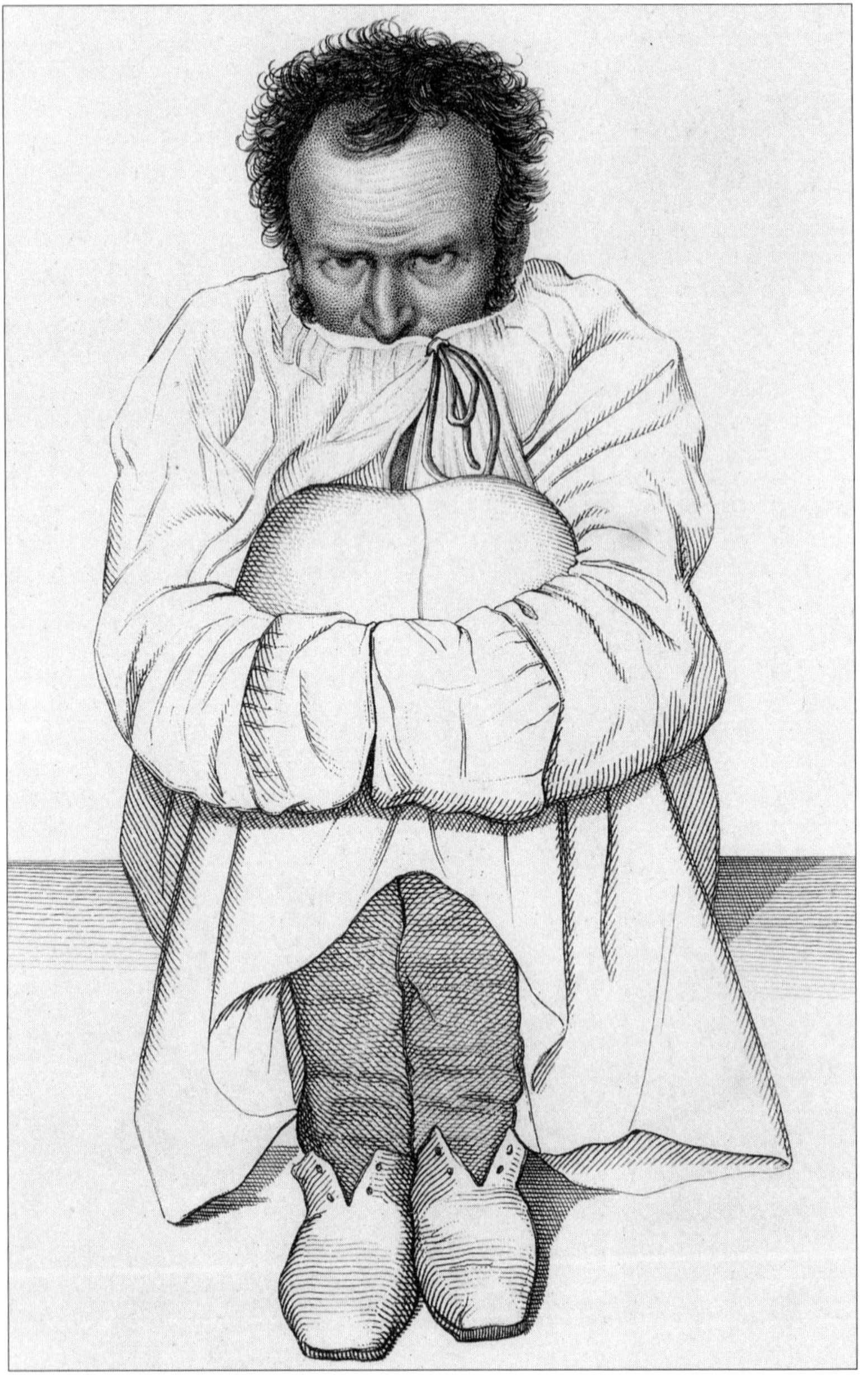

44――――――フランスの精神科医 J.-E. D. エスキロルは自著（Esquirol, 1838）に、狂気を発症した患者の図版を多数収録している。本図はそのうちの一点。

フィリップ・ピネルとその愛弟子のジャン＝エティエンヌ・ドミニク・エスキロルは当初、旧体制《アンシァン・レジーム》の打倒は市民の精神衛生に有益な効果を与えたものと考えていた。ピネルに言わせれば、旧体制とはすなわち特権階級が「懶惰《らんだ》と贅沢」の中で衰弱していくだけの「滅亡を約束された社会秩序」であった。革命が与えた自由は、倦怠と怠慢の蔓延する社会に「活力とエネルギー」を注入したのであり、それが人々の精神にとって有益でないわけがない、というのである。〈1〉しかし恐怖政治はそのような楽観を許さなかった。ピネルは見解を変え、革命が解き放った熱情は、国家を転覆せしむるに留まらず、市民の精神をも動揺せしめたと論じた。〈2〉エスキロルも、狂人急増の最も強い原因は「我らが革命の騒乱」であると述べていて、〈3〉これが後年には「狂気は社会と知的・道徳的影響との産物である」と確信するまでに到る。〈4〉オセールの精神病院で院長を務めたアンリ・ジラール・ド・カイユ（Henri Girard de Cailleux, 1814-84）による一八四六年の文章には、当時急速に広まりつつあった考え方が簡潔に表現されている。

観念と政治制度の変動は、かつて停滞と安定の中にあった諸々の職業に変化を促した（……）多くの知性が、歯止めのない無際限の野心が与える過度の刺戟により消耗し、己の力を超えた競争の中で堕落し、狂気へと到る（……）あるいは（……）失望と悲惨が理性の喪失へと導いたのである。〈5〉

興味深いのは、革命期のアメリカで主導的な立場にあったフィラデルフィアの医師ベンジャミン・ラッシュにも、ピネルやエスキロルと同様の転向が見られることである。ラッシュは、独立革命において人々は「自由の許で不断に活力を与えられる」と述べる。

道徳、政治、身体それぞれの幸福は不可分の一体をなしている。だから選挙による代議制が個人と国家の繁栄にとって最も望ましい統治制度だとしたら、それを生物としての生活にとっても最も望ましいものであるとするの

は当然の理《ことわり》である。〈6〉

ただしこの利益を享受できるのは独立を支持した愛国者に限られる。英国王室への忠義を持ち続けるという過ちを犯した者は「革命病《レヴォルティアーナ》」に罹り、心身の健康を損なうことになるとラッシュは言う。しかし次の事実により、彼は転向を余儀なくされるのである。

戦争の勝利によって火をつけられた自由への過度の熱情は、多くの人に、理性で取り除くことも政府が規制することもできない考え方や振る舞い方を植えつけた。(……)そうした考え方が(……)与えた強い影響は、一種の狂気を構成したのである。私はそれを「無政府病《アナーキア》」と名づける。〈7〉

ラッシュがつけた病名は広まらなかった——というより端的に黙殺された——が、彼の到達した立場の基本線は、次世代の米国精神科医の間で正統的な見解となった。一八三三年設立のマサチューセッツ州立ウスター精神病院で初代病院管理者を務めたサミュエル・B・ウッドワードは、精神病の原因はそこかしこに遍在するという。

政治的対立、宗教的綺想、過分な取引、借金、破産、突然の挫折、絶望(……)近時はこれらがひとまとまりになっているように思われ、到る所で狂気を引き起こしている。〈8〉

ウッドワードと並んで一八四四年のフィラデルフィアで米国精神病院管理者協会の創設に携わった十三人の医師の例で言えば(第7章「責任ある保護者たち」の節も参照)、アイザック・レイ(Isaac Ray, 1807–81)が「文明化の進んだ地域のほぼすべてにおいて精神病は増加しつつある」と主張し、〈9〉プリニー・アール(Pliny Earle, 1809–92)も「社会の進歩と精神障害の増加の間には定常的な並行関係がある」とした上で「社会が最高度の文化水準に達することは、果たしてその代償に見合うだけの価値をもつのかどうか」が問われると述べる。[10] 勤勉で野心的な成功者ほど危なく、一方で――

> 精神病は野蛮な状態の社会にはあまり見られない。こうした相違の生ずる理由の一つが、単純で自然な生活様式から奢侈で人工的な生活様式への変化にあることは論を俟《ま》たないが、さらに重要なもう一つの理由として、無知で未開な人々は精神能力が休眠しているために異常を来《きた》すこともないということが挙げられる。[11]

英国にとって革命期フランスは、（元植民地の米国と同様）政情不安定化の危険を学ぶべき反面教師であった。ただ英国内でも精神科医の間には、大陸ヨーロッパと米国での論調に迎合する動きが盛んに見られる。トーマス・ベドーズ（Thomas Beddoes, 1760–1808）は「精神病に罹るのに十分な文明化」[12]という言い方をし、アレグザンダー・モリソン（Alexander Morison, 1779–1866）（口絵㉜参照）も、精神病者は「南米やインディアン諸部族等では非常に数が少ない」とした上で「この国における文明と奢侈の進展は、遺伝による素質と相俟《あいま》って、精神病者の数を減少させるどころか増大させる傾向を有すると考えられる」と深刻な結論を導いている。[13] 富が狂気の侵入を防ぐのではない。むしろ「精神病を免れる度合いが大きい」のは農民、とりわけ田舎の貧民のほうなのであって、ブルジョワや富裕層の人々は「刺戟に晒され、精神の静穏と健康に反する思考や行動の習慣を形成してしまいがち」であるため、精神病にも罹りやすいというのである。[14]

社会階層の違いが狂気の分布を決めるという観念はエリート層に、精神病院の体制整備を支持すべき理由をまた一つ与えることとなった。日々他人との競争に明け暮れる者は、競争や投機や野心の過熱に伴う有害な影響を、不断に、また最も直接的に受け続ける人生を歩むことになる。だからそういう者ほど発狂の恐怖に怯える。社会的地位の上昇にこそ最大のリスクが存するというわけだ。

ピアノ、日傘、『エディンバラ・レヴュー』、パリへの憧憬——以前はそんなもの自分とは別世界の事物だと思っていた人々が、今やこれらを持つようになっている。それこそが神経症および精神病の真の源泉なのだ[15]。

だが実際には、この目測はまったくの見当外れであった。狂人と認定された者の内訳を見れば、その圧倒的多数が貧困層ないし中間層に属していたことはすぐにわかるからである。もちろん公営精神病院に大挙して押しかけた患者たちが全員浮浪労働者《ルンペンプロレタリアート》だったわけはなく、その意味でかれらを一括して「貧民狂人《ポーパー・ルナティクス》」と呼ぶのは正確ではない。とはいえ、公的支出に依存して生活する者は程度の多寡を問わず「貧民《ポーパー》」と呼ばれた時代である。狂気に陥れば生計の途はほぼ閉ざされるのが普通であったから、最上位の富裕層でもない限り、発狂者は直ちに貧窮の危機に瀕したし、また狂人が家内にあれば、家族全員が日々その負担を課せられることとなった。つまり、経済的に安定し独立した生活を送ることのできている中間層の者であっても、ひとたび症状が出てしまえば直ちに貧困化し、公的扶助に頼るほかはなくなるのである。元々の

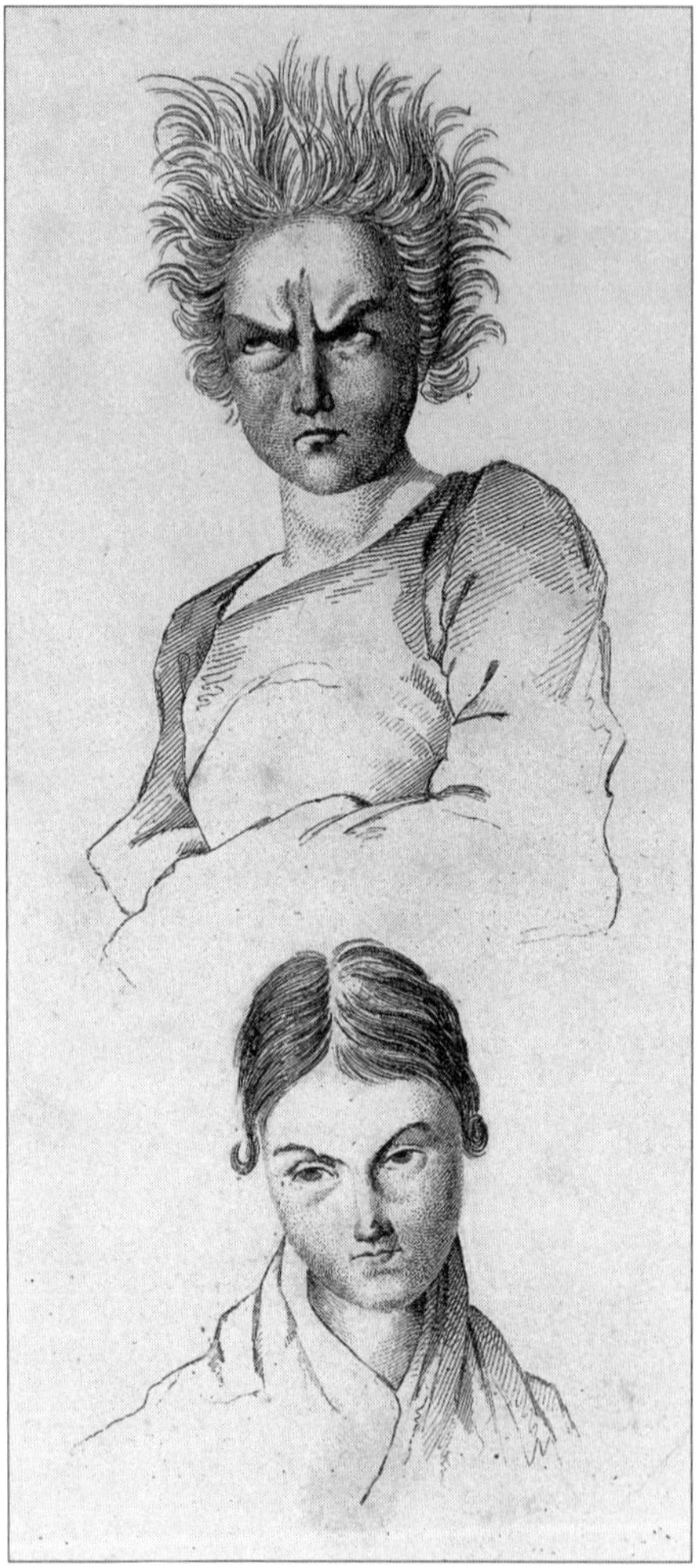

45——アレグザンダー・モリソンの『精神病講義概略』(Morison, 1826)の口絵に用いられた図版。上は躁狂発症時、下は回復期の同一人物を描いている。モリソンは自身の実績のため、また医師こそが狂人治療の専門家であることを主張するため、長期にわたり毎年精神病論の講義を行っていた。

社会的地位に照らせば容認し難いはずの「貧民狂人」なる呼称を、少なからぬ人々が受け容れざるを得なかった背景には、そうした事情が隠れていた。状況の切迫性が体面を呑み込ませたのである。したがって「貧民狂人」という総称が、この名で呼ばれた人々の間に現実には相当程度存在していた社会階層上の多様性を見えにくくしてしまう効果をもつのは確かである。しかしたとえそうだとしても、基本的な事実に限るなら特段理解を改めるには及ばない。一八五〇年代まで、公式に狂人認定を受けた事例の大部分を労働によって生活費を稼ぐ必要のある層の人々が占める状況が確立していたことに疑問の余地はないからである。

＊

薄れゆく自信

またこの頃には、狂人の辿る運命に関して再び悲観論が擡頭しつつあった。当初約束されていたはずの高い治癒率を実現する能力が精神科医にないことは明白な事実であったし、精神病院は累積する慢性患者で溢れ返っていた。十九世紀半ば以降の精神医学はこの絶望的な悲観論に取り憑かれ、その影響は世間一般の狂気観にも及んだ。現在の米国精神医学会の前身に当たる米国医学心理学会の創立五十周年大会で講演の機会を得たフィラデルフィアの著名な神経科医サイラス・ウィアー・ミッチェル（Silas Weir Mitchell, 1829–1914）は、全国から集まった精神科医らにこう言ってのけた。精神病者というものは「希望の記憶すら喪失し、列を成して座り、鈍さのあまり絶望をも知らず、看護人に監視され、食っては寝、寝ては食うばかりの物言わぬおぞましい機械」なのだ。[16] 専門家がなんと言おうと、狂気は道徳療法で（仮に道徳療法と医学療法を上手く組み合わせたとしても）治癒し得るようなものではない。それは破壊的で残酷な終身刑にほかならないというのである。

精神科医が精神病治療への自信を失っていく傾向は、国と地域を問わず到る所で見られた。特に楽観論優勢の時代に精神科医としての経歴を出発させた人々は、想定外の厳しい現実に適応する必要に迫られた。一例として、精神病院改革の急先鋒であったW・A・F・ブラウンの事例を見てみよう。資金の潤沢さにおいてヨーロッパ屈指の規模を誇ったスコットランド南西部ダムフリースの精神病院で院長として献身的に働き、また有能な経営手腕を発揮した人物である。ブラウンは精力的に治療に取り組み、患者のためにアラビア語、ヘブライ語、ギリシア語、フランス語、ラテン語を学べる授業を開講し、劇場を建設し、患者の投稿作品を掲載する文芸誌を発刊し、患者が退屈しないよう音楽会、舞踏会、朗読会、講演会等を催した。病院にガス灯を導入してスコットランドの冬の長い夜を明るく照らしたのもブラウンが最初である（ガス点灯の初日には病院が全焼するのを期待した野次馬で門前に人だかりができたという）。だがこうした努力にもかかわらず、就任五年目の時点で全患者数に対する治癒率は三分の一程度という有様であった。一八四八年の報告書ではユートピアめいた楽観論は姿を消し、次のような嘆き節が見られるばかりである。

精神病者の治療に当たる者は、医学の効能、あるいは静穏で健康な精神が昂奮し倒錯した精神に及ぼす力について当初据えられた規準に比して、現実に得られている成果が果てしなく劣悪なものであること（……）神経病がきわめて難治性の病いであること、理性が回復したかに見える場合でもその害悪は消え去るものではないことを、重々意識しておかねばならない。[17]

「回復したかに見える」という表現に実態が垣間見えるが、その後も状況は悪化の一途を辿る。一八五二年の報告書に到っては「健康を回復し秩序と鎮静を取り戻すのにできることはほとんどなく」、何をしても「不毛で的外れで、共感と配慮に背くが如く、悲惨と暴虐、敵意に満ちた反応だけが返ってくる」との絶望的な見解が記されている。[18] そして五年後の一八五七年、息づまる病院の現場を離れ、スコットランド全体の精神病院を監督する狂人委員会の委員に任命された後には、ブラウンの筆鋒はさらに無遠慮なものとなっている。

精神病の症状としてよく見られる性質の劣化、これを覆い隠しておくのを良しとするのがこれまでの慣例であった。しかし、大量の精神病者の管理に伴う実際上の困難については明らかにすべきとするのが正しい。本人の意志によらぬ品性の喪失と野獣化と恐怖について、その解決に向けて多くの人が自発的に取り組んでいる以上は、この点を明らかにしておくほうが有益なのである。古来の転生説や悪霊憑き信仰に実例と証拠を与える点にかけて、猥褻と不潔を誇り、残飯や人糞を貪り、残虐さにおいては蛮族の伝承や迷信で語られるそれを遥かに凌ぐ狂人による、盲目的激昂ないし攻撃的凶暴に如《し》くものはない。（……）そうした振る舞いが病状として顕れるのは、俗習によるのでも、悪質な教育やその欠如によるのでも、本人の生来の性格によるのでもない。これらの症状は社会の中で最も洗練された人々、最も純真な生活を送り、最も繊細な感受性を持ち合わせた人々の間に見られるのである。高貴な生まれの婦人が自分の尿を飲む。（……）芸術性の高い絵画が糞便で描かれる。血液や、さらに忌むべき媒体で詩文が書かれる。妄想の赴くまま壁に不気味な模様を塗りたくる患者、糞便を自分の体になすりつけ、部屋中のあらゆる隙間を、自分の耳を、鼻を、毛髪の間を、糞便で塞ぐ患者、それら立派な装飾を布団や手袋や靴の中に隠す患者、そしてそれら自分の所有物を守るために身を挺して闘う患者（……）。[19]

イングランドでも、エクセターのデヴォン州立精神病院の院長で *Journal of Mental Science* 誌の編集人も務めたジョン・チャールズ・バックニル（John Charles Bucknill, 1817–97）が、精神科医は「病的な精神環境で生活を送る」ため、「多少とも精神病に感染したかに見える」――つまり自分自身が発狂する――者が相当数にのぼると訴えている。[20]

患者に治療を提供することを目的とする施設が、そこで働く精神科医に有害な影響を及ぼすという倒錯した話だが、そうした状況はイングランドやスコットランドに限らず、精神病院体制の整備が進んだ国であればどこでも見られた。そもそも悲惨、単調、あからさまな暴力、過密、苦悶に不可避的に取り囲まれるのが精神病院という場所であり、加えて寄せ集めの看護人らを統轄するのが実に難題なのであった（看護人が患者に対する医師の姿勢を共有していることはほとんどなかった）。その上患者自身は意に反して無理やり入院させられているわけだから、病院生活の制約である。

と退屈に対し、無言ではあっても頑強な抵抗を示すことが多く、それが物理的な形をとることも少なくはなかったの

*

精神病院は、二重の意味で患者を封印する場所であった。一方ではかれらが社会に出ていかないよう隔離し、他方ではかれらの声を封じたのである（ただし元々読み書きができなかったり、病気の症状として言語運用に難を抱えていたりする患者も少なくはなかった）。精神病院体制の整備が進む中で統計データも盛んに収集・発表され、病院側の実態については多くのことがわかるようになったが、患者の詳細を示す資料は依然少ない。もちろん症例記録が残っていれば、収容に到った経緯や狂人認定の前後における症状と振る舞い、精神病院という施設に対する反応等、患者側の事情についてそれなりの知識を得ることはできるが、現代の目から、当時の精神病院収容患者の様子について知ろうとすれば、ごく少数の例外を除き、ほぼ必然的に医師の見聞を介して伝えられた情報に依拠せざるを得ないのが実際のところである。

精神病院に収容されるに到った経緯は、当該患者の収容の根拠となる精神病認定書に記載されて台帳に綴じられるのが普通で、患者の家族から提供される詳細情報が適宜そこに追記された。この記録簿には定期的に、また何か異常事態が起こった際に、情報が書き加えられていったが、慢性患者で入院期間が長くなると記録は途絶し、あるいはごく型通りのことしか記されなくなった。精神病院の大規模化が進むにつれ、患者は匿名の群衆の一部と化したのである。また長期入院患者の記録は複数の冊子に跨って存在することも多く、その場合一人の患者の入院経過を辿るのはきわめて困難な作業となる。患者ごとに症例記録が作成されてファイルにまとめられるようになるのは比較的近年のことなのである。

一方、頭蓋骨の形状から疾患に関する情報を得ようという骨相学的発想を重視した施設では、患者の外貌や表情に

関する記録が残されている。当初は素描や版画が用いられたが、ダゲレオタイプが発明されて写真撮影の技術革新が起こると、患者はカメラの被写体となった。ベスレム病院の資料保管所等には現在も初期のガラス乾板のネガが残っており、その中には入院時と「治癒」時の患者の表情を記録する目的で撮影されたものもある。チャールズ・ダーウィンは『人及び動物の表情について』の準備を進めていた一八六九年五月から一八七五年十二月に、ヨークシャー州のウェストライディング精神病院の院長ジェイムズ・クライトン＝ブラウン（James Crichton–Browne, 1840–1938）との書簡のやり取りを通じて、激情に囚われた様子の患者の写真を多数入手している［★『人及び動物の表情について』(Darwin, 1872)］。

患者自身が医師や他の患者たち、そして自分を監禁している施設についての所感を記録に残すことも、まったく皆無であったかといえばそうでもなく、中にはきちんと紙に書き記されたものも存在する。タイスハーストのある女性患者は、自分が誰も彼もから蹴り回される「人間フットボール」になった気がすると記している。[21] また一八六八年に収容先のペンシルヴェニア精神病院から逃走し、その施設を相手取って訴訟を起こしたエベニーザー・ハスケルは、自費出版の冊子の中で自身に対する監禁等の処遇を批難している。同冊子所収の多くの図版には、例えばある患者が七月四日の祝日に素裸に剝かれ、両手両足を看護人らに押さえつけられ、仰向けの大の字の姿勢で虐待を受ける様子を描いたものや、頭に山高帽をかぶったハスケル自身が病院を取り囲む高い塀から飛び降りる姿を描いたものが含まれている。[22] ハスケルによる描写や、以下に紹介する患者らの訴えには真に迫るものがあり、その内容に疑問を容れる余地はほとんどない。

患者の中には自分の妄想を絵画の形で表現する者もあり、多くは粗雑な素人作品だったが、時に観る者の心を撃つ力強い作品が生まれることもあった。主題としては妄想のほか、病院内の情景や、施設管理者の姿を描いたものもあったと考えられるが、そうした作品の大半は現在すでに消失し、稀に院内の資料庫に埋もれたままになっているのが見つかることがある程度である。他方、すでに地位のある本職の画家が患者として入ってきた施設では、今日なお残る傑作が誕生する場合もあり、そうした作品の中には世間に公表されたものも少なくない。

将来を嘱望される青年画家だったリチャード・ダッド（Richard Dadd, 1817–86）は、一八四〇年代初頭のある日父親を刺殺する。逃亡先のパリで逮捕され、ベドラムに収容されるが（後に、触法精神病者を収容する特別施設として一八六三年に開設されたブロードムア病院に移送された）、院内でも許可を得て作品制作を継続している。その結果、狂気の只中にある人々の姿を主題とするスケッチや、細部まで描き込まれた幻想世界の一場面を描いた作品（口絵①参照）のほか、一八五二年にはダッドが絵筆を執り続けられるよう手配したと言われるベドラムの客員医師アレグザンダー・モリソンの、やつれた表情が印象的な肖像画（口絵㉜参照）等が生み出された。また病院側が撮影した、『対立――オベロンとティターニア』（1854–58）制作中のダッドの写真は現在も残っている。

フィンセント・ファン・ゴッホ（Vincent van Gogh, 1853–90）がいくつもの自画像、アルルの精神病院の担当医フェリックス・レーの肖像（口絵㉝参照）、そしてサン＝レミの療養所を出てから懇意に交際した精神科医ポール・ガシェの肖像を描いたのは、それから四十年ほど

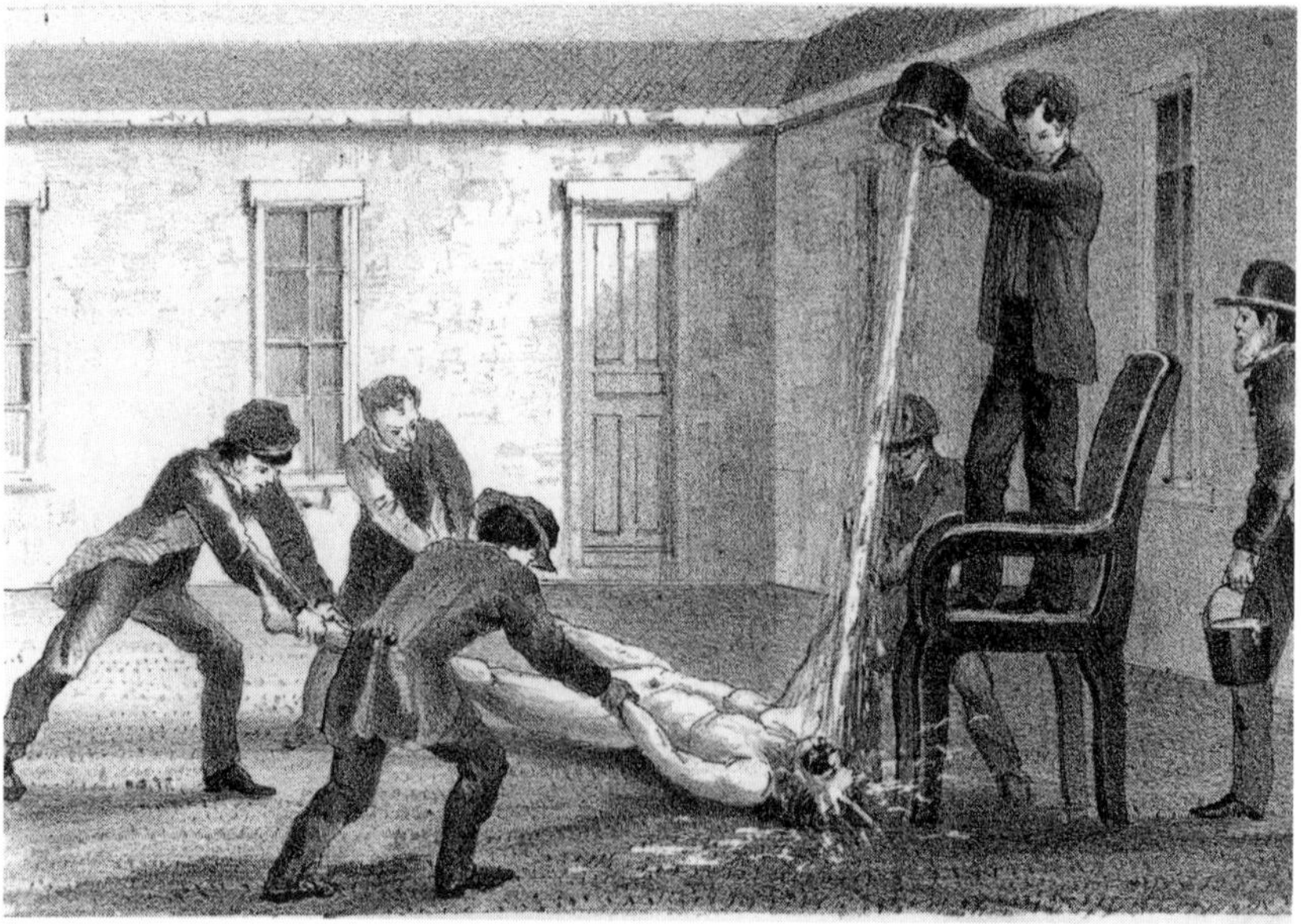

46――――まったく正常であるにもかかわらず精神病院に強制入院させられ酷い扱いを受けたと主張する患者は多かった。エベニーザー・ハスケルもその一人で、自分の経験を記録した小冊子を自費出版している。上図は治療と称した懲罰を受ける患者の様子を描いたもの。

後のことである。アルルの病院で入院中に制作した作品は多数にのぼり、レーの肖像のほか、病院の中庭を写した作品や、病棟内の様子を患者の孤独と自己没入を強調して描いた作品（口絵㉟参照）があり、また抑鬱状態にある収容患者の印象的な肖像画も残している。ゴッホは自分の精神状態が作品に悪影響を及ぼすことを懸念していて、弟宛ての手紙の中にも作品のうち「気が狂いすぎているものは出展しない」よう求めたものがあるほどなのだが〈23〉［☆『ゴッホの手紙』(Gogh, 1953)］、精神病院に収容されていたとか、しばしば精神症状に苦しんだという知識がなければ、彼の作品からそうした事実を読み取るのはそれほど容易ではない。それと対照的なのが、オットー・ディックスの筆になるドイツの神経医ハインリヒ・シュターデルマンの肖像画（1922）である。一度も精神病院への入院経験のない画家が描いたこの作品には、観る者の心を掻き乱す何かがある。両の拳を握りしめた催眠術師が、絵の中からまっすぐこちらを睨みつけていて（口絵㉞参照）、まさに癲狂医《マッドドクター》の風格である。

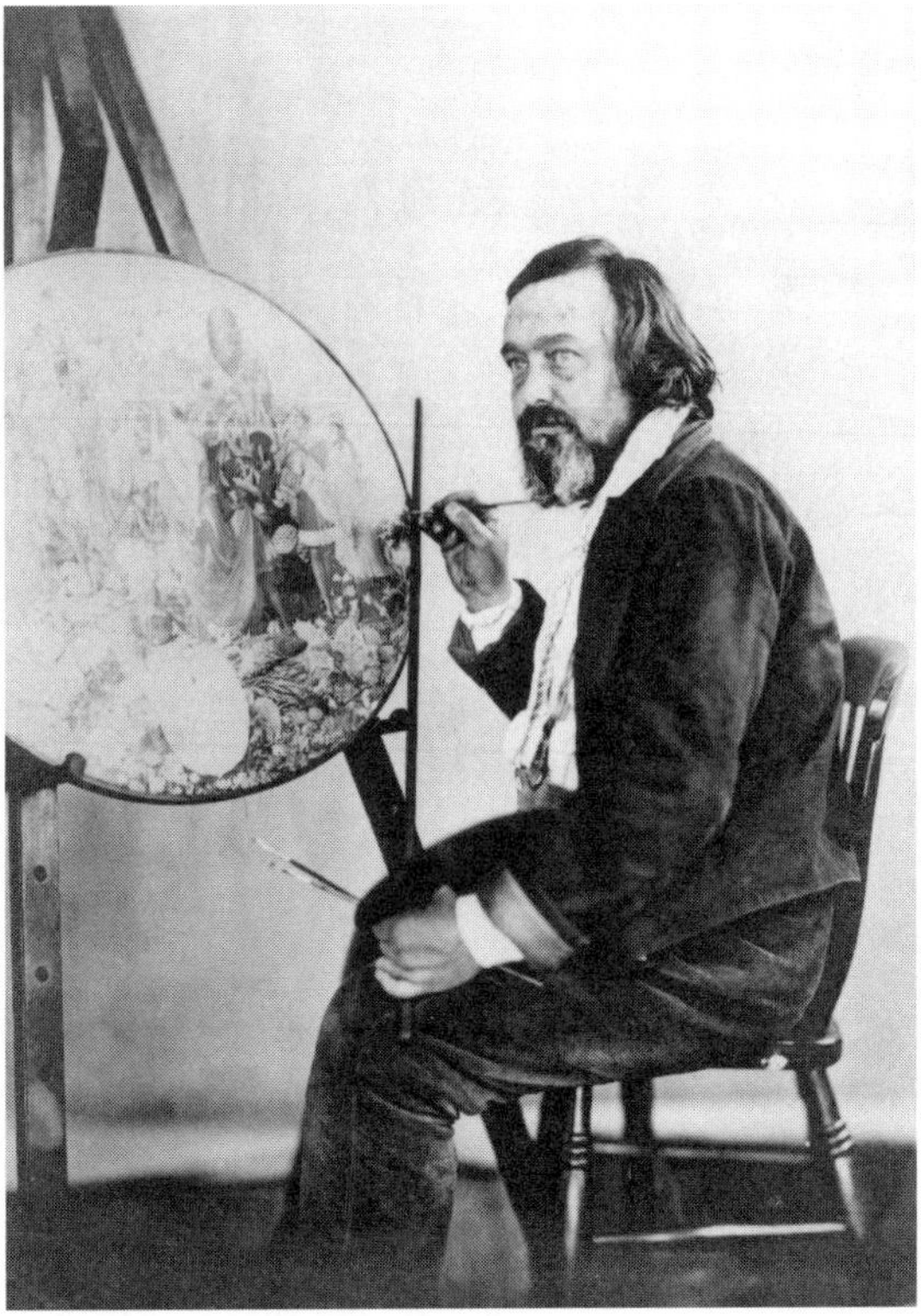

47――――『対立――オベロンとティターニア』制作中のリチャード・ダッド。同作は、インドから連れ帰った少年を巡るオベロンとティターニアの言い争いを、この画家特有の入り組んだ構図で描いた油彩画。撮影は写真史上でもかなり初期の頃となり、ダッド自身を写したものとしても、制作途中の作品を写したものとしても、非常に貴重な一枚である。

患者の手になる書き物や絵画は、仮に現存している場合でも、施設側が敢えて保管したものに限られるほか、そもそも代表性の点で、精神病院での監禁生活に関する患者側の現実を推定するための資料とはなり難い。というのもこの種の記録には階級の偏りがあるからである。記録を残すことのできた患者は識字能力をもつ富裕層に限られ、しかし富裕層の患者が入院したのは大規模精神病院ではなく病床数の少ない小規模施設であった。患者一人に多くのスタッフがついてあれこれと丁寧な世話をしてくれる、そういう所である。もちろん患者数に対する医師の比率が高ければ治癒率が上がるというわけではないが、看護の手厚さは院内生活の記録をつけようという動機づけを促しもしたはずである。これに対し、大規模精神病院に千人単位で詰め込まれた貧困層の患者は読み書きのできない人々だった。だからこの種の人々が精神病院の内部でどのように日々を送っていたのかについて、現在の我々に知り得ることはごく僅かしかないのである。

とはいえ、まったく何もないよりはましである。実際、正気を回復できたことに対する感謝の手紙もいくつか残っている。他方、より多く見られるのは抗議文学である。患者が全員黙って耐えていたわけではないのだ。作品には、自分の抱える苦悩を絵画や文章で表現したものもあれば、精神病院で監禁生活を送った年月を語ったものもある。もちろん偏りは否めない。というのもこの種の発信を行った患者は、そのほとんどが自分は謂《いわ》れなく狂人の群れの中に放り込まれたのだと訴えており、仮に自らの中に多少の狂気を認める者であっても、実際に病院で受けた治療に対しては一様に強い批判を向けているからである。

精神病院に監禁され、狂気の悪霊《デーモン》と格闘する患者の内心を見事に表現した貴重な資料として、ノーサンプトンシャー州の農民詩人ジョン・クレア（John Clare, 1793–1864）の作品を検討してみよう。クレアは四十四歳から死没までの二十七年間を、数カ月の中断を別としてずっと精神病院で過ごした。まず一八三七年から一八四一年前半にかけて、エセックス州のハイビーチ村にあったマシュー・アレン医師の私営精神病院に入院する。その後、施設から脱け出して逃亡するが、一八四一年末に今度はノーサンプトン総合精神病院に入院させられ、以後死ぬまで外に出ることはなかった。正規の教育をほとんど受けられず、[24] 生活費の大半を農作業で賄わざるを得なかったクレアだが、一八二〇年代には作品が認められ、出版社と幾人かのパトロンを得ることができた。しかし一八三〇年代になると、一方では飲酒癖のために、他方では経済的困窮のために、心労が重なった。パトロンからの援助はあったものの、妻と七人の子を養うのに、干し草を作ったり、畑から鳥を追い払ったり、ヴァイオリンを弾いたり、何でも屋のようなことをやったりではまったく追いつかなかったのである。抑鬱やパニック発作の症状が頻度を増し、気塞ぎ、妄想、疎外感に囚われるようになるなど重篤化が激しかったため、自ら望んで入院するに到る。監禁中も詩作を続けたが、そうした環境にあることについて明示的に抗議の声を上げることはなかった。しかしこの時期の最も有名な作品群は不穏な雰囲気の漂うものばかりで、ここに自己の感覚を失うまいとする足掻きと、監禁され狂人と呼ばれる経験についての省察を読み取るのも不自然ではなかろう。

一例として『永遠への誘《いざな》い』*Invitation to Eternity* を取り上げてみよう。字面上は、一人の少女に宛てて一緒に来て人生をともにしてほしいと求める作品だが、喚起されるイメージは、永遠に続く社会的な死の過程、出口のない世界への囚われ、といった不気味なものである（そして現実問題として、クレアは精神病院という閉鎖的世界から終生脱け出すことができなかったのだ）。次の一節を他にどう解釈できるだろう。

娘さん、一緒に来てくれないか
この奇怪なる命の死の中にあらんため
死の中に生きるため、命も家も名も失い
それでも自分であり続けるため
存在し、同時に存在しないため

「何もかも判然とせぬ夜と闇」に葬られたクレアはそこに永続不変の生を見出す。

何ひとつ識別のできぬ悲しき世界
親たちは生きたまま忘れられ
姉妹は生きたまま我らを忘る

喪失の感覚――同一性の喪失、世界からの、家族や友人の暮らす社会からの孤絶、人を「存在し、同時に存在しない」状態にしてしまう数奇な運命――それがさらに前面に出ているのが、これより少し前に書かれた『我あり！』*I Am!* である。題名から何か挑発的な、自分という存在の自律と個性を高らかに謳い上げる内容を想像して読み進めると、その期待は見事に裏切られる。これは、遺棄された者の痛切な無力感に満ち溢れた嘆きの詩《うた》なのだ。

我あり、だが何であるか、誰ひとり知ろうともせず
友は失くした記憶のように私を見放し
私は己《おの》が悲哀を己《おのれ》のうちに消尽し
主《あるじ》に気取《けど》られまいと現れ消える悲しみは
愛と死の失われた忘却の中の蔭のよう
それでも私はあり、生き、影は投げ込まれ

軽蔑と喧騒の無の中へ
白日夢の生ける海の中へ
生きた気もせず歓びもなく
あるのは過去の期待の残骸ばかり

◀◀p. 265に続く

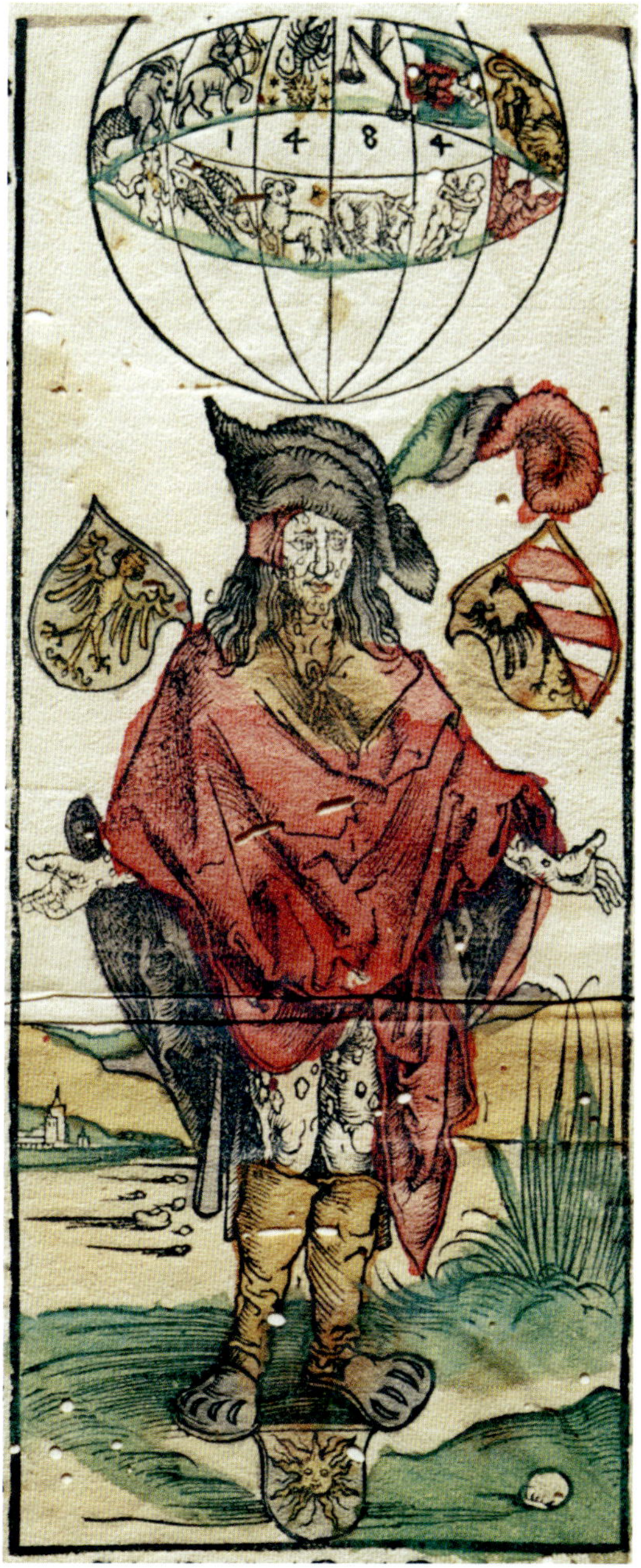

㉕――梅毒患者の姿を描いたものとしては現存最古の作品となるアルブレヒト・デューラー最初期の木版画（1496）。頭上の球体はこの病気が占星術的な原因をもつことを示唆している。梅毒が精神障害と結びつけられるようになるのは何世紀も後のことである。

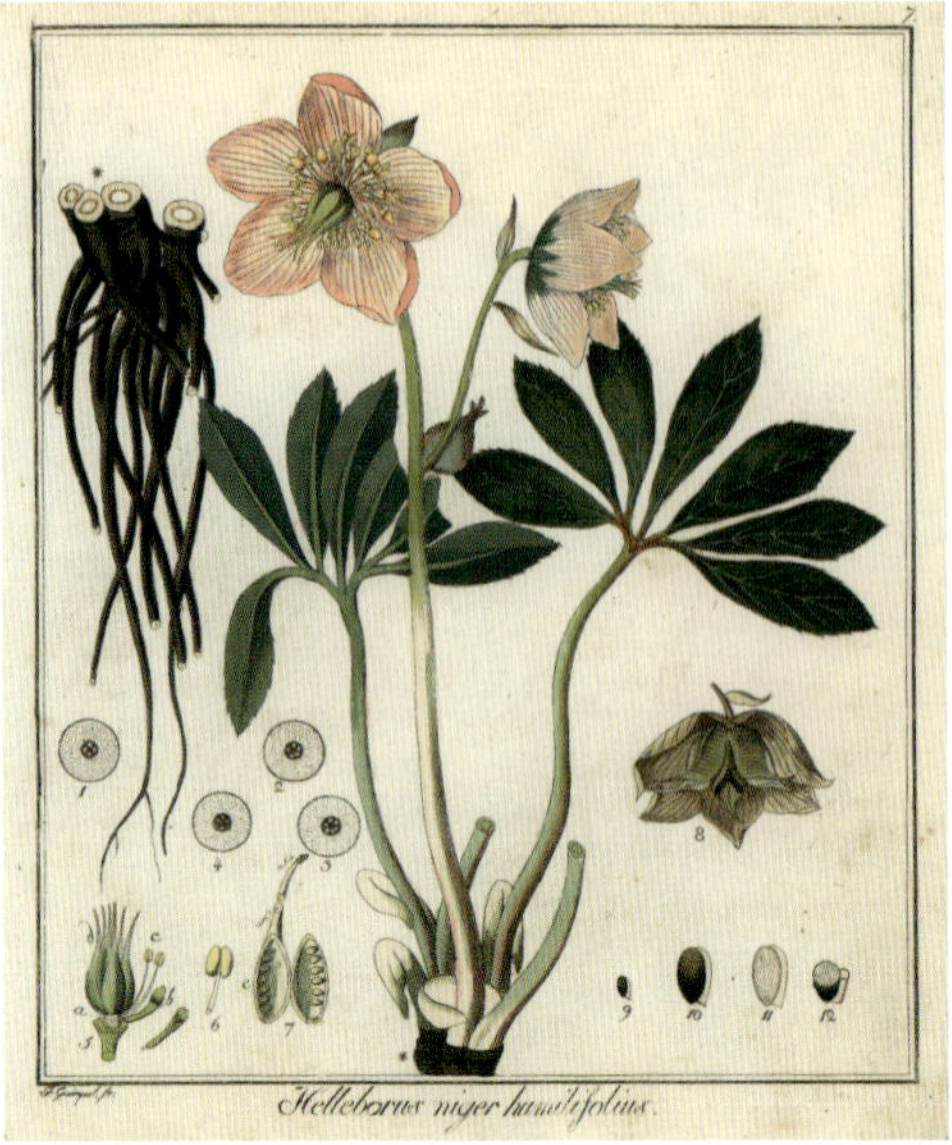

㉖——キンポウゲ科の有毒植物ヘレボルス・ニゲル *Helleborus niger* は精神病に効くと言われ、古代ギリシアの時代から医師と民間の施療師の双方が狂気の治療薬として用いてきた。

㉗——ラウウォルフィア・セルペンティナ *Rauvolfia serpentina*（和名インドジャボク）は、インド医学で狂気（および他の疾患）の治療薬として用いられてきた。これから単離されたアルカロイドは1950年代にレセルピンとして西洋精神医学に導入されたが、まもなく他の薬物にその座を奪われた。

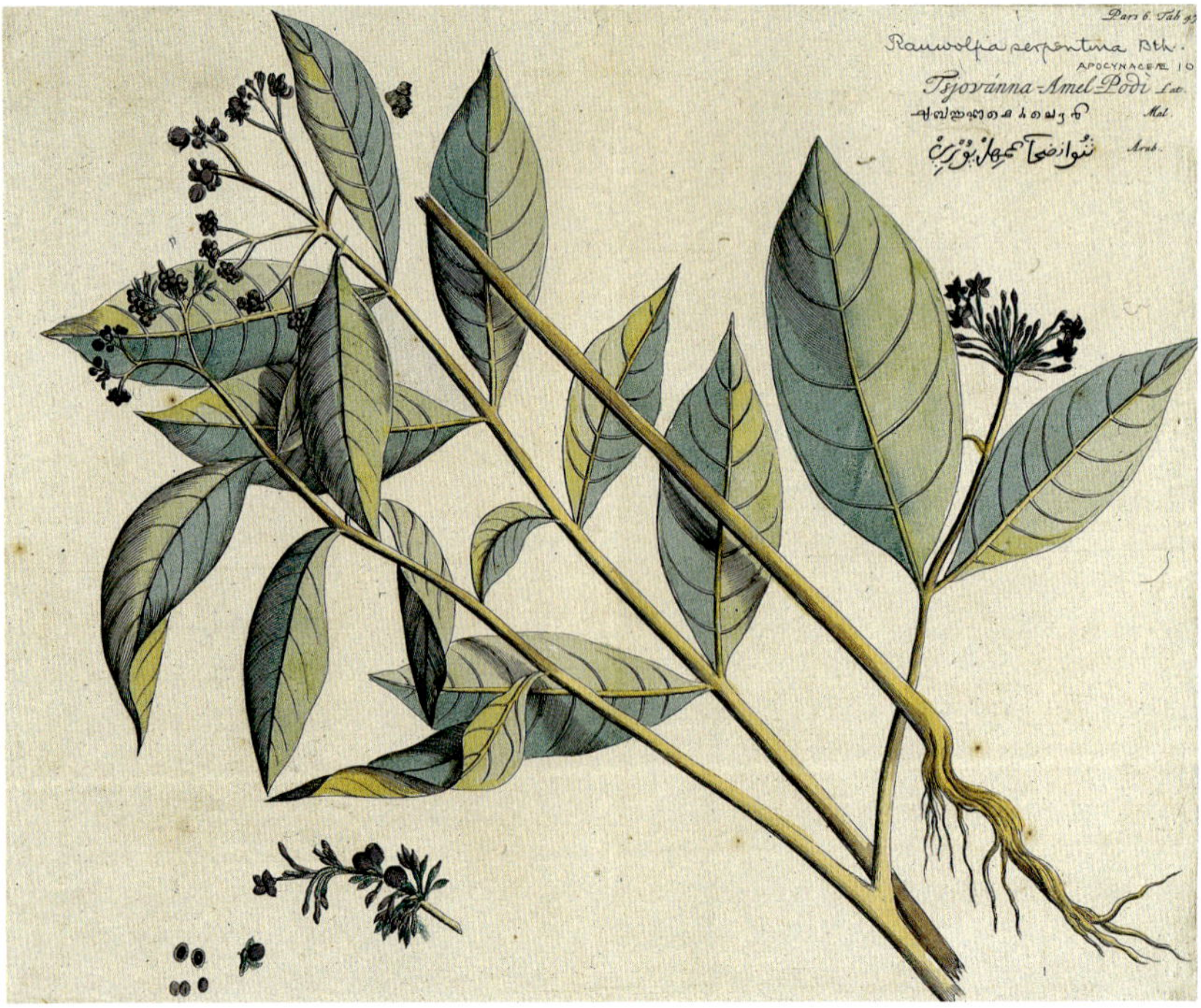

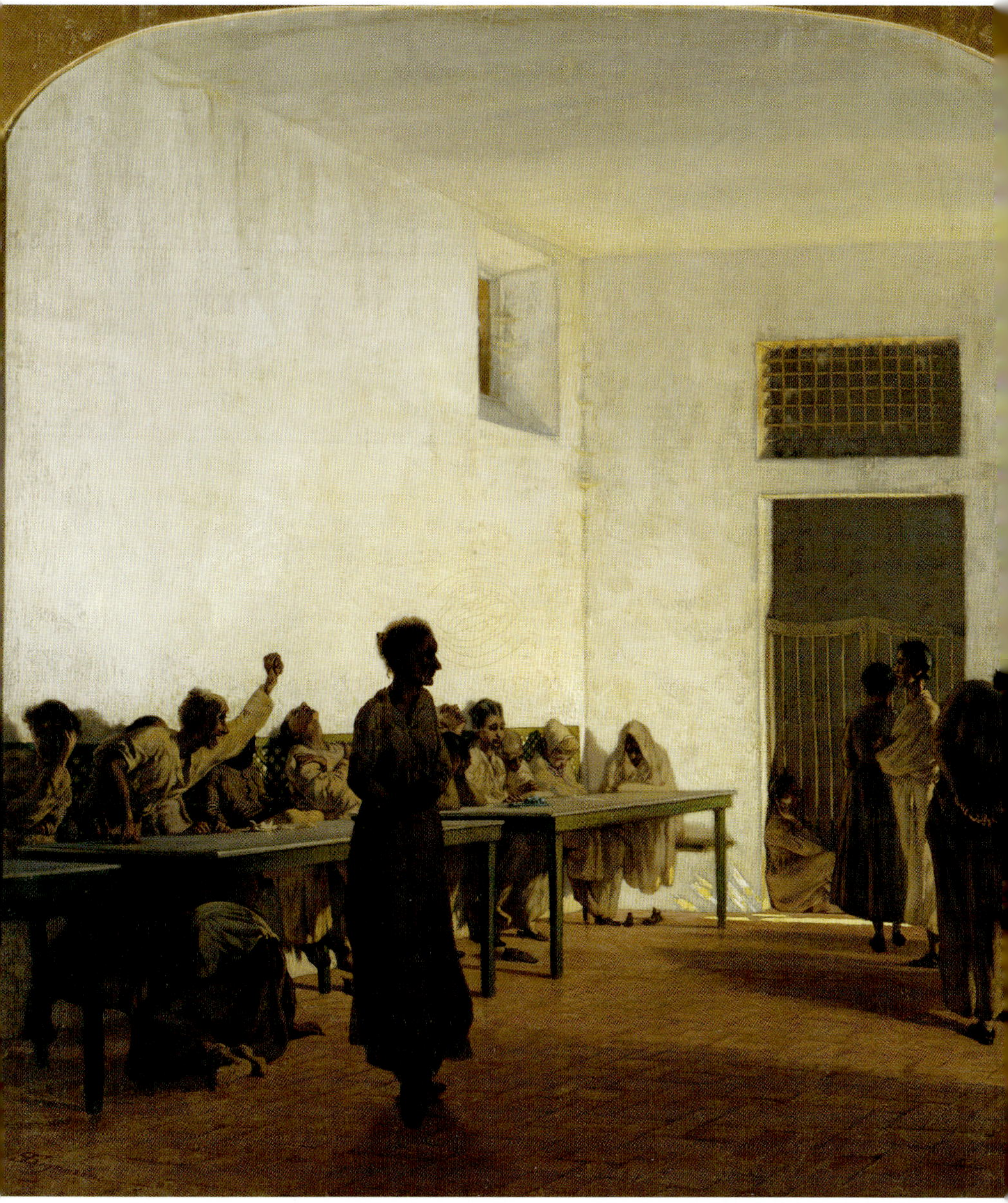

㉘――――テレマコ・シニョリーニ『フィレンツェ、聖ボニファーチョ病院の狂女病棟』(1865)。聖ボニファーチョ病院は1377年にフィレンツェに開設された後、18世紀、トスカーナ大公ピエトロ・レオポルド1世の治下で改めて精神病院として用いられるようになった。

㉙――――――フランシスコ・ゴヤ『癲狂院の中庭』(1793–94)。自分自身が発狂してしまう恐怖に襲われる中で描かれた作品。荒涼と不穏が支配する場面の中で、全裸で取っ組み合いをする2人の被収容者と、かれらを鞭打つ看守の姿が描かれている。苦悶に満ち、理性を失うことの絶望感を想起させる救いのない一作。

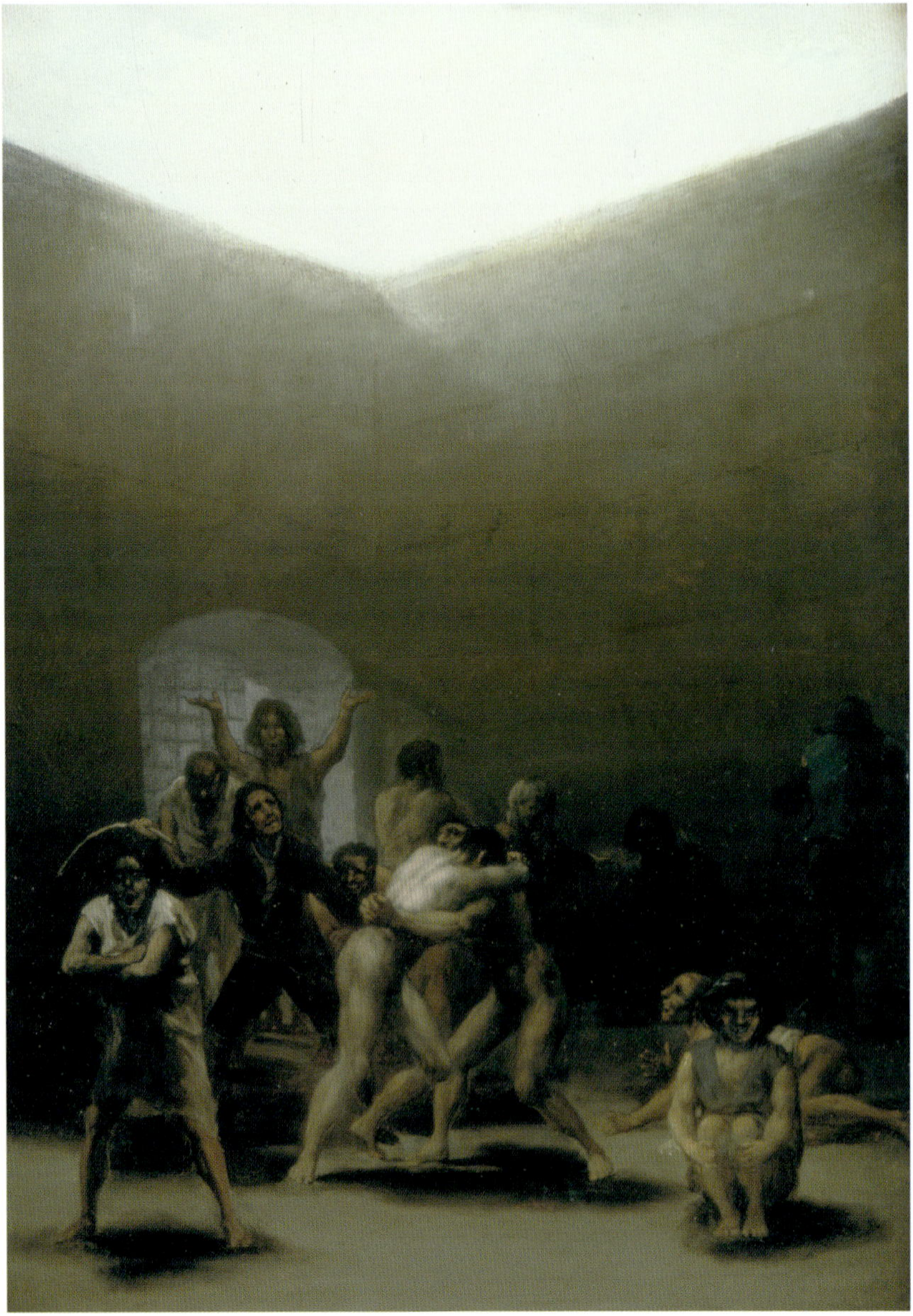

㉚――――ヒステリアの治療を専門としたフランスの神経科医ジャン＝マルタン・シャルコーの所有になる2体の骨相学頭像。フランツ・ヨーゼフ・ガルとヨーハン・シュプルツハイムのフレノロジー理論の中核に位置する脳機能局在説は、神経学的想像力をも捉え続けた。

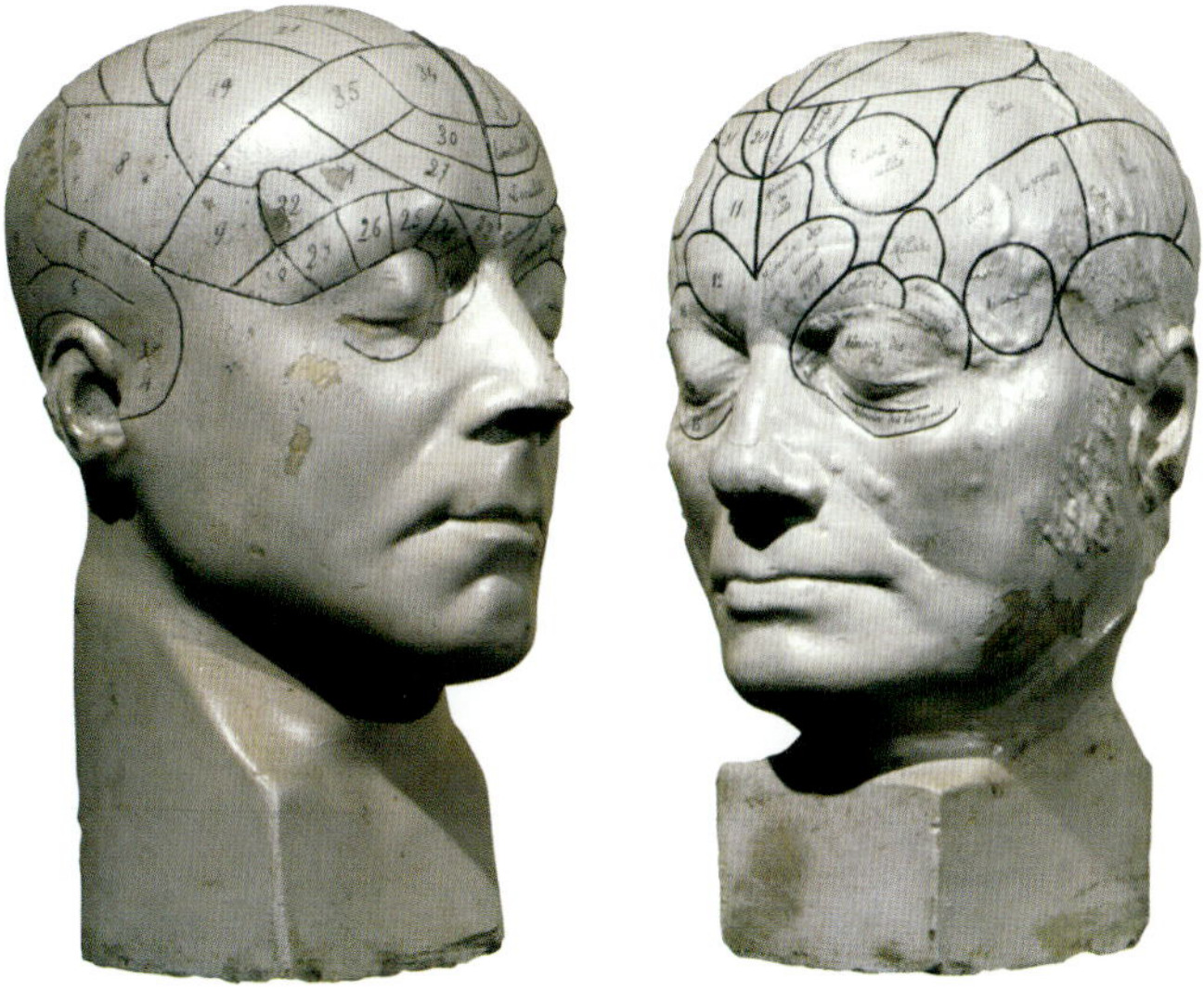

㉛――――魅力的な若い女性の骨相を見るフランツ・ヨーゼフ・ガル。3人の紳士が順番待ちの列に並んでいる。1825年の諷刺画。

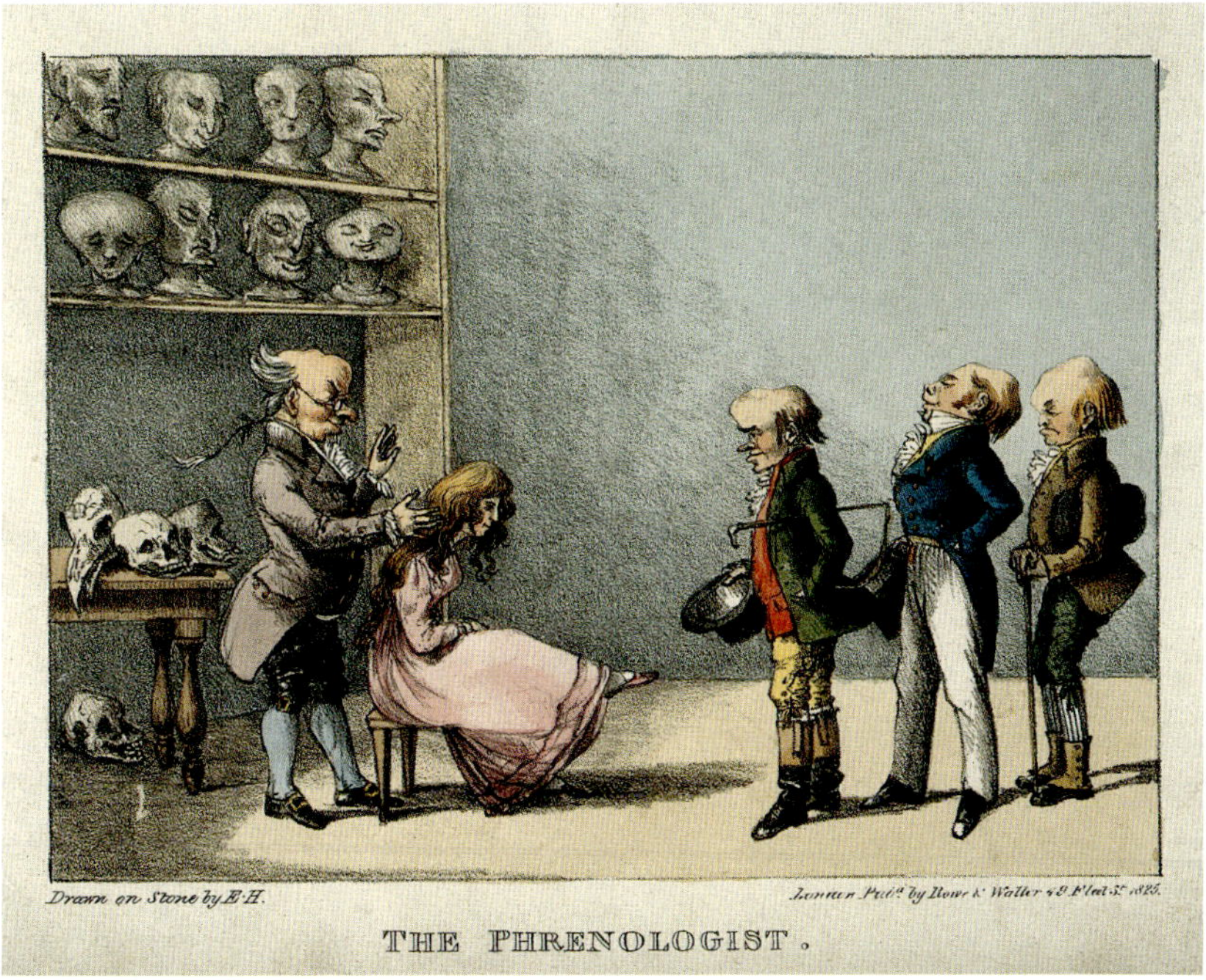

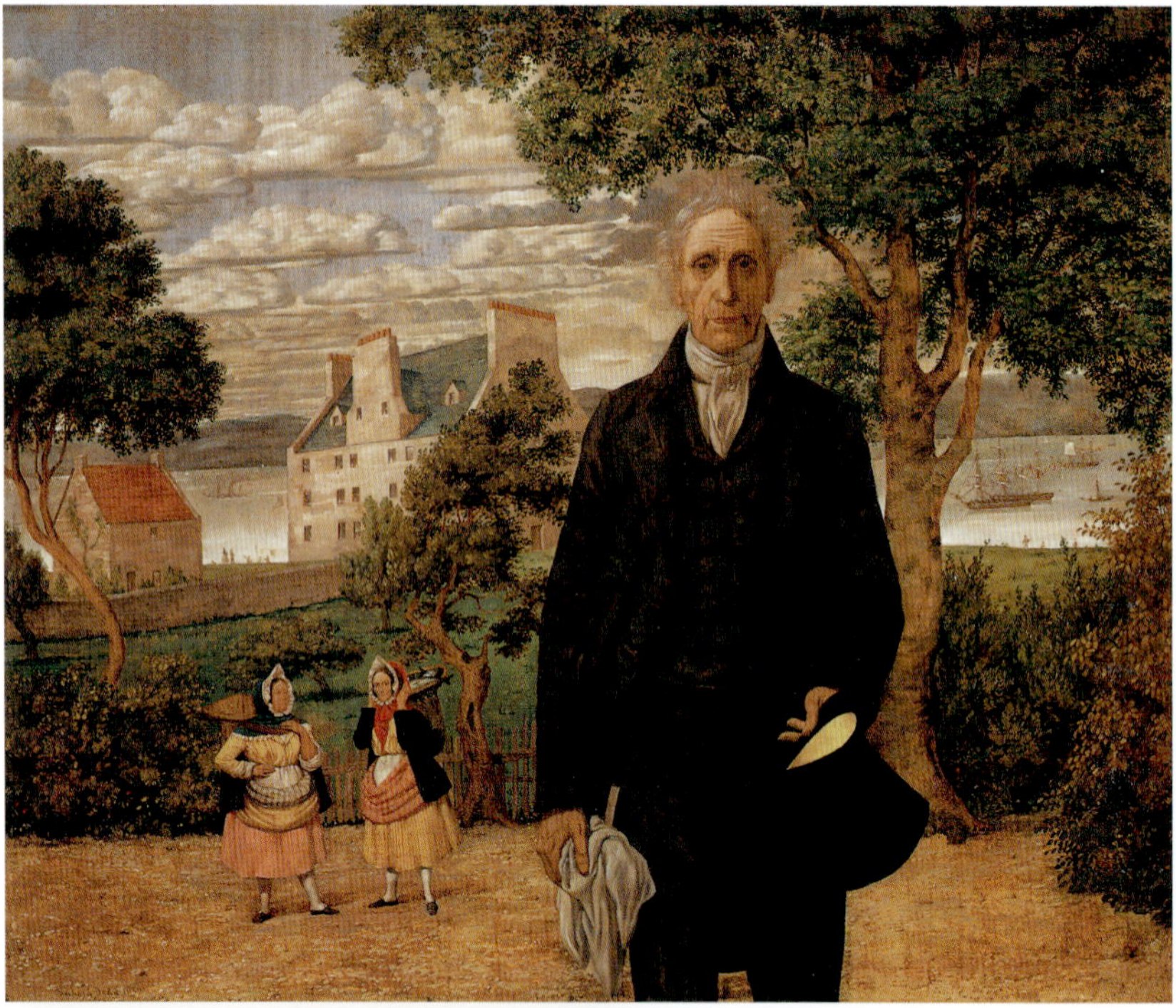

㉜――――――リチャード・ダッドによるアレグザンダー・モリソンの肖像画(1852)。ベドラムで医師を務めたモリソンの姿が少しやつれたふうに描かれている。場所はスコットランドの自邸の外だが、ダッドは現地を訪れたことがなく、何点かの素描をもとにこの作品を描いた。

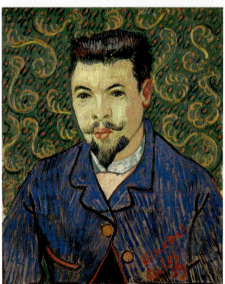

㉝――――――フェリックス・レー医師はフィンセント・ファン・ゴッホがアルルの病院に収容されていたときの担当医である。ゴッホは感謝の意を込めてこの肖像画(1889)を描いた。ただしレーは後にこの絵を見て「端的にぞっとした」と述べている。

㉞(次頁)――――――オットー・ディックス『ハインリヒ・シュターデルマン医師の肖像』(1922)。シュターデルマンは精神科医であり催眠術師であり神経障害治療の専門家であった。

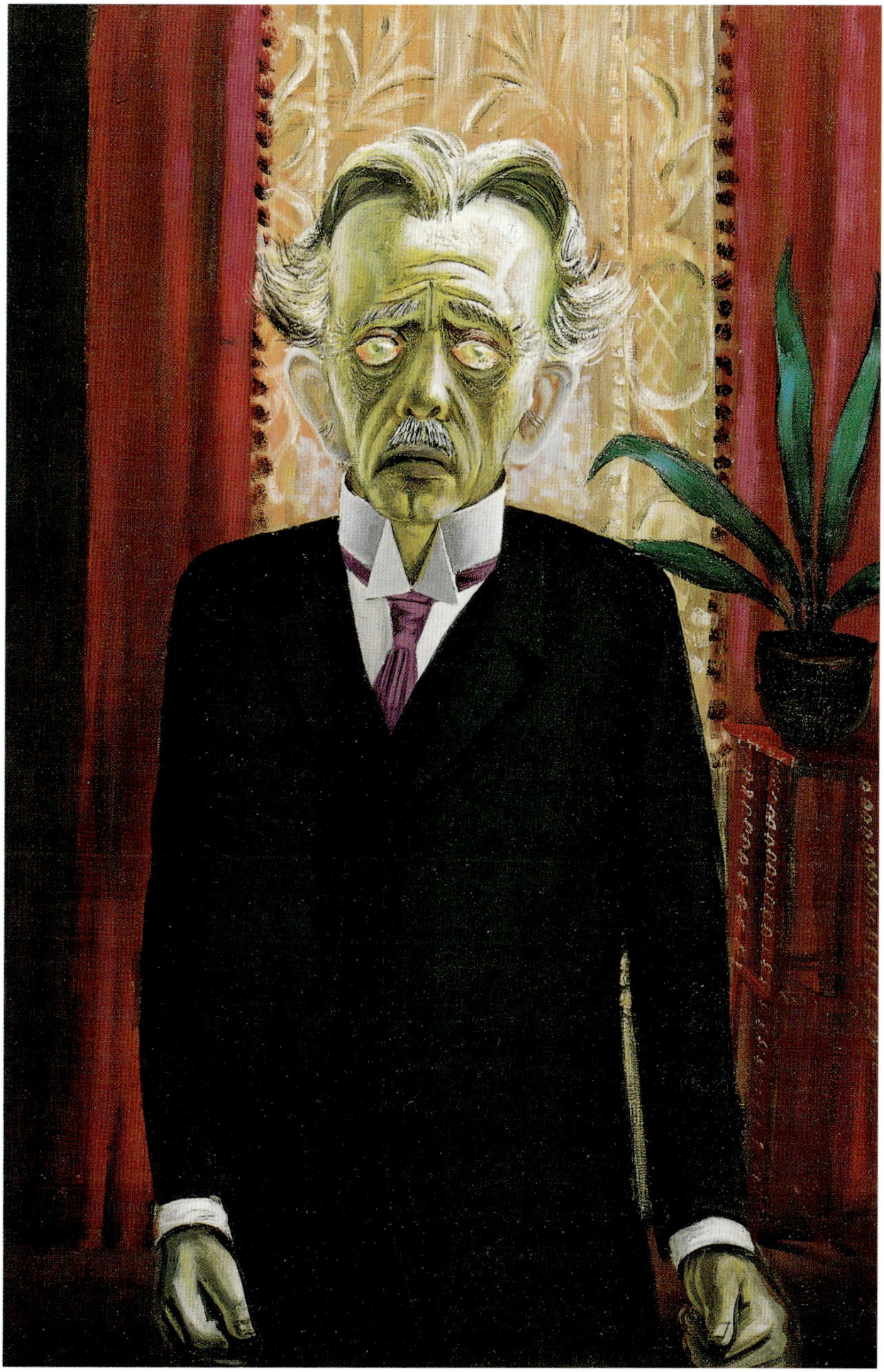

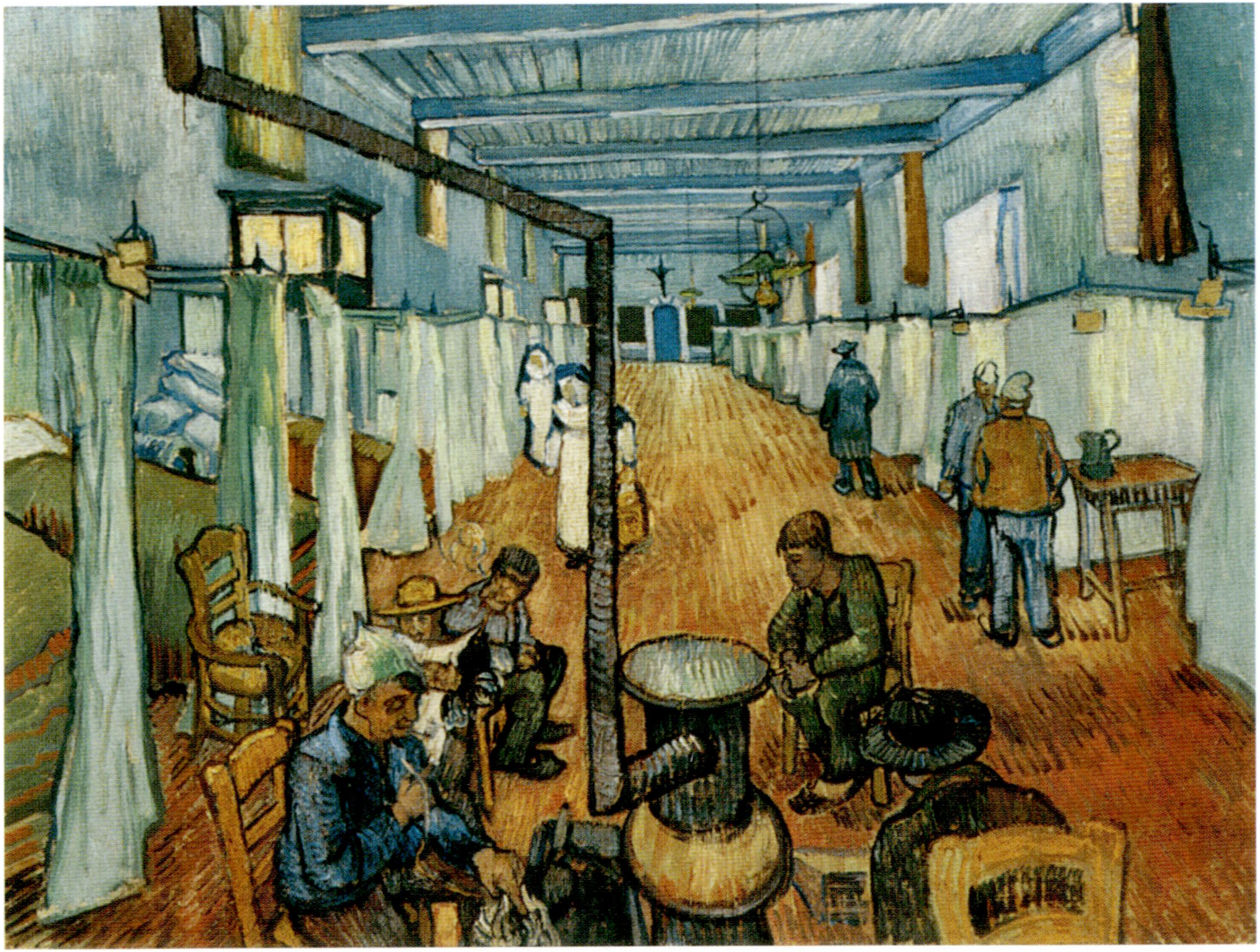

㉟――フィンセント・ファン・ゴッホ『アルルの病棟』(1889)。ファン・ゴッホは１８８８年12月に左耳の一部を切り落としてこの病院に短期間収容された後、１８８９年２月に再び同病院に収容された。病棟内の様子を描いたこの作品は同年４月、担当医フェリックス・レーの所有する部屋に滞在していた時期に描いたもの。

誰より親しき——誰より愛した——人でさえ
まるで他人——いや他人より冷たくもあり〈25〉

自らの感情にここまで力強い言葉を与えられるのは稀有な例ではあるが、この詩に表現された感覚は、精神病院に監禁された患者が多く共有するものだったに違いない。かれらは軽蔑され遺棄され、「白日夢」と悲哀の世界に暮らし、見放され忘れられ希望を砕かれ、その存在は永遠に影の世界の外に出ることはなかったのだから。

p. 256からの続き◀◀

恐怖譚 ✳

狂人の認定が下されると、それを受けた当人は市民権と自由を喪失する。しかし家族の立場からすれば、癲狂院は身内に狂人がいる事実を沈黙のヴェールで覆い隠すことのできる便利な施設であり、十八世紀イングランドに癲狂院が生まれたのはまさにこの理由のゆえであった。狂人は家族の生活、財産、心の平穏、世間の評判を台無しにする虞《おそ》れのある耐え難い無能者であって、これを厄介払いできるのであるから家族としても癲狂院を利用しない手はない。しかし本来は治療を目的に患者を隔離する施設である以上、それが家族の利益のために利用されているとなれば不穏な噂が立つのも無理はない。実際、癲狂院に入れられた経験を、生きながら埋葬されるようなものだと証言する患者は多く、あまつさえ当時の癲狂院は窓に鉄格子が嵌まり、全周を高い壁で囲まれて外界から隔離された場所であり、内部事情の口外も禁じられていた。一方、中の様子が見えない分、世間の人々は恐怖譚《ゴシック》めいた想像を大いに膨らませていく。この種の創作は癲狂院が登場した十八世紀にはすでに流通し始めていたが、十九世紀に入って精神病院の収容患者数が急増するにつれ、ますますその勢いを増していった。

精神病院にまつわる恐怖の感覚は、小説作品の題材ともなった。ディケンズと肩を並べるほどの人気作家であったチャールズ・リード（Charles Reade, 1814–84）には、『現金』というスキャンダラスな通俗小説がある［★『現金』(Reade, 1864)］。大変な売れ行きを見せたこの作品は、精神病院やその関係者を告発する内容で、著者はこれを、議会調査や報道記事が暴露した精神病院の内部事情を翻案し繋ぎ合わせて書いている。当時のイングランドで最も高名な精神科医といえばジョン・コノリーであるが、本作品には彼に擬したウィチャリー医師なる人物が登場する。主人公アルフレッド・ハーディは、完全に正気であるにもかかわらずこのウィチャリーの手引きにより精神病院への監禁を強いられるのである。ウィチャリーが「立派な人間性をもった人物」で、院内に「拷問もなければ手枷足枷も暴力もない」というのは、もちろんアルフレッドの皮肉にほかならない。その「慈愛に溢れた様子」と「もってまわった言い回し」の裏には、「私益に目が眩《くら》んで」誰彼かまわず狂人扱いする俗物根性が隠れている。リードの仮借ない諷刺の筆鋒は、ウィチャリー医師の紳士然とした振る舞いの紛い物っぷりを暴露し、彼が偉そうに口にしてみせる心理学説を、軽信な大衆を喰い物にする欺瞞と喝破する。この「味も素っ気もない」心と脳の専門医は「大層な読書家にして、読んだ内容を巧みに自分の利益に還元する術を心得た」人物で、「専門とする医学上の主題について多くの書き物を著している」。また「その気質と利己心が相俟《あいま》って、他人が自分より知性において優れていると見るや、すぐにその人を狂人扱いしてしまうため、正気の人間に対しても簡単に狂人との診断を下してしまう。一旦下された診断には固執し、哀れな患者が「ハムレットは狂人だった」と認めるまで決して判断を覆さないのが、このウィチャリーという医師なのである。〈26〉

一方、この種の恐怖譚には実話、もしくは実話を謳う作品も多かった。患者側からの抗議は癲狂院の出現とほぼ重なる時期に世に出始め、十九世紀の精神病院改革に端を発する狂人「大監禁」時代に到り版図の拡大を続ける精神病院帝国に膨大な数の患者が雪崩れ込むと、それに伴って抗議文の数も一挙急増したのである。医師の側では（mad-doctor という あらぬ含意を読み取られてしまう危険のある呼称を嫌って）alienist とか medical psychologist といった新呼称の提案がなされたが、すでに定着した世間の認識を変えるのには完全に無力で、一般の人々に自らの診断能力の確かさを納得させることも、医者なんてものは悪辣な親族と結託しては無辜の市民の権利を嬉々として侵害するような銭金目当ての無節操な連中だ、という元患者らの厄介な訴えに有効な反論を立てることもできなかった。パンフレットで、法廷で、大衆紙と高級紙を問わず新聞の紙面で、精神科医は中傷され、その技能と動機を嘲弄の的にされ、結果、生計の途を脅かされることとなった。

ヴィクトリア朝の人々は、正気の人間が狂人の群れの中に放り込まれる話を貪欲に求めた。告発する側はほぼ例外なく富裕層で、著名人も少なくなかった。かれらのほとんどが多くの紙幅を費やして自らの監禁体験を綴り、家族を狼狽させた。金銭的に余裕があれば、大法官裁判所による（異端審問を髣髴とさせる）狂人審問なる手続きの対象となることもあった。この種の裁判に破滅的な額の費用がかかることは、チャールズ・ディケンズの『荒涼館』で諷刺的に取り上げられているので周知のところであろう〈27〉［★『荒涼館』(Dickens, 1853)］。裁判は公開で行われることもあり、その場合には昂奮した大勢の野次馬がつめかけたが、さらに訴訟の経過が（各種低俗紙《ガターープレス》は言うに及ばず）『タイムズ』や『デイリー・テレグラフ』の記事に取り上げられ、紳士（と淑女）の朝食時の目を楽しませる読み物となりでもすれば、何万人もの人々が裁判の行く末を見守ることとなった。

文筆による抗議の書き手のうち最も社会的地位の高かった者として、ジョン・パーシヴァル（John Perceval, 1803–76）の名が挙げられるだろう。英国首相で唯一暗殺によって命を落とすスペンサー・パーシヴァルの息子である。さてこのジョンであるがオックスフォード在学中の一八三〇年にある娼婦と関係を持つ。敬虔な福音派キリスト教徒であった彼は梅毒感染を心配して水銀を摂取し、その直後から妄想的な神憑り状態に陥ったという。家族は彼を、まずブリストル近郊でエドワード・ロング・フォックスが開いていた癲狂院ブリスリントン・ハウスに入れ、その後、当時イングランドの上流階級御用達の精神病院であったサセックス州のタイスハースト・ハウスに移した。いずれも設備の整った施設であったが、ジョンにとっては不満の募る場所だったらしく、看護人が暴力を振るうこと、上流階級の紳士である自分に対する敬意が不十分であることを訴えている。曰く、自分は「欲望や意志、また判断力を持ち合わせぬ家具か木偶《でく》の如く」扱われ——

連中は私の体、魂、霊をほぼ支配下に収めたかの如く振る舞い、その悪行と愚行を続けた。（……）私は寝台に縛りつけられた。用意される食事は粗末であった。その粗食と薬を無理やり飲み込まされ、あるいは無理やり嘔吐させられた。私の意志、願望、嫌悪、習慣、弱点、性向、必要を訊かれたことは一度もなかった。考慮されたことすらなかっただろう。普通なら子供にも払われる程度の敬意すら、決して私に向けられることはなかった。

なんとか退院に漕ぎ着けたジョンは、入院中に受けた処遇を告発する著書を発表する。第一巻は匿名出版であったが、実名で刊行した第二巻はパーシヴァル家の面々を震え上がらせることとなった。また彼は、考えを同じくする元入院患者やその親族らと連携し、「認定狂人友の会」Alleged Lunatics' Friend Society の結成に尽力してもいる〈28〉。

この種の告発運動に最も積極的に関与した層はその多くが女性であった。一例として、一八六〇年、牧師の夫によりジャクソンヴィルのイリノイ州立精神病院に入れられたエリザベス・パッカード（Elizabeth Packard, 1816-97）のことを取り上げよう。当時のイリノイ州法では、既婚女性の入院をその夫が申し立てる場合には、当人が狂人であることを証明するのにそれ以外の根拠を要することなく入院させることができた。パッカード夫人は、自分が正気であること、自分はキリスト教の教義に関して異端的な心霊主義的解釈を採っており、それをよく思わない夫の報復の手段として入院させられたのにすぎないことを、強く主張した。退院を認められて後は、強制入院の関連法規の改正を求めて各州を渡り歩き、いくつもの州で陪審裁判を入院措置の要件とする法律を成立させるのに成功している。精神科医側からは、それでは精神病者と犯罪被疑者の、また精神病院と刑務所の違いがなくなってしまうとの訴えが出されたものの、すべて斥けられた。そもそもこのような懸念が表明されること自体、元々両者の間にあまり差がなかったことの証左と言えるかもしれない。

自己主張が強く意のままにならぬ女を癲狂院送りにして黙らせようとした挙句後で手痛いしっぺ返しを喰らうことになった男は、パッカード師一人ではなかった。作家としても政治家としても（また作品冒頭の悪名高い一文「暗い嵐の夜だった」でも）有名なエドワード・ブルワー・リットン（Edward Bulwer Lytton, 1803–73）は、意志が強く金遣いの荒い妻ロジーナ（Rosina Bulwer Lytton, 1802–82）を邪魔に思っていた。エドワードは小説の大成功により大勢の愛人を抱えており、夫婦の間に家庭の歓びはもはや存在しなかった。ロジーナは夫から度々暴力を振るわれ、肛門性交《ソドミー》を強いられていた節すらある。結婚から九年後の一八三六年に正式に離婚が成立すると、ロジーナは作家としての道を踏み出した。作品は、実名こそ出さないまでも元夫に対する批判、その裏切りに対する憤激に溢れたものが大半であった。そんな彼女に対し、エドワードはこれ以上続けるなら破滅に追い込んでやると脅しをかけた。ロジーナはダブリンで既婚男性と不倫の関係を結んだ廉で二人の子供の親権を奪われたばかりか、後にチフスで瀕死となった娘がみすぼらしい下宿屋に厄介払いされていることを知るに到る。

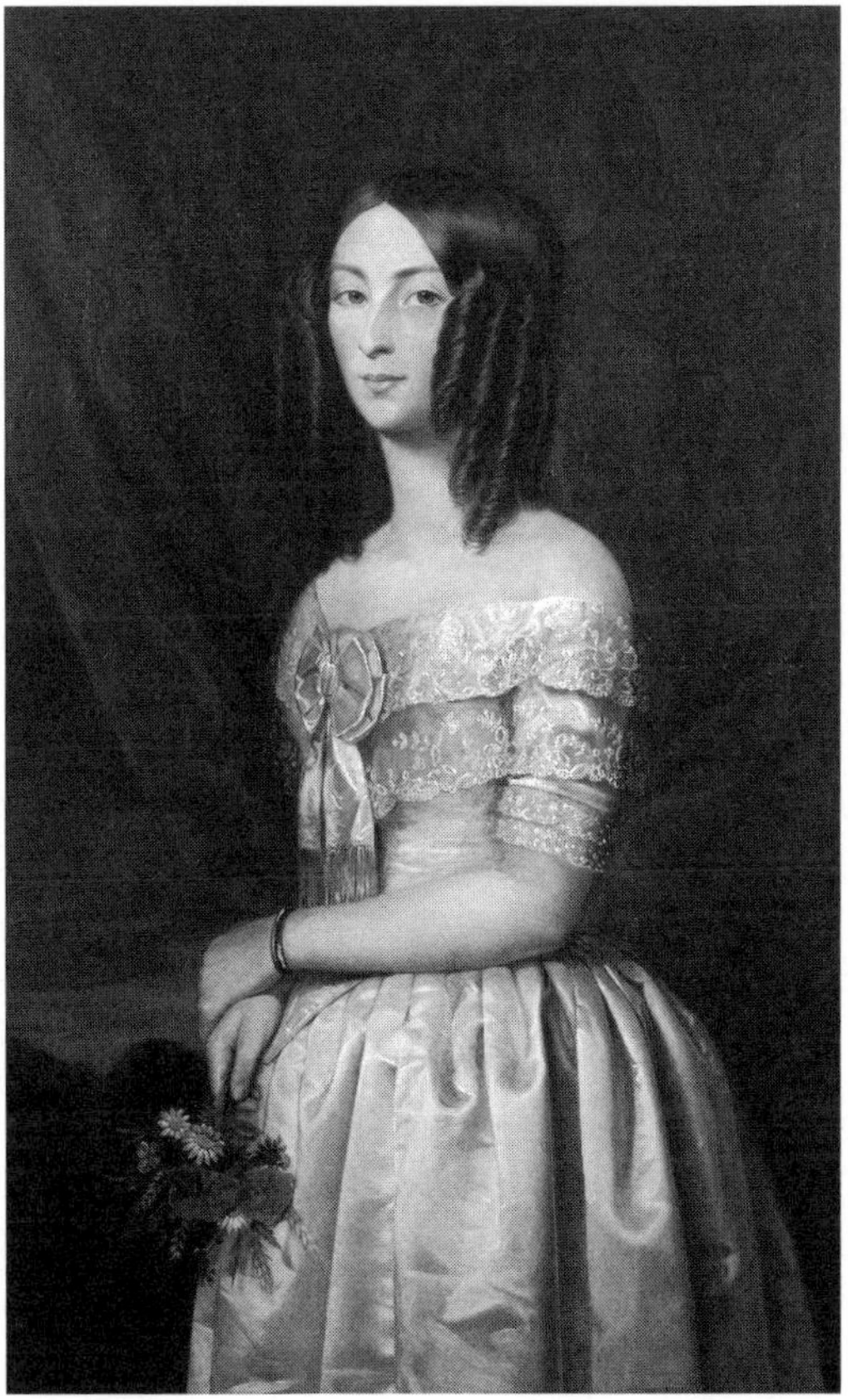

48――ロジーナ・ブルワー・リットンの肖像画（作者不詳、アイルランド派）。慎み深い表情とは裏腹に、かなり行動的な女性であった。

ロジーナは元夫やその上流階級の友人たちに宛てて、猥褻と中傷――不倫と隠し子の存在、近親姦と偽善、その他諸々の悪事――を書き連ねた手紙を送りつけ始めた。特にエドワードの書いた戯曲『見かけほど悪くない』*Not So Bad As We Seem* の初演にヴィクトリア女王が臨席すると聞いた時などは、役者として出演予定だったディケンズ宛てに手紙を書き、自分も劇場に赴いて女王――ロジーナ曰く「ふしだらで我儘《わがまま》な豚頭の女王」――に腐った卵をぶつけてやるとまで宣言している。一八五八年、エドワードがハートフォードから貴族院議員に立候補した際も、演説会場にロロジーナが現れ、一時間以上にわたり集まった有権者たちに向けて元夫の欠点をあげつらう大演説をぶつ事件が起こている。

憤慨したエドワードの対応は迅速であった。まずロジーナへの（元々途切れがちだった）手当の支給を正式に打ち切り、二人の間に生まれた息子への接触を禁じたが、それでもまだ飽き足らなかったらしく、とうとう禁断の一歩を踏み出してしまう。すなわち、自分の言いなりになる二人の医師に命じて元妻への狂人認定を出させた挙句、彼女を馬車で拉致して精神科医ロバート・ガーディナー・ヒル（Robert Gardiner Hill, 1811–78）の経営する癲狂院に放り込んだのである。ちなみにこのヒル医師は、患者に対する機械的拘束の廃止に資した功績者として顕彰されるべき人物であったが、各種の事情からその栄誉はやはりエドワードの友人であったジョン・コノリーが受けることとなった経緯がある〈29〉（ロジーナは、コノリーについても「金のためなら実の母親でも売る」男だと辛辣な評を残している）。

ロジーナの口を封じる目的で実行されたこの謀略だったが、それが後に完全な裏目に出ることをエドワードは予想もしていなかったに違いない。なにしろ彼は豊富な人脈を駆使してこの件が表沙汰にならぬための工作を万端整えていたのである。友人には狂人委員会のジョン・フォースター（John Forster, 1812–76）や『タイムズ』紙の編集者がいたため、この目論見は成功するかに見えた。実際『タイムズ』はこの事件に関し紙面で一言も触れていない。ところが対抗紙『デイリー・テレグラフ』が、この醜聞を嬉々として追及し始めたのである（皮肉なことに、かつて同紙の創刊を可能にした印紙税引き下げに尽力したのが、ほかならぬエドワードその人であった）。雪崩のように押し寄せる悪評の数々に、さしものエドワードも数週間で降参し、退院後の外国移住を条件に元妻の解放を指示した。ロジーナはごく短期間の外国滞在を経て再び帰国し、以後エドワード・ブルワー・リットンの名を貶めることに余生を費やした。その鋭い筆鋒は、エドワードが耳の手術後の合併症で死亡した後もまったく鈍ることがなかった〈30〉。

＊

治療が効果を上げないのに加え、患者からの告発が相次いだことにより、精神医学は正統性の危機に陥った。フランスではそれが特に顕著で、一八六〇年代から七〇年代にかけて反精神医学の気運が高まる。当時国家の検閲を免れたばかりの大衆紙が（リベラル系と保守系とを問わず）論陣を張り、精神医学の無能と精神病院の暴虐を批判する一連の書籍が出版され、政治家らは関係各所に圧力をかけた。著名な精神科医であったジュール・ファルレ（Jules Falret, 1824–1902）も、一八六四年の時点でこう漏らしている――「一八三八年法と精神病院は全面攻撃を受けている。（……）何もかもを転覆させ、破壊せよと言うのである」。〈31〉医師の間でも精神科医の専門性に懐疑的な立場が多数派を占め、この批判の大合唱に同調する者も少なくなかった。精神科医の側では、精神病者は突然狂暴化するため社会にとって大きな脅威であると反論の声が挙がったが、守勢に立たされているのは明らかであった。

しかしそうした状況から脱却するための突破口を開いたのも、やはりフランスの精神医学界であった。狂気は医学の管轄であり、狂人は精神病院に収容すべきであるという主張を根拠づけるために新たに案出されたあるイデオロギーが、きわめて短時日のうちに欧米全域を席捲し、以後数世代にわたって公共政策や精神疾患に対する人々の認識に多大な影響を及ぼすことになるのである。発端となったのは一八五七年、ベネディクト＝オーギュスタン・モレル（Bénédict-Augustin Morel, 1809–73）による『人類の肉体的・知性的・道徳的頽廃について』*Traité des dégénérescences physiques, intellectuelles et morales de l'espèce humaine*（以下『頽廃論』と略称）の出版である。狂気は――その他の社会病理と同様に――頽廃と劣化の産物であるとする彼の主張は、出版後十年から十五年ほどの間に一挙に広まった。曰く、狂人は文明化に伴うストレスの被害者などではない。まったく反対に、かれらは生物学的に劣等な種であり社会の屑なのであって、しかも多くの場合、その劣等たることは当人の人相を見れば一目瞭然である。ヨーク療養所の創設者の曾孫に当たるダニエル・ハック・テューク（Daniel Hack Tuke, 1827–95）の言を借りるなら、狂人は「虚弱な人種」であり「入院時点か

らかれらの額には「不良」の二文字がはっきり刻まれている」というわけだ。〈32〉

モレルの『頽廃論』から二年後の一八五九年にはダーウィン（Charles Darwin, 1809–1882）の『種の起源』が出版されているが［★『種の起源』(Darwin, 1859)］、頽廃論が依拠したのは彼の自然淘汰説ではなく、むしろ獲得形質の遺伝を説くフランスのジャン＝バティスト・ラマルク（Jean-Baptiste Lamarck, 1744–1829）の理論であった。すなわち、狂気は姦淫や大酒飲み等により伝統的な道徳を（当時の言い方では「自然法」を）蔑ろにしたことの代償であるが、それを支払うことになるのは罪を犯した当人ではなく、その子、孫、曾孫の世代だという。進化が進歩を意味するとすれば、頽廃はその暗面である。一旦始まってしまった頽廃の過程は世代から世代へと急速に進行していき、狂気、白痴、不妊と段階を追って最後には絶滅に到るというのがこの劣等種の運命である。なぜそれが悪徳と不道徳に対する究極の代償なのか、その理由についてはヘンリー・モーズリー（Henry Maudsley, 1835–1918）が一八七一年に次のように説明している――「いわゆる道徳法則とは自然法のことであり、物理法則と同様これに背けば必ずや手痛い報復を受けるこ

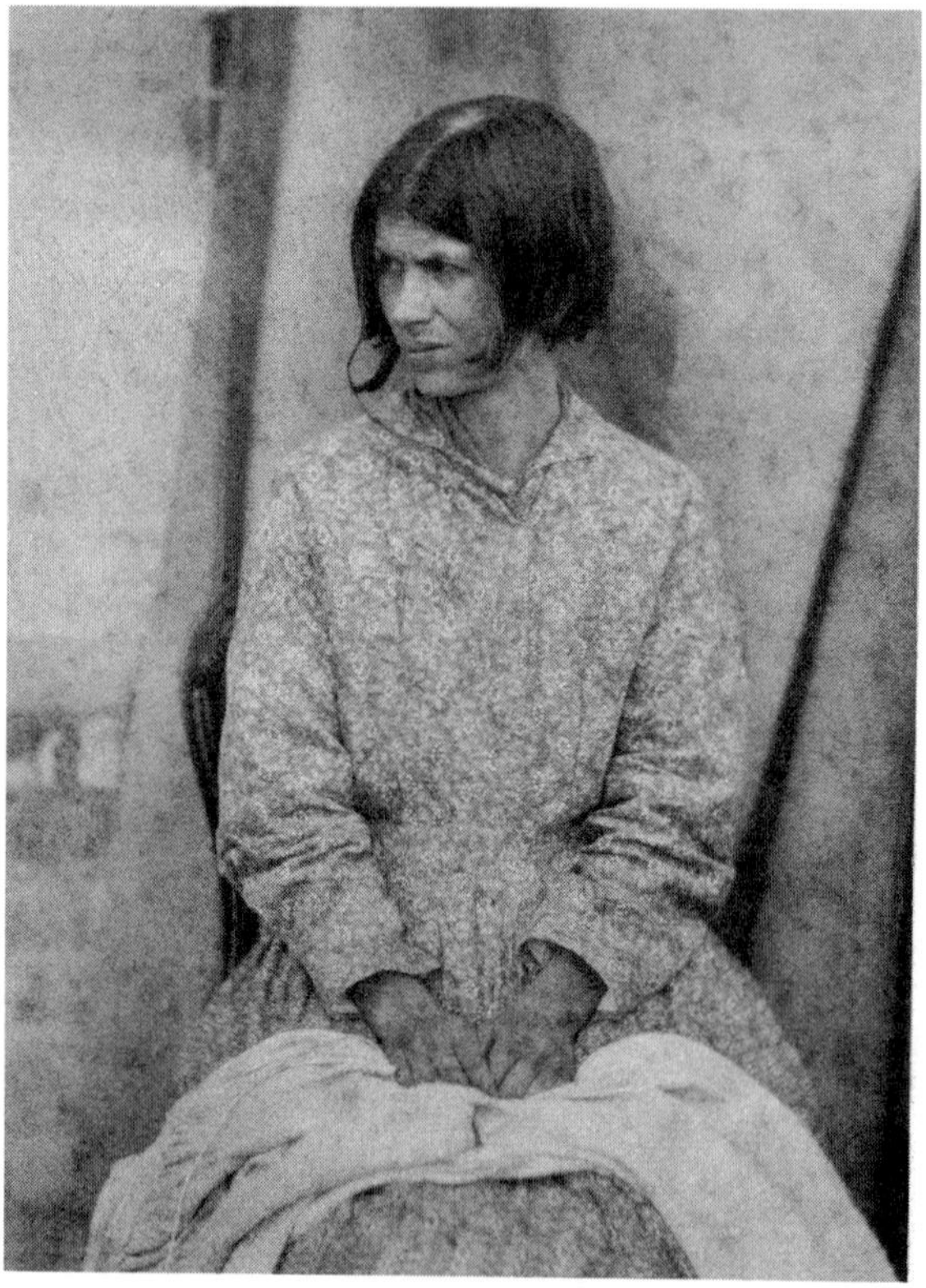

49――――サリー州立精神病院の病院管理者であったヒュー・W. ダイヤモンド（Hugh W. Diamond, 1809–86）は、精神障害の治療に写真の利用を取り入れた最初期の1人である。上図は、ダイヤモンドが1850年から1858年にかけて撮影し続けた患者写真の1枚。狂気は人相に出るとの観念には長い歴史があり、例えばダーウィンも精神病者の写真に強く興味を惹かれている。

とになる。(……)雨粒が物理法則に従って形成され降下するのとまったく同様に、地上における道徳と不道徳の産出と分布も因果と法則に統べられているのである」。[33]「道徳と不道徳」に関するこの議論が「正気と狂気」にも適用されるわけだ。

　このように文明と狂気の関係はごく短期間のうちに、一世代前に流行した観念から完全な逆転を遂げ、実際「知性が最も乏しく、感情が最も単純で、欲望と言動が最も粗野な人々の間に、最も多くの狂気が存在する」[34]と断言されるまでに到ったのである。この新しいイデオロギーがこれほど急速に多数の支持を獲得し得たのは、その内容が精神科医にとってきわめて都合のよいものだったからである。頽廃論は狂気の原因を身体の病理に求める立場との相性が抜群だった。以前の狂気論が憂鬱症《メランコリア》、躁狂症《マニア》、痴呆症《デメンティア》、そして(色情症《ニンフォマニア》や窃盗症《クレプトマニア》等といった)各種の単症狂《モノマニア》のように、症状ごとに狂気を分類して解釈を進めるのを習いとしていたのに対し、頽廃論は、最も軽度のものから最も重度のものまで、ありとあらゆる症状の狂気を、すべて脳の欠陥に還元して説明することができたのである。患者の脳内に実際にその種の欠陥が見つかったわけではなかったが、そんなことは顕微鏡の性能が上がれば解決できる程度の些細な問題にすぎなかった。精神病院に収容された患者の多くに身体外観上の劣等性が観察されるという事実だけで頽廃論の正しさは十分に証明できるとされ、精神科医らは写真という新技術を用いて盛んにその「記録」を残した。狂気を身体病理と捉えることで、精神医学が当時の医学理論の発展から取り残される事態を防ぐことができた。それが、かれらにとって何より重要だったのである。

　加えて、頽廃論なら狂人を精神病院に隔離すべき理由と、精神科医による治療が効果を上げ得ない理由の両者を、まとめて説明することができた。精神科医が無能なのではない。問題の本質は精神病という疾患それ自体に存するのである。あるいは、精神医学の「失敗」は実は失敗ではなくむしろ望ましい結果であり、自然それ自体がヘーゲルの言う「理性の狡智」を用いていることの証左なのだ。精神医学は今や、正視に堪えない次のような苛酷な現実を見出したのである。

理性の顛倒は、現時点における無能力に留まらず、将来における罹病、再発の蓋然性をも伴う。（……）仮に試練から抜け出せたとしても精神は変化を蒙っている。（……）回復は（……）過誤と異常の徴候を隠蔽する点で、大いなる狡智もしくは自己制御の行使以上のものではあり得ないのである。〈35〉

だから患者を解放すると事態は一層悪化する。狂人というのは定義上意志や自制の力を欠く「穢れた人間」であり、これをそのまま社会の中に解き放ってしまえば、「理性をもたぬ獣と同じく己が本能と熱情の命じるままに動き」、「親となって次の世代を生む。我々は自ら（……）感染源をばら撒いておきながら、神経病が増大していると言って驚いているのだ」。〈36〉

頽廃論は狂気以外にも売春、犯罪、非行、アルコール依存、自殺、癲癇、ヒステリア、精神薄弱を説明するのにも用いられた。下層階級に多く見られた畸形も（実際の原因は貧困と栄養失調であったにもかかわらず）頽廃のせいにされた。ありとあらゆる病理的現象が頽廃の結果となり得たのである。一八七〇年から翌七一年の普仏戦争で屈辱的な敗北を喫し、民族の劣化と衰退に対する世紀末的な恐怖が国中を席捲していたフランスでは、頽廃論が受容される地盤が特に整っていたと言えるが、それ以外の国、例えば普仏戦争に勝利した側のドイツでも、マックス・ノルダウが一八九二年に『頽廃論』*Entartung* を出版する等、広い支持を獲得している〈37〉（同書は大論争を巻き起こし、例えばハーヴァード大学で哲学と心理学を講じていたウィリアム・ジェイムズによる痛烈な嘲弄を買うこととなった。また後にナチスが同書の発想を借用するという展開は、ノルダウ自身はシオニストのユダヤ人であったことを思えばあまりに皮肉が効きすぎである）。しかしいずれにせよ、この頽廃論が最も強く受け容れられたのは、「精神医学」を動員して専門分野としての実質を確保する必要に迫られていた狂気論においてであった。

頽廃論が一般に拡散していく過程で最も強い影響力をもったのが、エミール・ゾラの作品群、特に『ルーゴン・マッカール叢書』全二十巻である。バルザックの『人間喜劇』の影響を強く受けた同叢書だが、ゾラは当時の社会風俗全体を掬い上げるのではなく、ある一族の歴史に焦点を絞っている。叢書第一作『ルーゴン家の運命』の序文によれば、この「様々な欲望に満ちあふれ」た一族の運命は、「最初の器官的障害の発生」以来「緩慢に受け継」がれる「神経と血液に由来する疾病」により予め定められているという［★既訳題『ルーゴン家の誕生』(Zola, 1871)、既訳 p.2］。かれらは性的な堕落、近親姦、殺人、そして狂気へと、抗う術もなく導かれていくのである。『居酒屋』では酒浸りが、『ナナ』では売春と淫蕩が描かれるというように、この叢書ではどの作品も放埒と劣化を主題としており、主要登場人物の誰もが、無抑制の原始的熱情のために良識と理性を見失う［★『居酒屋』(Zola, 1877)、『ナナ』(Zola, 1880)］。かれらはまるで操り人形の如く、予め生物学的に定められた運命をただなぞるほかない。

『ルーゴン・マッカール叢書』の刊行開始以前、モレルの『頽廃論』からちょうど十年後の一八六七年に発表されたゾラの初期作品『テレーズ・ラカン』も、やはり殺人と狂気を主題とした小説である［★『テレーズ・ラカン』(Zola, 1867)］。主人公テレーズは、幼い頃から一緒に育った従兄カミーユとの半ば近親姦的な結婚を叔母のラカン夫人に強いられるが、まもなく夫の幼馴染であるロランと熱烈な恋に落ちる。不倫の二人はカミーユを川遊びに連れ出すと、事故に見せかけてボートから突き落とし溺死させる。テレーズとロランの目には死に際のカミーユの恐ろしい姿が焼きついて離れない。二人は悪夢と幻覚に悩まされ正気を失いそうになる。一方、この二人と同居するカミーユの母親ラカン夫人は卒中の発作を起こし、目と耳を除いて全身が麻痺してしまう。そんなある日、テレーズとロランはラカン夫人の面前で口論となり、思わず自分たちの犯行について口走ってしまう。真相を知ったとはいえ、この哀れな中気の老婆には二人を侮蔑の眼差しで睨みつけることしかできない。ついに精神の重荷に耐えきれなくなった二人の殺人者は互いに相手の殺害を企てるが、それもあえなく露見する。苦悶の日々を終わらせるため、二人はともに毒を飲み、復讐心に燃えるラカン夫人の眼前で息絶えるのである。

『テレーズ・ラカン』に充溢する暴力と情欲と狂気は『ルーゴン・マッカール叢書』にも引き継がれた。ゾラの筆致はあまりに露骨だとして大きな論争を惹き起したが、売上のほうは順調で、頽廃論の発想を広範な読者層に浸透させるのに資するところ大であった。同叢書に綴られた登場人物たちの苦悩、発狂、自殺のすべては、かれらの共通の先祖で十八世紀を生きたアデライード・フークという女性が僅かに抱えていた精神的欠陥に淵源するものとされる。この僅かな欠陥が、世代から世代へと増幅的に受け継がれ、後の世代になるほど大きな病理を生み出していくのである。叢書全体を通して、読者は原始的な本能、情欲、暴力が爆発する場面に、またアルコール依存、癲癇発作、ヒステリア、白痴、狂気、そして死に、何度も繰り返し遭遇することとなる。

これらの要素を余さず盛り込んだ一作が、一八九〇年発表の『獣人』である。痙攣が意志に逆らう身体反応だとすれば、これに対応する心理的現象は、理性によって抑制することの困難な、情欲に衝き動かされる本能的な暴虐であろう。同作品の主人公ジャック・ランティエは「いつも欲望でわけがわからなくなったときには、視界が赤くなって見え」るという[★『獣人』(Zola, 1890)、既訳 p.74]。ある日彼は欲望のままに女性を襲い、ブラウスを引き裂く。「息をはずませ、動きをとめて、彼女をすぐさま自分のものにするでもなく、見つめ」るジャックはまるで激情の虜であった[★前同、既訳 p.76]。この時ばかりはなんとかその場を逃げ出して事なきを得るが、そもそもジャックは自分を抑えることのできない気質の持ち主であった。「発作があると体のなかで、急にバランスが失われる。それはあたかも裂け目か穴が開いて、そこから自分の自我が洩れだし、そのまわりには一種のもやがびっしり立ちこめているようで、様子が一変してしまう。自分がもはや自分でなくなり、筋肉や、怒り狂った獣の言うなりになる」[★前同、既訳 p.78]。物語終盤でジャックはついに己が欲望のままに愛人を殺害する。彼の犯罪は辛うじてこの程度に留まるが、他方でこの作品に登場する堕落した頽廃者たちは、嫉妬、情欲、打算、飲酒をきっかけに避け難く起こる暴力、殺人、自殺、無辜の人々の死を周囲に撒き散らすのである。

とにかくゾラほど頽廃論的な発想にこだわり深く掘り下げた作家は他にいない。しかし、着想を同じくする小説や戯曲ということであれば、当時のヨーロッパのどの国にも見出すことができる。例えば後にノーベル文学賞を受賞するゲアハルト・ハウプトマンの戯曲『日の出前』も、とある農民一家のアルコールによる頽廃を描いた作品である［★『日の出前』(Hauptmann, 1889)］。これがアルトゥア・シュニッツラーの『輪舞』では、主題の扱い方が一層明示的なものとなっている［★『輪舞』(Schnitzler, 1900)］。世紀末ウィーンの生活情景を性交の連鎖——娼婦と兵卒、兵卒と小間使い、小間使いと若旦那、若旦那と若奥様、若奥様と夫、夫と少女、少女と詩人、詩人と女優、女優と伯爵、伯爵と娼婦——を通じて呈示するこの戯曲が、その裏面で描いているのはすなわち梅毒の感染経路である。一九〇三年に刊行された書籍版は好調な売れ行きを示すもののまもなくウィーン当局の検閲にかかってしまい、結局舞台版の初演は一九二〇年十二月のベルリンと翌年二月のウィーンまで待たなければならなかった。しかもこの時期に到ってなお、同作にはその冷笑的な人間観に対して激烈な拒絶反応が生じ、作者はユダヤ人ポルノ作家呼ばわりされて批判の的となった。ついにはドイツ語圏における上演許可をシュニッツラー自ら返上する事態に到り、オーストリアの反ユダヤ主義は以後も彼を目の敵にし続けた（後のヒトラーも、芸術に擬装した「ユダヤの汚物」の好例として彼の作品を槍玉に挙げている）。

同じ頃、英国でも煽情的な小説や戯曲において「精神不安定、道徳的狂気、性病、およびそれらが結婚と家族の神聖と純潔に及ぼす脅威といった衝撃的な主題」〈38〉を取り上げる作品が増えていた。しかし遺伝性欠陥の汚染効果とそれを原因とした人生の破滅という主題は、より文学性の高い作品の中にも見出される。それが最も顕著なのはトーマス・ハーディの小説作品群であるが、ここではその中でも特に一八九一年刊行の『ダーバヴィル家のテス』を見ておこう。ヒロインを殺人と破滅の運命の待つ奈落の底へと否応なく追いつめていくのは、頽廃の家系ダーバヴィルとの血の繋がりである。「しかたありませんわ」というテスの悲痛な叫びは事態を端的に表している。テスの父親ジョン・ダービフィールドは、自分が名門ダーバヴィル家の後裔たる事実を知るや、愚かにもそれを卓越の証しと受け取る。だが貧農であるその現在の身分は頽廃の観念の具現以外の何物でもなかった。それは富と地位と権力を失った没落家系の一員たることの明白な証拠であった。

　生物学的衰退の理論が説く通り、ダーバヴィル家はテスと父ジョンを末裔とするばかりで、まさに断絶間際である。往年の同家の女性を描いた肖像画に見出されるテスの面影は、その後の不穏な展開を予見する。農場で出会った牧師の息子エンジェル・クレアとの婚礼の夜、花婿は以前の女性関係を告白し、テスもまた自分が処女ではないことを明かす。それは若き日の過ちの如きものではなく、ダーバヴィルの家名を金で買った男の放蕩息子アレックに犯されたためなのだが、エンジェルはその「罪」を赦すことができず、彼女を捨ててブラジルへと発ってしまう。

　この展開において、ハーディが性の二重基準《ダブル・スタンダード》に対する痛烈な批判を意図していることに疑問の余地はないが、しかし作品全体に通底する主題はといえば、やはり頽廃である。エンジェルにとってテスの問題は究極的にはその家系に由来するものである。だからこそ彼はテスに対してこう言い放つのだ――「疲弊した家ってのは、つまり意志の衰え、行動力の衰えということなんだからね。（……）ぼくはきみのことを、いま初めて生を享けたばかりの自然の愛《いと》し児《ご》だと思っていたのに。そこへもってきて、きみときたら、じつは、生命力の衰えはてた貴族の、時節遅れの実生《みしょう》の子だっていうんだからな、まったく！」［★『テス』(Hardy, 1891)、既訳下 p. 20］しかもそれはかつて殺人者を生んだ家系でもあった。エンジェルは、テスの先祖の一人が「自家用の大型四輪馬車の中で、何か恐ろしい罪を犯した」ことを知っていた。テスを犯したアレック・ダーバヴィルは後にこう語る。一族の一人が「どこかの美女を誘拐したんだそうな。で、乗っけて連れ去ろうとしていた公式馬車から、女が逃げ出そうとして、それで揉み合っているうちに男が女を殺してしまった――いや、女が男を殺したのかな――どっちだったかは忘れたよ」［★前同、既訳下 p. 265］。もう夫が帰って来ることはないと説くアレックの執念に根負けしたテスはその愛人となるが、そこに改心し帰国したエンジェルが再び姿を現すのである。

　衝撃に打たれたテスは我が身を解放するため、「しかたなく」アレックをナイフで刺し殺し、夫の許へと逃亡する。再会した二人は数日間の至福の時を過ごすが、隠遁していた空き家にいつまでもいられるわけもなく、逐われるようにその屋敷を後にした二人はストーンヘンジに辿り着く。テスは捧げられた犠牲《いけにえ》のように、石の祭壇の上に横たわって眠る。そこで一夜を明かした二人を待ち受けていたもの、それは物語の終焉であった。「真ん中にこの緋色のしみのある、長方形の白い天井は、さながら一枚の、巨大なハートのエースのようであった」——アレック・ダーバヴィルの死体は、異変に気づいた家主の女によって発見されていた。殺人の証拠は、犯行後まもなくしてすでに押さえられていたのだ。ストーンヘンジで目を覚まし、警察に包囲されていることを知ったテスは運命を受け容れ、収監先のウィントンスター（ウィンチェスター）監獄で絞首刑に処される。世界に、そして夫に向けて、処刑の完了が塔の上に掲揚された黒旗によって知らされる。テスの死により、頽廃の家系ダーバヴィルは滅亡し、その衰退と没落の過程がここに完成するのである。

イプセンの戯曲『幽霊』も、アルコール依存、近親姦、先天性梅毒、そして狂気を扱い、取り澄ました観客にその偽善性を突きつけ、心胆寒からしめた作品である［★『幽霊』(Ibsen, 1882)］。舞台は富裕な名士アルヴィング家の邸宅、主人公は寡婦となったアルヴィング夫人である。彼女は夫アルヴィング大尉の度重なる女遊びを知りつつも、土地の牧師の説く社会的恥辱のためにその家から去ることができないできた。夫の死後、夫人は孤児院の建設を決める。法外な資金を要するこの慈善事業は、表向きこそ亡夫の顕彰を目的としたものだったが、夫人の真の狙いは遺産を消尽することにこそあった。夫人は息子オスヴァルがこの頽廃的な父親から何一つ相続することのないよう画策していたのである。だがオスヴァルにはすでに父親から受け継いだものが一つあった。先天性梅毒である。しかも彼と恋仲にある女中のレギーネ・エングストランは、実は父アルヴィング大尉の数多《あまた》ある放蕩の落し胤、つまり彼にとっては腹違いの妹なのであった。肉体的にも道徳的にも芯まで腐敗しきったオスヴァル・アルヴィングは頽廃観念の具象化にほかならない。そして真実よりも体裁や伝統道徳の遵守を重視するアルヴィング夫人は、その「義務」への献身がもたらした結末を否応なく目の当たりにすることとなるのである。

この挑発的な戯曲は、イプセンの思惑通り激烈な反応を喚起した。観劇したスウェーデン国王が憤慨して、作家の面前で酷い駄作だと言い放ったほどである。だがイプセンは動じなかった。英訳版が劇場に掛かると、『デイリー・

クロニクル』紙の劇評はこれを「胸が悪くなるほど挑発的で冒瀆的」と貶し、『エラ』紙でも「これほど卑劣かつ不潔な出鱈目でイングランドの劇場の舞台を辱めた例はない」と酷評した。ブルジョワ的感受性の先導者を任じる『デイリー・テレグラフ』紙も「胃のむかつくような描写」、「蓋の開いた下水溝、包帯をしていない忌わしい傷口、公衆の面前での穢らわしい演技」、「腐敗しかけた下劣」、「文学上の腐肉」と容赦がない。要するに頽廃論は、下層階級の病理と狂気を説明する理論としては歓迎された一方、ひとたび中産階級の道徳的頽廃が扱われるや、猛烈な反発を食らったのである。

　頽廃論的な発想を創作に組み込んだゾラ自身が、ノルダウに頽廃芸術家の一人として誹謗されたのは歴史の皮肉だが、一方でそれを敢えて讃辞と受け取る向きも少なくなかった。倒錯、不浄、不自然を求め、伝統を嗤い棄てる立場である。ボードレール、ランボー、オスカー・ワイルド、それにデカダンなパリの半社交界《ドミ＝モンド》を好んで描いたトゥルーズ＝ロートレックの名前がすぐに挙がる。ボードレールとハイチ出身の愛人ジャンヌ・デュヴァルがともに梅毒で死んでいるほか、モーパッサンとニーチェは梅毒の発症に加え狂人として晩年を迎えている〈39〉。もちろん「赤毛の狂人」の異名をとり、前述の通り精神科医、精神病者、精神病院に取材した作品を多く遺したフィンセント・ファン・ゴッホも忘れてはならない。アルコール依存、癲癇、性病、娼館通い、発狂、入院、自傷、そして自殺と、頽廃論者の難ずる現象を一身に背負い込んだ彼の芸術に評価の目が向けられるようになるのは、しかしその早すぎた死の後のことなのである。

　周知の通り、近代の芸術と芸術家を頽廃と断じる思想は二十世紀にも残存する。表現主義とその流れを汲む芸術を嫌ったヒトラーが、その種の芸術は人種的な不純の産物であり、「ギリシア－北方系」の伝統を裏切るものだと批難したのはその一例である。一九三七年、ヒトラーの命により「頽廃芸術」とみなされた絵画や彫像がことごとく押収されてミュンヒェンに集められ、合計一万五九九七点から精撰された百十二人の芸術家の作品群が、ボルシェヴィキとユダヤ人が創造的芸術に及ぼす背信的影響をあげつらうことを目的とした企画「頽廃芸術展」で晒し物にされたのである。しかも展覧会終了後には、ピカソ、ブラック、カンディンスキー、ゴーギャン、モンドリアンらをはじめとする数千点の作品が売却、もしくは焼却の憂き目に遭っているのだ。

＊

堕落者の処遇

頽廃論を採る限り、精神病者の処遇についても解は一意に定まる。救世軍の初代大将ウィリアム・ブース（William Booth, 1829–1912）の宣告は黙示録的でさえある。

その者は善悪の判断を欠き、自制の効かぬ狂人となったのであり、したがってこれを野放しにすることなく、世界からの永久隔離を宣告せねばならぬ。（……）これほど根深く堕落した存在に、辺りを彷徨し、朋輩を汚染し、社会を餌食とし、同類を増殖させる自由を許すなど、もはや人類に対する罪である〈40〉［☆『最暗黒の英国とその出路』(Booth, 1890)］。

精神病院体制の整備が当初から頽廃論的発想に依拠していたかというと必ずしもそういうわけではないのだが、しかしひとたび頽廃論の流行が始まると精神病院の建設はさらに勢いを増した。英国では、ハンウェル、コーニー・ハッチ、バンステッド、ケイン・ヒルの既存施設に加え、ケイトラム、リーヴズデン、ダレンス、サットン、トゥーティングに、二千床を超える大規模精神病院が相次いで建設されたがそれでもまだ足りず、さらにエセックス州のクレイベリーとベクスリーにも広大な敷地を有する精神病院が建てられている。しかしまだ需要に追いついていないと見るや、政府はエプソムの近郊に一〇〇〇エーカーの土地を買い、ここに宿舎型の精神病院を少なくとも五棟以上建設し、一万二千人超の患者を収容できる設備を整えた。

水道、警察、消防隊、発電機、墓地と、入院から埋葬まで患者のあらゆる必要に応えられる設備を自前で用意できるこの種のマンモス精神病院は、決して英国だけのものではなかった。例えばオーストリアは一九〇七年、ウィーン

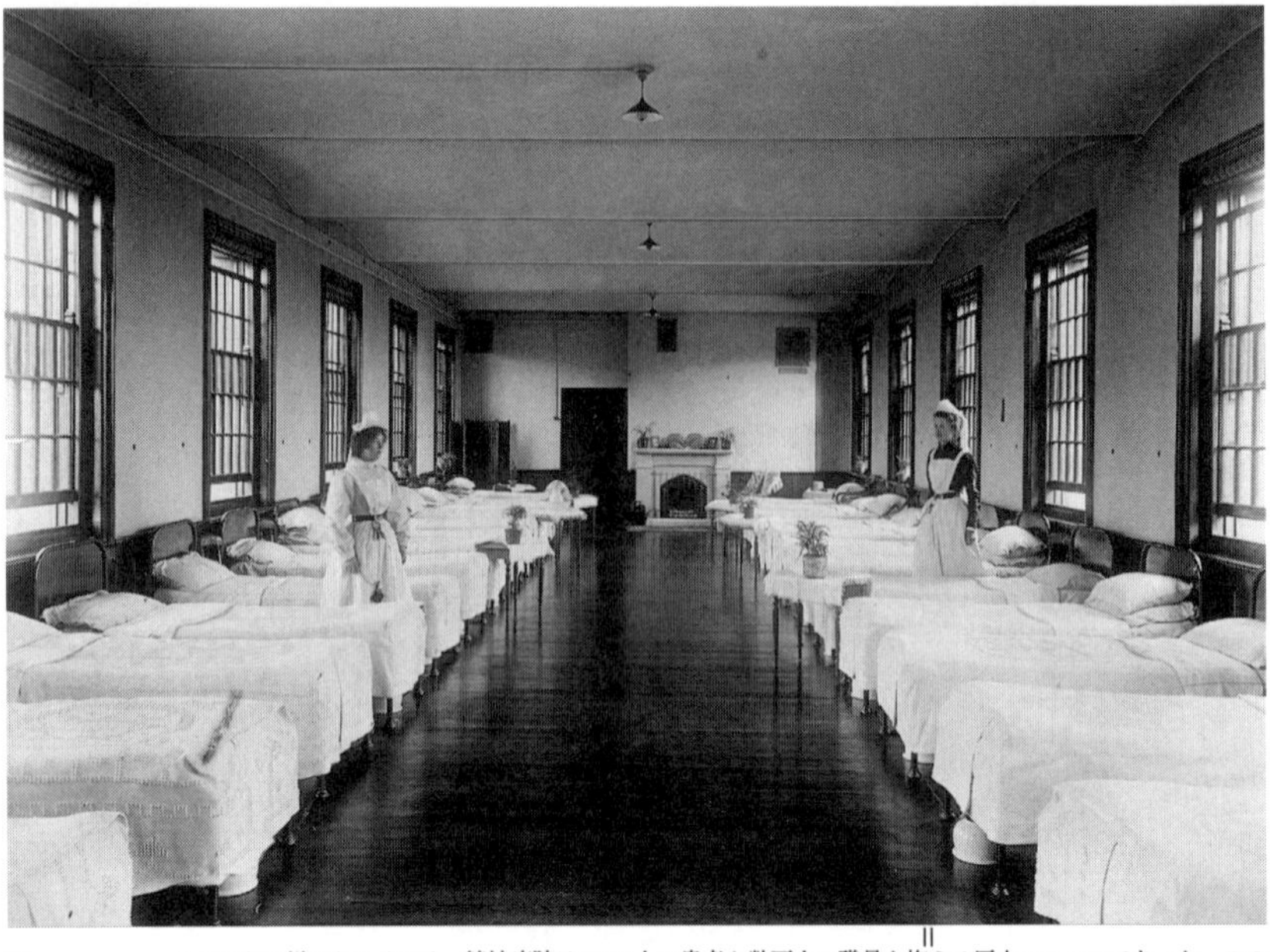

50——エセックス州のクレイベリー精神病院は2000人の患者と数百人の職員を抱える巨大コロニーであった。この写真(1893)は共同の大病室の典型的な様子を撮影したものである。両側の壁沿いにそれぞれベッドが並び、堅苦しい風貌の看護師が2人、直立不動の姿勢をとっている。一人として患者の姿が見えないのが逆に際立つ。

にアム・シュタインホーフ精神病院を新設するが、これは敷地内に六十棟の建物が立ち並ぶ広大な施設で、収容患者数も当初の二千二百人が直ちに急増している。しかしドイツではこれを凌ぐ規模の精神病院がいくつも建てられており、例えばノルトラインヴェストファーレン州ビーレフェルトのある施設では五千人以上の患者——より正確には収監者——を収容することができた。さらに米国ジョージア州ミレッジヴィルの精神病院では収容患者が一万四千人を超え、ちょっとした街くらいの規模があった。ところがニューヨーク州ロングアイランドに建設された精神病院群はそれを凌ぐ巨大さで、セントラル・アイスリップ、キングス・パーク、ピルグリムの三施設の患者数を合計すると三万人を優に超えたのである。

精神病院という閉じた世界の内部にいる限り、精神科医はまさに専制君主であった。他方、患者を治せないこと、頽廃論を採っていること、そして正気と狂気の識別能力を世間から疑問視されていることにより自分たちが非常に危うい立場に立たされている現状も、かれらは十分に自覚していた。時まさに、医学の世界で細菌理論、無菌手術、そして実験室医学が主流となり、その威信と展望が飛躍的に高まりつつあった頃のことである。職業としての精神科医も、十九世紀初頭には精神病院管理者という安定した働き口が整備されたことにより将来を楽観することができたが、一八六〇年代後半以降は状況が一変したのである。

　精神医療の世界では、医師と患者はともに病院の囚われ人で、患者に焼きつけられた負の烙印《スティグマ》を医師も共有していた（もちろんそうした印象を強化したのは、精神病のほとんどは生物学的な原因が引き起こす社会的脅威であるという、精神科医ら自身の言説であった）。精神科医が医学界と隔絶していたことの一つの顕れとして、唯一事情の違っていたドイツ（後述する）を除けば、かれらが近代の科学的医学の象徴とも言える大学医学部との実質的な繋がりを一切欠いていたことが挙げられる。精神科医の世界では、次世代育成は徒弟制で行われ、志望者はまず薄給の准医師を目指した（精神病院の規模拡大に伴い、准医師を含む病院内の職階制度が確立していた）。しかも晴れて正医師になれた場合でも、精神科医の職務は、当時の批判者らに言わせれば精神病の研究や治療よりも院内の農園管理や下水処理に気を取られる退屈な管理業務に終始していた。

　ニューヨークの神経科医エドワード・スピッツカ（Edward Spitzka, 1852–1914）は一八七八年の時点で、精神科医という連中は「精神病の診断、病理、治療を除くあらゆることの専門家」[41]だと、完全に馬鹿にした言い方をしているが、同様の発言は精神科医の中で主導的な立場にあった者にも見られ、例えばヨーク療養所の管理者ベドフォード・ピアース（Bedford Pierce, 1861–1932）は、「精神障害の学術的分類はいまだ不可能である」という「屈辱的な考え」を自ら抱いている旨を告白している。[42]また、ヴィクトリア朝における脳生理学分野の第一人者で、若手時代をヨークシャー州のウェストライディング精神病院で過ごした経験をもつデイヴィッド・フェリアー（David Ferrier, 1843–1928）にも、次のような悲観的観測が見られる。

これまで精神病の症候学と形態分類に関して多くの論考が書かれてきたが、それら諸症状の原因であるはずの身体状態について、我々は何一つ知らないというのが実情である。（……）我々は本当の知識をもっているとは言えない。[43]

それから十五年後に開催された米国医学心理学会の会長講演で、チャールズ・ヒルは状況を一言の下に断じている。曰く、「我々の治療学は端的に言ってごみの山である」。[44]

＊

精神病の原因解明に向けて、唯一堅実な学術研究が試みられた国がドイツである。十九世紀後半を通じ、ドイツ精神医学は当時世界最高水準にあった同地の一般医学に範を求めた。一八七〇年まで政治的不統一の状態にあったドイツでは特に十九世紀半ば、各領邦が競い合うように領内の大学への経済的支援を行う動きが見られた。これは学術の進歩が支援者の名声を高めるという考え方に基づく、各領邦政府の威信をかけた競争でもあったのだが、ともあれこの間にドイツの学術機関は長足の発展を遂げ、世界を牽引する学術研究の最先端がこの地に成立することとなったのである。医学もその例外ではなく、大学附属の診療所や研究所が設立され、教育と研究の融合がそれまでにない規模で図られていった。まさにこれらの施設を舞台として進められた学術文化の涵養こそが、後に病理学のあり方に革命をもたらし、実験室と顕微鏡を中心とした新時代の研究体制を生み出すこととなるのだ。

精神医学の分野でもこれに倣った改革が行われた。従来はドイツでも各国同様、精神病院といえば患者を入院させる所という側面が強かったが、一八六五年にヴィルヘルム・グリージンガー（Wilhelm Griesinger, 1817–68）がベルリンのシャリテ病院精神科教授に着任した辺りから大学附属の小規模診療所の設立が始まり、そこで集中的な研究が進められるようになったのである。元々は内科の教授であったグリージンガーだが、一八四五年には後々までドイツ精神医学界に強い影響を及ぼすことになる精神医学の教科書を上梓している。同書は一八六一年に出版された改訂版も併せて高い評価を獲得し、「いわゆる「精神病者」とは脳と神経の病気に罹った個人のことである」[45]という彼の主張は、次世代の精神医学を主導する原理となった。グリージンガー自身は虫垂破裂により五十一歳の若さで死没するが、彼の提唱したアプローチはその後も広く支持者を集めていく。

一般医学を範として研究を進めたドイツの精神科医らは実際目覚ましい成果を上げ、その甲斐あってか他国でもドイツ語の精神医学用語が採用されるようになる。特に脳と脊髄については詳細な解剖学的研究が行われ、例えば細胞を固定し着色する新開発の技術を用いた顕微鏡検査により、精神病院の入院患者の中に実際に脳の病変をもつ者が見つかる事例も増えてきた。一九〇六年にはドイツのアロイス・アルツハイマー（Alois Alzheimer, 1864–1915）が、現在彼の名を冠する一種の痴呆症に老人斑と神経原線維変化が見られることを発見しているし、一九一三年には米国で野口英世（1876–1928）とJ・W・ムーアが精神病性全身麻痺（GPI）の症状を示す患者の脳に梅毒スピロヘータを同定したことで、GPIが第三期梅毒の症状であるという二十年来の仮説に関し合理的な疑念の可能性がすべて払拭されるに到っている。[46]

一部の精神症状について各々対応する器質的病変の存在を示したこれらの成果は、狂気の原因解明に生物学的アプローチが有用であるとの感覚を強化するのに大きな役割を果たした。しかしその他圧倒的多数の精神病について言えば、対応する脳病変の存在は依然根拠薄弱な仮説に留まっていた。しかも、アルツハイマー病の発見と、梅毒がGPIの原因であることの解明は、精神医学を取り巻く悲観論と絶望感を、軽減するどころか強める方向に働いたのである。かつて十九世紀前半に病院医学の草分けとなり、古来西洋医学の主流をなした体液医学を終焉に導いたパリの病理医らと同様、二十世紀初頭のドイツの臨床医らも、患者の治癒や回復といった厄介な事柄にはほとんど関心を向けなかった。かれらの仕事は解剖台と顕微鏡を前に行われるものであり、精神病院は研究材料となる病理標本の提供元でしかなかったのである。生前の患者には用がなく、結局のところ患者たちは死ぬまでただ放置されるばかりであった。

この世代のドイツの精神科医の中で、唯一この括りに該当しない例外的な重要人物が、エーミル・クレペリン（Emil Kraepelin, 1856–1926）である。視力が低く、実験室での研究を断念せざるを得なかったクレペリンは、代わりに精神病院に収容された何千人もの患者について各々の予後を検討することでその名声を確立した。すなわち彼は、精神病の経過に対して博物学的な眼差しを注ぎ、症状のパターンに応じた狂気の分類体系を帰納的に構築しようと試みたのである。その成果を組み込んだ彼の教科書は、重版のたびに影響力を増す重要文献となった。患者の経過を書き留めた膨大な数のカードからクレペリンが導き出した結論は、狂気は二つの基本類型に分けることができるというものであった。一つは改善の見込みのないまま悪化の一途を辿る不治の悪性疾患、すなわち早発性痴呆であり、もう一つは、それよりは希望のもてる――というのもこれは時に精神病の寛解の一つの形であるから――残余的診断、すなわち躁鬱病である。

十九世紀精神医学の特徴の一つとして、疾病分類の複雑さが挙げられる。これはどの国でも同じで、精神科医らは自分たちの深遠な学識を世間一般の俗見から区別しようと、各種の単症狂《モノマニア》を発明し、また推論能力は保持したまま「自然の感情、愛情、性向、気質、習慣、道徳的性質、自然の衝動が病的に倒錯した」状態を意味する「道徳的狂気《モラル・インサニティ》」[47]等、独自の概念や用語を開発するのに躍起となっていた。しかしこうした動きは、司法界からも世間一般からも疑念と不信を買うだけだった。狂気と正気の境界が曖昧なるがゆえに、下手をすると社会規範からの逸脱がすべて狂気に区分されてしまうのではないかとの不安が燻り続け、それがことあるごとに爆発したのである。また臨床医にとっても、この種の言葉遊びは歓迎すべからざるものであった。なにしろいざ現実の患者を前に診断を下そうとしても、分類基

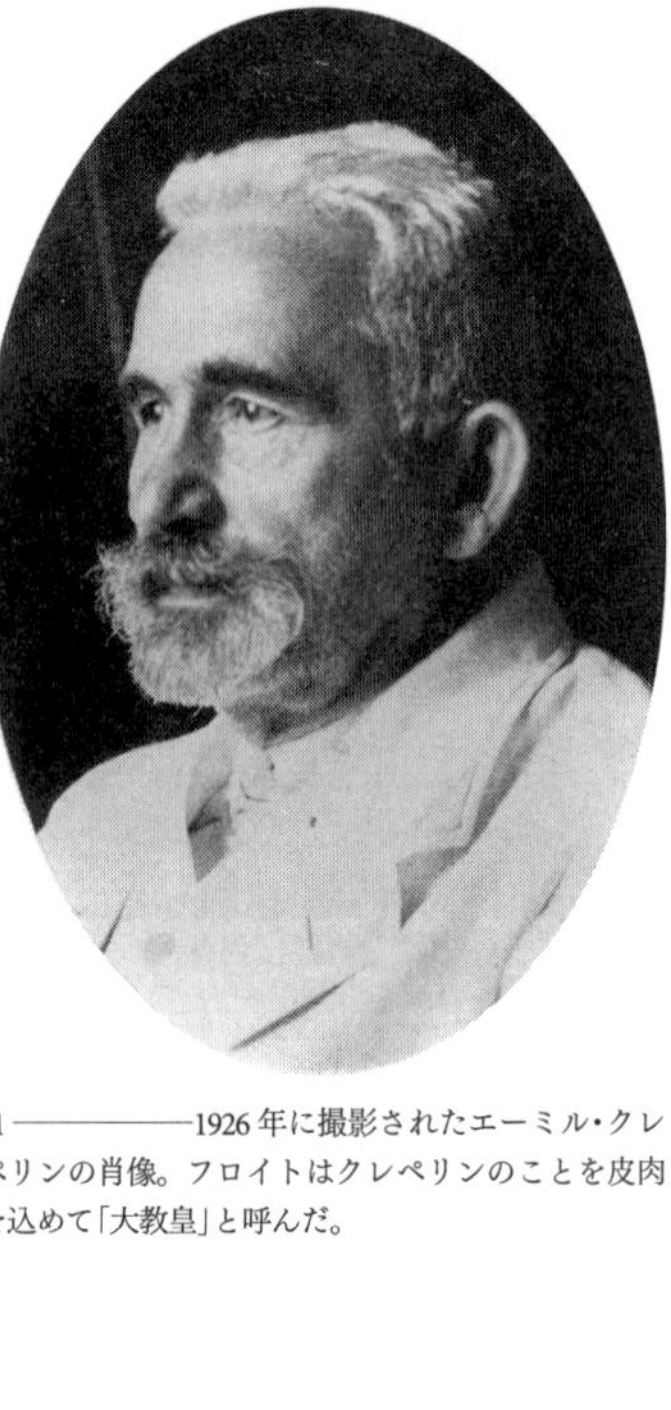

51――――1926年に撮影されたエーミル・クレペリンの肖像。フロイトはクレペリンのことを皮肉を込めて「大教皇」と呼んだ。

準がほとんど役に立たないのである。実際、辛辣で知られるイングランドの精神科医ヘンリー・モーズリーも「頭がおかしくなりそうなほどの勢いで次々に出てくる、形式的には網羅的であることを謳いつつ裏では役立たず扱いされている無数の精緻な分類」とか「大抵は単純な物事を表すのに発明される恐ろしい数の学術用語」[48]といった痛罵を投げかけている。

クレペリンの分類は、臨床経験から帰納的に作成されたことを謳う点で、従来のものとは一味《ひとあじ》違っていた。あるいは少なくとも違うものを目指していた。しかしこれもすぐに（早発性痴呆に破瓜型、緊張型、妄想型の下位区分が追加される等）複雑化し、また実用上の安定性を欠いてもいた。回復した患者は躁鬱病だったことにされ、いつまでも回復しない患者は早発性痴呆だったことにされるといった診断のやり直しが可能だったからである。そしてこの早発性痴呆という診断名は、一九一〇年にスイスの精神科医オイゲン・ブロイラー（Eugen Bleuler, 1857–1939）により「精神分裂病《シツォフレニー》」Schizophrenie［★英語ではスキゾフレニアschizophrenia］へと改称される。その典型的な症状はまさに災厄のオンパレードで、支離滅裂な言動、焦燥、他人との関係構築能力の欠如、思考過程の重度の混乱から、さらに妄想や幻覚へと進み、最終的には精神世界が極度に荒廃した状態、すなわち痴呆へと到る（クレペリンが早発性痴呆と名づけた所以である）。結局ここにも、精神医学とその患者を取り巻く闇に光明をもたらすような要素は何一つ見つからなかったわけだ。

狂気を患う人々がどれほど厳しい視線にさらされていたかを示す一つの指標が、かれらを指し示す際に用いられた言葉である。例えば英国のある精神科医は、「仔犬であれば池に投げ込んで殺してしまうはずの血筋」[49]の頽廃者が毎年何千人規模で生まれていると嘆く。「穢れた人間」、「癩者《らいしゃ》」、「道徳の廃棄物」、「特別不快な性格」を備えた「未開の野蛮人の十倍狂暴かつ有害で改善の余地の皆無」な連中[50]といった呼び方を、そうした患者の治療を職責とする医師自身がしているのである。文明社会における人々の厚情が、「自然界では到る所で病者その他の不適合者を除去し根絶し去るはずのかの法則の発動」[51]を妨げているとの告発も決して小さな声ではなかったし、挙句の果てには「生きた害毒たるこの人種の血を根絶やしにする」[52]とまで言う手合いも出てきている。

さらに頽廃論の流行は優生学の擡頭をも招いた。貧民や欠陥者の繁殖性向を抑制し、優良人種の生殖を奨励せんとするこの思想は、(ダーウィンの従弟《いとこ》の)フランシス・ゴルトンに続いて、ジョージ・バーナード・ショー、H・G・ウェルズ、ジョン・メイナード・ケインズといった主導的な知識人を次々と魅了し、米国経済学を牽引したアーヴィング・フィッシャー、それにウィンストン・チャーチルやウッドロー・ウィルソンをも虜《とりこ》にしたのである。米国の多くの州では精神的不適格者の婚姻が法律で禁じられ、中には以後の欠陥者の出生防止を目的とした強制不妊手術を規定する法律が成立したところすらあった。一九二七年、この不妊手術に反対して提起されたバック対ベル訴訟について、米最高裁は八対一の圧倒的多数で、米国市民に対する強制不妊手術は合憲であるとの判決を下す。多数意見の執筆を任されたのは米国史上最も偉大な判事として知られるオリヴァー・ウェンデル・ホームズ・ジュニアであったが、彼は次のように朗々と州の立場を支持している。「頽廃した子孫が犯罪者となって処刑され、あるいは痴愚のゆえに餓死するのを待つのではなく、不適格たることの明白な者がその種を存続させることを社会が防止し得るならば、全世界にとってそのほうが望ましい。強制予防接種を支持する原理は卵管切除にも適用される。(……)痴愚は三代も続けば十分である」。〈53〉これを承け、一九四〇年までに全四十八州(当時)のうち四十州が強制不妊手術の法制化に到る。これを積極的に活用したのは一部の州に限られるとはいえ、進歩的で知られるあのカリフォルニア州がそこに含まれていることは注目に値しよう。

米国以外の国では、宗教勢力の反対や民主主義の「抑制と均衡」が歯止めとなり、この種の法律の制定や執行にまでは到らないところが多かったのだが、事情が違ったのはナチス・ドイツである。言うまでもなく、ナチスのイデオロギーの中心には人種的「純潔」の観念があり、ドイツ精神医学で主導的な地位を占めた医師らは一九二〇年代を通じて優生学を熱心に支持していた。そして精神病者など望みのない劣等な生物標本にすぎないという前提から、論理的に導かれる結論はただ一つであった。一九二〇年の時点ですでに、精神科医アルフレート・ホーヘ(Alfred Hoche, 1865–1943)と法学者カール・ビンディング(Karl Binding, 1841–1920)が「生きるに値しない命」の根絶を求めていることは

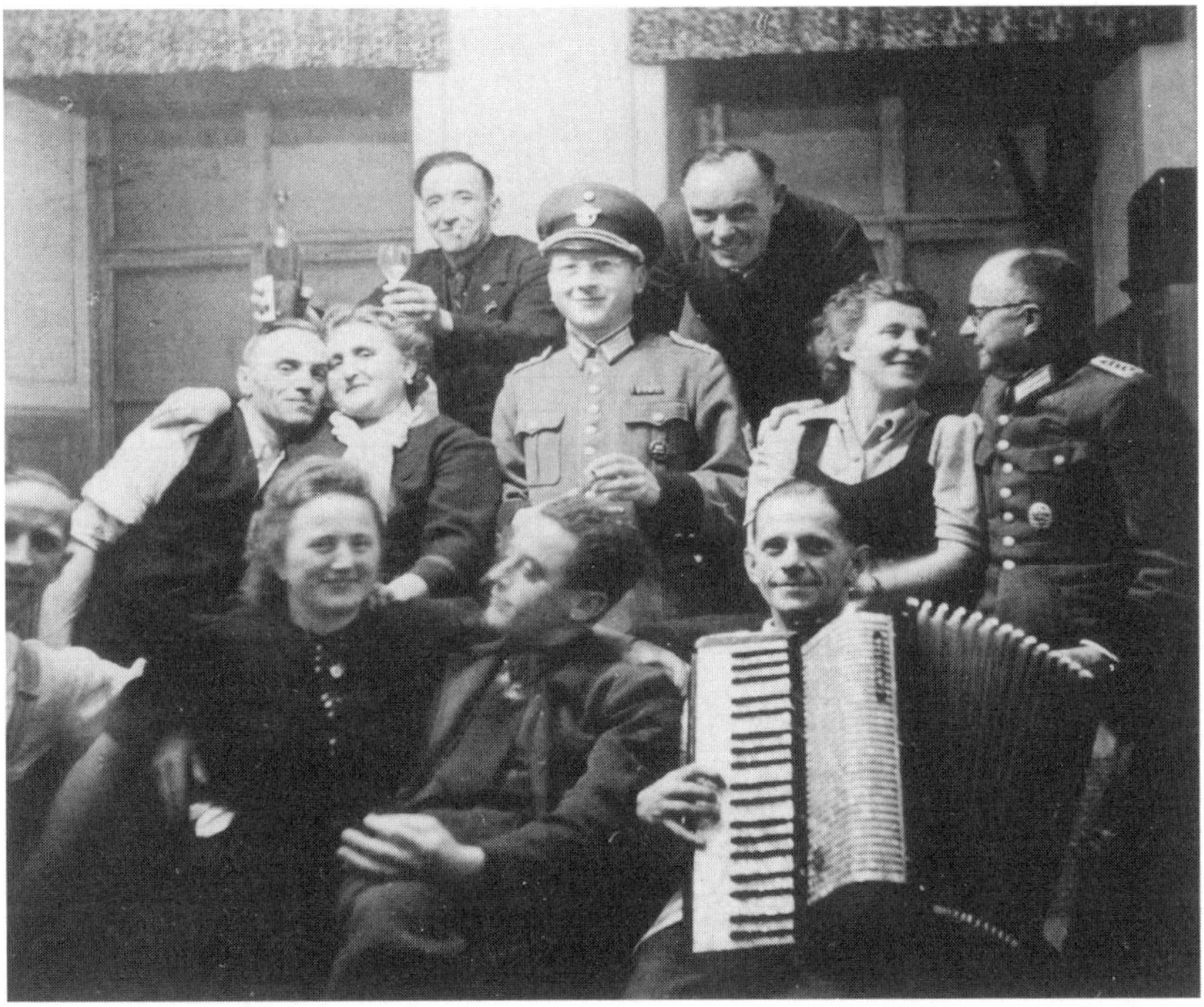

52――――T４安楽死プログラムの現場となったハーダマー精神病院の職員たち（1940–42頃）。ナチスによって「生きるに値しない」と判断された人々を処分する日中の激務から解放され、リラックスした雰囲気の中で職員同士の懇親を楽しんでいる。

特筆に値するだろう。ヒトラーが政権を掌握してまもない一九三三年七月には悪名高い遺伝病子孫予防法が成立しているが、この法律は明示的にカリフォルニア州とヴァージニア州の立法を先例として起草されたものであった。[54] ドイツでは、主導的な地位にあった精神科医の多くが積極的かつ熱狂的に関与したことで、一九三四年から一九三九年の間に不妊手術を施された人の数は三十万ないし四十万人にのぼっている。[55] そして一九三九年十月、ついにヒトラーはいわゆるT４作戦の開始を命じた。ナチス語で言うところの「無駄飯食らい」、すなわち精神病者を掻き集めて病院へ送り込むこの新政策にも、精神科医らは至極熱心に関与している。患者らは集められた病院で「駆除」された。その方法も、最初は注射による薬殺、もしくは銃殺であったが、それでは時間と手間がかかりすぎるということでガス室が導入された。患者らは集団でこの「シャワー」に押し込まれ、密閉されたその空間に一酸化炭素が充満していくのを待つほかなかった。このやり方で一年半の間に七万人以上が、終戦時までに合計二十五万人もの対象者が殺された。しかしこれで終わりではなかった。一部の精神科医は、ナチス政権失墜後の占領統治下でも、「穢れた人間」の殺戮を陰で継続していたのである。[56]これこそまさに文明の中の狂気そのものではないか。

*

第9章 半狂

THE DEMI-FOUS

精神病院の忌避

最初期の営利癲狂院の主たる顧客は富裕層であった。これ自体は特に驚くべきことではない。米国の銀行強盗ウィリー・サットンに、なぜ銀行を襲うのかと訊かれて「そこに金があるからさ」と答えたとの逸話があるが、その真偽はともかく癲狂院の経営者が富裕層市場に狙いを定めたのは、まさしくそこに金があるからであった。一方、この方針には一種逆説的な側面も含まれていた。というのも無菌手術の発明により治療技術が格段に向上する十九世紀末以前、富裕層は疫病等の身体疾患に罹った場合でも病院での治療を忌避していたからである。治療を求めて病院に行くのは貧困層であり、富裕層は在宅治療を好んだのである。

そしてこの病院忌避の傾向は、狂気に関しても同様であった。ヴィクトリア朝期の書簡、日記、自伝には、書き手が精神病院をいかに恐れていたか、身内を精神病院に入れた場合の治療効果についていかに低い期待しか寄せていなかったかを示す記述が満載である。他方、経済的に余裕のある層には病院以外の選択肢も開かれていたから、富裕層の患者はむしろそちらに希望を見出していた。例えば貴族であれば、自領の外れに別荘を建設してそこに発狂した親族を収容し、必要な人員を雇って世話をさせるとか、療養所を利用するとか（ロンドンのセント・ジョンズ・ウッドは、口の固い高級医師の往診を受けやすいという地の利のために非正規の狂人収容施設が多く建てられた地区で、この点での同地区の評判はウィルキー・コリンズの小説『白衣《びゃくえ》の女』にも取り入れられている）[1]［★『白衣の女』(Collins, 1860)］、あるいは詮索好きな世間の目を逃れ、ゴシップ、スキャンダル、スティグマからの特別な保護[2]が得られる外国の施設に患者を送るといった方法である（実際、フランスやスイスの精神病院が顧客獲得のためにロンドンとパリで大々的に広告を打った実例が存在している）。

この文脈で最も注目に値するのが、一八五一年に第七代シャフツベリ伯爵となったアンソニー・アシュリー＝クーパーの言行不一致である。一八四五年の創設時から一八八五年の死没までイングランド狂人委員会の長を務めたシャフツベリ伯は、精神病院への入院を患者に対する唯一適切な処遇とする制度の整備に尽力し、例えば一八五九年には狂人法の運用に関する議会の喚問に応じて、もし自分の妻や娘が精神に異常を来《きた》したならば、直ちに近代的な精神病院への入院を手配するだろう、なぜなら精神病院こそが人道的処遇と治療効果の両面において最善の環境だからだ、と証言している。しかしここでシャフツベリ伯が「妻や娘」に限って言及しているのは、おそらく意図的な選択である。というのも「息子」に対する彼の対応は、この証言とは真っ向から食い違うものだったからである。伯の三男モーリスは癲癇を患い、精神病でもあった。患者の家族が秘密裡に私的監禁を行う慣習に対しかねがね声高な反対意見を述べてきたはずのシャフツベリ伯も、どうやら自分の息子については話が別であったらしい。モーリスは父親の指示で非公式に監禁されていた。しかもこの事実が暴かれそうになるや、伯は息子をまずオランダに、次いでスイスのローザンヌに送ったのである。哀れな若者は一八五五年、同地において二十歳の若さで死亡している。

富裕層の施設忌避はしばしば度を越した。イングランドの民営精神病院でも上層顧客に特化した施設であったタイスハースト精神病院の症例集から典型的な事例を二点紹介しよう。[3] まずは「貴婦人《ジェントルウーマン》」との記載のあるアン・ファークアー夫人である。彼女は一八四四年、妊娠中に転倒して以来徐々に病状が悪化し、一八五四年から翌五五年頃にはベッドを離れることができなくなっていた。その「非常に大きな」ベッドから転落する恐怖に病的に囚われ、召使いらに命じて周囲に「テーブル、ソファ、椅子等」をいくつも積み上げさせたという夫人だが、彼女の奇矯な振る舞いはこれに留まらなかった。

三年前からベッドに寝たきりで体も洗わず適切な処置もさせていない。寝衣やシーツは何カ月も同じままで、手や腕には乾いた糞便がこびりついている。鎧戸と窓は固く閉ざされ、ベッドの周囲にはカーテンが引かれ、暑い時期には暖炉に火を入れ、寒い時期には入れない。汚れたショールと古いフランネルのペティコートを身にまとっている。（……）日中の大半を眠って過ごし、夜間に起きている。昼夜を問わず物を食べるがその姿は人間よりは獣に近い。始終食物を噛んでは辺りに吐き出している。

――といった具合である。何度も「イングランドで最も優秀な医師の往診または治療を受けてきた」が、一度も公式に精神病者としての認定を受けることはなかった。医師らは夫人の精神状態についてお茶を濁すようなことを言うばかりで、身体の健康に関してはほとんど何もしなかったため、タイスハーストへの入院時、彼女は不潔で、全身を腫れ物に覆われ、黄疸が出、便秘もちであった〈4〉。糞尿を垂れ流す患者の扱いには慣れていたタイスハーストの職員にとってもこの症例はかなり厳しいものだったらしく、ロンドン南東部ブラックヒースの自邸から夫人の移送を担当した職員らは、彼女の自室に足を踏み入れた瞬間に催した吐き気を、それから三日の後にもまだ訴えたほどである。

次に紹介するのは、チャールズ二世と寵姫ネル・グウィンを先祖に持つチャールズ・デ・ヴィーア・ボークレアの事例である。チャールズはイートン・カレッジの卒業生でもあったが、二十代前半の頃に両親が自分を毒殺しようとしているとの妄想に囚われるようになり、医師から「精神異常」の宣告を下される。両親は当時の常套手段に倣って息子をオーストラリアに送り同地での軍務に就けたが、そこでもチャールズは賭博で莫大な借金を作っている。幾分か病状の改善を見たと考えた両親は人脈を使って息子を改めてインドに送り、現地総督エルギン卿の副官職に押し込んだ。ところがこの判断が大間違いで、チャールズの露骨に精神異常めいた振る舞いが醜聞の火種になりかけてしまう。そこで両親は再び息子をイングランドに戻すよう手配するのだが、チャールズは自分の禿《はげ》の原因を父親の第十代セント・オルバンズ公爵の責に帰して訴訟を起こそうとする等、その奇行によってまたもや世間の耳目を集めた。

以後症状は急速に悪化し、一度の食事で四、五人前を平らげてはそれ以外の時間のほとんどを寝て過ごすようになる。莫大な財産が私邸での対処を可能にし得たのも一八九八年に父公爵が死ぬまでの間で、チャールズ自身が第十一代セント・オルバンズ公爵となるに到り、家族もいよいよ決断を迫られることとなった。彼は正式に精神病者の認定を受け、タイスハースト精神病院に収容された。以後退院することはなく、『ディブレッツ貴族名鑑』の絶妙な表現によれば「継嗣なきまま」一九三四年に死没している。

しかし私邸での処遇には危険が付き物であった。重度の狂人が家内にいると、一家の財産を勝手に濫費される虞《おそ》れがあり、家族も対応に追われて心身の消耗を避けられず、また何かの拍子にその存在を世間に暴かれてしまう可能性が否定できない。そのため、最富裕層であっても最後には患者を施設に送る選択肢を採らざるを得なくなる。特に精神医学の界隈で精神病を頽廃、すなわち生物学的な意味での劣化の産物とする議論が優勢になってくると、自分の血筋に狂人が出たという事実は決して世間に知られてはならぬ恥辱と化したため、家族は万難を排してでも患者の存在を隠し通そうとした。また収容先も精神病院一択ではなく、サナトリウム、私設診療所、湯治場、養護院、断酒施設等、狂気の謗りを免れる隠れ蓑として利用できるところが数多く存在していた。作家ヴァージニア・ウルフ (Virginia Woolf, 1882–1942) の例を挙げておこう。彼女を担当した精神科医ジョージ・サヴェッジ (George Savage, 1842–1921) は、患者が重度の精神症状を抱え、自殺傾向をも示している事実を承知していながら、精神病院への収容というスティグマを避けるべく、入院先としてトウィッケナムの保養施設バーリー・ハウスを選択した。拒食、不眠、抑鬱の諸症状に悩まされたウルフは、その対応のため夫レナードと暮らす自邸に四人の看護師を雇ってはいたものの、症状が悪化して家内での対処が難しくなるとその度にバーリーへの入院を繰り返している。この種の神経症患者向け治療施設は十九世紀を通じてヨーロッパ各地に広まっていった。特にフランスのラマルー＝レ＝バンやドイツのバーデン＝バーデン等の温泉地の施設が人気を博したのは、そういう場所であれば「神経症」の患者が湯治に行ったという体《てい》での取り繕いが可能だったことによる。〈5〉ヴィクトリア女王、ドイツ皇帝ヴィルヘルム一世、ナポレオン三世、エクトル・ベルリオーズ、フョードル・ドストエフスキー、ヨハネス・ブラームス、イヴァン・トゥルゲーネフ――バーデン＝バーデンを訪れた湯治客のうち名のある人々を挙げただけでもこれだけの数にのぼるのである。

同種の施設は米国にも見られたが、中でも最大規模を誇り、最も成功したのがミシガン州のバトルクリーク・サニタリウムであった（サナトリウム sanatorium ではなくサニタリウム sanitarium と綴るのは「正気」sanity を連想させる営業戦略上の効果を意図したものである）。同施設の前身は、十九世紀の米国に生まれた新興宗教の一派である安息日再臨派教会の創立者エレン・ホワイトの開設になるウェスタン・ヘルス・リフォーム・インスティテュートだが、経営が安定化するのは、信徒であったジョン・ハーヴィとウィル・キースのケロッグ兄弟が運営を引き継いで以降のことである。旧建物は一九〇二年に焼失し、その翌年、規模を拡張した再建計画が実行され、その際にサニタリウムの名称が与えられた（口絵㊱参照）。一八六六年の開設時に一〇六人だった患者数も、一九〇六年には七〇〇六

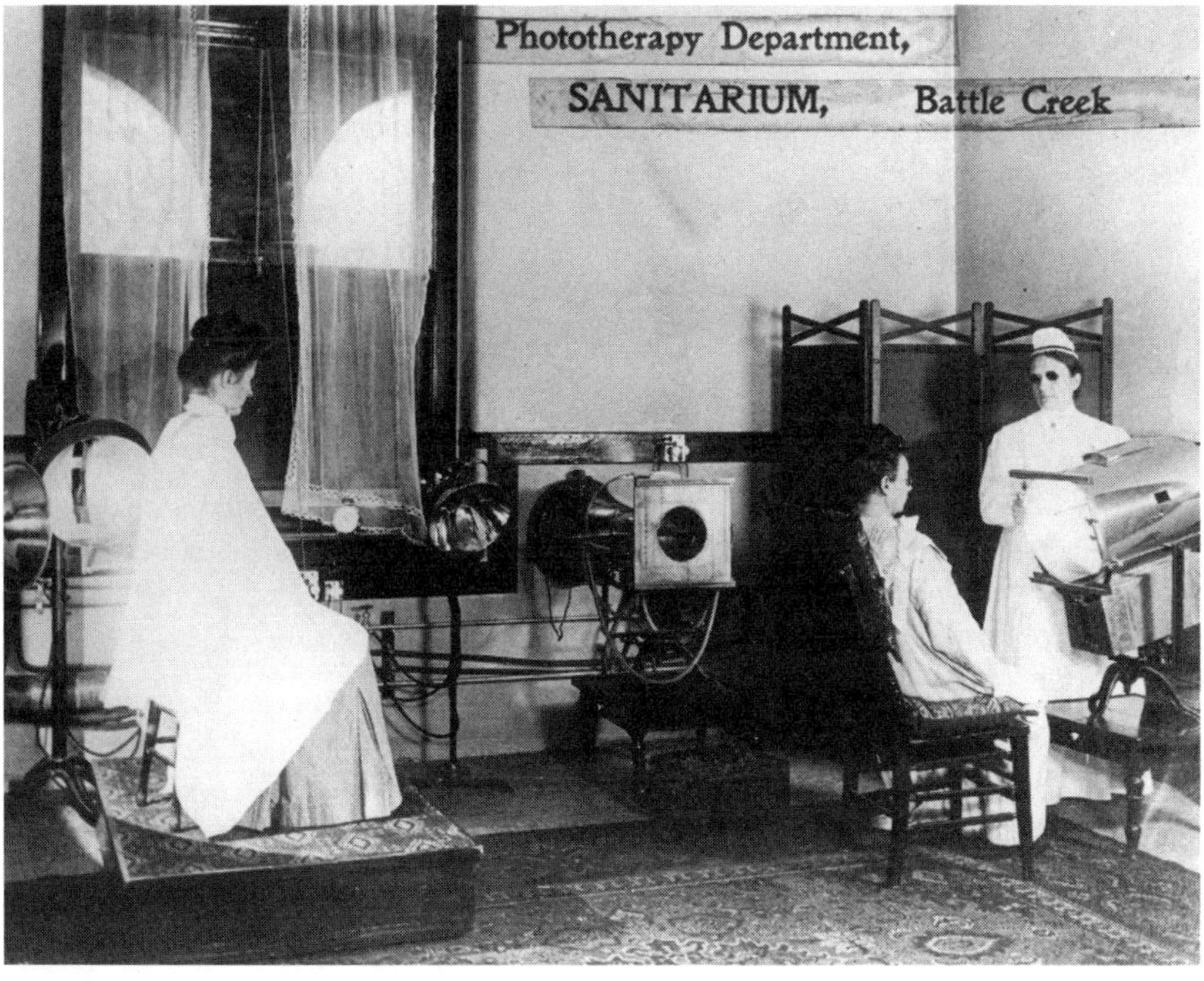

53――――バトルクリーク・サニタリウムにおける写真療法の様子。同施設ではこれ以外にも多くの施術が行われた。

人にまで増加している。神経症に悩む富裕層の御用達となったこのサニタリウムでは、患者に活力を取り戻させるため、洗浄、菜食、浣腸、水治療法、精巧な静電気装置を用いる電気療法、マッサージ、野外運動が提供された。神経の不調を癒そうとケロッグ兄弟の許を訪れた患者には、大統領未亡人のメアリ・トッド・リンカーン、有名な飛行士であったアメリア・エアハートに加え、アルフレッド・デュポン、ジョン・D・ロックフェラー、ウォレン・G・ハーディング大統領、米国経済学界の第一人者アーヴィング・フィッシャー、ヘンリー・フォード、（ターザン役で知られる）俳優ジョニー・ワイスミュラー等、錚々たる名前が並ぶ。その間、経営者兄弟は患者に適切な栄養補給を行いその健康を保つためとして朝食シリアルの開発を進め、これがとてつもない成功を収めるに到る。ケロッグ社が築き上げたシリアル帝国は、サニタリウムが大恐慌の迫る一九二〇年代後半に事業拡大の誤判断を原因として破産に追い込まれるのを後目《しりめ》に、以後この世の栄華を極めるのである。

＊

もちろん昂奮の度合いの激しい患者、自殺傾向をもつ患者、まったく自制の効かない患者、暴力を振るう患者は、このサニタリウムであれ他の同種の施設であれ対処し得るものではなかったが、これらの症状を差し引いても十分な数の患者が各地の施設にやって来たしまた診療所での通院治療の市場も急成長しつつあった。だがそれにもまして注目に値するのは、十九世紀を通じて精神病院の収容患者数が爆発的に増加した事実である。原因としては、一旦入院した患者がいつまでも退院することなく堆積していったということもあるが、そもそもの入院数自体が増大していたという側面が大きい。この事実は当時の人々にとって深い懸念の種となったばかりでなく、現在まで続く学問的論争の引き金ともなった。一つの立場は、狂人の実数が増加したから入院患者数も増えたというもので、論者によってはその原因を未知の新種ウイルスの流行に帰す向きもある。〈6〉他方、それを単なる憶測として斥ける立場もあり、筆者自身はこちらに与するものである。この後者の陣営からは、入院数の増大に実際に寄与したのは精神病の診断基準の漸次的緩和であるという議論が、説得的な根拠とともに提出されている。要するに、ジョージ・チェイニーが富裕層を対象として「イングランド病」を発明したのと同様の「診断の拡大」が今回も起きていたとする説だが、後述の通り、これは現在に到る一世紀余りの間にも顕著に見られる傾向である。すなわちこの間、公式の精神疾患カテゴリーが新たに多数つくられ、双極性障害や自閉症が蔓延し、そこにまた定義のより曖昧な症例が追加されていく、そうした過程が今もなお継続中なのだ。[7]

狂気の境界領域の住人を、フランスでは「半狂《ドミ＝フー》」demi-fou と呼んだ。これに対しイングランドの精神科医らは、その領域をさらに「迷妄の地《メイズランド》」Mazeland、「眩惑の地《デイズランド》」Dazeland、「漂泊の地《ドリフトランド》」Driftland に区分する凝った名づけに取り組んだ。[8] これら「初期の狂人」、ないし「潜在的な脳疾患」を抱えた患者には、神経症、ヒステリア、拒食症に加え、当時流行し始めたばかりの「神経衰弱《ニューラステニア》」neurasthenia も含まれていた（この病名の考案者である米国の神経科医ジョージ・M・ビアード（George M. Beard, 1839–83）は、自分自身がその罹患者だと宣言したことでも知られる）。そして精神医学が隔離された陰鬱な精神病院の世界、その「ヴァルプルギスの夜」[9]を脱して診療所型の新療法を生み出すに当たり、それに必要な支持基盤をなしたのは、治療効果の薄さにもかかわらず大金を支払ってくれる富裕層の神経症患者、フィラデルフィアの婦人科医ウィリアム・グデル（William Goodell, 1829–94）の言う「ヒステリアと狂気を分かつ狭い境界領域を放浪する」[10]この種の患者たちなのであった。

「神経を壊した」患者を、精神科医がその帝国版図拡大のために生み出した創造物として斥けることはできない。それどころか、ドイツ語で言うところの神経医《ネルフェンアルツト》 Nervenarzt には、かれらを求める熱心な顧客が実在したのである。この点、米国も例外ではなく、それどころかむしろ主導的な役割を担ったと言うべきである。契機は、産業化された戦争の嚆矢ともなった南北戦争（1861–65）である。戦死者が五十万人を優に超え、総死者数となると百万人に及んだ殺戮の只中にあっては、脳と神経系に損傷を受けた負傷者も少なくはなく、これは治療者の側からすれば研究の進展に必要な症例が大量に得られたことを意味した。実際この時期、症例の観察結果を記し、医学への含意を説いた古典的テクストが生まれている。S・W・ミッチェル、G・R・モアハウス、W・W・キーンの共著になる『銃創その他の神経損傷』*Gunshot Wounds, and Other Injuries of Nerves*（1864）である。戦後、東海岸の諸都市では、元軍医が神経医（神経系疾患の専門医）として開業する例が相次ぎ、かれらの診療所には大勢の患者が押しかけた。身体に外傷を負った患者に留まらず、より広範な神経症状を訴える兵士もあり、その上患者は兵士だけでもなかった。「神経医サイラス・ウィアー・ミッチェル」、あるいは「神経医ウィリアム・アレグザンダー・ハモンド」等と刻まれた真鍮の表札は、男女を問わず数多の市民を惹き寄せたのであり、数で言えば患者はむしろ女性のほうが多かったほどなのである。

この種の患者は米国の神経医を閉口させた。ミッチェルにしてもヒステリアは神経医にとって「厄介なお荷物」だと一度ならず述べているが、それというのも患者らの訴える症状が、当時作成途上にあった神経系図に結びつけて理解するのが不可能なまでに多様だったからである。ミッチェルは苛立ち紛れに、ヒステリア――神経症患者の多くが抱える疾患を彼はこの名で総称していた――を「ミステリア」に改称すべきだとまで主張している。しかし神経医の許に押しかけた患者らは、門前払いをためらわせる程度には裕福であった。加えて、神経医なら各種神経症状の身体的原因を突き止めて然るべきだという要求があまりにも強かった。ヒステリアが古代医学に由来する病名であることは第2章で見た通りだが、〈11〉この時期、米国の神経医が発明した病名が、前述の神経衰弱症、すなわちニューラステニアだったのである。

米国の神経症は、かつてのイングランド病がそうであったように、当時同国に成立しつつあった最先進文明の産物であり、その代償だとされた。電信と高速鉄道を備え、誰もが物質的成功を異常なほどに追求し、挙句の果てには高等教育を女性にまで拡張してしまうが如き近代生活の速度は、すべてが相俟《あいま》って神経系に過剰な緊張を強いている。実業家や専門職の階級ではこの緊張がとりわけ強く、だからこそ神経症は圧倒的に富裕層、上流階級に特有の病気なのだ。神経系への過重課税、電池切れ、貯金の枯渇、借金過多による精神の均衡の破綻等々、診断に用いられたこれらの譬喩は、患者にとってはある意味褒め言葉でもあった。患者は、自分の病気が体内に原因をもつ現実の疾患であり、しかもそれは恥辱の源泉などではなくむしろ栄誉の徴《しるし》なのだという思いにお墨付きを与えられたのである。神経衰弱症の原因を書名の僅か三語で見事に要約したミッチェルの『疲弊と消耗』*Wear and Tear*（1871）はベストセラーとなった。原因が分かれば対処もしやすい。続編『脂肪と血液』*Fat and Blood*（1877）も、衰弱した精神に強靭さと活力を取り戻すのに必要なものを、その書名が端的に指示している。

疲労、不安、頭痛、不眠、性的不能、神経痛、抑鬱等、神経症患者が訴える様々な症状を、ビアードはすべて神経衰弱症《ニューラステニア》の下に一括した。この病名が医学界で認められ、患者への訴求力を得るに当たって決定的だったのが、「神経症は精神ではなく肉体の一状態であり、その現象は情動の過剰や昂奮に由来するものではない」〈12〉と断じる彼の所論であったことは論を俟《ま》たない。他方、ミッチェルの果たした役割はこの疾患に対して最も実践的な治療法を考案したことに求められよう。ただし実践的な治療法といっても、より正確には患者が十分に裕福な場合に実践し得る治療法という意味である。というのもミッチェルのいわゆる休息療法《レスト・キュア》は定義上、労働者階級の患者にはほぼ実行不可能だったからである。その代わり休息療法は、疲弊した実業家や専門職、またその夫人ら、この療法に取り組むだけの余裕をもつ層に対し、肉体の回復にきわめて有効な手段の提供を約束したのである。

ヴァージニア・ウルフもこの療法を経験した一人だが、実際の施術を担ったのは英国の精神科医や神経医であった。休息療法は発表後すぐ、ニューラステニアという病名とともにヨーロッパに渡り広まっていたのである。当時の米国が（名実ともに）医学後進国であり、かの国の医師は能力が劣るとして蔑視の対象だったことを思えば、これはきわめて稀有な例であった。〈13〉いずれにせよ、ウルフはその実体験で覚えた憤慨を痛烈な諷刺に変えて記しており、その筆致からは逆に休息療法の根幹も垣間見えてくる。「医者はバランスを説き、ベッドでの休息を命じなければならない。隔離された休息、静寂の中での休息、友人とも本ともメッセージとも無縁の休息、六カ月の休息、七ストーン六ポンド［★約四七キロ］で入った患者が一二ストーン［★約七六キロ］で出ていくための休息を」〈14〉［★『ダロウェイ夫人』（Woolf, 1925）、既訳 pp. 174–175］。脂肪と血液、完全な社会的・物理的隔離、運動の禁止とマッサージの奨励、肉体的無為の強制、高カロリーの食事——抗議の声を上げた

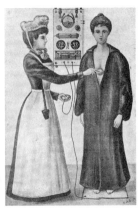

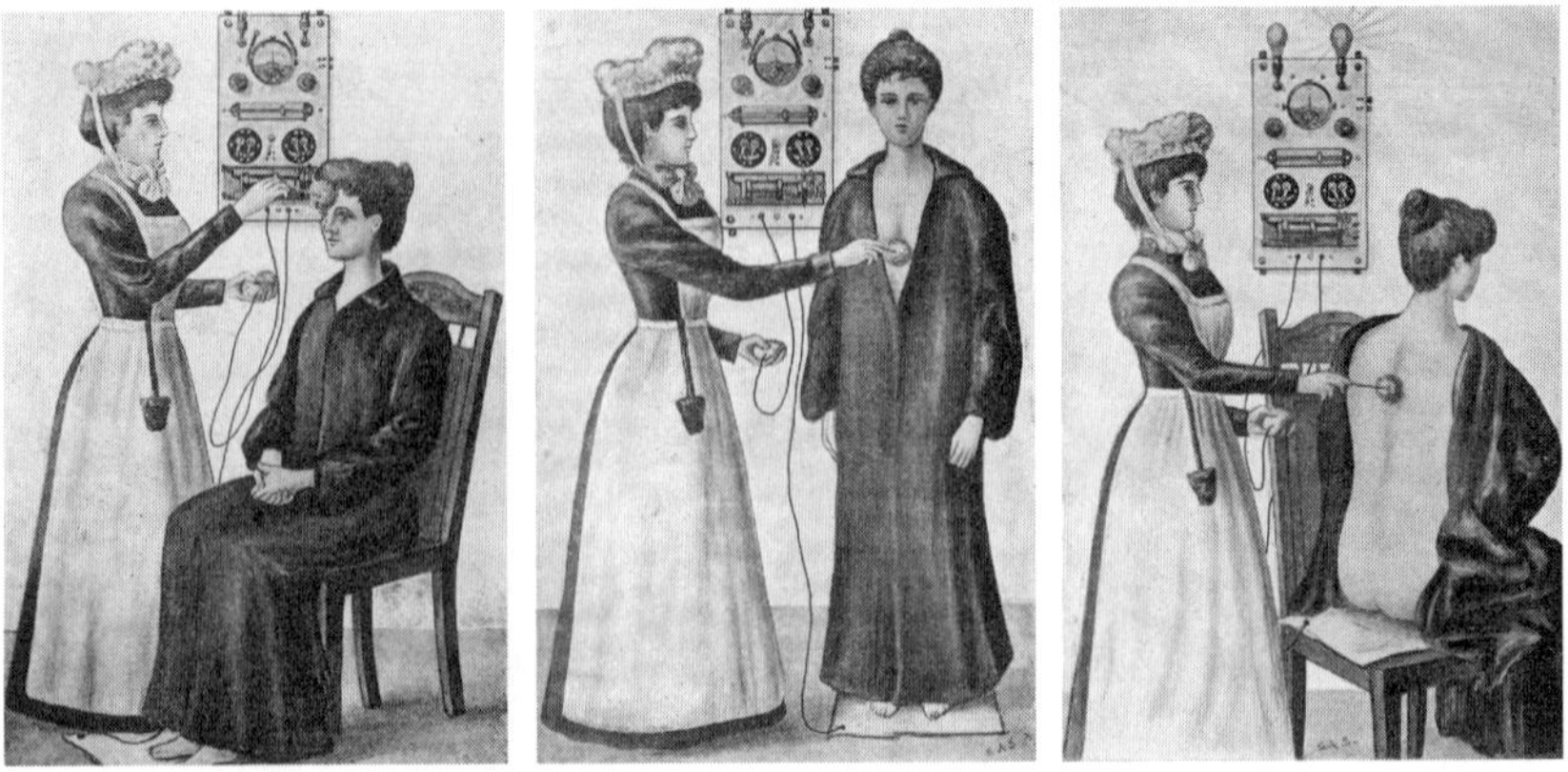

54――――電気振動機を用いた治療（1900）。看護師が誘導電流を女性患者に流している。

のはウルフだけではなかったが、[15]この治療法に対して肯定的な患者もまた少なくはなかったようである。[16]少なくとも医師の間では、休息療法は大いに人気を博した。この療法は、単に懲罰と訓練を主とする従来の治療法とは異なり、身体に照準した科学的アプローチを提供してくれると考えられたからである。[17]

ミッチェルは当時すでに広く用いられていた電気治療も取り入れている。電気治療といっても二十世紀に発明される電気痙攣療法のように痙攣の発生を目的とする種類のものではなく、用いられる電気も低圧か、あるいは静電気であった。電気を流す際には、磨き上げたクロムと真鍮を組み合わせた複雑な機械からパチパチと音が鳴り火花が散った。発想の根幹は、神経インパルスが電気的な現象である以上、神経の治療には電気こそが最適であるとする知見にある。電気という近代物理学の驚異が、神経症に紛れもない身体疾患としての地位と、詐病の謗《そし》りを斥ける力を与えた。電気治療が効くならそれは身体疾患であるという論理は、神経衰弱症に道徳的な疑念を抱く人々にさえも否定し難い説得力を持ち得たのである。

神経症を訴える患者は米国に限らずヨーロッパにも大量に現れた。だからこそ神経衰弱症と休息療法は稲妻の如き速さで大西洋を渡り、癲狂院での恐怖に塗《まみ》れた生活からの脱却を望む精神科医や、神経と精神の疾患の専門家という自称に依然専門性が追いついていなかった神経医らに歓迎され、神経医療において不可欠の地位を獲得することとなった。他方、精神病院の医師らは、神経医からのこの挑戦に応じるほど懐が広くはなかった。また神経医の方でも、当初は精神病院の医師を軽視していた節がある。ミッチェル曰く、「あなた方のやり方は我々のやり方とは違う」——要するに隔離環境に閉じこもった精神病院の医師は、科学的医療の進歩から完全に断絶したままでいるというのである[18]。

しかし両陣営が表立って対立している限りは双方ともに評判を損なう虞《おそ》れがあるわけで、最終的には両者の間で和解が見られた、というか分業体制のようなものに落着することとなった。つまり精神病院は以後半世紀以上にわたり最も重度の精神病者の治療を担う施設としての役割を維持したのに対し、神経医のほうは専ら「機能的」な精神疾患の治療に特化するようになり、こちらの陣営には施設診療の単調さにうんざりした精神科医らも加わった（その多くは、金払いがよくて症状が軽く、治療の効果の出やすい患者を求めていたエリート精神科医であった）[19]。

＊

舞台上のヒステリア

ニューラステニアの人気が大西洋の両岸でいかに高まったとはいえ、世紀末ヨーロッパで一世を風靡した神経疾患といえばやはりヒステリアを措いて他にはない。そのきっかけを作ったのは、誰あろうパリの神経医ジャン＝マルタン・シャルコー（Jean-Martin Charcot, 1825–93）その人である。舞台は当時のパリを象徴する場所とも言うべきサルペトリエール病院。ここで彼が行った火曜講義《ルソン・デュ・マルディ》は、まさしくロングランの見世物興行そのものであった。シャルコーの経歴は精神病院系の精神医学とはまったく無縁なものだったが、サルペトリエールにおける彼の担当病棟には、ありとあらゆる種類の神経症患者が収容されていた。（ヒステリアは後のウィーンでさらに一層大きな注目を集めることになるが、それは一時期シャルコーの弟子でもあったジークムント・フロイトが、ヒステリア患者の診療を通じて、精神疾患の原因に関する代替モデルと、純粋に心理的な性格の新療法を構築した後のことであり、この点については後述する）。

初期シャルコーの神経医としての名声は、硬化症、運動失調（第三期梅毒の合併症の一つ）、パーキンソン病等、脳と脊髄の疾患の研究によって与えられたものである。[20] 彼の関心がそこから徐々にヒステリアへと向かうに当たっては、病院内における配置転換という偶然的要素の影響が大きく働いている。サルペトリエールは貧困層の患者を数多く収容していたが、シャルコーが新たに担当することとなったのは癲癇患者と（当時の病名でいう）ヒステリア性癲癇の患者を収容する病棟だった。パリ貧困層の患者であったにもかかわらず、かれらの症状は米国の神経医の許に押し寄せた患者らの症状とあまり変わらなかった（なおシャルコーは私的には富裕層向けの診療も行っていて、そこにはヨーロッパ全土から患者が訪れた。当時最も裕福な女性の一人であったウィーンのアナ・フォン・リーベン男爵夫人のほか、ロシア、ドイツ、スペイン各国の富豪が彼の患者となった。中にははるばる米国からシャルコーの治療を求めてやってきた患者もいた）。

シャルコーはその経歴の最初期から一貫して、ヒステリアを硬化症等と同様の、脳と神経系における未知の損傷を原因とする正真正銘の神経疾患の一種と考えていた。自ら行った臨床観察の結果、ヒステリア性麻痺の患者に神経解剖学の既存知見と真っ向から食い違う経過を辿るものが見られた後も、彼はこの立場を堅持したが、これは人体の構成に関する通俗的誤解を反映したものであった。死の三年前に到ってもシャルコーは次のように述べている。「その解剖学的病変は我々の検査方法では依然見つけることができないが、注意深い観察者であれば、中枢神経系の器質的病変の症例に見られるものに類似した栄養障害へと着目することで、その存在を否定し得ない仕方で知ることができる」。そして「いつか解剖学的・臨床的方法がヒステリアについても成功を収め、現在既知の多くの物質的結果を生ぜしめている根源的な、すなわち解剖学的な原因が明らかにされる日が来る」、そう確信しているというのである。[21]

いずれにせよ、シャルコーはヒステリア研究に取り組み始めた当初から、それが詐病や演技などではなく、（症状の顕れ方に心理的な側面があるとはいえ）紛れもない身体疾患であるという見解を採っていた。そしてヒステリアはその恩に報いた。特に（スコットランドの外科医ジェイムズ・ブレイド（James Braid, 1795–1860）がメスメリズムの改訂版として発案した）[22] 催眠療法《ヒプノシス》を正式な医療と認め、火曜講義の際にヒステリア患者を相手に実演してみせるようにな

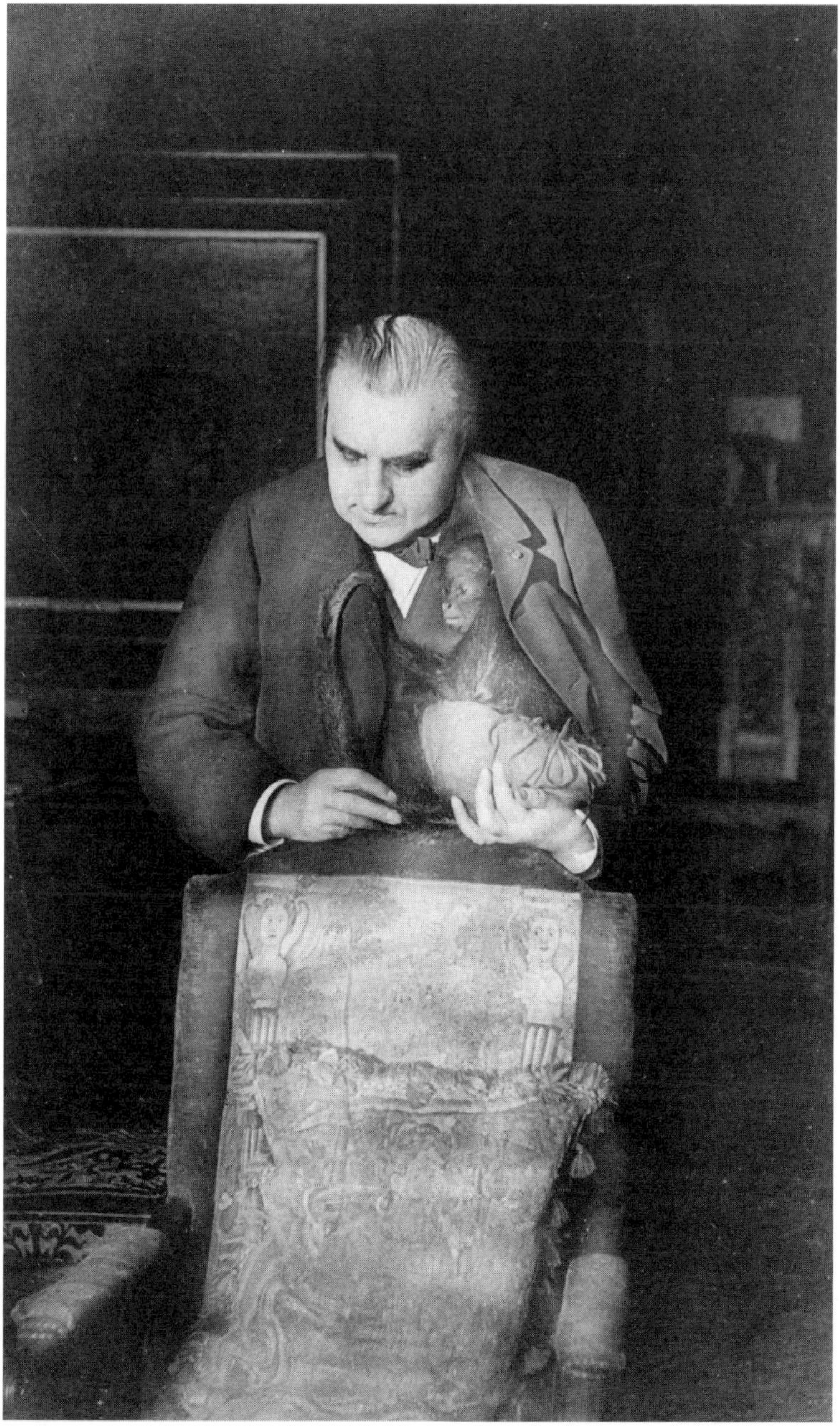

55——ペットの猿を撫でる「神経症界のナポレオン」ことジャン＝マルタン・シャルコー。

ると、これが大評判を呼び、誰もが競ってこの見世物興行に足を運んだ。これにより、シャルコーの名声は指数関数的に上がっていく。

ヒステリアは一般に女性の病気と思われがちである（そもそもこれはギリシア語の「子宮《ヒュステラ》」に由来する病名なのだ）。しかしシャルコーは、ヒステリアもニューラステニアと同様、男女を問わず罹る疾患だと確信していた。実際彼の患者には鍛冶職人等、壮健な男性も含まれていたから、かれらはコリンズの『白衣の女』で描かれたような、ヒステリアに罹るような男は元々女性的な性質の持ち主だ、という一般観念に対するアンチテーゼとなった（『白衣の女』では、登場人物の一人フレデリック・フェアリーのきわめて繊細な神経系が、男児に対する性的関心と密接に結びつけられている）。一方、シャルコーの公開診療につめかけた観客の目当ては男性ヒステリア患者ではなく、肌の露出の多い魅力的な女性患者であった。彼女たちは男性であるシャルコーによって催眠を施され、ヒステリアに特有の様々な発作症状を繰り返し示した。突然痙攣を起こし、身体を通常ではあり得ないような形に捻るのはもちろんのこと、観客の愉しみは何よりも彼女たちが見せる「熱情的姿態《アティテュード・パッシオネル》」、すなわち感情を表出する身振り、叫び、囁きであり、そこに感得されるエロティックな含意であった。シャルコーの非公開施術に立ち会ったある記者などは、彼が「豊かな金髪をたくわえ素晴らしい体つきをした美しい少女」に卵巣圧迫術を施すのを目撃したと伝えている。それから大勢の観客を集めた講堂に舞台を移すと、「室内のどこからでも照明灯に浮かび上がる患者の姿が見え、その悲鳴が聞こえるような位置に担架が配置された」という。[23]

同時代のフェミニストからは、この「原因なり治療法なりを知りもしない男が病気の研究と称して女性に行っている生体解剖」[24]に対して抗議の声が上がった。またシャルコーの実演を「サルペトリエールで狂人やヒステリア患者に対して行われている不愉快な実験」と呼ぶある書き手は、続けて次のように述べる。

これら哀れな女性たちは、看護師の手で男たちの前に引っ立てられてくる。泣き叫ぼうと抵抗しようとお構いなしである。女性たちは男たちの施術で強硬症に陥る。かれらはこれら有機体を弄んでその均衡を崩す。彼女らの神経系に緊張を強い、病状を悪化させるこの実験は、あたかもありとあらゆる精神的逸脱、ありとあらゆる熱情の堕落を生み出す道具でもあるかの如き有様である。友人の一人（……）が私に語ったところによると、名声を誇るかの医師が、ある哀れな患者をして、天上の至福から忌わしい官能的昂奮の状態へと一瞬にして移行せしめるのを、P公爵夫人と一緒に目撃したのだという。しかもこの所業は文学者、芸術家、著名人らの眼前で行われたのである。[25]

男性文学者にもトルストイやモーパッサンをはじめ、この批判に同調して軽蔑の意を示す動きがありはしたが、結局はシャルコーの実演会に足を運ぶ観客の数を増やすのに貢献しただけだった。

医師のアクセル・ムンテ（Axel Munthe, 1857–1949）が綴った自伝的作品『サン・ミケーレ物語』には、シャルコーの火曜講義の様子が、著者自身の直接経験に基づいて活写されている。「巨大な階段教室は、隅から隅まで、パリの各方面からの、多彩な聴衆で、いつもいっぱいになった。文筆家がいるかと思うと、新聞記者あり、人気役者あり、売れっ子の売笑婦たちの群もいる」［★『サン・ミケーレ物語』(Munthe, 1930)既訳 p. 233］、そんな会場に、暗く地味な恰好で場を仕切る役目のシャルコーと、彼の言いなりになる役割の女性たちがやってくる。彼女らは催眠トランス状態にあるという。

> ある者はアンモニアのはいった壜を、ばら水だといって嗅がされると、よろこんで嗅ぎ、ある者は炭をあたえられて、チョコレートだといわれるとよろこんで食べる。またお前は犬だといわれると、ワンワンと吠えながら、床の上を四つ這いになるかと思うと、鳩だといわれると、腕で羽ばたくまねをし、足許に、手袋を蛇だといって投げると、スカートをあげて、叫び声を発する。シルクハットを渡された女は、それが赤ん坊だといわれると、腕に抱くようにかかえ、あちこちゆすってみて、キスをしたりする[26]［★前同、既訳 p. 238］。

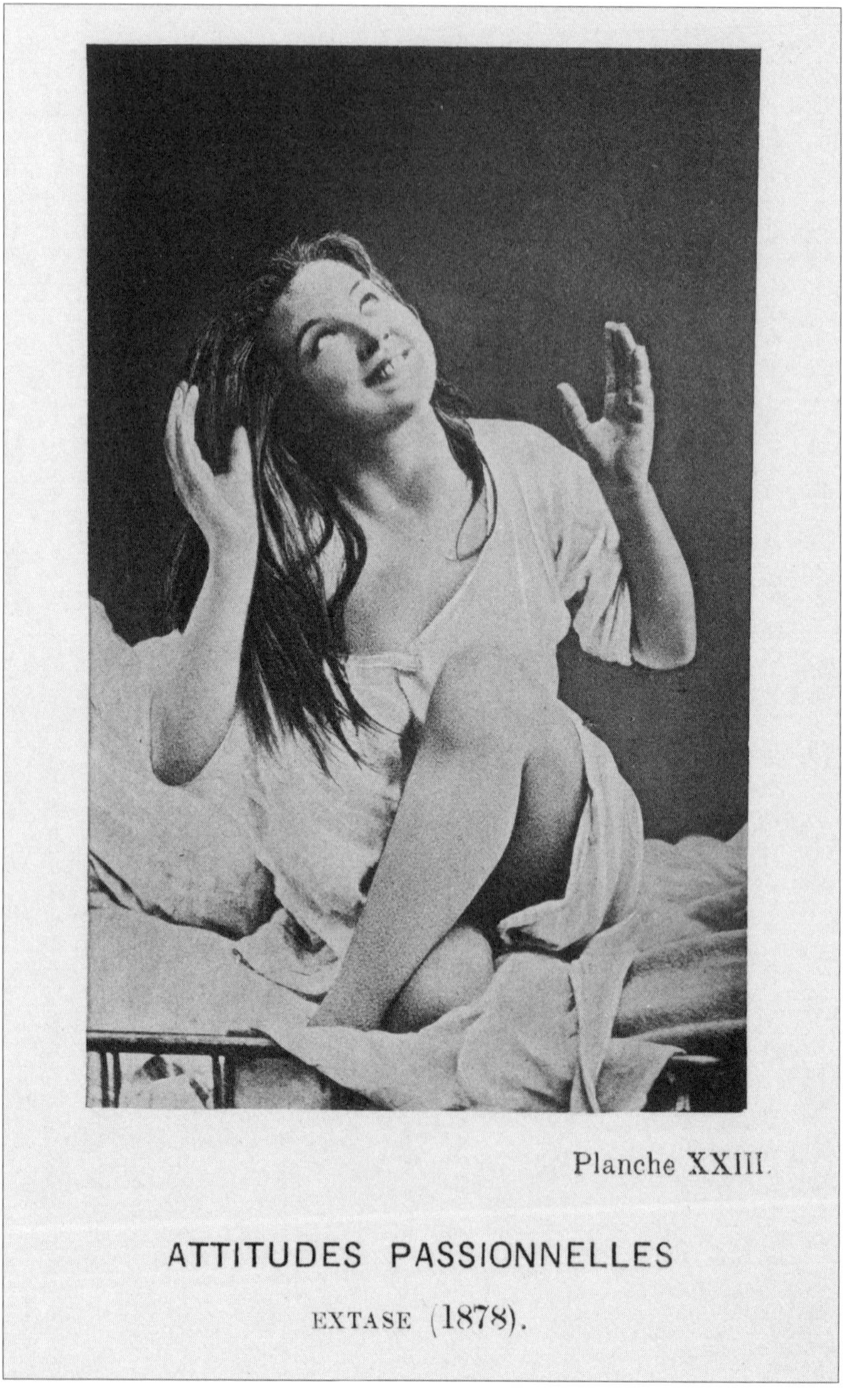

56——『熱情的姿態——恍惚』(1818)。サルペトリエール病院のヒステリア患者を撮影したシャルコーの写真の中でもエロティックな含意がここまで露骨なものは他にない。

支配する男性と、愚かで弱い女性。この見世物の本質はこの二点に集約されていた。

患者たちの姿はカメラのレンズによっても記録されて『サルペトリエール写真図像集』*Iconographie photographique de la Salpêtrière* として広く流通し、火曜講義の実演に直接立ち会うことのできない多くの人々の許に、シャルコーの考えるヒステリアの姿を視覚的イメージとして届けた。人々はこの写真集を中立的で自然主義的な記録として受け取り、それを通じてついにヒステリアの実像を知り得たと考えた。なにしろ当時の人々にとって、写真とは（少なくともデジタル加工技術の登場以前には）真実を写すものだった。それは自然の直接的で無媒介の描像であった。あるいはカメラのレンズが捉えた一瞬の姿を再現する鏡像であった。

だが照明の限界と、コロジオン湿板であれ後のゼラチンブロマイド銀板であれこの種の写真に不可避の技術的要件のゆえに、当時の写真撮影には、時には一枚あたり二十分にも及ぶ長時間露光が必要であった。だから写真がいくら病態を「客観的」に記録した媒体だといっても、そこには必然的に演出、ポーズ、作為の手が加わっているのであって、結局その「事実」としての地位は、そこに記録された臨床実演の虚実と同程度に危ういものでしかあり得なかった（シャルコーの死後、その臨床実演を詐欺として告発する声が、彼の協力者や弟子からも——というよりむしろ積極的に——相次いで上がったことについては後述の通りである）。〈27〉

生前に寄せられた批判は、ナンシーのイポリット・ベルナイム（Hippolyte Bernheim, 1840–1919）によるものを重要な例外として、そのほとんどが外国からのものであった。これはシャルコーが批判に対して敏感な権力者で、立場の低い者が自分に逆らうようなことを言おうものならその将来を潰せるだけの十分な力を有していたことによる。「神経症界のナポレオン」の異名は伊達ではなかったのである。しかし一八九三年にシャルコーが死ぬと事態は一変する。最も親しくしていた弟子までもが師に反旗を翻し、自分たちが演出の手伝いをしていた寸劇の現実性を否定する側に回ったのである。アクセル・ムンテもこう言っている。火曜講義は「ほん物とにせ物のまざった、信用のならない、ばかばかしい茶番劇」〈28〉［★前同、既訳p. 238］であった、と。

＊

フロイトと精神分析の誕生

さて、話はシャルコーの名声が絶頂を迎えていた一八八五年に遡る。当時彼の教えを乞おう、あわよくば経済的支援を得ようとサルペトリエールに集っていた大勢の外国人の中の一人にオーストリア出身の若い駆け出し医師がいた。ウィーンでの失態を取り戻そうとパリに留学し、五カ月間にわたってシャルコーの許で働いたこの男こそ、ジークムント・フロイト（Sigmund Freud, 1856–1939）その人である。当初は、ヒステリア研究など彼の眼中にはなかった。元々神経解剖学と神経学の伝統的な訓練を受けていたこともあり、そうした方向での進路を考えていたのである。だが、そんな彼も多分に漏れず、パリ留学を通じてヒステリアの諸症例に魅了されていく。ウィーンに戻り、大学への就職を断念して診療所を開業した後も、神経科の伝統的な症例、特に脳性麻痺の子供たちの治療は継続していたが、いかんせん患者数が少なすぎて新妻と次々に生まれてくる我が子を養うにはまったくもって不十分であったから、ヒステリア患者が多く受診してくれたのはもっけの幸いであった。米国の神経医がそうであったように、医師当人の本意はまた別として、この種の患者は一家を支えるのに不可欠の収入源となったのである。そうした状況の中、フロイトはヒステリア研究への注力の度を増していく。

フロイトはパリ時代、覚えをめでたくしようと師シャルコーの著書『神経系疾患講義』*Leçons sur les maladies du système nerveux* 第三巻のドイツ語訳を――自ら認めるほどフランス語が不得手だったにもかかわらず――引き受ける等、派閥内での地位確保に全力で勤しんだ。またヒステリアには身体的原因があるとか、その治療には睡眠術の使用が有効であるといったシャルコーの考え方を受け継ぎもした。このうち身体的原因説のほうは、以後しばらく彼の思考の中枢を占め、内的経験の複雑性を基礎的な神経過程に関連づける「科学的心理学」の構想に繋がっていくものの、一八九〇年代後半にはそれも断念を強いられた。一方の催眠術についてはそれよりも早い段階で抛棄されてしまっている。自らその技術を習得するには到らなかったという事情もさることながら、ウィーンの同業者の間では催眠術を「単なる」暗示にすぎないとみなす傾向があり、つまるところ神経病理学界の有力者テオドア・マイナート（Theodor Meynert, 1833–92）の旗振りのもと、催眠術を用いるアプローチの全体をいんちき療法として斥ける動きが強かったことが大きい。

他方、シャルコー自身はもう少し周到な議論を用意していた。すなわち催眠によってトランス状態に導き得るのはヒステリア患者の中でも神経系に問題を抱える者だけだというのである。この持説があればこそ、ヒステリアが基本的に身体疾患であるという主張と、暗示に基づく心理的手法と捉えられがちな催眠療法を採用する立場との両立が可能となったわけだ。特に英国のシャルコー派はこの論法に基づき、精神疾患を心理的に説明しようなど精神科学と手を切っていんちき療法、自己欺瞞、詐術の類いに与するのに等しい所行であるとの見解を強めていった。神経医ホレイショ・ドンキン（Horatio Donkin, 1845–1927）が、かれらの間の共通認識として「人間がその神経の不安定さに正比例して催眠にかかりやすいことは、経験上総じて確実である」[29]と断じ得た所以である。

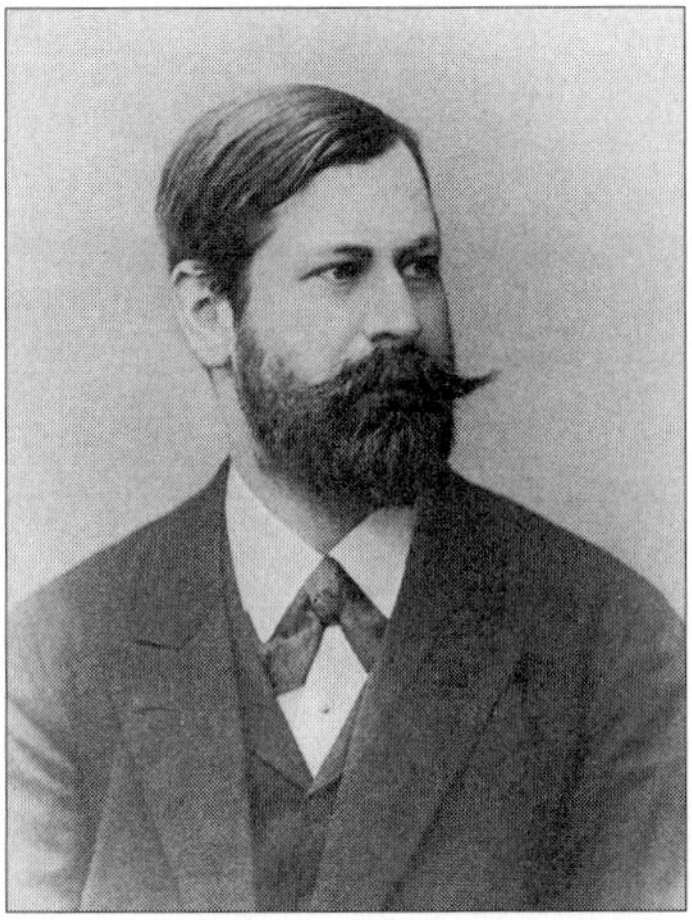

57――1891年、35歳のジークムント・フロイト。

ただこの議論に対してはイポリット・ベルナイムが、「心理的に正常」な人々であっても催眠にかかり得る[30]との実験結果に依拠して強硬に反対の立場を表明している。オーストリアの医学界でもシャルコー説に同調する者は少なく、結局のところフロイトが催眠術を抛棄するのは既定の道筋だったとも言える。ちなみにフロイトによるベルナイムの著書のドイツ語訳には随所に不同意点の注釈が入っているのだが、それから数カ月のうちにシャルコー説の擁護を撤回しているところをみると、どうやらこの辺りの時期に心理過程と精神病の関係について根本的な再考を開始したものと思われる。

前述の通り、大学への就職の途を断念したフロイトは神経医として開業するのであるが、それだけで十分な収入を得るのは難しく、結局一八九〇年代に入っても、彼の生活はウィーンの著名な医師ヨーゼフ・ブロイアー（Josef Breuer, 1842–1925）からの紹介患者（と借金）に大きく依存していた。ブロイアーはフロイトより十五歳ほど年長で、診療所も繁盛しており、一人では捌き切れないほど多くの患者の来院を受けていたのである。この依存状態は両者の間に摩擦を生み、一八九〇年代半ばに関係が破綻すると、以後フロイトはブロイアーを嫌悪するようになる。しかし彼が初めて診たヒステリア（ヒステリー）の症例はブロイアーの紹介患者であったわけだし、彼の心理療法家としての経歴の基礎を築いたのも、精神病の治療法と原因論へのアプローチを刷新する精神分析の着想へとごく短期間のうちに到達せしめたのも、すべては一八九五年に二人の共著として出版された『ヒステリー研究』のなせるわざであった。

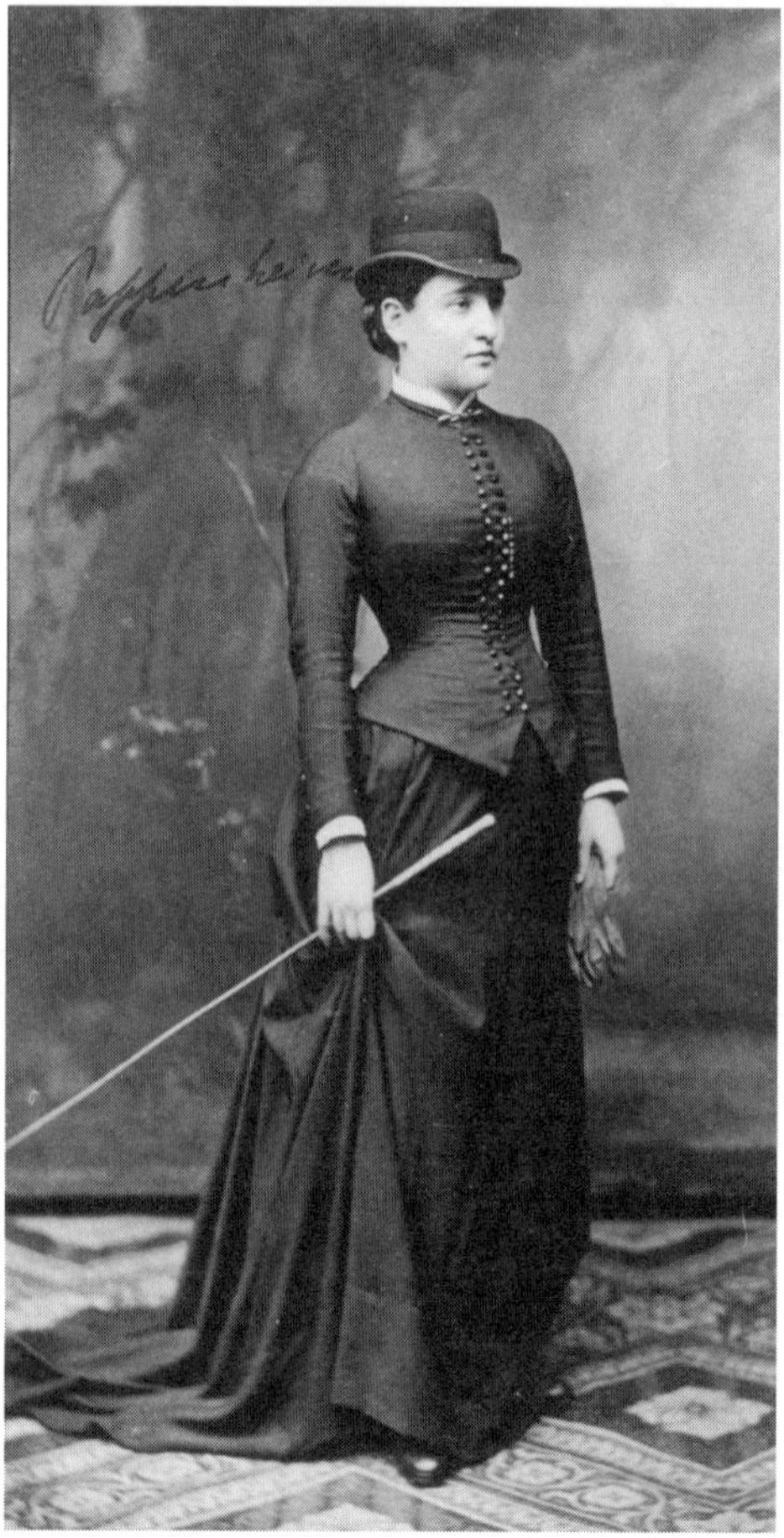

58――精神分析の原患者「アナ・O」こと本名ベアタ・パッペンハイムの肖像（1882）。クロイツリンゲンのベルヴュー療養所にて撮影。ヨーゼフ・ブロイアーによる治療の「成功」後も、彼女は精神病者としてこの施設に収容されていた。

精神分析の世界で史上最も有名な患者と言えば、おそらく「アナ・O」だろう。本名をベアタ・パッペンハイム（Bertha Pappenheim, 1859–1936）といい、ウィーンの裕福なユダヤ人家庭に生まれた彼女は、フロイトではなくブロイアーの患者であった（この二人が診た患者には名家の出身者が多かった）。アナ／ベアタがブロイアーの患者となったのは一八八〇年のことである。死の床にある父親の看病に勤しんでいた彼女は、次第に当時の基準で一般にヒステリアと診断される奇妙な症状を示し始める。常時咳をし、不眠になり、発作に似た痙攣を起こし、右の手足が麻痺し、視覚にも障害が顕れ始めた。元々は上品な淑女であったのに、突然抑え難く怒りを爆発させるようになってしまった。ドイツ語がまともに話せなくなったかと思えば、英語しか話せなくなったりもしたといい、拒食や拒飲の症状まで出てきた。

ブロイアーは治療として、彼女と長時間の会話を何度も繰り返した。すると彼女は次第に記憶を手繰り、各症状に関連するトラウマ的な出来事を想起するようになった。ブロイアーの記すところによると、そうした過去の場面の想起が、彼女に排出《カタルシス》の効果を及ぼし、症状が一つ一つ消えていったという。また、この治療に「お喋り療法《トーキング・キュア》」と英語の名前をつけたのもアナ自身だった。〈31〉十年後、ブロイアーからヒステリア症状を示す複数の女性患者を紹介されたフロイトも、師と同様の知見を見出している。

　私たちはすなわち次のような発見をしたのである。私たち自身これには当初、おおいに驚いた。つまり、誘因となる出来事に関する想い出を完全に明晰なかたちで喚び覚まし、その想い出に随伴する情動をも目覚めさせ、さらには患者が可能な限り詳細にその出来事について物語り、その情動に言葉を与えたとき、個々のヒステリー症状はただちに消失し、二度と回帰することはなかったのである〈32〉［★『ヒステリー研究』（Breuer and Freud, 1957）、既訳 p. 6］。

アナ・O、エミー・フォン・N、エリーザベト・フォン・R、ルーシー・R、カタリーナ、ツェツィーリエ・Mという一連の症例をもとに、フロイトはブロイアーにヒステリア論の共著出版を持ちかける。同書は症例集だが、各々がまるで短編小説か推理小説さながらに書かれている。なぜそのような書き方ができたのかといえば、同書の中心をなすのがほかならぬ「ヒステリー症者は、おもに追想に病んでいる」〈33〉［★前同、既訳p.8］という命題だったからである。意識的に思い出そうとしても思い出せないが、確かに残存して患者の精神に害をなし、奇妙な症状を引き起こしては治療に当たる医師らを翻弄する、半ば押し殺された記憶を甦らせること、それが同書の提唱する治療法であった。甦った記憶は病理的な力を失い、同時に患者のヒステリア症状も消え去るというのである。

ブロイアーの説明によると、彼自身は一八九〇年代前半にはすでに、ヒステリア患者の治療を続けていくことへの関心を失っている。〈34〉一般診療で十分裕福な暮らしができていたし、時間のかかるカタルシス法は多忙な彼には不向きだったのである。一方フロイトは診療所を訪れる「大勢の神経症患者」を歓迎し、直ちに「器質的神経病の治療を拋棄」〈35〉［☆『フロイト自伝』（Freud, 1963）］した。その後のフロイトは催眠術もやめ、カタルシス法も単純すぎるとして棄て、ブロイアーとも私生活と研究生活の両面で訣別した上で、患者の「自由連想」を中心とした新療法の彫琢に取り組むことになる。すなわち彼は心理事象を神経病理に還元する単純な議論を見放し、精神疾患の原因をより複雑な精神力動的観点から説明するアプローチを採用したのである。

抑圧

＊

この一連の動きはそれ自体がすでになかなかの博打であったが、それに拍車をかけたのが彼の採用した新しい理論の内容であった。フロイトは精神疾患の原因を性の領域に、さらに言うと子供の頃に受けた性的虐待についての抑圧された記憶――性的トラウマ――に求め、ヒステリアの原因には必ずこの種の出来事が関わっていると主張したのである。ウィーンの主導的な精神科医であり性科学者でもあったリヒャルト・フォン・クラフト＝エビング（Richard von Krafft-Ebing, 1840–1902）は直ちにこれに反応し、フロイトの学説をして「科学的なお伽話」〈36〉［★『フロイト 生と死』（Schur, 1972）、既訳上p. 112］と切り捨てた。

しかしそれから一年もしないうちに、フロイトの学説はさらなる展開を遂げる。性は依然中心的な位置を占めていたが、現実のトラウマや虐待よりも、むしろ子供時代の空想とその抑圧の作用に着目するようになったのである。彼は以後十年以上をこのモデルの彫琢に費やし、心理的な異常や葛藤はいかに複雑なものであっても、必ず無意識の性衝動が供給するエネルギー、すなわちリビドーにその源泉を有する、とする学説を組み立てた。実験室で検証される生理学的事実と同様、精神生活もまた徹頭徹尾決定論の下にあり、したがって科学的な研究および分析の対象となり得るというのがフロイトの所論であった。患者を苛む症状の原因は、夢や言い間違い、医師の求めに応じて行われる自由連想をもとに解きほぐされ顕わになる。そして患者は自らの無意識を意識化する中で治癒へと導かれていくというのである。

フロイトの所説によると、無意識は恐ろしい場所である。それは生後数週間ないし数カ月の頃から、新生児の精神世界を独占する両親、もしくはそれに類する人物の存在によってつくられる（そして一般に損なわれる）。この関係は幼児期を通じてさらに陰惨なものとなる。子供の無意識に巣食い、その抑圧を煽り、その精神病理を生み出す、恐怖と危険を孕んだ様々な心理劇の舞台となるもの、それが家族なのである。子供は、決して受け容れられることのない欲望を抑圧すること、両親のうち自分にとって異性のほうを所有し同性のほうを消去するオイディプス的空想を否定する、もしくは無意識の奥底へと沈めることを強いられ、隠れた心理的葛藤の世界に生きるのである。フロイト説はまさしく精神病理と文明進歩の関係をめぐる議論を刷新する学説であった。欲望と抑圧、代償や昇華を得るための手段の模索、防衛のための忘却——これらはいずれも「文明化」した道徳性に付随する歪曲的な制約であり、その地雷原から無傷で抜け出せる者はほぼ皆無とされる。

かくも患者を囚えて離さない妄言、誤知覚、情動の爆発も、当時の精神科医の圧倒的多数にとってはただのノイズにすぎず、脳の病変が引き起こす症状以上のものではなかった。それは単なる随伴現象であって、わざわざ注目するほどのものではないと思われていたのである。対して、そこにこそ決定的な意義を見出したのがフロイト派であった。曰く、狂気の根源は意味と象徴の両方に存し、治療は意味の水準においてなされるべきものである。行動、認知、情動の異常は最も重要な手がかりであり、医師と患者は協力してそれを篩《ふるい》にかけ、心が膨大なエネルギーを費して埋没させたものを掘り起こす、困難かつ危険を孕んだ作業に従事しなければならない。心の中の障壁と抵抗を掻《か》い潜《くぐ》り、無意識を意識下に引きずり出すためには何カ月にもわたる探索が必要となる。

フロイトの学説がもつ大きな魅力の一つは、構築された精神モデルと、それが異常を来《きた》した時の治療法が密接に結びついていて、互いに他を強化し合うよう体系化されていることである。それは当初こそ比較的軽度の神経症患者の診療を目的に開発されたものであったが、潜在的には精神病にまで適用範囲を広げる可能性を秘めていた（し、実際後年そうなった）。これは裏を返せば、「正常」なパーソナリティとはいかなるものかとの問いにも答えが与えられるということにほかならない。エーミル・クレペリンが、精神病院に押し込められた生物学的に頽廃し肉体的に劣等な人間と、大多数の正常な市民との間に通過不可能な障壁を築き上げたのとは対照的に、フロイトは狂気を他人事《ひとごと》として済ます態度を否定し、それは誰の心にも少なくともある程度は潜んでいる問題だと指摘したのである（彼はクレペリンを精神医学の「大教皇」と皮肉を込めて呼んでいる）。人の精神を狂わせるのと同じ力が、場合によっては非常に重要な文化的偉業を成し遂げる方向に作用することもある。文明とその不満とは、不可避かつ不可逆に不可分の一体を成している。フロイトはそう宣言してみせたのである。

✴

第10章 荒療治

DESPERATE REMEDIES

総力戦の試練

一九一四年七月二十八日、世界は狂気に陥った。もう少し正確に言えば、まずヨーロッパが発狂し、その狂気がまもなく世界を呑み込んだ。とはいえそれもクリスマスまでには終わる、そうドイツ皇帝は若年兵たちに請け合い、果たしてその言葉は現実のものとなった。世界を呑み込んだ狂気は、実際クリスマス前に終わったからだ。開戦から四年後のクリスマス前に。

六月二十八日、オーストリア＝ハンガリー帝国の皇位継承者であったフランツ・フェアディナント大公が、ボスニア系セルビア人のガヴリロ・プリンツィプに暗殺される。一カ月後、帝国がセルビアに宣戦布告すると、戦争はまもなくヨーロッパ大陸全体に拡大し、ついには世界大戦にまで発展する。それはまさに恐るべき規模の戦争であった。近代世界の巨大な産業力が破壊のために投入され、いずれの軍隊もいわゆる「フランドルの泥濘」にはまり込んでいった。フランス北部は荒廃し、塹壕が掘られ、有刺鉄線の防柵が設けられ、戦局は消耗戦へと移行する。両陣営とも文明のための戦いを謳っていた。戦車、大砲、機関銃、銃剣が、人体を破壊して血液をぶちまけるための役割を存分に果たし、それでも不十分となると、科学者から毒ガスの提供を受けた文明の守護者らはその恐怖を戦場に解き放った。死者は数百万人にのぼり、さらに数百万人が四肢欠損、失明、麻痺、顔面損傷等の重傷を負った。将軍たちは良心を失くしたかのように下級士官その他の兵士を百万人単位で挽肉器の中に送り込み、若者のほぼ一世代が肉体的、精神的に破壊されるに到った。相次ぐ叛乱も、ロシアでの帝政崩壊も、大規模な殺戮も、戦闘の端的な無益さも、何をもってしても政治家たちの決意を揺るがすことはできなかった。文明の滅亡を回避するために、この狂気は継続されねばならぬ、そうかれらは心に決めていたのだ。そうして文明は、まさに滅亡の危機に瀕することとなる。

　四年の間、塹壕の中で身を縮める男たちの上に死と破壊が降り注いだ。自殺同然の無謀な進撃が命じられ、それを機関銃が迎え撃ち、まるで小麦を刈り取る収穫機の如く薙ぎ倒していった。負傷した男たちはなす術もなく倒れ、苦痛の叫びと呻きが辺りを埋め尽くし、やがて死がかれらを黙らせた。甚大な犠牲の代償としてなんの変哲もない陣地が一〇〇ヤード確保され、次の敵襲で再び失われた。泥と血、血と泥。そしてガス。血と水が肺に溢れ、内臓が溶け、目は腫れて焼け、口からは泡を吹き、苦痛に塗《まみ》れ緩慢に死んでいく同胞たち。誰もこの悪夢から逃れることはできなかった。脱走兵を待つのは、捕えられ臆病者として銃殺される運命だけだった。さりとて前線に残った者に待ち構えていたのは、眼前で行われる語るに堪えない残虐行為に自らも加担し、手足をもがれ死に瀕した兵士の呻き、嗚咽、金切り声が耳に充溢し、千切れたまま放置され腐りゆく——膨張し悪臭を放ち変色した——死体を我が目に焼きつける、そうしたトラウマが永遠に続く日々であった。

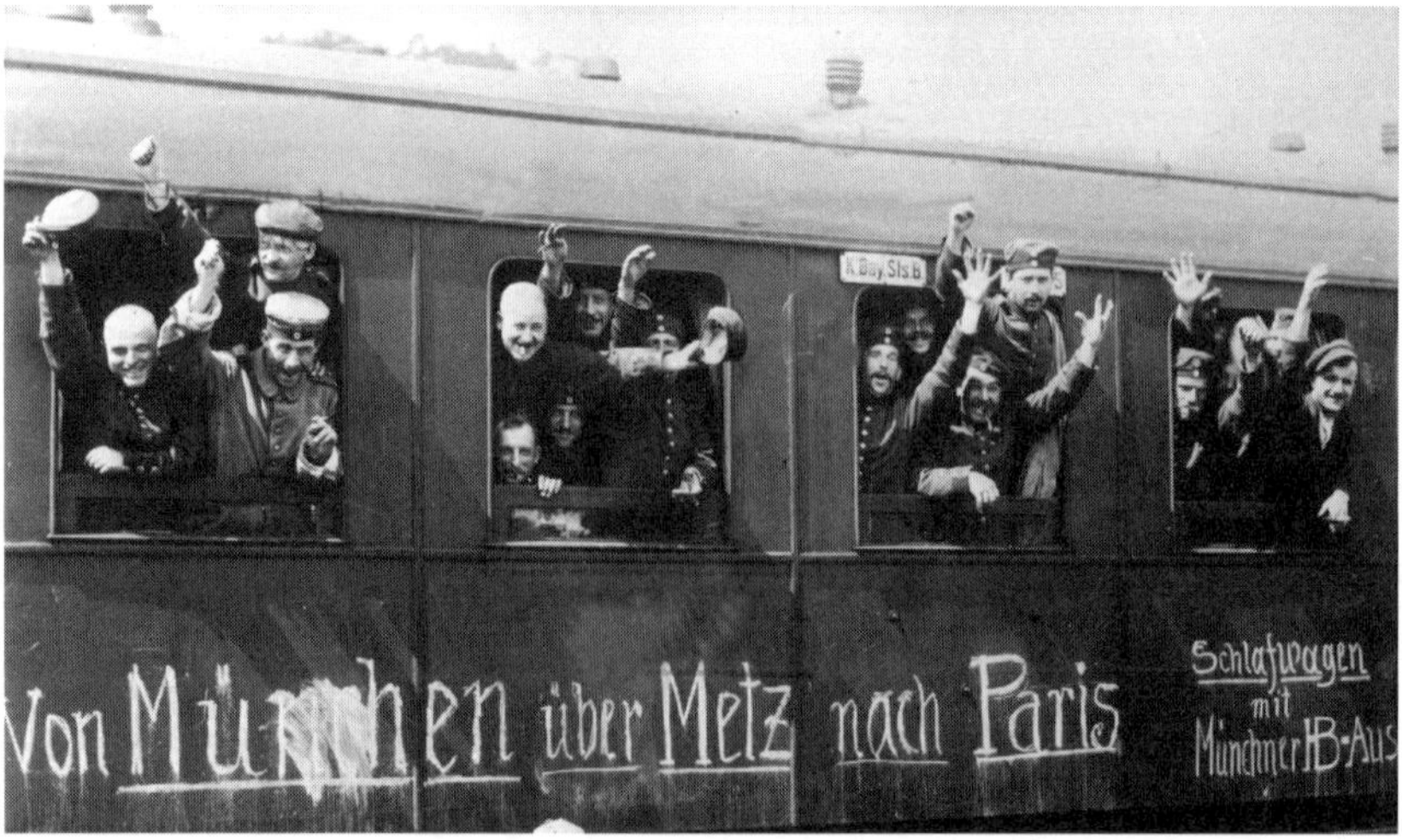

59————1914年、「ミュンヒェンからメス経由でパリへ」陽気な様子で出征するドイツ兵たち。皇帝はかれらに、戦争はクリスマスまでには終わる、出征は公園の散歩のようなものだと請け合っていた。

多くの兵士にとって、それはおよそ耐え難い経験であった。軍上層部は一九一四年のクリスマス――この壮大な冒険が終わるはずだった日――を迎える前に、突如として予期せぬ問題への対処を迫られる。それは、米国の南北戦争や、世紀転換期に英国が南アフリカで戦ったボーア戦争の教訓を踏まえていさえすれば、多少とも予期されていて然るべき事態であった。残念ながらこの警告は無視されたが、今まさに兵士の間で現実に生じつつある問題となればさすがにこれを無視するわけにはいかない。イングランドの詩人ウィルフレッド・オウエン（Wilfred Owen, 1893–1918）の『精神病者』はこう綴る。

――死者に精神を蹂躙されたこの者ども、
殺戮の記憶がその髪に指を絡める、
目に焼きつけたあの数知れぬ殺戮。
肉の泥濘を彷徨う力無き者どもが、
笑いを愛した肺から噴き出す鮮血の海を踏む。
始終その目と耳を満たすのは、
乱れ飛ぶ銃弾と砕け散る筋肉、
比類なき大虐殺と人間の浪費、
救い出すには高すぎるあの死体の山。

だからいまだその眼球は苦痛に縮み、
脳髄の中へとめり込んでいる。
陽光は血痕、夜陰は血の黒さ、

夜明けは鮮血を噴く傷口を想わせる。
――その頭がまとうのは作り笑いの死体の顔の
かくも陽気で醜悪で、惨憺とした虚飾の相。
――かれらは互いに犇《ひし》めき合い、
折檻の鞭をその手に取ると、
かれらを打つ我らに飛びかかる、
戦争と狂気を与えた我らに掴みかかる。〈1〉

「家畜として死ぬ」〈2〉同胞の姿を目撃した兵士たちは、そのほとんどが終生沈黙を貫いた。だが元兵士の中に少数ながら、戦争の惨状を言語や図像の形式で記録しておこうと考えた者があった。かれらの遺した詩文と絵画は、戦友や時にかれら自身をも呑み込んだ虐殺と狂気の様相をまざまざと甦らせてくれる。かれらの中にはこの大戦を生き延びることができなかった者もいる。実際ウィルフレッド・オウエンは十一月十一日の停戦まであと一週間というところで戦死しているのだ。他方、生きて終戦の日を迎えることこそできたものの、従軍経験を通じて精神を損なった者もいる。その一例としてドイツの画家マックス・ベックマン（Max Beckmann, 1884–1950）の事例を挙げよう。志願により衛生兵として従軍したベックマンだが、一九一五年に任務続行不適格の判断を下され、強制入院の措置を受けている。終戦直後の制作になる『夜』は、無意味でおぞましい暴力、強姦、殺人、拷問のイメージを強力に喚起する作品である（口絵㊳参照）。褐色と赤の陰翳の中に、「文明化」した具象芸術の決まり事に囚われぬ筆致で描かれるのは、現実の狂気じみた歪曲、遠近感の崩壊、尖り、角張り、悪夢的な、逃れる術のない精神の地獄絵図である。ベックマンはキュビスムの色彩、断片化、重量感のある配置と、フォーヴィスムの「野獣《フォーヴ》」性と狂乱した描線を組み合わせることでこの不穏な作品を生み出した。荒々しく、それでいて深さを微塵も感じさせない雑然とした平面的構図が与える、まるで登場人物たちをカンヴァスに叩きつけたかのような印象は、戦争が突如人間とその文明を襲い、一切合財を狂気という同一平面に叩きつけた経緯とも重なる。[3] 出口はなく、逃れる手段を考える術もない。まさに地獄である。

ベックマンの作品が寓意画の範疇に含まれるのに対し、オットー・ディックス（Otto Dix, 1891–1969）は、かかる「悪魔の所業」をありのままに描き出した――「虱、どぶ鼠、有刺鉄線、蚤、砲弾、爆弾、洞窟、死体、血、酒、二十日鼠、猫、ガス、大砲、汚物、銃弾、迫撃砲、火災、鋼鉄、これが戦争だ！」ディックスは機関銃手としてアルトワ、シャンパーニュ、ソンムでの戦闘に参加し、各地で「横にいた誰かが突然倒れて死ぬ、見ると弾丸が正面から命中している」といった経験を重ねた。[4] その記憶は彼を囚えて離さず、終戦から十年余りの間に制作されたエッチング連作『戦争』、および同題の記念碑的な三連画《トリプティク》（口絵㊴参照）は、あるいは荒涼たる白黒の画面に、あるいは鮮やかな色彩を駆使して、見るも無惨な戦争の姿を描き出している。画家も身に着けたであろうドイツ軍の制服のバックルは「神は我等とともに《ゴット・ミト・ウンス》」Gott mit uns と謳うが、実情は「この世の地獄《ヘル・オン・アース》」Hell on earth と言ったほうが近い。「揺れ動き、窒息し、溺れそうに」なって歩く男たち、その「泡立つ肺から噴き出す血」[5]、蛆が湧き、蝿がたかり、肉が腐り落ち、白骨化してにやりと笑う髑髏《しゃれこうべ》。

戦闘で手足のもげる者や命を落とす者が出ることは、軍上層部にとって想定の範囲内であったが、声が出なくなる、感情を抑制できなくなる、悪夢にうなされ眠れなくなる、目に異常はないのに朝起きたら視力が失われている、激しい動悸――いわゆる「兵隊心臓」――を訴える、体に異常がないのに麻痺が出る、体が捻じれ奇妙で不自然な歩き方をする、絶え間なく泣き叫ぶ、一切の記憶を失ったと訴える――これらの症状は予期せぬものであった。軍はそれを詐病や意志薄弱に帰し、そんな連中は愛国者が果たすべき義務を免れようとする臆病者であって、射殺されて然るべきだと考えた。他の兵士の士気を鼓舞するためとして、実際射殺された者も少なくなかった。

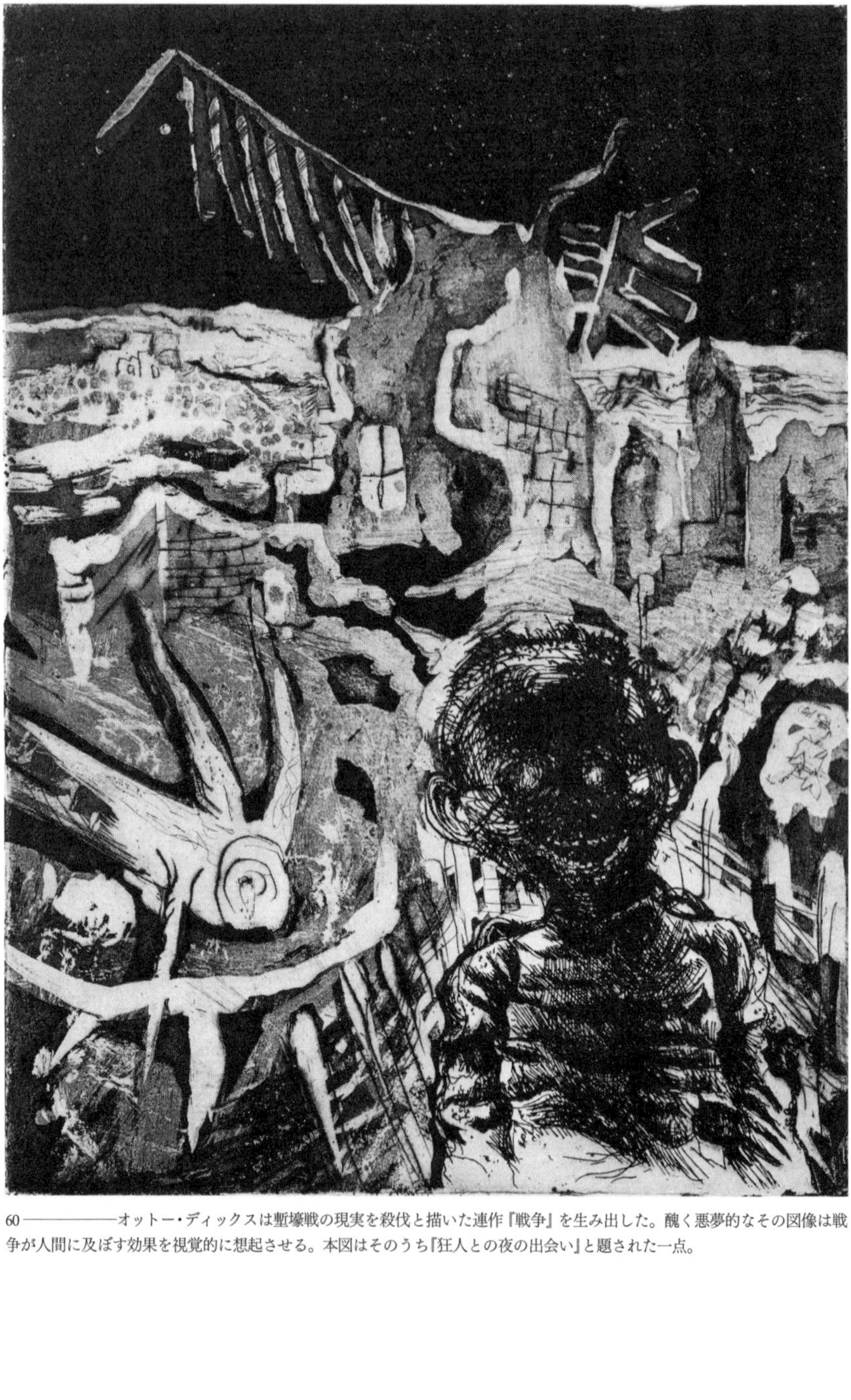

60――――――オットー・ディックスは塹壕戦の現実を殺伐と描いた連作『戦争』を生み出した。醜く悪夢的なその図像は戦争が人間に及ぼす効果を視覚的に想起させる。本図はそのうち『狂人との夜の出会い』と題された一点。

一方、軍医たちはまた別の結論に達していた。曰く、かれらは精神病である。精神に変調を来《きた》している、要は神経をやられているのであって、本人を責むべき筋合いのものではないのだ、と。ドイツではこの症状に驚愕神経症《シュレックノイローゼ》 Schreckneurose なる病名がつけられたが、英国では砲弾《シェル》ショック shell shock という呼称が好んで用いられた。後者は、症状の原因を爆発の衝撃による脳と神経系の損傷に求め、全身無傷に見える者に症状が出るのはそのためであるとする説に由来する病名である。少なくとも患者の生前には検出不可能なほど微小な脊髄損傷や脳内出血があって、それが従軍経験者に顕れる各種症状の見えざる原因となっているというのである。

この説明に誰もが納得したわけではない。当初、精神科医の多くは旧来の頽廃論に原因解明の手がかりを求めたからである。英国の主導的な精神科医の一人チャールズ・マーシア（Charles Mercier, 1852–1919）が、大戦勃発の直前の時期にこう述べている。「精神の組成が健全な者は精神病に罹らない。天然痘やマラリアのように弱い者も強い者も無差別に罹る病気ではないのである。精神病に罹るのは主として精神の組成に生来的な欠陥をもつ者であり、その欠陥は目先の放蕩に囚われず自制する力の欠如として顕在化する」。[6] シャルコー説の影響下にあったフランスの神経精神科医[7]らもこの主張に同調し、精神症状を示す兵士は全員が生来的な欠陥を抱えた頽廃者、元々が虚弱で臆病で衰微した人間であり、発症は時間の問題だったのであって戦場での経験とはほぼ無関係であると結論づけた。ドイツでも精神科医らの見解は大体この線に沿ったものであった。

ともあれシェルショックの症例が増えるに従い、原因を衝撃波による神経系の損傷に求める説は徐々に説得力を失っていった。前線に出たことのない兵士にも同様の症状が見られる一方で身体疾患をもつ兵士や重傷を負った兵士にはこの症状がほとんど出ない、前線から移送された捕虜にも見事に症状が出ない、といった観察事実が次々と得られたからである。別段悪意をもった見方をせずとも、また軍上層部でなくとも、シェルショックの原因は衝撃波ではないとの結論を妨げるものは何もなかった。

脳や中枢神経系の損傷が原因でないとしたら、果たして真の原因はなんだったのか。詐病説は、本人に強い負荷をかけても症状の訴えが止まないという事実によって反駁された。例えば「目が見えない」と訴える兵士は、火のついた蠟燭を眼球のすぐ近くまでもってきても瞬き一つしなかった。「耳が聞こえない」と訴える兵士は、突然大きな音を立ててもまったく無反応であった。緘黙《かんもく》症の兵士は、苦痛を伴う刺戟を与えても無言のままだった。結局最も広範な支持を得たのは、シェルショックはヒステリアの一形態であり、戦闘の精神的ストレスが発症の引き金となるとする説であった。

この立場は精神病者を生物学的に劣等な人間と考える頽廃論と矛盾なく両立し得たため、パリのシャルコー派からも、ドイツとオーストリアの神経医からも賛同の声が上がった。だが祖国のために戦った人々を頽廃者呼ばわりするのは少々居心地が悪い。特に、士官クラスにもシェルショックが出始め、また勇猛な戦績を残した兵士が何カ月も後になってから発症する事例が見られるようになると、次第に頽廃論は劣勢となり、それに応じて軍医の間で、いかに強靭な精神の持ち主であっても十分に大きなストレスの下では参ってしまうという見解が有力になっていった。狂気と精神的トラウマは実に相性がよかった。もちろんトラウマといってもフロイトが説くような性的種類のものではないが、無意識の葛藤とか、精神の障害が身体症状として顕在化するといった彼の所説は、この戦時経験によって少なくとも部分的な裏づけを得たと考えられた。地獄の如き苦難に直面した人間が病気に逃避するという論理には、非常に説得力があった。なにしろ、以前は「正常」だった人間がトラウマ的な記憶に囚われた挙句、目撃した事柄や己が振る舞いを必死で抑圧しようと試み、結果その経験を夢に見るようになる、またそうした心理的な圧力と葛藤が身体症状の形をとって表面化する、という筋書き通りの症例が、何万、何十万の規模で集まったのである。

精神疾患の原因を心理の領域に求める議論の高まりに応じ、心理学的な治療アプローチを採用する動きも各地で見られるようになった。例えばドイツでカリスマ的な影響力を誇った精神科医マックス・ノネ（Max Nonne, 1861–1959）は催眠術の活用により大きな成功を収めたと主張している。あるいはケンブリッジの神経医W・H・R・リヴァーズ（W.

H. R. Rivers, 1864–1922）も、配属先の（エディンバラ近郊の湯治施設を改修した）クレイグロックハートの将校用病院で、フロイト派の心理療法を駆使し、また患者への共感を重視する治療を行った。〈8〉この施設には戦争詩人として知られるシーグフリード・サスーン（Siegfried Sassoon, 1886–1967）やウィルフレッド・オウエンも入院しており、当時彼の治療を受けている。ちなみにサスーンが、新しい棲み家となったこの病院に与えた呼び名はそのものずばりの「狂人町《ドッティヴィル》」Dottyvilleであった（口絵㊲参照）。

しかしシェルショックの発症に対する心理的要因の重要性を認めたからといって、精神科医の間に患者に対する共感的な態度が広まったかといえば、そんなことはまったくなかった。原因が患者の被暗示性――心理的な脆弱性――にあるとする前提から導かれるのは、むしろそれとは正反対の結論であった。ドイツの精神科医カール・ボンヘーファー（Karl Bonhoeffer, 1868–1948）が事態を冷厳に記述している。

ヒステリア反応は多少とも意識的な自己保存願望の結果である（……）。前線から直接病院に連れてこられたドイツ兵の振る舞いと、フランス人捕虜の振る舞いには顕著な違いがある。ドイツ兵の間にはきわめて頻繁に、ヒステリア反応として周知の症状が見られるが、同じ前線から送られてきたはずのフランス兵にはヒステリアの痕跡が一切見られない。（……）何度も聞いたのが「私の戦争は終わった《マ・ゲール・エ・フィニ》」Ma guerre est finiという言い回しである。だからかれらにはもはや病気になる理由が何もないのである。〈9〉

この見解と、シェルショックの「被害者」は被害者どころか怠け者、臆病者の類いであって、共感などは不要であり、ただ懲罰を与えてやればいいのだ、という軍上層部の立場とは紙一重であった。実際、多くの症例を集め、それぞれどのような治療が施されたかを調べてみると、そこに浮かび上がるのは、精神科医が患者ではなく軍上層部の見解に対して共感を抱いていたという事実である。かれらの施した診療は加虐的、懲罰的な意味合いを明らかに含んでいた。シェルショック患者が訴えるヒステリア性麻痺は、神経系の疾患に原因をもつものではないという点で詐病者の擬装麻痺と変わらず、結局は両者とも意志の薄弱が表に顕れたものにすぎないというのがかれらの共通見解であった。加えて軍上層部からは患者を早期に前線に戻すよう強い圧力がかかっていた。砲弾の餌食となった患者の心の健康に長期的な観点から配慮する軍関係者は稀で、一時的にでも症状が緩和すればそれで十分とされ、自然と多くの医師が、時に乱暴な場面をも伴う独善的な治療法に訴えるようになった。そしてかれらは、その「治療」がいかに合理的なものであるかを説く理屈を捻り出すのに吝《やぶさ》かではなかった。

ドイツ、オーストリア、フランス、英国でそれぞれ（どうやら独立の経路をもって）、強力な電流を患者の体に流して大きな苦痛を与え、それにより症状を消し去る——唖者を喋れるように、聾者を聞こえるように、跛者を再び歩けるようにする——と謳う治療法が開発された。当時ドイツで最も名の知られたこの電気療法の使い手こそ、カウフマン療法の開発者フリッツ・カウフマン（Fritz Kaufmann, 1875–1941）その人である。麻痺症状を示す手足に一回あたり数時間にわたって多大な苦痛を伴う電気ショックを施し、また患者を怒鳴りつけながら軍事教練をやらせるというこの治療法の主眼は、音を上げた患者が症状への執着を棄て、戦場へ戻る準備を整えるよう仕向けることにあった。オーストリア＝ハンガリー帝国でも、ウィーン大学の傑出した精神科教授ユーリウス・ヴァーグナー＝ヤウレック（Julius Wagner–Jauregg, 1857–1940）の監督の下、コズロフスキー博士が男性患者の口と睾丸に強力な電気ショックを施す治療を行っている。患者たちは、治療台に寝かされて順番を待つ間も、前の患者がその治療にのたうち回る様子を見せられたという。

英国人から「フン族」呼ばわりされていたドイツ人の国民性を考えればかかる野蛮な治療法もなんら驚くべきことではない——そう言い捨ててしまえれば話は単純だったのだが、そうもいかない事情が一つあった。仏英両国の神経精神科医もまた、ドイツとまったく同じ治療法の採用にひどく熱心だったのである。フランスのトゥールでは、神経医クロヴィス・ヴァンサン（Clovis Vincent, 1879–1947）が誘導電流を用いた治療法を採用し、これを魚雷《トルピヤージュ》 torpillage と呼んでいた。四肢の「麻痺」の治療と称して身体に電流を流すこの療法は、患者の恐怖を煽るための様々な技術と組み合わせて用いられた。治療は迅速かつ無慈悲に行われねばならなかった。ヴァンサンは有無を言わさぬ態度で患者を見下ろし、あなたが降参するまで苦痛は続くと言い放つ。彼に心酔していた門弟の一人アンドレ・ジルもこう言っている。「かかる発声や四肢の不能は擬似的なもので、実際は意志の不能にほかならない。医師の仕事は患者の代わりに意志することである」。[10] 一度だけ、この「治療的介入」の最中に患者がヴァンサンを殴りつける騒ぎが起きている。事件を起こしたこのバティスト・デシャン氏は、患者の分際で医師に苦痛を与えたとして軍法会議にかけられることとなった。

カナダ出身の若き神経医ルイス・イーランド（Lewis Yealland, 1884–1954）は、神経疾患の診療では英国随一を誇るクイーン・スクエア病院に着任すると、（後にノーベル賞を受賞する）エドガー・エイドリアン（Edgar Adrian, 1889–1977）とともに、やはり強権的なアプローチを採用した。治療の際、「患者に麻痺した腕を上げることができますかと尋ねたりはしない。患者に対しては、腕を上げるよう命令し、やろうとするなら完璧にできるはずだと告げるのみである。再教育過程で作用する主要因は迅速性と強権性である」。[11] しかしこの方法で十分な効果が得られない場合、治療は次の段階へと移行する。

声が出せなくなった兵士の症例を一つ見てみよう。前段の治療が効果を示さなかったため、イーランドは照明を落とした地下室へとこの患者を移した。椅子に縛りつけられ、口に舌圧子を入れられた状態の患者に、医師は声が出せるようになるまで外には出られないと断言する。しかし声は出ない。舌に電極が取りつけられる。電流が通されると患者の背中は弓反りになり、その拍子に配線が外れる。しかしやはり声は出ない。医師がいくら声を出せと命じても、患者はそれに従うことができない。配線を直して再び電流を通す。一時間後、辛うじて聞き取れるくらいの「あー」が出る。イーランドは容赦なく通電を繰り返す。数時間が経過し、患者は吃音を発し、嗚咽を漏らすようになる。追い打ちをかけるような電気ショック。ようやく通常の発声ができるようになり、患者は解放される。部屋を出ていく時、

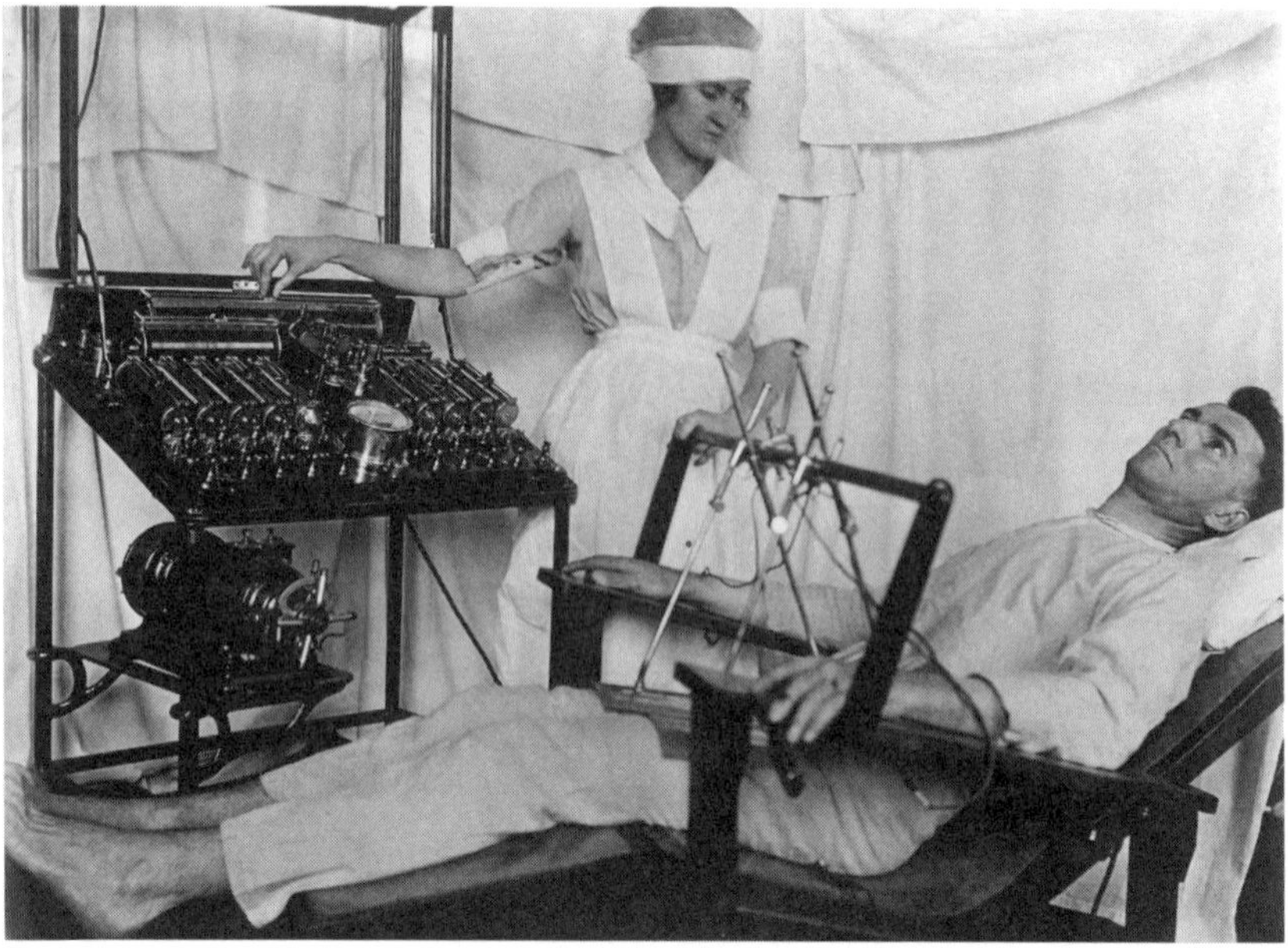

61 ――――――シェルショックに対する電気治療。男性の両腿につけられた電極から電流を流し、両脚の震え、もしくは麻痺を治療しようとしている場面。

患者は自分を治療という名の拷問にかけた当の医師に対し、「ありがとうございました」と礼を言わされる。[12]

ヴァンサンとイーランドは戦勝国側の人間であったから、かれらの治療に対する患者たちの憤懣は表に出ることなく立ち消えた。一方、敗戦国となったオーストリア＝ハンガリー帝国は国家そのものが崩壊し、ウィーンは渾沌へと呑み込まれた。そうした状況の中、ユーリウス・ヴァーグナー＝ヤウレックは危うい立場に追い込まれる。彼の治療を受けた元患者たちが除隊後、かれらに残虐な拷問を施した廉《かど》で、この医師を戦争犯罪者として告発したのである。ヴァーグナー＝ヤウレックは、自分の行為は純粋な動機から出たもので、患者を救いたいという気持ちしかなかったと主張した。本件調査の過程では、見解を求められたジークムント・フロイトが、被告発人は悪事を働いてはいないとの確信を証言している。専門家同士が結束して事に当たったわけだ。かくしてヴァーグナー＝ヤウレックは無罪放免となり、意気揚々と元の地位に返り咲いたのである。[13]

発熱療法

ところでヴァーグナー＝ヤウレックは、患者の体温上昇が精神病治療に有効との考えをもっており、この仮説を検証するため一八八〇年代後半から患者に発熱を促すための様々な手段を実験で試しているが、その中には丹毒の原因菌である化膿連鎖球菌を患者に感染させる方法も含まれていた（抗生物質が未発見の当時としては大変な危険を伴う方法である）[14]。期待した成果が得られることはなかったが、ヴァーグナー＝ヤウレックは意欲的に実験を続けていった。そしてついに第一次世界大戦中のある日、彼の許に三日熱マラリアに感染したイタリア人捕虜が連れてこられる。これを一連の実験を行う好機と見た彼は、今回は精神病性全身麻痺（GPI）の患者に対象を特化し、マラリア患者から採取した血液を接種した。マラリアが急激な体温上昇を引き起こし、それによってGPIは治癒するというのがヴァーグナー＝ヤウレックの確信であった。

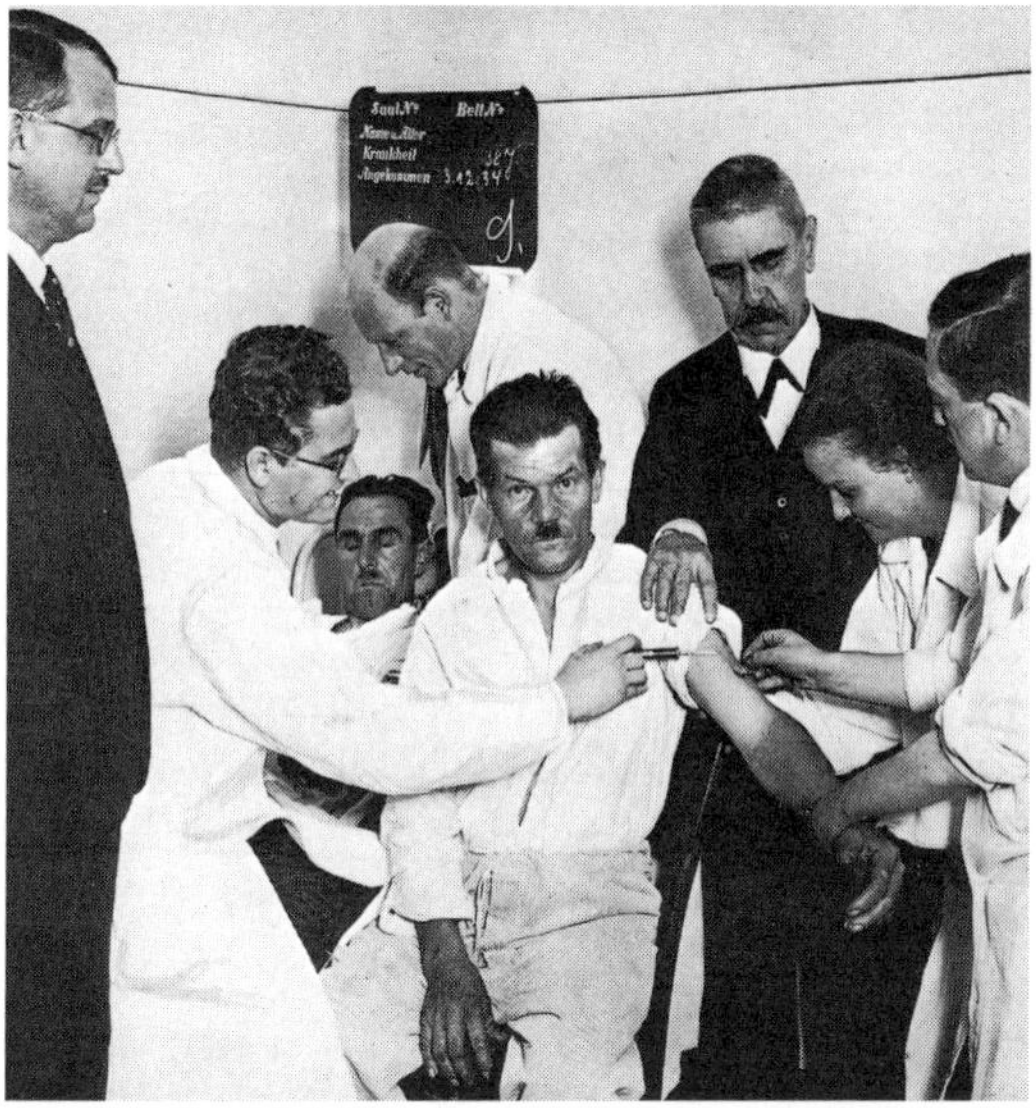

62――――――マラリア感染血液の接種を監督するユーリウス・ヴァーグナー＝ヤウレック（1934）。マラリア患者（最後列の目を閉じた人物）から採取した血液を、第三期梅毒患者（中央の人物）に注射している。このGPI患者のすぐ後ろに黒の三つ揃いを着て立っているのがヴァーグナー＝ヤウレック。

＊

GPIの診断は、十九世紀精神医学が真に誇るべき成果の一つである。羅患者に生じる恐るべき症状が梅毒感染に起因するものであることは、第一次世界大戦勃発の時点ですでに定説となっていた（第8章「狂気の根」の節を参照されたい）[15]。精神医学においてGPIが注目を集めたのは、その症状の悲惨さもさることながら、端的に言ってこの疾患が精神病者のうちでも相当の割合を占めていたことによる。二十世紀前半の精神病院における男性入院患者の一五ないし二〇％がGPI患者であったと推定されるほどである（ただし女性の場合はこの割合がかなり低くなる）。だからもしもGPI患者の病状進行を食い止めることができるなら、その知見が与える希望は圧倒的な重要性をもつと考えられたのである。[16]

そしてヴァーグナー＝ヤウレックの主張によれば、マラリア療法はついにその実現に成功したのである。彼自身が想定した作用機序は、患者が高熱を発することで、薬物が脳に到達するのを妨げている血液と脳の間の障壁が破壊され、それによって（梅毒感染の初期段階の治療薬である）サルヴァルサンと水銀が中枢神経系に到達し得るようになるというものであった。他方、梅毒スピロヘータがインビトロ条件下で熱に弱いことに着目し、この原因菌がマラリアによる発熱で死滅するという機序を考える研究者も現れており、[17]この論争には決着のつかぬまま、終戦から数年のうちにヴァーグナー＝ヤウレックの発案した新療法が世界中で採用されるようになった。各地の病院がマラリアに罹患した麻痺患者を感染血液の供給源として用い、この貴重な液体は断熱容器に入れられて郵便で病院間を行き来した。[18]マラリア療法の効果については一九二六年に、三十五件の研究を素材とした総説論文が発表されており、それを見ると治療を受けた患者の四分の一強、実に二七・五％が完全寛解を得ている。[19]加えてこの新しい「治療法」には臨床医とその患者から高い需要があった。かつて神経梅毒患者は――狂人であると同時に性病持ちであるという――二重のスティグマのもとにあった。しかし今やかれらは自らを身体疾患の罹患者として再定義し、積極的に治療を求め得る存在となったのである。また一方、治療に当たる医師の側でも、これに対応する変化が起きていた。かつては梅毒患者を「救いのない」、「不道徳な」、また「愚昧な」頽廃者として扱っていた医師らが、より共感的で積極的なアプローチを採るようになったのである。[20]なおヴァーグナー＝ヤウレックには一九二七年にノーベル賞が授与されている。現在に到るまで精神医学の分野でノーベル賞を受けた者は二人しかいない。そのうちの一件が、まさにこのマラリア療法の発見を顕彰するものだったのである。

少なくとも患者にとってマラリア療法は肉体への負担の大きい治療であった。急激な高熱とそれがもたらす悪寒のために多くの患者が死ぬ思いをした。しかし熱が下がると、患者はそれに見合った効果が得られたと満足し、担当医もこれに同意見だった（ただしマラリアの症状を抑えるために用いられたキニーネが効かない患者がいなかったわけではない）。だが本当にそれだけの効果が得られたのかどうかについては現在でも定かでない部分が残っている。マラリア療法には厳密な対照臨床試験が行われていないこと、そもそもＧＰＩは自然経過が一定しない疾患であること、この二点において疑念の余地が十分にあったのである。症状悪化の勢いが一時的に弱まったり止まったりするのは元々ＧＰＩに顕著に見られる特徴で、いくら医師や患者が治療の成功を確信したとしても、効果の有無について最終的な結論を出すにはまったく不十分であった。[21] なにしろ何千年もの間、瀉血や吐下剤に特効作用があると言われてきた疾患、それが精神病なのである。だがそれから十五年もしないうちにこの問題は論題としての価値を失った。新しい抗生物質ペニシリンが発見されたからである。ペニシリンこそは紛れもなく梅毒治療の「魔法の弾丸」、つまり特効薬であった。

　ＧＰＩに対するマラリア療法の有効性について、仮にそれが依然「未証明」だとしても、二十世紀初頭にこの病気の原因が医学的に解明され、ヴァーグナー＝ヤウレックにより革新的な治療法が生み出されたというこの経緯から、次の二つの重大な帰結が導かれたのは事実である。第一に、精神病者の相当部分を占める疾患の原因菌が実験室研究を通じて同定されたことで、精神病の身体原因説が非常に勢いづいたことが指摘できる。とりわけ当時の医学界で各種の病原菌の発見が相次いでいた状況を背景として、もしかしたら狂気に対しても固有の病原菌が見つかるのではないかとの期待は大いに高まったのである。そして第二に、ヴァーグナー＝ヤウレックのマラリア療法は、生物学的な原因をもつ精神病には生物学的な基礎を備えた治療的介入こそが有効である可能性を初めて示唆することとなった。

＊

正統性の危機

　精神病院に収容されるほどの疾患は、神経医や精神分析医が扱う疾患とは質的に異なる――これが当時大勢を占めた見解であった。精神病院への強制入院を余儀なくされる「狂人《ベドラム・マッド》」は、その多くが行動、情動、知能の各面において深刻な慢性的攪乱を示す——それゆえ普通人とはまったく異なる現実を生きる——人間であった。妄想や幻覚に囚われ、他人との接触を極度に嫌い、しばしば情動反応の著しく欠如した存在、ゆくゆくは大部分が痴呆の状態へと陥るであろう人々であった。

ヴィクトリア朝期におけるかれらの呼び名は lunatic あるいは insane であったが、これらの呼称は二十世紀前半には過去のものとみなされるようになり、精神科医の間では psychotic が患者を指す語として好まれるようになった（精神科医の呼称も mad-doctor、alienist、medico-psychologist と変遷を遂げ、この当時は psychiatrist が優勢になりつつあった）。一方、ドイツの精神科医エーミル・クレペリンの発案になる早発性痴呆／躁鬱病の分類（やはり第8章「狂気の根」の節を参照）を採用する動きもあり、この二つは二十世紀最初の四十年間を通じ、診断名としての地位を確立していった。ただし早発性痴呆については、スイスの精神科医オイゲン・ブロイラーが「精神分裂病《シツォフレニー》」を提唱した一九〇八年以降、この新しい診断名で呼ばれることが多くなる。そのほうが、早発性の痴呆になった、つまり若くして痴呆を発症してしまったと診断されるよりも絶望感が薄まると考えられたからである。それはともかく、元々この大分類は臨床上というよりは理論上のものであり、したがって早発性痴呆と躁鬱病のいずれの診断についても、その内側を覗いてみれば多様な症状の寄せ集めの如き体《てい》をなしていた。そもそも早発性痴呆と躁鬱病が根本的に異なる疾患であるという主張自体、誰もが納得していたわけではなく、実際、一旦躁鬱病と診断された患者が、予後が良くないからといって精神分裂病のほうに分類し直される事例が多々あったのである。しかし少なくとも狂気に新しい病名を与える身振りは、渾沌の中に秩序を生み出す行為のようにも見え、精神科医らはそれを足場として日々の治療実践に乗り出すことができた。

この種の重症患者を扱う精神科医は、数の上でも政治力の上でも支配的な地位にあった。精神病に対してかれらが採ったアプローチは、きわめて悲観的な種類の生物学的還元論、要するに狂気を身体上の生来的な病的欠陥が不可避的かつ不可逆的に顕在化したものと捉える立場である。この考え方でいくと、仮に治療が効果を上げずとも、それは決して医師のせいではなく、むしろ精神科医は「人類が生んだ病的な変種、もしくは頽廃者」を「強制的にでも排除」

し「隔離」するという重大な社会的機能を担っているのだと[22]、責任回避と自画自讃を同時にやってのけるような言い方すら可能になるわけだ。しかし精神科医の使命は治療ではなく隔離であると定義し直した途端、今度は医療者としての自己定義が揺らぐことになる。患者の病気を治さない仕事が果たして医療と呼べるのかという疑念である。肩書は立派だがその実態は下宿屋の主人と変わらぬ状況は、医療専門職を自称するかれらの意向と齟齬を来《きた》し、この問題は医学全般が目覚ましい発展を遂げていたこの当時にあって、年々切迫の度を増しつつあった。

実際、十九世紀後半から二十世紀初頭にかけて、医学はそれ以前とはまったく別次元のものへと変容を遂げている。医師という職業の大部分が保守的で、数百年の伝統をもつ疾病観に固執したこともあってこの革命は緩慢にしか進まなかったが、それでもルイ・パストゥール（Louis Pasteur, 1822–1895）やロバート・コッホ（Robert Koch, 1843–1910）らの新発見が相次ぐ中、どれほど反動的な者でも細菌医学の理論を認めざるを得ない状況が、最終的には成立するに到る。当初この変化に強硬に抵抗した人々の頭には、実験室での研究は臨床の現実とはかけ離れたものだという理解があった[23]。だから一八八四年にコッホがコルカタで、十九世紀に猛威を振るった疫病の一つであるコレラについて、その原因菌を患者の腸管と糞便の中に発見したと発表した時も、まずドイツで疑念の声が上がり、続いて英国でも十三人の著名医師で構成される公式の学術委員会が招集され、そこで彼の主張は否定されたのである。委員の一人は、コッホの研究それ自体が「残念な失敗」[24]だったとまで述べている。

しかし狂犬病やジフテリアといった致死性疾患のワクチン開発が進み、実験室研究の学術成果こそが診療行為の根拠とされるべきとの意識が若手医師の間で共有されるようになると、細菌医学への疑念は徐々に下火になっていった。パストゥールの知見に依拠して石炭酸による手術室の消毒を提唱したジョゼフ・リスター（Joseph Lister, 1827–1912）も、当初こそ創傷部感染の原因は細菌であり無菌手術によって死亡率は減少するとの主張を他の医師らによって斥けられる経験をしたものの、無菌手術の価値はまもなく広く認められるようになり、これによって技術的に可能な手術の種類が格段に増え、また実際手術後の死亡率や罹患率も大幅に減少することとなった。このように二十世紀初頭までに、外科手術と一般医療はその威信を急上昇させたのである。いまだ原因や治療法の判明していない疾患も、今後の医学の発展により必ずや克服できるはずだ。医師たちはそう展望を新たにした。細菌学革命は医療実践に無限の可能性を与えると考えられたのである。

少なくともヴァーグナー＝ヤウレックのマラリア療法が登場するまで、精神医学はこの流れから完全に取り残されていた。治療が効果を上げないことについては欠陥遺伝のせいにしておけばなんとか乗り切れたものの、その代償として医学の中心からは随分遠ざかってしまったし、意欲ある臨床医の間に深い無力感が蔓延することとなった。この状況から抜け出すには、精神病の原因について、それが生物学的な性格のものであるとの前提は維持しつつ、頽廃論よりも有望な方向性を示してくれる新学説を構築し、それに基づく新療法を開発する以外に途はなかった。

この点、ほかならぬクレペリン自身が、狂気の原因に関して独自の学説を新たに提唱し、年々自説の重要性への確信を深めていった事実が注目に値する。それは、早発性痴呆と躁鬱病の真の原因は自家中毒、つまり体内の別の部分に潜伏する慢性的感染巣から発する有毒物質が脳に回って中毒を起こすことにあるとする説で、幾度も版を重ねた彼の名高い教科書の中でも論じられている。〈25〉この自家中毒説は、各種慢性疾患——関節炎、リウマチ、心臓病、腎臓病——を細菌学的パラダイムに組み込むに当たり多くの主導的医学者らによって採用され始めていた一般医学上のアプローチを転用したものであった。ことほど左様に、ＧＰＩの梅毒原因説に確証が得られたことで、精神科医らは精神病一般の原因についてもこれと同様の説明が成り立つのではないかとの思いを強めることができたのである。

＊

狂気の病原菌

中でも特筆に値するのが、米国の精神科医ヘンリー・コットン（Henry Cotton, 1876–1933）の所説である。彼の師に当たるスイス出身の精神科医アドルフ・マイヤー（Adolf Meyer, 1866–1950）は、一八九二年に米国へ移住した後、一八九六年にマサチューセッツ州のウスター州立病院で、実験室研究の成果を携えて狂人治療の難題に立ち向かう科学的精神医学の急先鋒たるべき新世代の医師育成を目的とした、少人数精鋭の教育プログラムを作成している。コットンもこのプログラムで訓練を積んだ後、一九〇六年にマイヤーの支援を得てドイツに留学し、(アルツハイマー病にその名を残す)アロイス・アルツハイマーやクレペリンら当時の精神医学の重鎮たちから直接薫陶を受ける機会に恵まれた。帰国後も三十歳になったばかりという若さで、一流精神科医の証しである州立病院管理者の職を得る。

すなわち一九〇七年、ニュージャージー州のトレントン州立病院に赴任したコットンは、直ちに病院の近代化に向けた改革に着手し、それから十年のうちに、最先端の手術室の導入、実験室の改良、最新の医学文献を揃えた本格的な専門図書室の整備を成し遂げるのである。しかしそうした病院改革の成果をも凌いだのが、精神病に関するコットンの学術的知見である。彼はかつてクレペリンから得た示唆を基礎に、とうとう狂気の原因解明に成功したとの確信に到ったのだ。精神病は最も軽度のものから最も重度のものまですべて単一の疾患を共通原因として生じるというのがコットンの主張であった。曰く、「各種機能的精神疾患の間に根本的な相違があるとは考えられない。症例の研究を進めれば進めるほど、機能的精神疾患群の内部に異なる複数の疾病単位は存在しないとの結論が避け難くなってくる」[26]のだ。精神科の患者であろうと体内の病変を原因とする疾患に罹っている点で他の診療科の患者と変わるところはなく、ことさらに「精神病」などという語を用いること自体が不適切である。そしてその身体病変を引き起こす原因に関して言えば、当節精神科医の間に蔓延する欠陥遺伝説などは誤謬にすぎない。疾患の原因は細菌にありとするのが現代医学の常識であり、その点精神疾患とて例外ではない。病原菌の発見に資するのは実験室での病理研究であり、それがもたらす有害作用を除去するための治療は外科細菌学に基づくものでなければならない。

コットンによれば、体内に潜伏する慢性的感染箇所から産出された毒素が血流で運ばれ脳に中毒を生じるのだという。そうした感染箇所として彼が最初に注目したのが歯と扁桃腺で、この理解に基づき、多数の患者に治療として抜歯と扁桃腺切除が施された。しかしこの施術によっても期待したほどの成果は上がらなかった。そこでコットンは視線の先を変え、次のように述べる。「X線検査、細菌検査、血清検査等の近代的な臨床診断法――および既往症の仔細な検討と十全な診察——により、大半の症例で、通常患者が気づいていない隠れた感染が判明することになろう」。[27] 感染の虞《おそ》れが強いのは胃、脾臓、子宮頸部、そして何よりも結腸であり、いずれも場合によってはその全部もしくは一部を外科的に切除する必要がある。そこまでやって大丈夫なのかという懸念についても、コットンは想定済みであった。「胃は言うなれば大規模建築の際にしばしば用いられるセメントミキサーのようなもので、必要性もそれと同程度である。大腸もその役割は貯蔵であって、胃と同じく取ってしまっても支障はない」。[28] 彼の主張するところでは、こうした積極的治療を通じて狂人の実に八五%が治癒に到ったという。

慢性的感染の潜伏箇所を除去することで精神病を治癒に導くという発想は決してコットンの専売特許ではなかった。イングランドでも、バーミンガム周辺の全精神病院を統轄する立場にあったトーマス・チヴァーズ・グレイヴズ（Thomas Chivers Graves, 1883–1964）が独自にコットンと同様の結論に達し、開腹手術にこそ到らなかったものの、抜歯と扁桃腺切除、副鼻腔の切開と洗浄、浣腸による糞便排出といった治療を行っているのである。一九二〇年代にコットンが二度の渡英機会を得た際には、このグレイヴズとともに英国医学界の有力者らからの称讃を受けることとなった。一度目の渡英は一九二三年で、この時には王立協会のフェローでロンドンの全精神病院の病理医を務めていたフレデリック・モット（Frederick Mott, 1853–1926）と、英国医学心理学会の会長に就任したばかりのエドウィン・グドール（Edwin Goodall, 1863–1944）が彼の研究を大いに褒め称えている。[29] それから四年後の一九二七年に英国医学会と英国医学心理学会の合同大会で講演を行った際には、王立外科医師会の会長バークリー・モイニハン（Berkley Moynihan, 1865–1936）がコッ

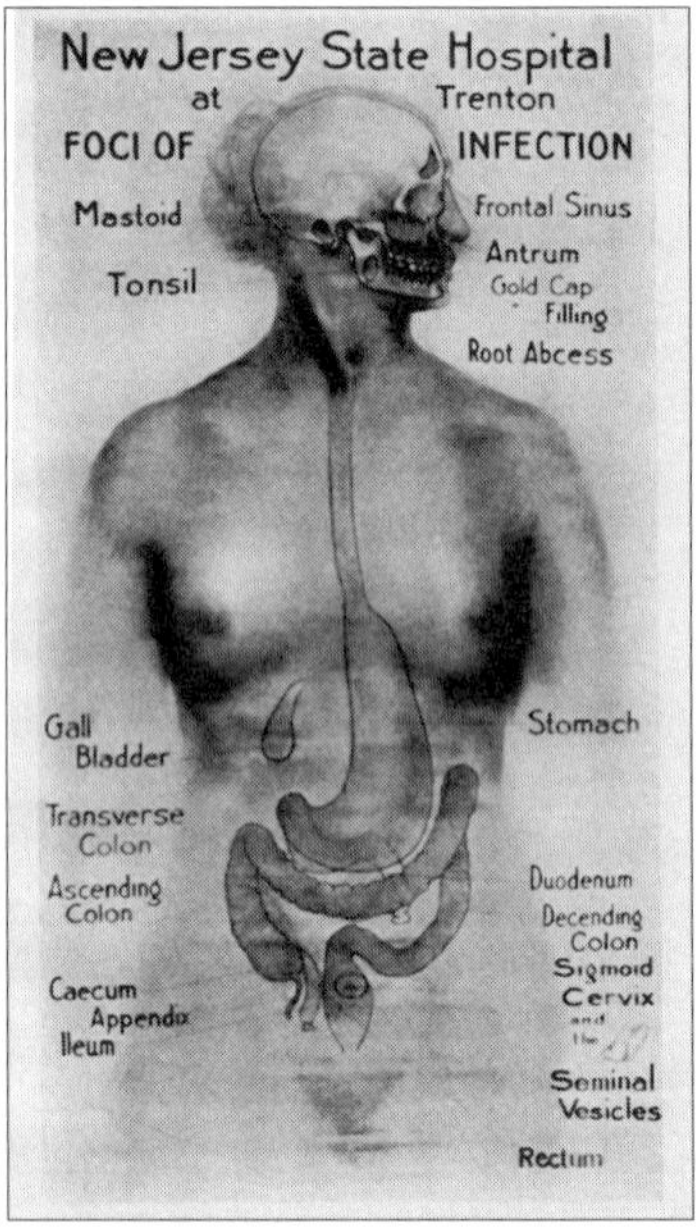

63————ヘンリー・コットンが常用した感染病巣図。未発見の敗血症病巣が潜伏し、身体と脳の中毒の原因となっている可能性のある箇所をすべて示している。

トンを精神医学界のリスターと呼んで讃美し、「今後はX線設備を備えた実験室と有能な細菌学者を有し、優秀な外科医の執刀体制が整えられていない限り、まともな精神病院とは言えなくなるだろう」[30]と予言しているのである。

コットンとグレイヴズに対しては、米国の朝食産業の大立者であり高名なバトルクリーク・サニタリウム（第9章「精神病院の忌避」の節、最末段を参照）の管理者でもあったジョン・ハーヴィ・ケロッグ、米国医学会会長ヒューバート・ワーク（Hubert Work, 1860–1942）、二十世紀前半の米国で最も影響力をもった精神医学教科書の著者スチュワート・ペイトン（Stewart Paton, 1865–1942）ら有力者からの讃辞が相次いだ一方で、大きな批判も寄せられることとなった。ただ開腹手術後の死亡率が三分の一近くにのぼることについては、コットン自身が認めている事実であるにもかかわらず誰一人として問題にしていない。[31]精神科医らが訴えたのは、担当患者の家族から、奇蹟的な効能があると巷で噂のあのコットンの治療法を自分の身内にもやってほしいと迫られて閉口しているという不満のほかは、彼の大言壮語と「外科手術や細菌学の知見から期待されることについての過剰に楽観的な見立て」[32]に関する懸念であって、かくも大規模な実験を入院患者を被験者として敢行することの正統性に疑問を呈するとか、手術が原因で障害を負ったり死亡したりする患者が大量に出ている事実を問題視する議論はほぼ見られなかった。一応、米国精神医学界随一の権力と名声を誇るアドルフ・マイヤーの指揮の下、コットンの研究成果に対して調査が開始されはしたものの、前述の通りマイヤーはコットンの師であるため、この人選には倫理的な問題が残った（ただし調査の結果、術後死亡率は実際には四五％近くにのぼることが判明している）。実際、マイヤーはコットンの診療活動に介入して患者の生命を守ることよりも醜聞の回避を重視し、調査で明らかにされた事実の公表を禁じている。[33]

＊

ショック療法

ヴァーグナー＝ヤウレックによるマラリア療法、またコットンとグレイヴズによる病巣切除術は、以後精神病院を舞台に盛んに行われるようになる一群の生体実験の前哨にすぎなかった。一九二〇年代から三〇年代にかけて、狂気の根絶と正気の回復を目的として患者の身体に介入する様々な治療法が欧米各国で次々に案出されていくのである。とにかく藁にも縋《すが》らざるを得ない患者家族、狂気の博物館の学芸員という役回りからなんとかして脱却したい精神科医、慢性精神病者の増加による財政負担に苦しむ政府と、各方面の利害が一致して進められたのがこの一連の実験で、その動きに歯止めをかける力は一切存在しなかった。患者本人に関して言えば、かれらには自分の意見を表明する機会がほぼ皆無であった。道徳的、社会的、物理的な隔離により外部の目の届かぬ環境に監禁され、道徳的主体としての地位を剥奪され、適切な判断能力を否定された存在、それが精神病者であり、かれらには自分たちを支配する人々に対して抵抗の意思を示すことが、ごく一部の例外を除いてほぼ不可能だったのである。

この時期に行われた常軌を逸する治療法の中には、すでに我々の集合的記憶からすっかり抜け落ちてしまったものも少なくない。例えば、患者を狂った思考から切り離すためにバルビツール酸系の催眠薬を投与して昏睡状態に陥らせる治療法。[34] あるいは、馬血清を脊柱管に接種して髄膜炎を発症させ、それにより高熱の発生、また免疫系の作動を導き、白血球の「貪食作用により中枢神経系からその正常機能に有害な毒素を除去する」治療法。[35] そして、ボストン富裕層御用達のマクレイン病院でハーヴァードの精神科医らが行った、体温を人間の生存限界ぎりぎりの華氏八十五度（摂氏二十九度）以下にまで下げる（時にその限界を突破することもあった）低体温療法。[36] さらにストリキニーネ、コロイド状カルシウム、シアン化物の投与[37]等々。

これらの治療法はごく一部で採用されたにすぎず、また短命でもあったが、一方でロボトミーや電気痙攣療法（ECT）等、長期にわたって大々的に拡散し、精神病とその治療に対する世間の認識に決定的なインパクトを与えた新療法も、やはりこの時期に開発されている。一九六〇年代以降、後述する「反精神医学」の動きが精神医療の内部叛乱として活発化するに当たり、大衆文化の中で描かれる精神医療の姿を規定することになるのがまさにこのロボトミーやECTのイメージであった。小説やハリウッド映画に登場する精神科医が、治療の名の下に様々な機器を駆使して患者を支配する、嗜虐性と異常性を併せもった医師として描かれるようになるのもやはりこの事情によるわけだが、しかし当初は精神医学の内部でも、また当時新興の科学ジャーナリズムにおいても、これら新療法こそは医学の進歩が精神疾患の治療にようやく追いついた証拠であるとして絶讃する論調が優勢だったのである。

十九世紀後半から二十世紀前半の時期、医学における実験室革命は病原菌研究の外側にまでその影響力を及ぼすようになっていたが、特に内分泌系の研究から最も画期的な治療法の発見に到った事例の一つとして、カナダのフレデリック・バンティング（Frederick Banting, 1891–1941）とチャールズ・ベスト（Charles Best, 1899–1978）によるインスリンの分離が挙げられよう。一九二二年、二人は分離したインスリンを小児病棟の昏睡患者に投与し、瀕死の状態から見事回復させることに成功したのである。魔法の薬がその威力を見せつけた瞬間であった。

それから少し経った一九二〇年代後半、ベルリンはリヒターフェルデの私設療養所でモルヒネとヘロインの依存症患者を担当していた医師マンフレート・ザーケル（Manfred Sakel, 1900–57）が離脱症状の緩和と食欲の増進を目的としてインスリンの投与を行ったところ、一部の患者が低血糖性昏睡に陥るという結果が観察された。一九三三年、ウィーンの病院に移り分裂病患者の病棟を担当することになった彼は、そこで自らインスリンショック療法と命名した治療法の実験を開始する。同年十一月のウィーン医師会での講演において初の成果報告を行い、以後は寛解率が七〇％に達した上、この割合から漏れた患者も、その多くが相当の改善を示したと主張するまでになる。一九三七年度のスイス精神医学会大会には、世界二十二カ国からこの治療法の有効性について肯定的な報告が寄せられている。[38]その後ザーケルはオーストリア国内における反ユダヤ主義の高まりを避けて渡米し、ニューヨーク州のハーレム・ヴァリー州立病院に職を得て以後は一九五七年に心臓発作で没するまで米国に留まった。自らの発見を精力的に説いてまわった生前の彼自身の説明によると、この治療法は――

超高用量のインスリン投与によるショックを連日繰り返し惹起するものである。時に癲癇発作を起こすこともあるが、より頻繁に見られるのは大量の発汗を伴う眠気もしくは昏睡の惹起である――いずれにせよ通常であれば要警戒の臨床像を得る。（……）しかし治療を求めて我々の許に来る患者は概ね途方に暮れており、あるいはともかくも病状が非常に重篤であることを考えるなら、いかに危険であったとしても、幾分か成功の望みのある以上は、この療法の試行が十二分に正当化されるものと考える次第である。〈39〉

提唱者本人の言う通り、この治療法には大きな危険が伴った。患者は死と隣り合わせの状態に置かれるため医師と看護師による不断の看視を要し、しかも細心の注意を払っていてなお、治療を受けた患者の二ないし五％が死亡している。昏睡からの蘇生にはブドウ糖注射が用いられた。患者一人にインスリンとブドウ糖の注射が何十回と施されるため、資源の稀少性により一つの施設でこの治療を受けられる患者はごく一部に限定されたものの、それでも各地の病院がこのインスリンショック療法を採用するに到った。〈40〉

ザーケル自身、「癲癇発作の作用機序は、抵抗性症例において「常備軍」たる低血糖症の侵入を可能とするために障壁を破壊する破城槌のようなもの」〈41〉だと考えていた。インスリン昏睡療法の有効性が対照試験を通じて否定された際も、そうした指摘に対して著名な精神科医らが揃って激烈な反発を示し、〈42〉同療法の実施例は一九六〇年代前半に到るまで一部に残存した。一例として、（一九九四年にゲーム理論への貢献でノーベル賞を授与されることになる）ジョン・ナッシュが、一九六一年にトレントン州立病院で分裂病治療の一環としてインスリン昏睡療法を受けた事実が知られている。〈43〉

インスリン昏睡療法は常に資源の制約を受ける治療法だったが、一九三〇年代に相次いで開発された二つのショック療法は、その点の懸念とは無縁であった。まず、ザーケルによる新療法発表のちょうど翌年、ブダペストの精神科医ラディスラス・メドゥーナ（Ladislas Meduna, 1896–1964）が痙攣惹起による分裂病治療の臨床実験を開始している。発想の根幹にあったのは、分裂病と癲癇は共存し得ないという根拠薄弱な（実際誤った）仮説である。痙攣惹起の手段として最初に用いられたのは精油から抽出した樟脳の接種であったが、樟脳は忍容性が低く痙攣誘発剤としての信頼性に欠けた上、「不安からパニックに陥り、攻撃的行動や自殺行動を伴う」[44]ことが判明する。そこで誘発剤をストリキニーネに切り替えるもやはり満足な結果は得られず、最終的に使用薬物として落ち着いたのがペンタメチレンテトラゾール（米国商標はメトラゾール、ヨーロッパ商標がカルジアゾール）であった。

メトラゾールは樟脳より効果が予測しやすい面はあるものの、劇症性において劣るものではなかった。メドゥーナ自身、この治療法について「病変を吹き飛ばし、患者の正常な身体機能を回復するためのダイナマイトのようなもの」と述べている。このように「激烈な攻撃」を行うのは「現在のところ、このショック療法より危険が少なく、しかし分裂病に繋がる有害な過程の連鎖を打ち砕くのに十分な威力をもつ治療法が存在しない」からだというのである。[45]また治療の様子を実際に目にした者が証言するところでは、「様々に特徴的な反応のうちで最も顕著なのは、患者が迫り来る死への恐怖に対して覚える過度の怯え、苦しみ、圧倒が、その表情や口調に顕れることである」。[46]しかし治療に伴う副作用がこの実存的恐怖だけだったかといえばそんなことはなく、またこれが最も重い副作用だったわけでもない。ある精神科医に言わせれば、「この治療の最も深刻な難点は、関節脱臼、骨折、心臓損傷、永続的脳損傷等の合併症を生じ、また中には致死例も見られることである。ほとんどの患者が治療に対して示す極度の恐怖と不安、また時に生じる激しい痙攣と重度の合併症のゆえに、代替となり得る治療法の模索が現在進められているところである」。[47]

この代替療法だが、発見までそう長くはかからなかった。ローマ大学のウーゴ・チェルレッティ（Ugo Cerletti, 1877–1963）とルーチョ・ビーニ（Lucio Bini, 1908–64）は元々犬の全身に電流を流してその生理学的効果を調べていたのだが、この実験では死亡率が非常に高かった。しかしある日チェルレッティが偶然に訪れた屠殺場で、豚の頭部に通電して気絶させてから喉を掻き切る方法を知ったことにより、人間の場合も頭部だけに通電するようにすれば（ただし喉は掻き切らない）、治療効果が得られる可能性があるのではないかとの発想が生まれる。一九三八年四月、この電気痙攣療法 Electro-Convulsive Therapy、略してＥＣＴの臨床試験が初めて実施され、当初は電流が弱すぎて期待した結果

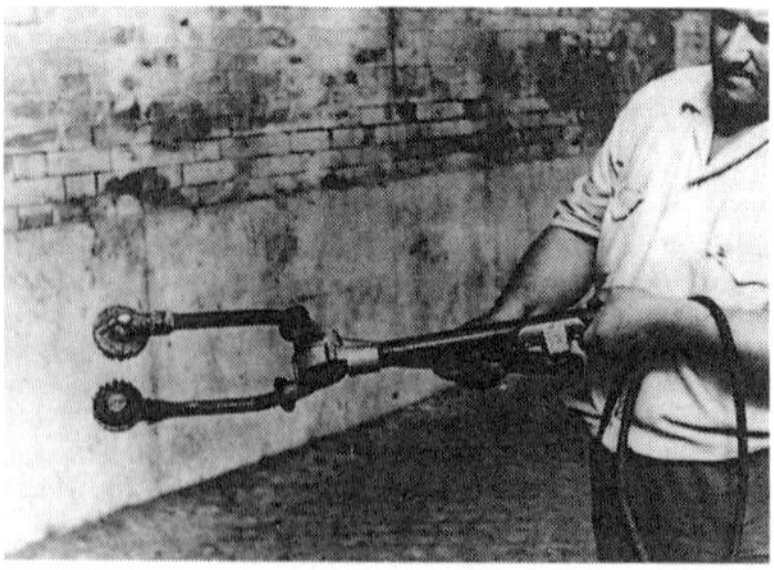

64――――ウーゴ・チェルレッティはローマの屠殺場を訪れた際、この写真のような器具を用いて豚を電流で気絶させる様子を見て、精神病者に電気ショックを施すことを思いついたという。

が得られなかったものの、その後、患者に痙攣大発作を惹起することに成功している。ＥＣＴはメトラゾールよりも安価で信頼性が高く、またその効果は基本的に瞬時に顕れた。患者は痙攣を待つ長く不安な恐怖の時間を経験しなくて済むようになり、しかもチェルレッティの主張によると痙攣が収まった時点ですでに、自分に今起こったばかりの出来事についての記憶が失われているのだという。施術も簡単で費用も安価なＥＣＴは、すぐに世界中で採用されるようになった。[48]ただし施療中に股関節窩と脊椎の骨折を伴うことがあったため、一九四二年には筋弛緩剤――当初はクラーレ、後にサクシニルコリン――の併用が始まり、これに応じて麻酔と人工呼吸の準備も必須となった。[49]

以上各種のショック療法については、その効果が脳の損傷に由来するものである可能性も指摘されている。ハーヴァードの神経科医スタンリー・コッブ（Stanley Cobb, 1887–1968）が一連の動物実験の結果から以下の結論を導いたのである。「インスリンとメトラゾールの治療効果は、大脳皮質内の神経細胞の大規模な破壊によるものとも考えられる。この破壊は回復不可能である。（……）これらの治療法を精神病や神経症の治療に用いることは、仮にそれによって患者が治癒に到ることがあるとしても、正当化し得るものではまったくないと私には思える」。[50]これに対しザーケルは、インスリンによる昏睡状態下に脳への酸素供給が遮断されることを原因として脳損傷が生じることは認めつつ、破壊されるのは病原性の有害細胞であると一切証拠を挙げることなく反論している。[51]ＥＣＴについても、施療に際して脳損傷を伴う可能性を指摘する批判が現在に到るまで何度も出てきているが、擁護派はその可

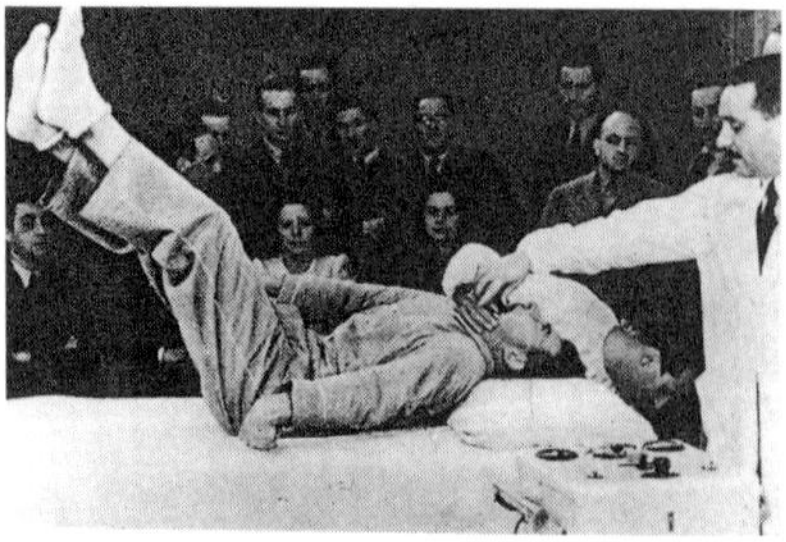

65――――ECTの施術を受けた後、発作を起こす患者(1948)。患者のマウスガードを点検している人物(右)がルーチョ・ビーニ。

能性をまったく認めようとせず、むしろ批判者に対し冷笑をもって応じる状況が依然続いている。[52]

＊

脳を切る

一方、ＥＣＴと同様一九三〇年代後半に開発された身体療法でありながら、治療に脳損傷が伴うか否かが一切争点とならなかった治療法も存在する。争点とならなかったのはほかでもない、それがそもそもの初めから脳の前頭葉への直接的な外科的侵襲によって行われるものだったからである。この治療法、すなわちルーコトミー **leucotomy**（米国ではロボトミー **lobotomy**）の開発者が、ポルトガルの神経医エガス・モニス（Egas Moniz, 1874–1955）である。一九三〇年代半ばのポルトガルが右翼の独裁者アントニオ・サラザールの支配する後進貧困国であったことを思えば、同国内で行われた小規模な実験がこれほどの影響力をもつに到ったことは尋常ならざる展開とすら言えよう。なおモニス自身は手が不自由だったため、実際の外科手術を担当したのは同僚のペドロ・アルメイダ・リマ（Pedro Almeida Lima, 1903–86）である。かれらが最初に試したのは、頭蓋骨に穴を開け、前頭葉にアルコールを注入して脳組織を破壊する手術であった。モニスは結果を有望と判断し、さらに術式をナイフ状の器具を用いて前頭葉白質の一部を切截《せっせつ》する方法へと修正した。一九三五年十一月から一九三六年二月にかけて、「発病」後四週程度の患者を含む二十人にこの手術が施された。モニスは術後に行われた型通りの経過観察の過程で患者が失禁、無気力、失見当識を頻繁に示したことを認めつつ、そうした症状は一時的なものにすぎず、施療を行った患者の三五％が大幅な改善を、さらに別の三五％が幾分かの改善を示したと主張している。しかし彼に患者を提供した精神科医ジョゼ・ソブラル・シッド（José Sobral Cid, 1877–1941）はこれを認めず、患者は手術により脳に重大な損傷を受けたのであって改善したのではないと反論し、以後協力を断っている。

それでもモニスはパリで出版した著書の中で、手術を施した分裂病患者の七〇％が改善したとの主張を展開した。[53]それに感銘を受けたのが、米国ワシントンＤＣの神経医ウォルター・フリーマン（Walter Freeman, 1895–1972）である。一九三六年の九月、彼は神経外科医ジェイムズ・ワッツ（James Watts, 1904–94）とともに米国で初めてこの手術を実施、翌年には頭蓋骨にドリルで穿孔し、そこからバターナイフ状の器具を挿入し前頭葉の内部を切截して脳結合を切断する方法に術式を改良し、これによって――当人らの主張によると――顕著な結果を得るようになった。二人は患者の脳にランダムな損傷を与えるこの手術法に、あろうことか「精密」ロボトミーなる名称を与えている（標準ロボトミーとも呼ばれる）。

この手術で難しいのは、どの程度の脳組織を破壊すべきかの判断である。少なすぎれば効果が得られず、かといって多すぎれば植物人間を作ってしまうし、場合によっては手術中に死亡する可能性もある。フリーマンとワッツが下した結論は、患者が失見当識の徴候を示すまで切截を続けるというものであった。そのためには当然、手術を局所麻酔下で行う必要がある。ワッツが脳組織を切っている間、フリーマンが患者に質問を投げかけ、返答の記録をタイプに打っていくのであるが、そのおかげで例えば手術台の患者にフリーマンが「いま心をよぎっているものは何か」と尋ねると一瞬の間をおいて患者が「ナイフ」と答えるといった具合の、およそ読むに堪えないやり取りを記した資料が後世に残されることとなった。

かれらは、この手術により一生精神病院から出られぬ運命にあった無数の慢性患者に救いがもたらされるであろうと豪語したが、初手は反発も強かった。ボルティモアで開催された南部医学会大会で研究成果の初報告に挑んだフリーマンを迎えたのは、「痛烈な批判と懸念の声（……）敵対的な質疑の大合唱」であった。この喧騒は、近郊のジョンズ・ホプキンズ大学の著名な精神医学教授アドルフ・マイヤーが間に入り、とりあえず実験を続けさせてみようではないかと聴衆を宥めてようやく鎮まったという。〈54〉そして実験は続けられた。

この手術は奇蹟を行うとのフリーマンの主張は徐々に実を結び、全米各地の病院に広まり始める。〈55〉当時ロックフェラー財団の奨学金を得てハーヴァードに留学中であった英国の精神科医ウィリアム・サーガント（William Sargant, 1907–88）も狂気の根は脳にありというフリーマンの見解に共鳴し、またその熱意に感化された一人で、米国におけるロボトミー拡散の動きを実見したその経験から、帰国後は自ら多数の患者にロボトミー手術を施し、周囲にもその採用を奨励している。[56] その後、第二次世界大戦の勃発に伴ってこの動きは鈍化するが、それにも増して問題となったのは、神経外科医の数が極めて少なかった上、「精密」ロボトミーの術式が必然的に二時間もの長丁場となることであった。

手術時間の短縮が叶えば、全国の精神病院に押し込まれた約五十万人の収容患者を大きく減らすことができる。そう考えたフリーマンは日々そのための方法を模索し続けていたが、ある日ついに、イタリアの医学専門誌に掲載された一本の論文に辿り着く。それは従来に比して遥かに容易に前頭葉へ到達する方法を示した論文で、[57] 彼は後に、この術式であればどんな馬鹿にでも、つまり相手が精神科医であっても、二十分でロボトミーを教えてやることができると嘯《うそぶ》いている（神経医学の訓練を受けたフリーマンは精神医学を下に見ていた）。彼はこの新しいアプローチを経眼窩ロボトミーと名づけ、まずは外来患者に施術することにした。具体的には、電気ショックを二、三回連続して加えて患者を失神させ、瞼の下からアイスピックを挿入し、木槌で叩いて眼窩から前頭葉に侵入させた後、アイスピックを掻くように動かして脳組織を切截する方法である。術後は瞼《まぶた》が黒く腫れ上がるので、患者にはそれを隠すためのサングラスが与えられる。フリーマンによると、意識が戻ってからは驚くほど短時間のうちに日常生活へと復帰することができるという。

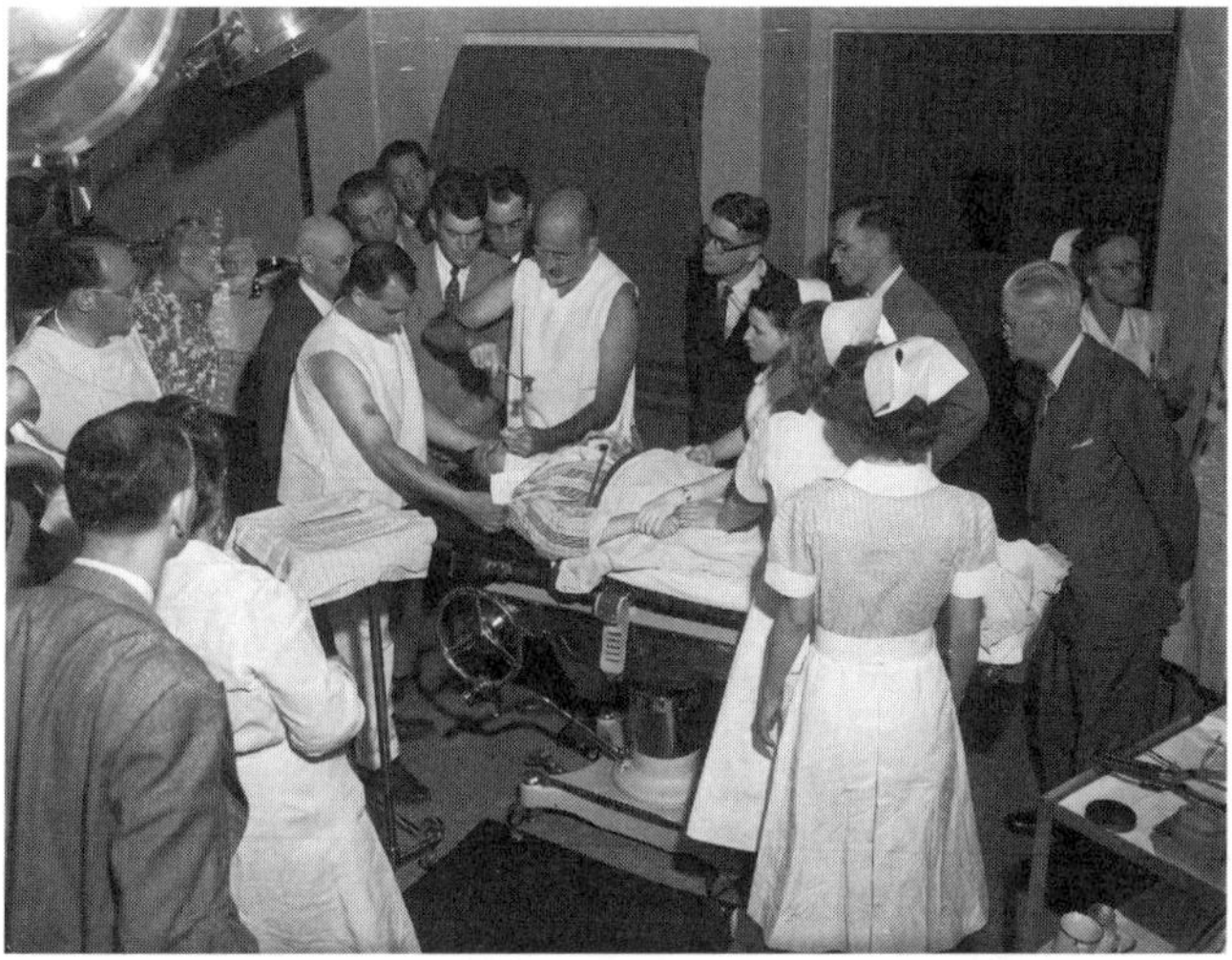

66――1948年7月8日、ワシントン州のフォート・ステラカム病院で経眼窩ロボトミーを行うウォルター・フリーマン。アイスピックが患者の眼球の上部から眼窩を経由して脳内に挿入されている。

この経眼窩ロボトミーは大きな反発を招き、長年相棒を務めてきたジェイムズ・ワッツもこれを機にフリーマンと訣別することとなった。ワッツのイェール時代の恩師ジョン・フルトン(John Fulton, 1899–1960)も不快感を露わにし、ニューヘイヴンに近づくようなことがあればただでは置かないと警告する手紙をフリーマンに送っている。しかし彼はこうした反応にもまったく怯《ひる》むことなく、自分の開発した新しい術式は、神経外科医の施すものより単純でありながら有効性が高く、しかも脳に与える損傷の度合いが小さいと主張し、経眼窩術がいかに容易であるかを示すため米国内での遊説に勤しんだ。標準的な「精密」ロボトミーが一回あたり二時間から四時間を要するのに対し、経眼窩ロボトミーなら午後だけで十二人の患者に施術できるという主張を、各地での実演を通じて訴えたのである。〈58〉ワッツと組んで行った標準ロボトミーの手術が、一九三六年から一九四八年までに六百二十五例を数えたのに対し、フリーマンが単独で行った経眼窩ロボトミーの手術は一九五七年時点で二千四百例にのぼる。また一九四〇年代後半を通じ、全国の州立病院でもこの経眼窩ロボトミーが相次いで採用されている。〈59〉

各種身体療法が多くの病院で採用されたことは、従来医学の周縁にあり、治療効果に関して無能の烙印に甘んじていた精神医学が、晴れて再び科学的医学の仲間入りを果たしたことを象徴的に示す展開であったから、精神科医、精神病院管理者、政治家の各方面にこれを大いに誇る反応が見られた。ニューヨーク州の(全十八カ所を数える)精神病院を繋いだ大規模ネットワークが発行する機関誌は、進歩の事実を確実に示す出来事としてそれを大々的に報じている。

身体療法は心身の本質的な一体性を強調してきた。誰にでも容易に「治療」と理解できる術式が、精神病にもある程度有効であるという事実は、精神病が他のすべての疾患と同様に紛れもなく現実の病気であり、患者を病気と治療という通常の概念から排除しまた人間の範疇から除外するような理解し難い反応などではないという観念を確立するのに大いに貢献するものである。〈60〉

◀◀p. 353に続く

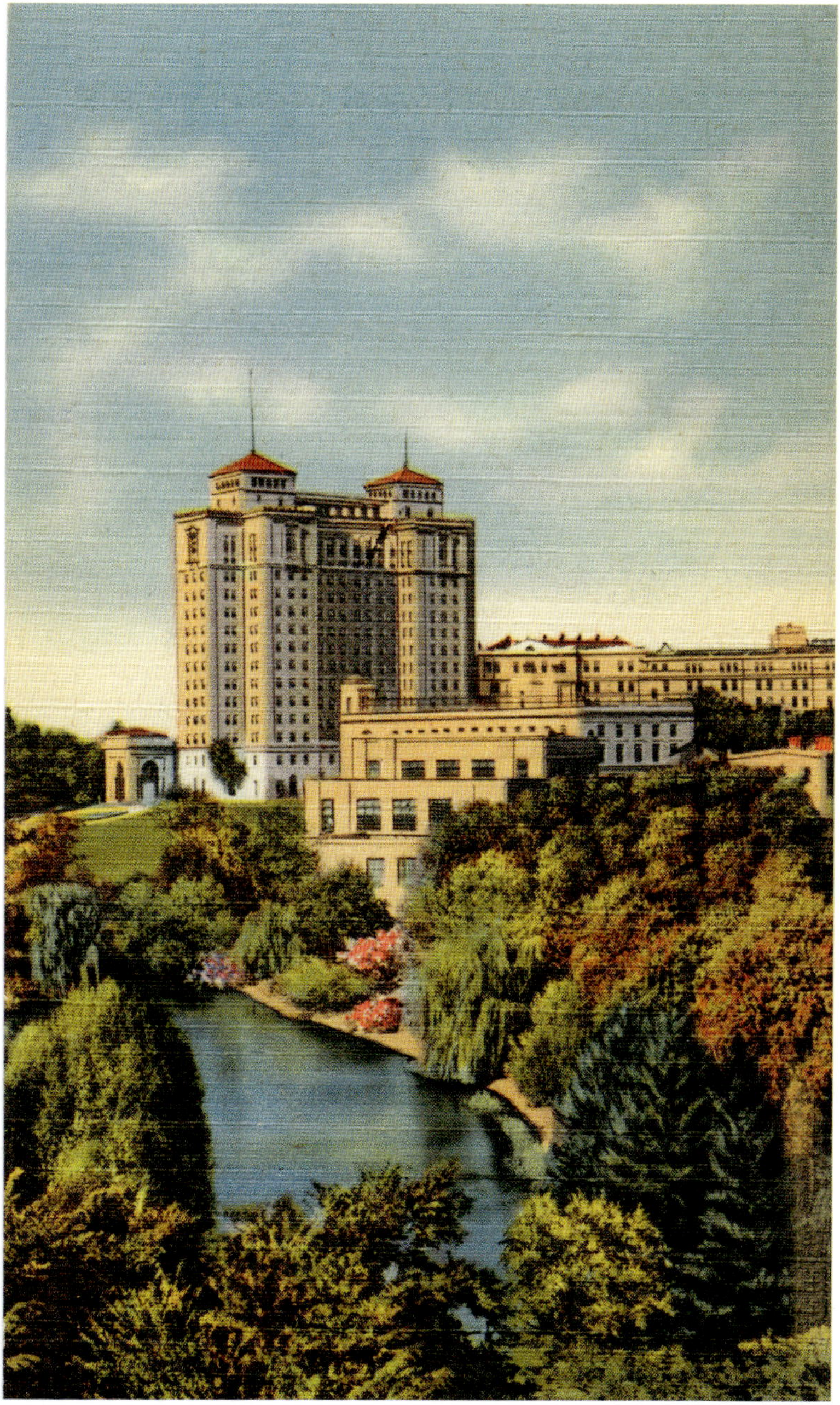

㊱——米ミシガン州のバトルクリーク・サニタリウム。富裕層の神経症患者を顧客とする施設であったが、大恐慌の煽りを受け、１９３３年には破産管財人の管理下に置かれることとなった。

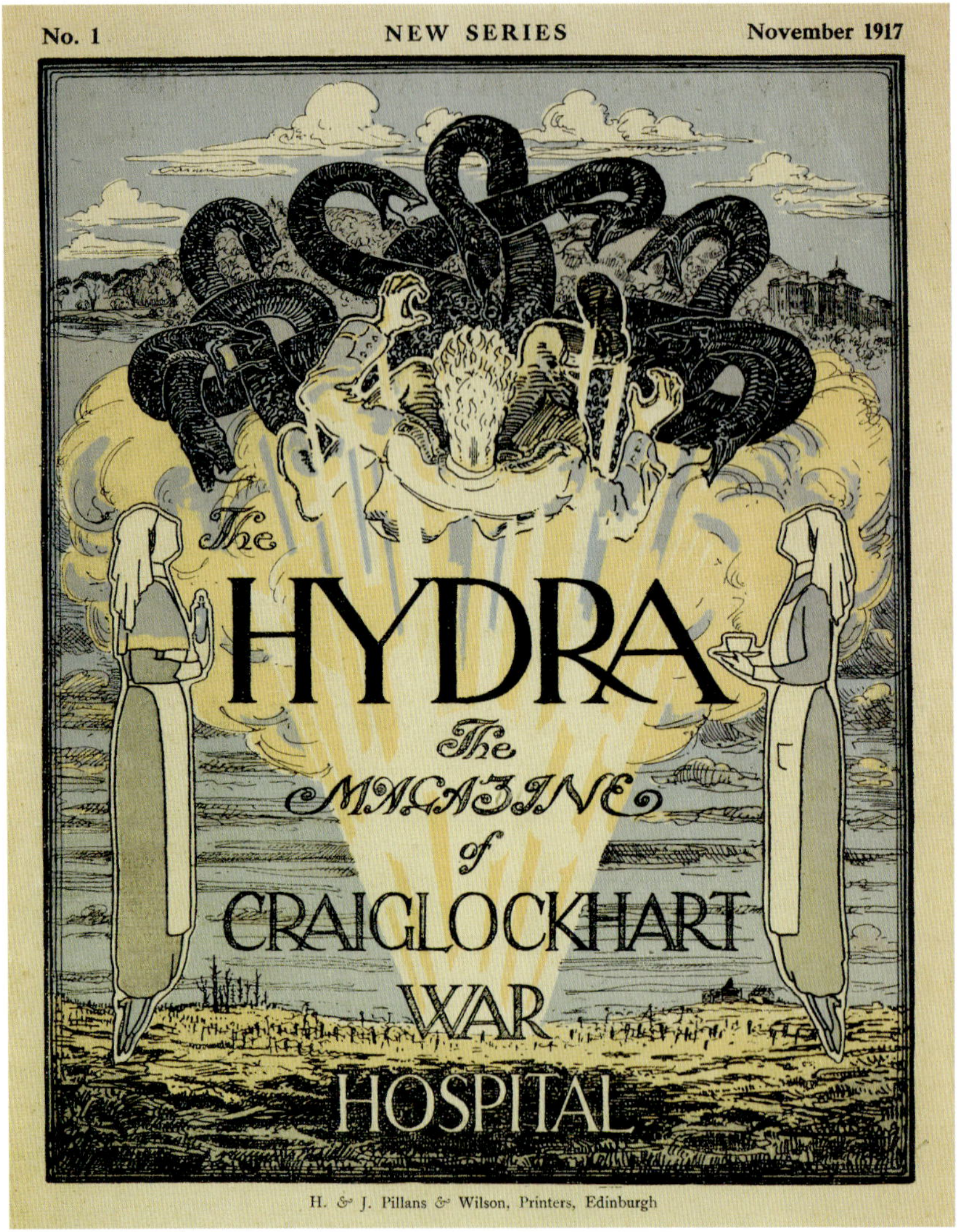

㊲――――クレイグロックハート戦争病院の患者が発刊した雑誌『ハイドラ』。この病院は第一次世界大戦時にシェルショックを発症した将校の治療に用いられ、患者にはシーグフリード・サスーンやウィルフレッド・オウエンもいた。

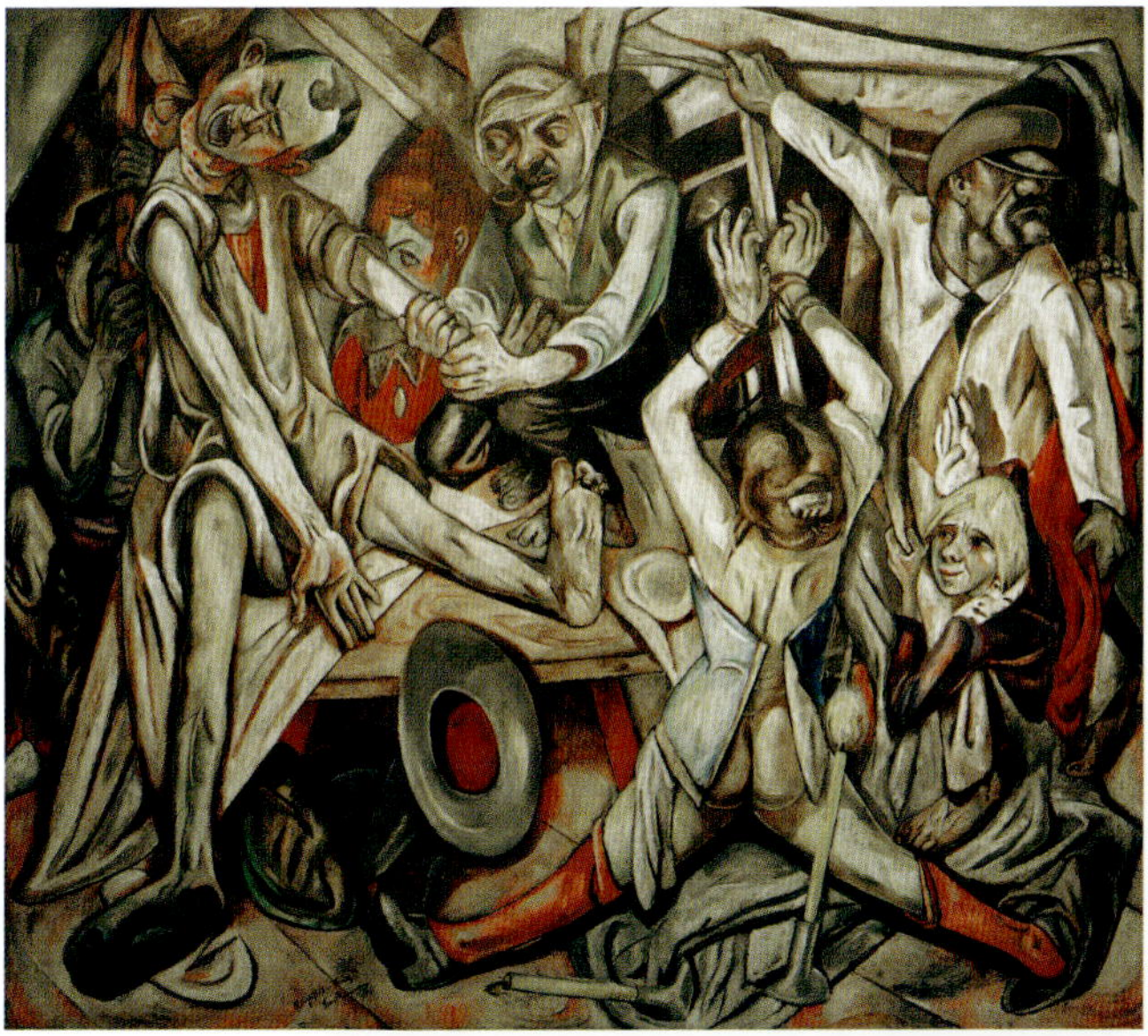

㊳――――マックス・ベックマン『夜』(1918–19)。3人の拷問者のいる狭い部屋の様子を陰鬱に描いた作品である。画面左の男性は首を吊られ、中央から少し右には強姦された女性が柱に縛りつけられている。そのさらに右には引きずられていく子供の姿が見えるが、この子もまもなく拷問もしくは殺される運命にある。秩序や遠近感はすべて崩壊し、悪と狂気の支配する世界へと陥っている。ベックマン曰く、この作品で「人類にその行く末を示す」ことを目指したという。

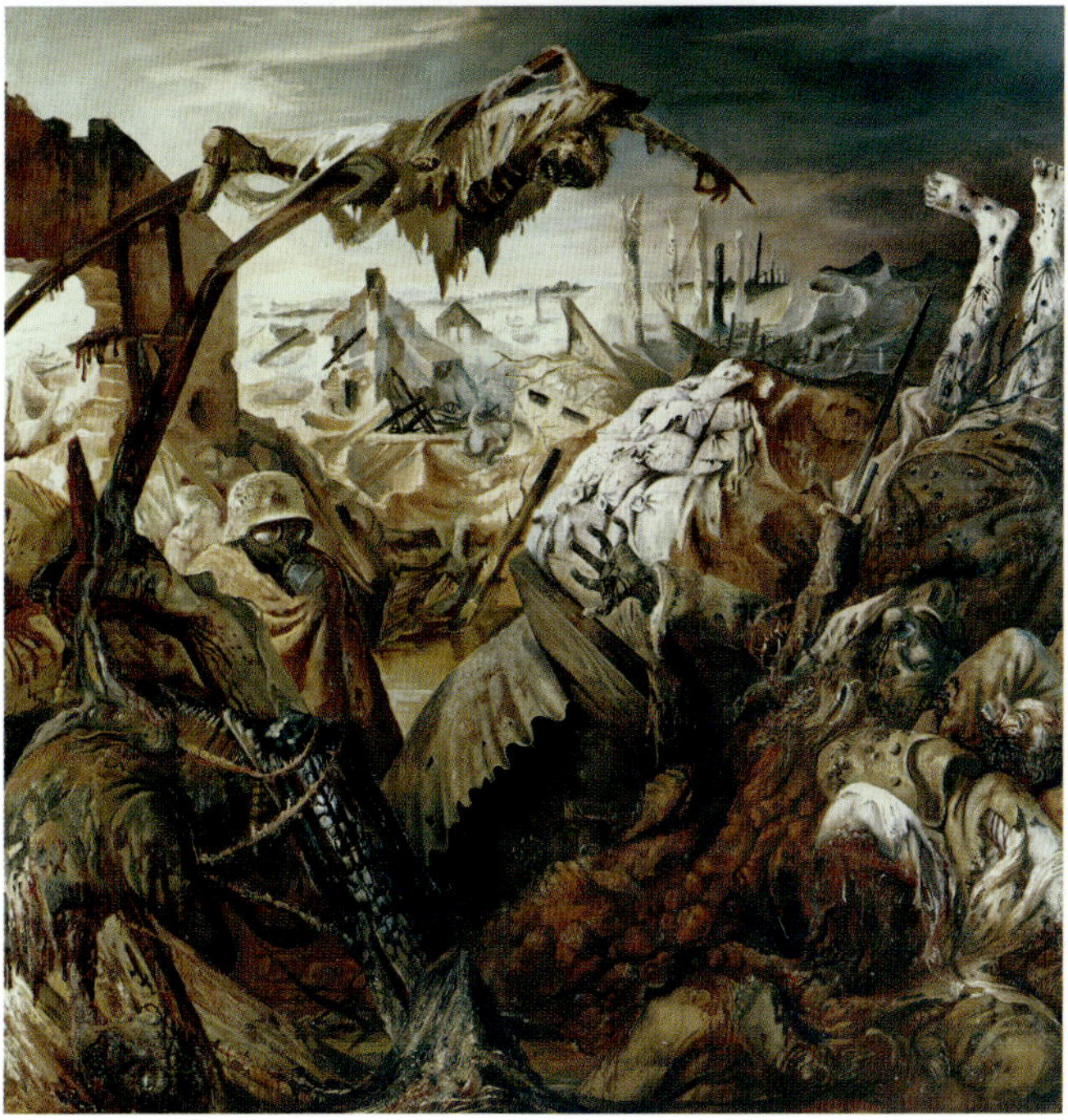

㊴――――オットー・ディックスの三連画『戦争』(1929–32)の中央パネル。塹壕の中で腐敗し膨張したドイツ兵の死体の山。右上に突き出た2本の足は銃弾で穴だらけになっており、中央上方には骸骨が木の枝に引っかかっている。赤く燃える最遠景の空が黙示録的世界の到来を告げる。当然の成り行きとして、ナチスはドレスデンで教授職にあったディックスを解任した。理由は彼の作品が「ドイツ国民の戦意に影響を及ぼす虞(おそ)れがある」からであった。

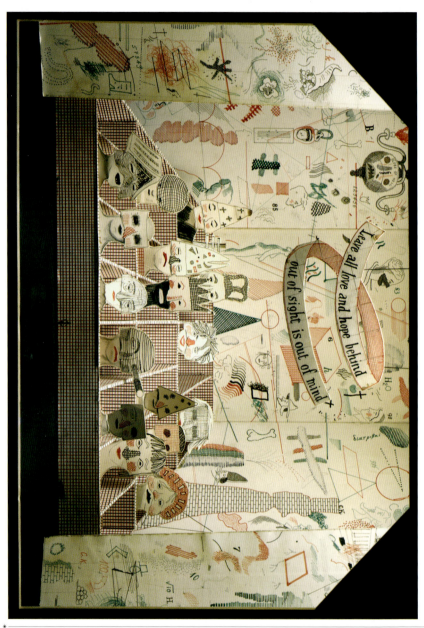

㊵――デイヴィッド・ホックニー『ベドラム』(1975)。グラインドボーン音楽祭で上演されたストラヴィンスキーのオペラ『放蕩一代記』の最後の場面の舞台設計に際して作成された模型。

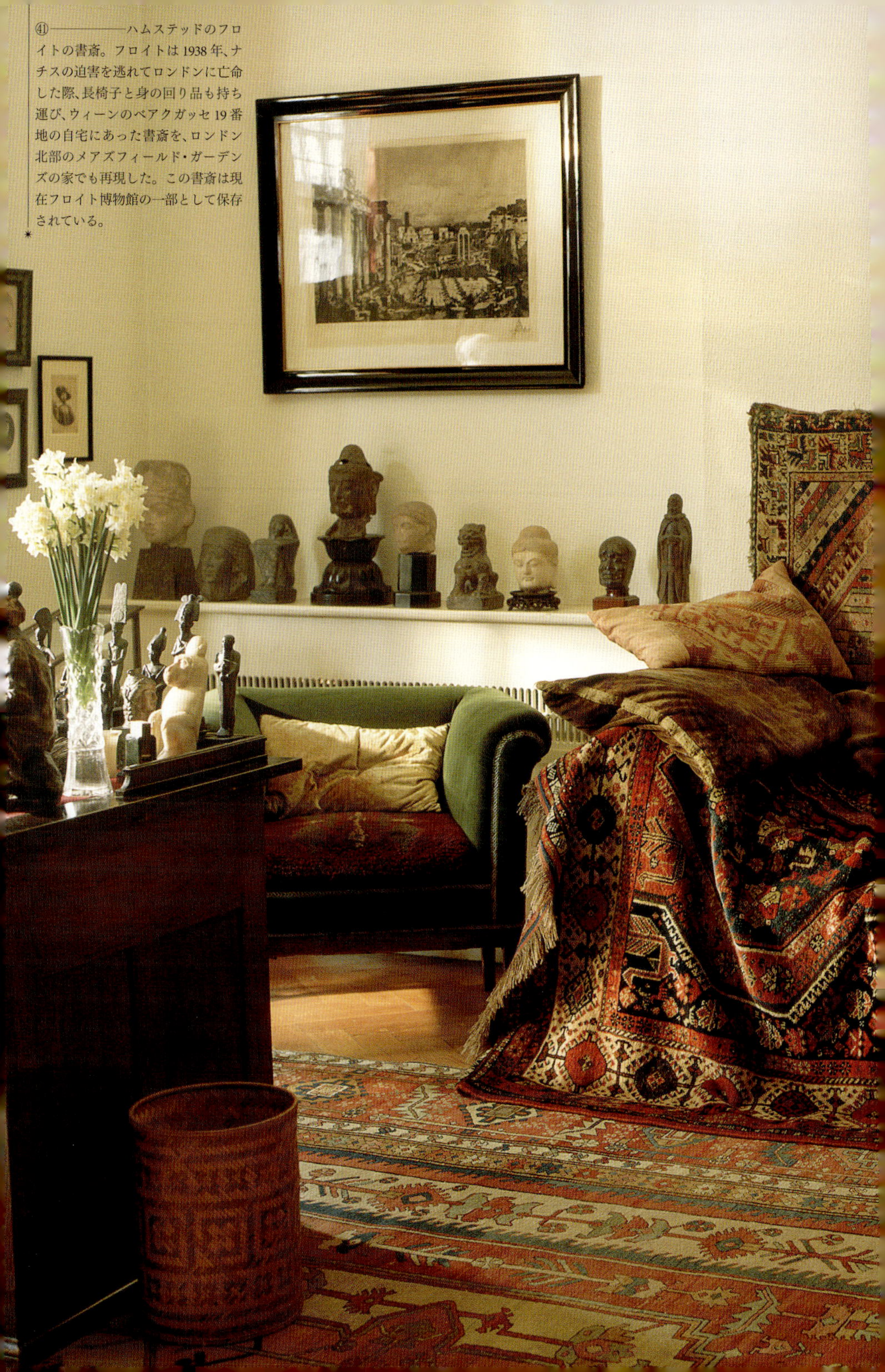

㊶————ハムステッドのフロイトの書斎。フロイトは1938年、ナチスの迫害を逃れてロンドンに亡命した際、長椅子と身の回り品も持ち運び、ウィーンのベアクガッセ19番地の自宅にあった書斎を、ロンドン北部のメアズフィールド・ガーデンズの家でも再現した。この書斎は現在フロイト博物館の一部として保存されている。

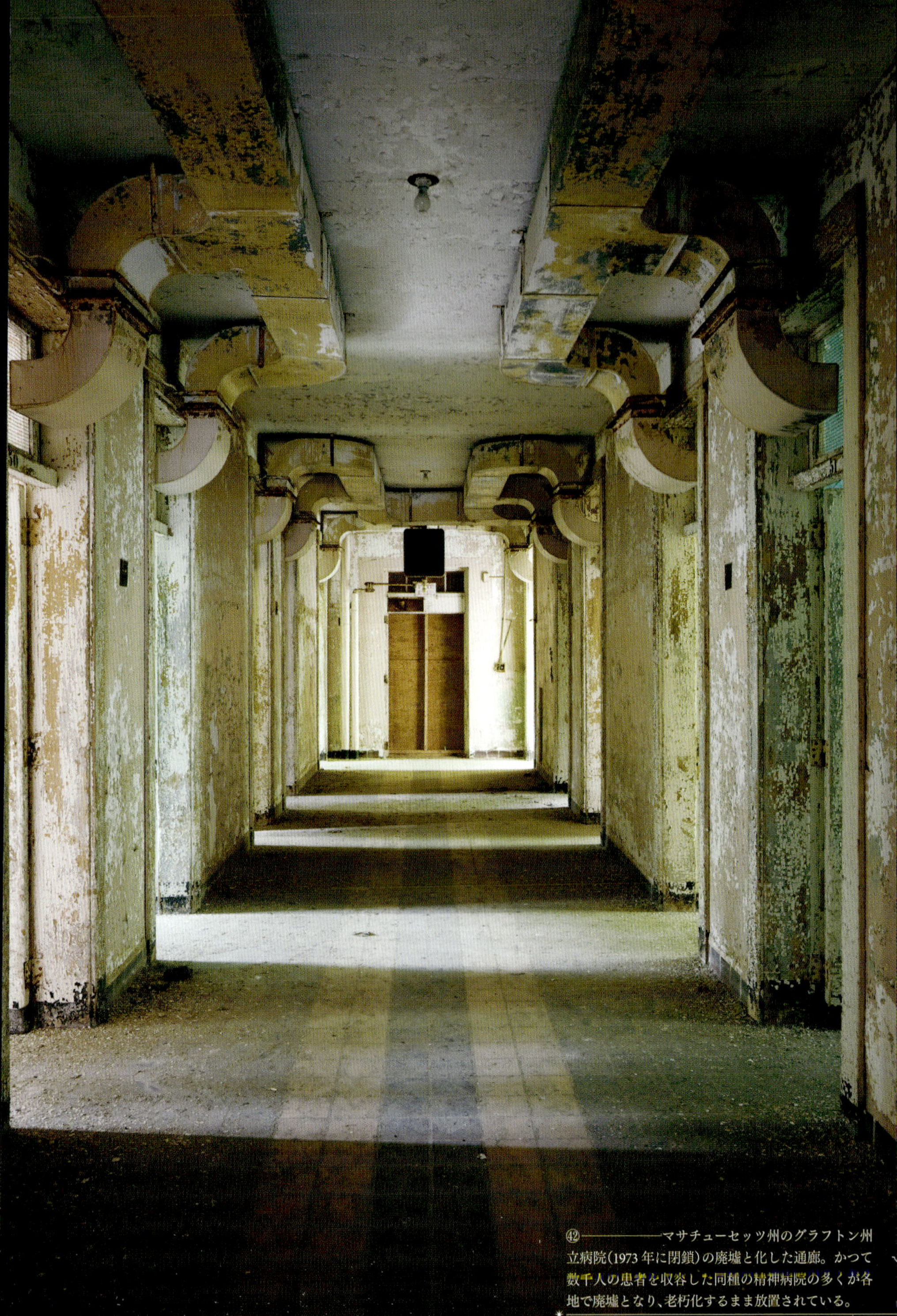

㊷――――マサチューセッツ州のグラフトン州立病院（1973年に閉鎖）の廃墟と化した通廊。かつて数千人の患者を収容した同種の精神病院の多くが各地で廃墟となり、老朽化するまま放置されている。

㊸──────ヴェネツィアのサン・クレメンテ島の空撮写真。現在は豪華ホテルの建物が立ち並ぶこの島だが、かつては人が立ち寄り難い場所だった時期もある。つまり１８４４年から１９９２年にかけて、この島にはヴェネツィア市の女性専用精神病院が置かれていたのである。

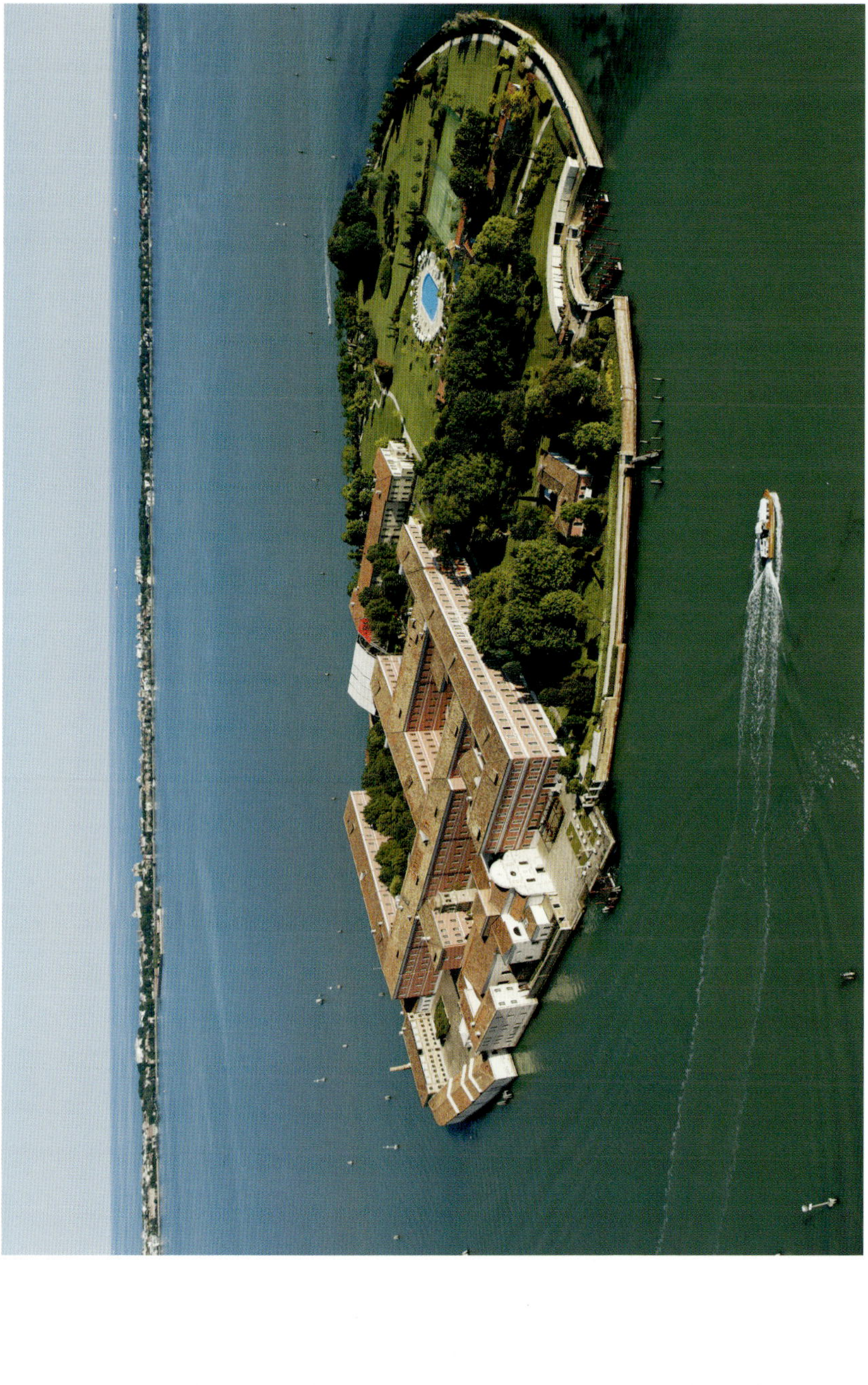

㊹――――カナダ人の芸術家兼活動家であり、自称「生まれついての癲癇患者」ビリアム・ジェイムズが抗鬱薬に性機能障害の副作用があることへの警告を込めた偽広告（2014）。ヴィジュアルは17世紀の性典カーマ・スートラおよびラーガマーラ楽曲絵から、文言はジェファソン・エアプレイン“White Rabbit”の歌詞から、それぞれ着想を得たもの。

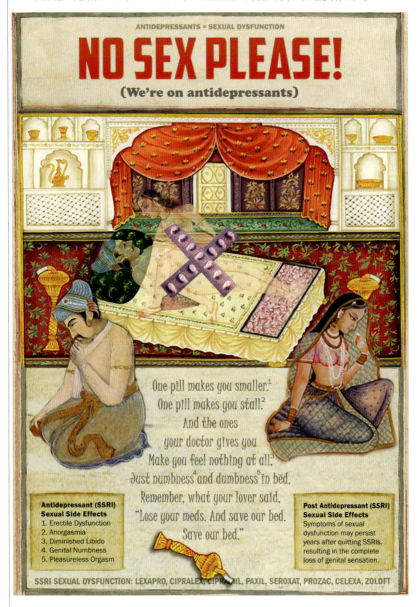

精神病治療における身体療法への称讃の声は、専門の垣根を超えて一般的な広がりをも見せた。『タイム』誌はザーケルを「正気を失った人々をインスリンで治すウィーンの若き精神科医」[61]と持ち上げ、それから何年か後には『ニューヨーク・タイムズ』紙の科学欄担当ウィリアム・ローレンスが「精神医学のパストゥール」[62]なる尊称を彼に与えている。一方、戦後米国の精神病院の惨状を主題としたハリウッド映画『蛇の穴』では、電気ショックがきわめて肯定的な描かれ方をしている。もちろん（オリヴィア・デ・ハヴィランド演じる）主人公ヴァージニア・カニンガムを最終的に治癒へと到らしめるのはハンサムな精神科医「キック医師」による会話療法《トーク・セラピー》ではあるのだが、そうした精神分析的施療が可能な状態にまで回復を早めるのに不可欠の役割を、この作品では電気ショック療法が担っているのである。

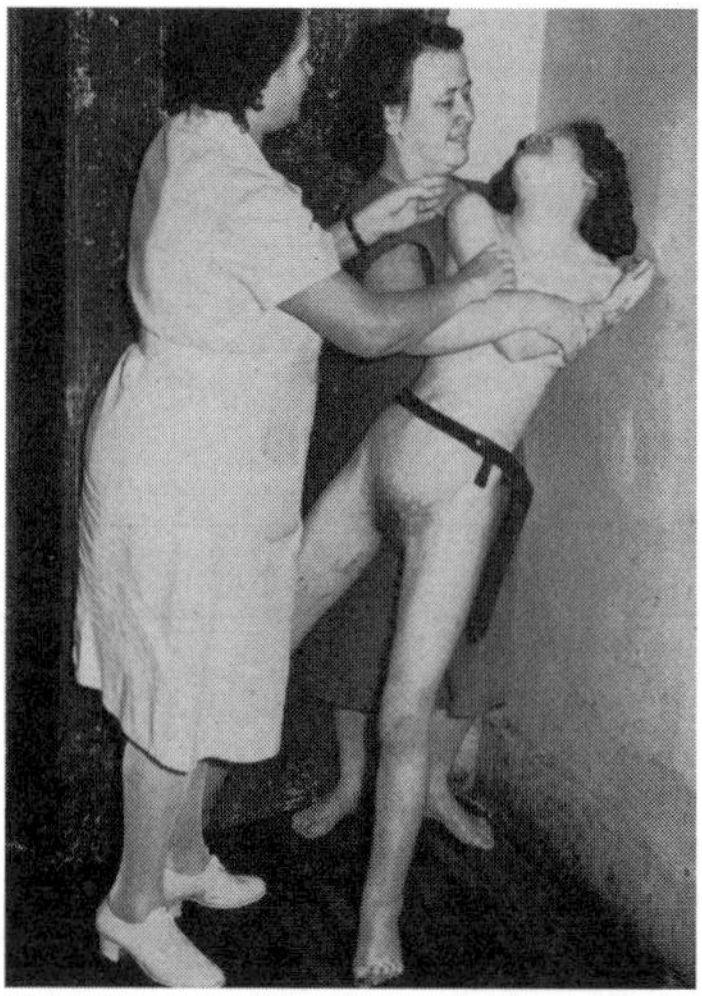

67——ロボトミー手術に抗うも敢えなく押さえつけられる患者。フリーマンは患者が精神外科手術に抵抗を示す場合でも、特に隠し立てすることなくロボトミーの施術を行った。狂人の意向など汲むに値しないというわけである。この写真はワッツとの共著『精神外科 *Psychosurgery*』第2版に収録されているもの。

なお、一九四八年の興行収入第一位を記録したこの『蛇の穴』が英国で上映された際には、本作は米国映画であり、英国の精神病院は——劇中で描かれる劣悪な病棟環境とはまったく異なり——素晴らしい施設である旨の註記が付されてる。

　これらに比してなお格段の称讃を得たのが、ロボトミーとその主唱者ウォルター・フリーマンであった。『ワシントン・イヴニング・スター』紙は一九三六年ときわめて早い時期に、ロボトミーこそは「おそらく今般の外科手術における最大の技術革新の一つ」であり「抑え難い悲憤を穿頭器とナイフで鎮められるというのはなんとも信じ難いことである」と伝えている。[63] それから数年後の『サタデイ・イヴニング・ポスト』誌には科学記者のウォルデマー・ケンプファートが手術中のフリーマンとワッツの写真を添えた提灯記事を載せている。この記事

p. 344からの続き◀◀

は短縮版が国際的に大部数が出回る『リーダーズ・ダイジェスト』誌に再掲されたことでさらに多くの読者の目に触れることとなった。[64] AP通信の記事もやはり肯定的な論調で、ロボトミーとは「不安の元となる神経」を切除する「人格の若返り術」であり、安全上の懸念がほとんどない——「虫歯を抜くのより少しだけ危険性の高い」——手術であると紹介している。[65] それからまもなく、ロボトミーの功績がこの上なく明白な形で認められる日が来る。一九四九年、エガス・モニスにノーベル生理学・医学賞が授与されたのである。[66] 以後、ロボトミーの施術数は爆発的に増加し、米国内に限っても、一九四九年の九月から十二月の四カ月間に行われた手術件数は、同年一月から八月の八カ月間の件数の実に二倍にのぼっている。また一九五三年までの間に、米国内ではさらに二万人の患者が、[67] 国外でも数千人の患者がロボトミー手術を施されている。

＊

反動

しかし、これら窮余の荒療治に対する医学界内部での、また大衆的な広がりを伴った熱狂的歓迎は、決して長続きするものではなかった。一九五〇年代を通じて支持は目減りを続け、一九六〇年代ともなるとインスリン昏睡療法、ショック療法、精神外科は精神医学の抑圧性の象徴として批難される対象となり果てた。これらの治療法に対し精神医学の内部から叛逆の狼煙《のろし》を上げる医師も現れ、その中にはトーマス・サース(Thomas Szasz, 1920–2012)とR・D・レイン(R. D. Laing, 1927–89)のように政治的には相対立する面々も含まれていたが、やがてかれらは「反精神医学」なる総称で一括りにされるようになる。また、ことこれらの療法の是非に限るなら、かれらの主張は精神医学の内部にも多くの賛同者を見出し得た。とはいえ批判としてより尖鋭な閃きを見せたのは、文学と大衆文化を舞台とした告発の動きであった。

一九六〇年十二月、重度の抑鬱症状に悩まされたアーネスト・ヘミングウェイ(Ernest Hemingway, 1899–1961)がメイヨー・クリニックに入院している。治療として何度もECTの施術を受け、一九六一年一月半ばに一旦退院するも精神状態は不安定なままで、四月には再入院となり、ショック療法が再開される。六月三十日に再び退院した彼は、その二日後、ショットガンで頭を吹き飛ばし自殺するのである。自分の受けた治療について、ヘミングウェイは次のような痛罵を残している。

> ショック療法をやる医者どもは作家のことを（……）自分が作家に対して何をしでかしているか、分かってないんだ。（……）俺の頭を滅茶苦茶にして、俺の記憶を消し去って、どうするつもりなんだ。それが俺の資本なんだぞ。これじゃ廃業するしかなくなるじゃないか。病気は見事に治ったが、そのせいで患者は死んだのさ〈68〉［☆『パパ・ヘミングウェイ』(Hotchner, 1966)］。

ショック療法に対する呪詛の言葉は、ヘミングウェイのような男性性の権化の専売特許だったわけではない。フェミニストのアイコン的存在であった詩人シルヴィア・プラス（Sylvia Plath, 1932–63）もまた、創作の体裁をとった自伝的小説『ベル・ジャー』の中で、鬱病と自殺未遂の治療として（インスリン昏睡療法と併せて）受けたＥＣＴ体験を、痛烈な描写とともに告発している。

> 微笑もうとしたけど、顔が羊皮紙みたいに強張っていてできなかった。
> ゴードン先生は私の頭の両側に一つずつ金属の板をあて、位置を調整しながら額に食い込むほどストラップを締めつけた後、ワイヤを私の口に咥えさせた。
> 目をつむる。
> 息を呑むような短い静寂。
> 突然何かが体に覆いかぶさってきたかと思うや全身を掴まれ、世界の終わりみたいに揺さぶられた。甲高い音が空気を貫き、青い火花が散るその度に、ものすごい衝撃が体に走った。全身の骨が折れて体液が全身から弾け

飛ぶかと思った。

いったい私が何をしたというのだ〈69〉［☆『ベル・ジャー』(Plath, 2005)］。

最初で最後の小説となったこの作品が刊行されてからほぼ一月《ひとつき》後、プラスは自ら命を絶った。作中に描かれたＥＣＴの施術からは十年の歳月が流れており、それが自殺の原因とは考えにくい。実際この件に関してまず批判の鉾先が向けられたのは夫のテッド・ヒューズに対してであった。しかし彼女の自死が、妻の才能に気づかぬ無能な夫の不貞に悩む、幼子《おさなご》を抱えた主婦の絶望感の帰結とみなされて単純極まりない象徴的地位を獲得した結果、一昔前に精神病院で受けた治療体験のほうも、彼女を押し潰した家父長制社会の悪行の一例として読み替えられるに到った。

ＥＣＴ擁護派の側でも、理屈の上では正当な反論を行っている。曰く、ヘミングウェイやプラスの事例は本質とはかけ離れた逸話にすぎず、治療法としての臨床的価値を揺るがすものではまったくない、と（当時、精神科医や患者の間ではＥＣＴに対する毀誉褒貶が相半ばしていた）。しかしその身に施術を受けた患者自身による告発は、精神医学に対する、またとりわけ旧世代が科学的進歩の証拠として扱ってきた身体療法に対する文化的態度の大転換を促す働きを有すると同時に、その一部をなすものでもあった。結局のところ、限局性敗血症による脳の中毒を精神病の原因とする説を弄する一派（本章既出の「狂気の病原菌」の節を参照）を例外とすれば、一九二〇年代から三〇年代にかけて導入された一連の身体療法のどれ一つとして、その作用機序を説得的な論拠とともに呈示し得たものはなかった。ただ効いた、治ったというだけであり、しかも後に判明したところによれば実は効いてもいなければ治ってもいなかったのである。こうしてインスリン昏睡療法、電気痙攣療法、そして脳への不可逆的侵襲は、いずれも精神病の「治療」手段としての信頼を失い、同時に激烈な反動を惹起することとなった。

ケン・キージー『カッコーの巣の上で』［★『カッコーの巣の上で』(Kesey, 1962)］やジャネット・フレイム『水の中の顔』*Faces in the Water*（1961）といった小説作品も、精神医学に痛烈な批判の光をあてた。キージーはカリフォルニア州メンローパークの精神病院で雑用係として働いた経験を基に、患者に規律を与え従順を強いる手段として電気ショックを用いる施設を舞台とした作品を生み出した。だがその電気ショックも、主人公ランドル・P・マクマーフィの無法な振る舞いを止めるには到らず、対応に窮した病院はついに最終兵器の投入に踏み切り、彼にロボトミーを施すのである。一方のフレイムは精神医学における身体療法を実際我が身に受けた過去をもつニュージーランドの作家である。一九四〇年代半ば以降、彼女は患者に対して非人間的な処遇を行う各地の精神病院に何度も収容されていて、インスリン昏睡療法と電気ショックを両方とも経験している。電気ショックについては施術が都合二百回を超えた上、シークリフ精神病院ではロボトミー手術を受ける直前まで行った。手術予定日の数日前になって、ニュージーランドで最も権威ある文学賞の一つ、ヒューバート・チャーチ記念文学賞の受賞が決まり、そこでようやく手術中止の決定が下されたのである。その後、国際的に高い評価を受けるようになったフレイムは、自らの経験に基づき、無能で嗜虐的な精神科医による苛烈な治療の様子を描き込んだ小説を相次いで発表するのだが、それらを超えるほどの衝撃をもたらしたのが、一九八二年から一九八五年にかけて発表された自伝三部作【★『エンジェル・アト・マイ・テーブル』(Frame, 1982–85)】と、これらを原作としてニュージーランドの映画監督ジェイン・カンピオンが撮った一九九〇年の映画『エンジェル・アト・マイ・テーブル』であった。

　カンピオンの映画は芸術作品として批評筋から高く評価され、いくつもの主要映画賞を受賞することとなった。一方、それより十五年遡る一九七五年に封切られたミロシュ・フォアマン監督『カッコーの巣の上で』は大衆的人気という点で尋常ならざるほどの大成功を収めた。アカデミー賞の主要五部門を独占し、公開から四十年を経た現在も、多くの観客を集めるアイコン的作品であり続けている。ハリウッド映画におけるロボトミー手術といえば、嗜虐的な冷血医師が執り行う酷薄な犯罪行為としての描かれ方が相場で、例えば一九八二年公開のグレーム・クリフォード監督作品、ジェシカ・ラングがハリウッドの新進女優フランシス・ファーマー役で主演した『女優フランシス』にもそうした場面が満載である。作中、ラングはインスリン昏睡療法による拷問と繰り返される電気ショックに苛まれ、寝台に鎖で縛りつけられたまま何度も強姦される。終盤、彼女にロボトミー手術を施す医師が、ウォルター・フリーマンに酷似した風貌にメイクアップされているのは偶然ではない。一方、こうしたハリウッド映画の典型描写から敢えて距離をとったのが、前述『カッコーの巣の上で』である。ラングの迫真の演技も、ジャック・ニコルソン演じるランドル・P・マクマーフィと並べると遜色を否定できない。マクマーフィは法定強姦罪による刑期の仕上げに、刑務所より「気違い《クレイジー》病院《ハウス》」のほうが楽しそうだとの理由から精神病院への移送を画策し、病気を装って入院に成功する。生来軽口で反抗的で挑発的なマクマーフィは、入院当初こそとにかく叛乱に加わるよう他の患者を焚きつけて回るが、やがて自分の退院日が病院の医師の手に握られていることを知るに到る。治療の名の下に行われる純然たる弾圧にも決して屈することのない彼を、医師らは明らかに懲罰的な目的で電気ショック送りにする。しかしそれすらも彼の魂を挫くことはできない。病院側の手詰まりの先にあるのは脳をいじっての植物人間化、すなわちロボトミー手術である。かくしてマクマーフィの命運もここに尽きる——。

　精神医学における身体療法への世間の認識を不可逆的に一変させ、精神科医の職業的威信を貶めるに当たり、

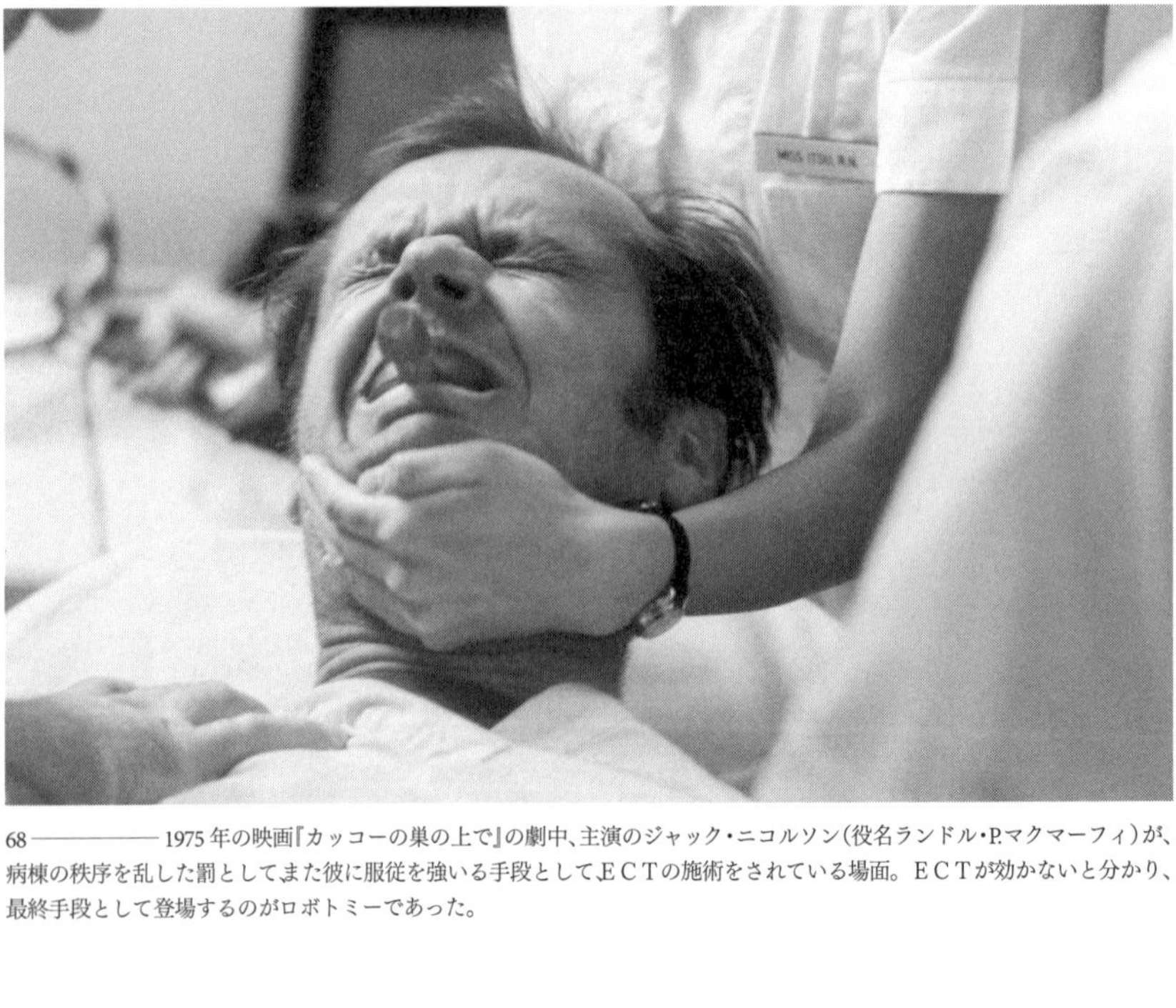

68———— 1975年の映画『カッコーの巣の上で』の劇中、主演のジャック・ニコルソン（役名ランドル・P.マクマーフィ）が、病棟の秩序を乱した罰としてまた彼に服従を強いる手段として、ECTの施術をされている場面。ECTが効かないと分かり、最終手段として登場するのがロボトミーであった。

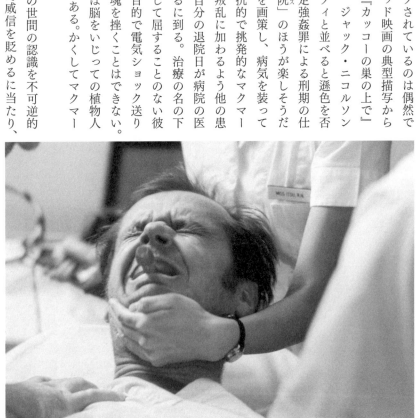

この作品の果たした役割はきわめて大きなものであったが、実は精神医療の現場でも、分裂病や鬱病、およびより軽度の各種精神疾患に使用できる治療薬の開発が進んだことで（この経緯は第12章で論じる）、映画製作当時にはすでにECTを除き身体療法は総じて禁止されていた。ECTに限るなら、化学療法が効果を顕さない重度鬱病の治療に有効であるとして擁護する立場が依然精神医学の主流ではあったものの、大衆文化の水準ではいかんせんもはや評決が下されてしまっていた。すなわち、ECTは脳を焼き記憶を破壊する非人道的で危険な治療である――それが、覆ることのない結論だったのである。またロボトミーに関しては、近年一部の歴史研究者の間に部分的な復権の試みが見られたものの、現状その企図が成功したとは言い難い。もはやロボトミー敵視はサイエントロジーの専売特許ではない。ロボトミーは犯罪であり、主犯ウォルター・フリーマンは道徳の皮を被った怪物であったというのが、今や世間一般に共有されるに到った結論なのである。

＊

✴

第11章　意味のある幕間

A MEANINGFUL INTERLUDE

✴

意味の模索

精神病院における身体療法の蔓延は、二十世紀前半の精神病者の圧倒的多数について、かれらに施される治療のあり方を強く規定することとなった。というのもこの間、世界各地に精神病院の設立が相次いだからである。特にフランスと英国は、進歩と近代性の徴《しるし》たるこの西洋文明の標章を、先住民の意向を無視してでも自国の植民地に持ち込むことにことさら熱心であった。インドやアフリカ[1]、また先住民の絶滅ないし周縁化に成功した地域――オーストラリア、ニュージーランド、アルゼンチン[2]――に次々と精神病院が建てられ、それに伴ってインスリン昏睡療法、電気ショック療法、メトラゾール療法、ロボトミー手術といった精神医学の近代性と科学性を象徴する治療法が世界中に拡散していく。西洋列強に対して半従属的な地位に甘んじたとはいえ完全な植民地化には抵抗し得た中国でも、西洋式精神病院の建設は不可避であった。ただし同国では、現地古来の医学伝統における狂気観や治療法との共存が実現してもいた[3]。

一方で、それとはまったく異質な種類の精神医学もまた影響力を強めつつあった。フロイト理論である。フロイト派が精神医学の主流の地位を獲得することは結局一度としてなかったが、精神病とその治療法に関する彼の所説は戦間期を通じて着実に支持者を増やしたのである。塹壕戦とその後に頻発した精神症状は、トラウマが狂気の原因になるとする学説に経験的な説得力を与えた。かつてであれば温泉町へ湯治に出かけたり、神経医による休息療法や静電気療法を求めたりしたであろう患者たちが、二十世紀前半に到って精神療法への鞍替えを果たしたわけだ。また精神

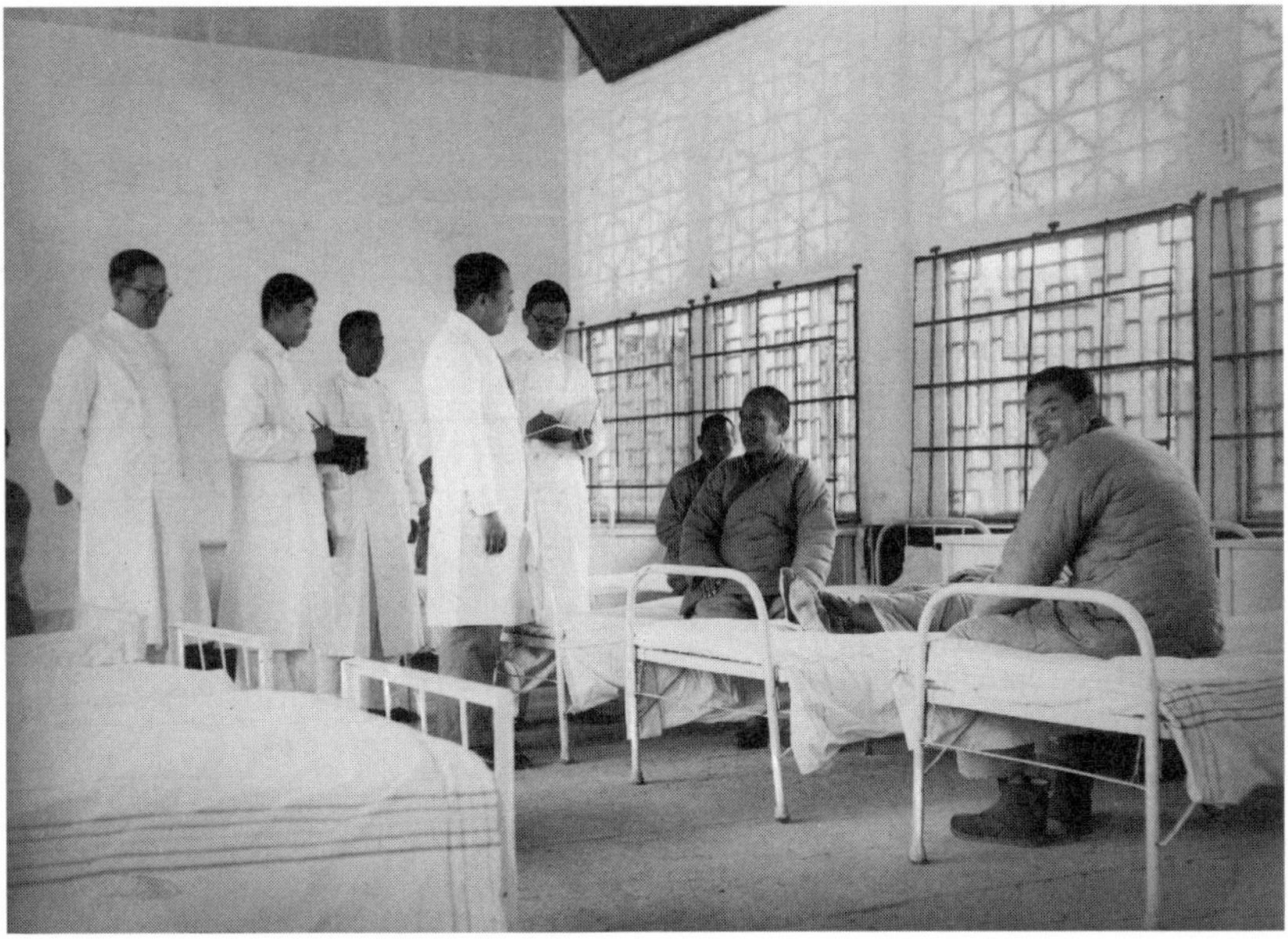

69 ―――――― 1930年代北京の精神病院における医師と患者の様子。この時期、ロックフェラー財団の基金により中国に西洋式の精神病院が導入されつつあった

分析派それ自体が、依然内部に対立や分裂を抱えつつも、存続と繁栄を可能ならしめるのに十分なだけの組織力と訴求力を備えていた。そこで以下、この精神分析が二十世紀を通じてどのような運命を辿ったのかを、まず一般的な水準で確認し、それから詳細をつめていくこととしたい。

分析医の診療を求めた患者の多くは富裕層であった。ほとんどの場合、かれらが訴える症状は本人にとっては非常に深刻なものでありながら、他人からは、財産と時間を持て余して自堕落な生活に走り過剰な自己陶酔をこじらせたナルシシスト扱いされるのが関の山であった。〈4〉しかし他方では、傍目にも真に判断力を欠いている者、無力感に圧倒されている者、本人にも原因の分からない苦悩に苛まれている者、家族にとって耐え難いほどに不可解な振る舞いに出る者も実際に存在したため、個々の症例がどちらのカテゴリーに入るのかを決めるのはなかなかに大変な問題であった。しかしかれらは、一時《いっとき》いかに不安定な状態に陥ろうとも、論理的な思考力や行動への自制力を常時欠いているというわけではなかった。だからこそかれらのうち経済的に余裕のある一部の患者により、身体療法とは異なるもう一つの精神医療を下支えする顧客層が形成され得たのである。

一九一八年の休戦協定締結から二十年間にわたり、精神分析は特にドイツ語圏ヨーロッパにおいて様々な点で急激な発展を遂げるのだが、それはちょうどこの地域が経済危機に陥っていた時期に当たっている。敗戦による国土の荒廃と巨額の賠償金支払いによりオーストリア帝国は瓦解し、旧帝国領からいくつもの民族国家が独立した。壮麗なる帝都ウィーンからかつての栄華は永遠に失われ、その名残だけが辛うじて見られるばかりとなった。そして壊滅的なハイパーインフレの先に一九二九年の世界恐慌が待ち受けるこの時期を通じ、フロイトの提唱になる精神分析学はその影響力を着実に伸長させていた。ただし、その訴求力が階級と、ある程度までは民族性によって限定されていたこと(なにしろ患者と医師の大半がユダヤ人であった)、また第一次世界大戦の勃発以前から内部分裂と派閥間抗争が続き、特にフロイトにとって後継者的な存在であったカール・グスタフ・ユング (Carl Gustav Jung, 1875–1961) が師との訣別を決断したことは、精神分析の展開に大きく歯止めをかけたと言える。この分裂状態は結局その後も長らく解消されることがなかった。

シェルショックの治療に精神分析が利用されることは、ごく例外的な事例を除いてほとんどなかった。しかしその一方、大戦中多くの兵士に顕れたこの症状の原因解明に関して、心理的葛藤、トラウマ、抑圧こそが精神障害の原因であるとする精神分析の所説に説得力を見出す者は多かった。シェルショックの症状は、戦争が終わればきれいさっぱり消えてなくなるといった類いのものではなく、患者らは戦後も蔑視の対象であり続けるか、さもなければ端的に無視され、除隊後に約束されていたはずの年金支給さえ反故にされた。この点、米国だけは例外であったが、これは参戦時期が遅かったために患者数自体が少なく、また南北戦争を契機として退役軍人への一連の福祉給付制度がいち早く整備されていたという事情によるものである。いずれにせよ大抵の場合、シェルショック患者はその他の傷痍軍人と同様、周囲に負担をかける厄介者として扱われた。戦時中、かれらの勇気は搾取され、かれらの健康と人生は台無しにされた。そして戦争が終わるや、今後は自力で生きていけとばかりに放置されたのである。

　各種の象徴、心理的葛藤と抑圧、隠された意味と現代文化の複雑性を論ずるフロイトの所説は、芸術家、文筆家、劇作家、映画製作者らの創作活動に強い示唆を与えていく。その影響は広告業界にまで波及することとなるが、その立役者こそフロイトの甥に当たるエドワード・バーネイズ（Edward Bernays, 1891–1995）その人である。ニューヨークにあって近代的な広報活動《パブリック・リレイションズ》の基礎を確立したバーネイズは、サブリミナル広告を活用すれば驚異的な売上が期待できると各企業を説得して回ったのである。精神分析は一方でモダニズム運動や大衆文化の誕生にも多大な影響を及ぼし、また一時期は育児論をも席捲し、日常言語への浸透度合いも決して無視し得ぬものとなっている。現在でも「長椅子に寝そべった患者」の戯画を方々で目にすることを考えると、精神医学のパブリックイメージは今なお会話療法や、精神分析「学」の提唱者たちに結びつけられていると言えるだろう。またフロイトや精神分析を扱った書籍が――大して新しい知見があるわけでもないのに――毎年大量に出版されている現状からは、依然その種の本が関係者の懐を温める程度には売れている様子も窺われる。

　これは実に興味深い事実である。というのも二十世紀を通じ、また二十一世紀に入ってからも、精神病者の中に精神分析医の治療を受けたことのある者などほとんどいないからである。ヒトラー登場までのドイツ語圏ヨーロッパ、第二次世界大戦の終結から四半世紀の米国、および近年までのアルゼンチンを特殊な例外として、精神医学の主流は基本的に、フロイト学説に対し無関心、敵意、蔑視の入り交じった態度をとってきた。アカデミックな心理学ではフロイト派など露ほども相手にされていないのであり、現代社会において知の生産を担う大学という制度の中ですら、フロイト説に居場所を与えてきたのは文学と人類学、それに哲学の一部学科にほぼ限られると言っても過言ではない。患者の側でも、ごく一部に信者然とした人々がいるのを除けば、今時精神に不調を来《きた》した者が治療を求めて精神分析医にかかることなど（そもそも保険診療が認められないこともあって）ほとんどないのである。もちろん、無意識の自己と内面の生活について魅力的な物語を紡ぎ出し、人間心理の隠された働きを解明すると請け合ってやまない複雑な知の体系に惹かれる人は現在でも一定数いるし、英国やフランス、および米国の大都市の一部には、数こそ少ないものの分析医の診療を好んで求める人々が確かに存在してはいる。しかし精神疾患に対する治療法としては、世界のほとんどの地域で精神分析の命脈は尽きかけているというのが現実なのである。

✴

精神分析運動

一九三〇年代半ば頃まで精神分析の勢力拡張の舞台となったのは主としてドイツ語圏ヨーロッパ——オーストリア＝ハンガリー帝国、そしてチューリヒ等のスイス諸都市に加え、第一次世界大戦後に成立したヴァイマル共和政時代のドイツ国内、特にベルリン——であった。二十世紀初頭のフロイトは、チューリヒでブルクヘルツリ病院の院長を務めていた（また精神分裂病《シツォフレニー》の命名者でもある（第8章「狂気の根」の節を参照））オイゲン・ブロイラーの注目と共感を得ることに成功した。精神疾患の原因をめぐっては、ブロイラーも当時の精神科医の例に漏れず体因説に強く与する立場にあったものの、心理的次元への関心を認めることにかけても人後に落ちず、実際フロイトとヨーゼフ・ブロイアーの共著『ヒステリー研究』に好意的な書評を寄せた上、部下の医師らに精神分析の文献を読むよう奨励してさえいる（その中には若き日のユングもいた）。しかし、かれら後進が挙《こぞ》ってフロイト派に転向する中、ブロイラー自身はその党派性を嫌って飽くまで精神分析からは距離をとり続けた。特に一九一一年、国際精神分析学会から脱退するに当たっては、フロイトに「この「白か黒か」という態度は、宗教団体には必要なものだし、政党にも有効です（……）が、こと科学に関しては有害だと思います」[5]〔★ゲイ『フロイト』(Gay, 1988)、既訳第1巻 p. 255〕とはっきり伝えている。

ブロイラーのこうした消極姿勢にもかかわらず、その弟子筋に当たるカール・アブラハム（Karl Abraham, 1877–1925）、マックス・アイティンゴン（Max Eitingon, 1881–1943）、そしてユングといった人々は、なおも精神分析の利点を説き続けた。ユングが初期に取り組んだのは、言語連想検査を用いて無意識のコンプレックスの解明を試みるという課題で、これは量的データ処理を用いた実験研究であったため、それまで臨床的症例研究一色であった精神分析に科学的な装いを与え、経験的心理学との結びつきを強化する役割を果たした。この研究は精神分析の外部からも大きな注目を集め、ユングの名声は次第に高まっていく。加えてブルクヘルツリという重症患者の治療を担う大規模精神病院との伝手《つて》を保持していた彼は、フロイトにとっても非常に重要な人材となった。むしろ、フロイト学説が曲がりなりにも精神科医らに耳を傾けてもらえたのは完全にユングの功績なのであって、もし彼がいなければフロイトなどは歯牙にもかけられず終わっていたに違いないのである。フロイトの所説がブルクヘルツリ病院で研究に携わっていた外国人精神科医らを魅了し得たのも、すべてはこのユングあってのことだったのだ。とはいえ、そうやってフロイト派への転向を果たした精神科医は飽くまでも少数派であった。エーミル・クレペリンが牽引したドイツ・オーストリア精神医学の主流派は、そのほとんどが、精神分析には依然あからさまな侮蔑とまではいかずとも少なくとも懐疑の目をもって接していたからである。

一方、フランス精神医学ではフロイト理論との関わりを忌避する傾向が、概ね一九六〇年代まで続いた。精神分析に対するこのような態度も、当初はナショナリズムに起因するものだったと見られる。普仏戦争（1870–71）の記憶と、第一次世界大戦における恐怖の経験は、フランス国民の間にドイツ的なるもの全般に対する反感を生み出していた。つまりこの反ドイツ主義の流れにフロイトも巻き込まれたのである（その後一九三〇年代にフロイトが辿る運命を思うと、これは実に皮肉な展開であった）。フロイトの所説は確かに興味深くはあるものの、シャルコーの弟子筋のピエール・ジャネ（Pierre Janet, 1859–1947）ら（自国の）研究者がすでに言っていることの焼き直しにすぎないとの主張が、フランス国内ではまかり通っていた。ただ実際には、ジャネの提唱した理論と治療法はフロイトのそれと較べて遥かに稚拙な水準のものであった。ジャネは富裕層の顧客を魅了しはしたものの、精神療法の有効性は生物学的頽廃の存在を示す証拠であるといった主張をも掲げており、その点で飽くまで旧来の枠組みから脱却し得てはいなかったのである。しかしいずれにせよ、フロイトの所説がフランスの精神医学界で認められるには、依然高い障壁が存在していたのである。

二十世紀前半の英国でフロイト派として活躍した第一人者としては、後にフロイトの評伝を書き、その最も近い協力者となったアーネスト・ジョーンズ（Ernest Jones, 1879–1958）の名が挙げられようが、彼は一九〇八年に患者への性的虐待の廉《かど》で糾弾され、イングランドを離れざるを得なくなっている。また一九一一年の英国医学会大会では、精神分析を論題としたデイヴィッド・エダー（David Eder, 1865–1936）の報告に際し、聴衆が会場から全員退出するという事件まで起きている。[6] むしろフロイトの治療は本来抑圧しておくべき「忌まわしい記憶を引きずり出す」ものだというジェイムズ・クライトン＝ブラウンの評価のほうが、[7] 当時の英国における精神科医の大勢の意見を代弁するものとしては適切である（フロイトFreudの名をもじって詐欺師《フロード》Fraudと呼ぶ向きさえあったのである）。トーマス・クリフォード・オルバット（Thomas Clifford Allbutt, 1836–1925）やチャールズ・マーシアら、エドワード朝の英国で最も影響力の強かった神経医らも、精神分析は「患者を唆《そそのか》して本人が囚われている当の悲惨にむしろ耽溺するよう仕向け」、「埋没させておいたほうが良いはずの記憶を掘り起こし、あるいは医師が強力な暗示をかけていかにもそれらしい記憶をでっち上げ、それまで以上に患者を苦しめる」[8] ものだと断じ、その手法に激しく反対した。

本来気を引き締めるべきところで病的な内省を奨励するのが精神分析だという論調は、基本的に二十世紀前半の英国で活動した精神科医のほぼ総意だったと言ってよい。[9] 主導的な立場にあった精神科医らは、このドイツ＝ユダヤ的ナンセンスに団結して立ち向かった。例えば一九二〇年にヒュー・クライトン＝ミラー（Hugh Crichton-Miller, 1877–1959）がタヴィストック・クリニックを設立し、これを英国における精神分析の拠点にしようとした際、ロンドン精神医学研究所の所長であったエドワード・メイポサー（Edward Mapother, 1881–1940）は自らの政治力を駆使して、同クリニックの活動から学術連携、ロンドン大学の関与、公金支出の可能性をすべて排除するよう画策している。[10] なお分析医の側でもタヴィストックの折衷的な性格を嫌って主流派がこの施設から距離をとったため、事態は余計複雑になった。

フロイトと米国人

この点、米国では様子が違った。まず、五年後に第一次世界大戦勃発を控えた一九〇九年、マサチューセッツ州のクラーク大学からフロイトの許に、創立二十周年の記念式典に二十九人の講演者の一人として出席してほしい旨の招待が届く。米国人を下に見ていた彼はこの誘いも当初は断っている。気が変わったのは当時最も親しくしていたユングから強い勧めがあったのと、謝金の額が上がり日程が都合のよい日に変更になったためである。この式典で授与された法学博士号はフロイトが生涯唯一手にした名誉学位となるのだが、いずれにせよこの時の訪米が、当地における精神分析普及の重要な橋頭堡をなしたのは事実である。

他方この式典はフロイトにとって少々苦い経験ともなった。他の登壇者には二人のノーベル賞受賞者、大学に籍を置く心理学者、膨大な業績を誇る精神科医らがいて、かれらと較べてフロイトは特段重要な人物とは見られていなかったのである。[11] 己が身にそういう評価を下したこの国について、後にフロイトはこう述べている。曰く、「アメリカは巨大だ。だが巨大な間違いだ」[12]［★『フロイト』(Gay, 1988)、既訳第2巻 p. 650］。アーノルト・ツヴァイク（Arnold Zweig, 1887–1968）に対しても、あの国は知的文化とはまったく無縁の「野蛮人」といかさま師の住む「反楽園」だと語っている。また連中が国を挙げて信じる神の名に因《ちな》んで国名を「ドラリア」Dollaria に改めるべきだとの暴言まで飛び出す始末である。訪米前、フロイトはユングに宛てて、「われわれの心理学説の核心が性の問題にあるのをひとたび知れば、〔米国人は〕われわれから離れてゆくのではないか」［★『フロイト／ユング往復書簡集』(McGuire (ed.), 1974)、既訳 p. 261］との懸念を漏らしているが、彼の米国嫌いは後年になっても変わることがなかった。[13] 例えば一九二四年、アーネスト・ジョーンズに宛てた手紙で、フロイトは「金をもってくる以外に、アメリカ人が何の役に立つでしょう」と挑発気味に問うている――「彼らは他の何にも役に立たない」というのがフロイトの口癖であった［★『フロイト』(Gay, 1988)、既訳第2巻 p. 650］。生前には叶わなかったとはいえ、精神分析が最大の成功を収めるのがほかならぬこの米国であったことは大きな歴史の皮肉と言っていいだろう。

✶

フロイトの訪米は時宜を得てもいた。新奇さを尊ぶこの国で発明された新奇なるものの一つに新興宗教がある。ごく一部に限ってもモルモン教（末日聖徒イエス・キリスト教会）、安息日再臨派教会（バトルクリーク・サニタリアムを設立した教団）、エホバの証人等の名が挙がるが、いずれも心身の癒しを自らの務めと宣したのが特徴である。中でもそれに最も熱心だったのが、一八七九年にメアリ・ベイカー・エディが開いたクリスチャン・サイエンスこと科学者キリスト教会である。敵対する陣営からは「心の癒し」系カルト教団との批判も受けたが、教義が多くの者を惹きつけ、その内訳には神経症状に苦しむ人々も含まれていた。おそらくはこの動きへの対抗としての意味もあったのだろうが、主流のプロテスタント教会のうちにも同様の使命を掲げるものが相次ぎ現れた。そのうちの一つ、ボストンのエマニュエル教会の牧師エルウッド・ウスター（Elwood Worcester, 1862–1940）が率いた運動は、宗教的な慰安と、医学的な装いを施された精神療法との結合を試みるものであった。なお、当初ウスターは、いずれもハーヴァード大学の教授であったウィリアム・ジェイムズやジェイムズ・ジャクソン・パトナム（この二人については後述する）をはじめとする一流学者の参加を取りつけていたが、かれらはフランケンシュタインの怪物を生み

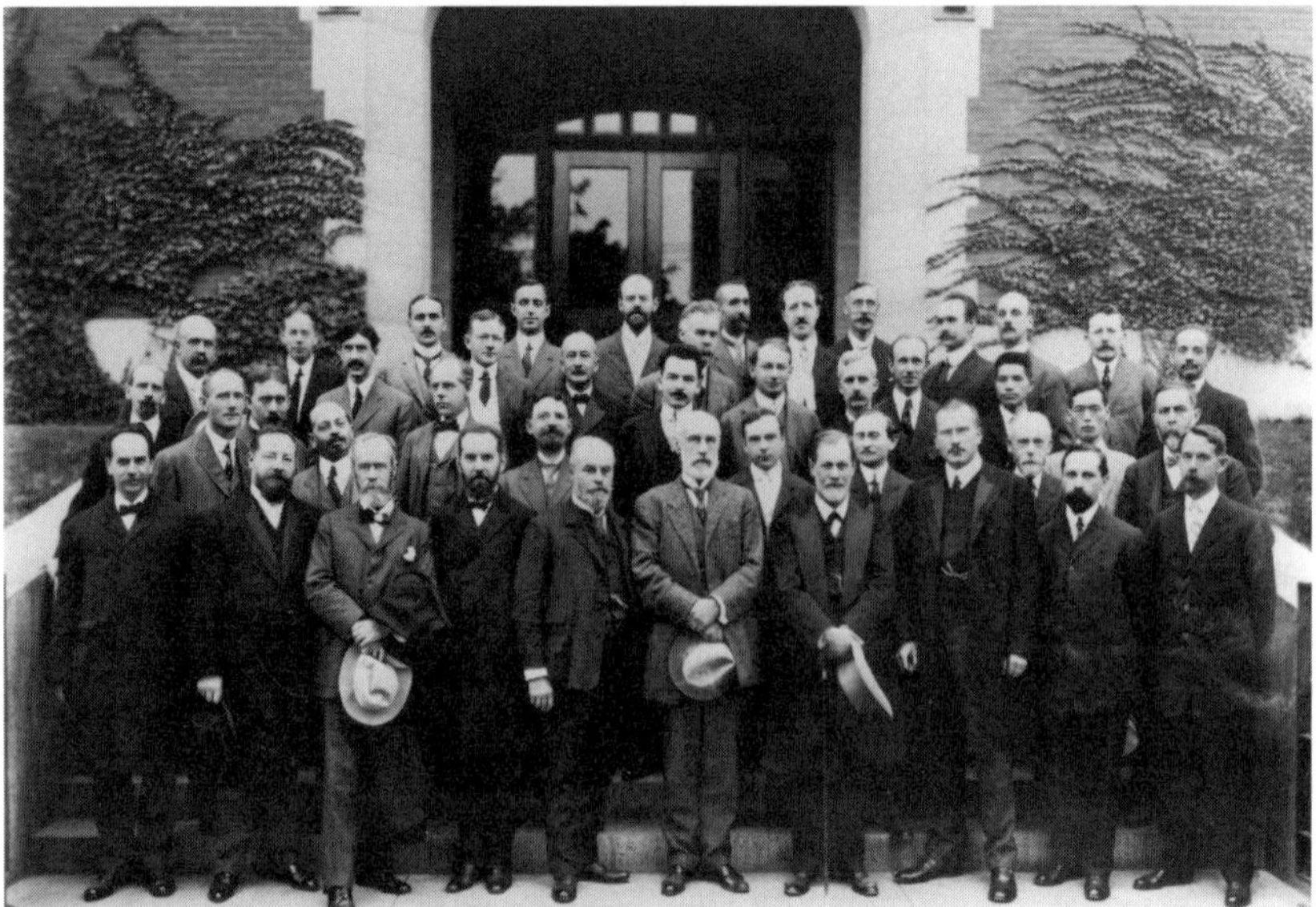

70――――クラーク大学における記念式典での集合写真（1909年9月10日）。最前列の向かって右から4番目がフロイトで、その左隣にG.スタンリー・ホールが、右隣にユングが立つ。ウィリアム・ジェイムズは最前列の向かって左から3番目。

出す企てに知らず手を貸していたことに気づくと、それ以上深入りすることなく手を引いている。ともあれ精神療法が医学の手を離れ、再び宗教の領域へと立ち戻ってしまう可能性が一時《いっとき》危惧されたものの、これは杞憂に終わった。クラーク大学で演台に立ったフロイトが、そのような「科学と理性」に対する侮辱を激しい口調で拒絶したからである。この立場は講演を聴いた医師らに歓迎され、フロイトは『ボストン・イヴニング・トランスクリプト』紙に掲載されたアデルバート・オルブレクトによるインタヴューでも、より広い読者に向けて同趣旨の発言を行っている。「魂というのは演奏の難しい楽器であり、私の技法は非常に面倒で厄介なものです。素人が安易に手を出すと最悪の事態になりかねません」。〈14〉

訪米中のフロイトが折伏《しゃくふく》に成功した一人にジェイムズ・ジャクソン・パトナム（James Jackson Putnam, 1846–1918）がいる。ハーヴァード大学の神経学教授であり、独立革命以前まで遡るボストンの名家出身であるパトナムの転向は、決定的に重要な意味をもった。性的な問題を扱うことから生じていた精神分析への懸念がこれにより一部軽減され、富裕層の患者の関心が精神分析へと向かうきっかけが作られたからである。一九一四年にはパトナムの尽力によりボストン精神分析学会の創設もなっている。一方、やはりハーヴァード大学の教授で、作家ヘンリー・ジェイムズの兄に当たるウィリアム・ジェイムズ（William James, 1842–1910）は、フロイトにあまりよい印象を抱かなかったようである。ジェイムズがフロイトの講演に出席したのは一度だけだが、その際フロイトの散歩に同行して会話を交わしたという（なおこの会話はジェイムズが狭心症の発作を起こしたことで中断された。彼がこの病気で死ぬのは翌年のことである）。ジェイムズはフロイト個人について「固定観念に囚われた人物という印象」を受けたと述べ、「私自身は彼の夢理論にまったく同意できなかったし、「象徴法」はこの上なく危険な方法だ」と断じているほか、当時書かれた手紙にも、「フロイトには（……）妄想の気があるのではないかと私は睨んでいる」などと辛辣な表現が見られる。〈15〉

この訪米によりフロイト理論への転向が相次いだかといえば、特段そうした展開はみられなかった。クラーク大学での講演が後に英訳版として出版されると、確かに同書はフロイト理論の基本的な発想に触れる機会を英語圏の読者に初めて提供する文献となった。この講演録と『性理論三篇』の出版が、米国におけるフロイト理論の長期的な普及の礎《いしずえ》を築いたと言っても過言ではない［★『性理論三篇』(Freud, 1910)］。また他国と同様、シェルショックの蔓延が精神障害心因説の説得力を増したという側面もある。しかし精神医学の主流からすれば、やはり米国にあっても精神分析は敵視の対象であり続けた。精神病は飽くまで体因性の疾患なのであって、会話療法などは良くて効果なし、場合によっては病状を悪化させるような代物にすぎないとの見方が依然支配的だったのである。

一方、「お喋り階級《チャタリング・クラス》」とも呼ばれる富裕層からは、フロイトの所説に魅了され、精神分析的な治療を求める人々も現れ始めた。ところが最富裕層に属するイーディス・ロックフェラー・マコーミック（Edith Rockfeller McCormick, 1872–1932）とメアリ・メロン（Mary Mellon, ?–1946）の二人が、フロイトにとっては背教者とも言うべきカール・ユングのほうに惹かれ、多額の私財を投じてユング学説の普及に尽力したため、フロイトは落胆を強いられることになる（ただしこの投資はさしたる成果を上げなかった）[16]。フロイトとユングの関係は米国からの帰国後悪化し始め、一九一二年には互いを敵視するまでになってしまう。一九一三年一月、両者はあらゆる関係を絶ち、翌年までの間にこの断絶は回復不可能なものとなった。精神分析の皇太子と目されたユングだが、以後はフロイトの運動との接点を完全に絶ち、独自の分析心理学の構築にひたすら邁進する。結果、精神分析の内部に、ユング派とフロイト派が互いにいがみ合う分裂状況が成立することとなったのである[17]。

ウィーンのフロイトも、一応は米国の富裕層に資金援助者を見つけることができたものの[18]、こちらはイーディス・ロックフェラー・マコーミックやメアリ・メロンの財力とは比較にならなかった。見事に富裕層を魅了し得たユングとの彼我の差が、かつての盟友に対するフロイトの嫌悪に拍車をかけた。また、元々持ち合わせていた反米感情がこの件を通じてさらに強まったのも確かである。

ところが皮肉なことに、米国における精神分析の成功はすでに一定の水準に達しつつあった。精神病院の息づまる生活から外来型診療への転換を望んでいた精神科医らが、精神療法に活路を見出し始めたのである。また梅毒や硬化

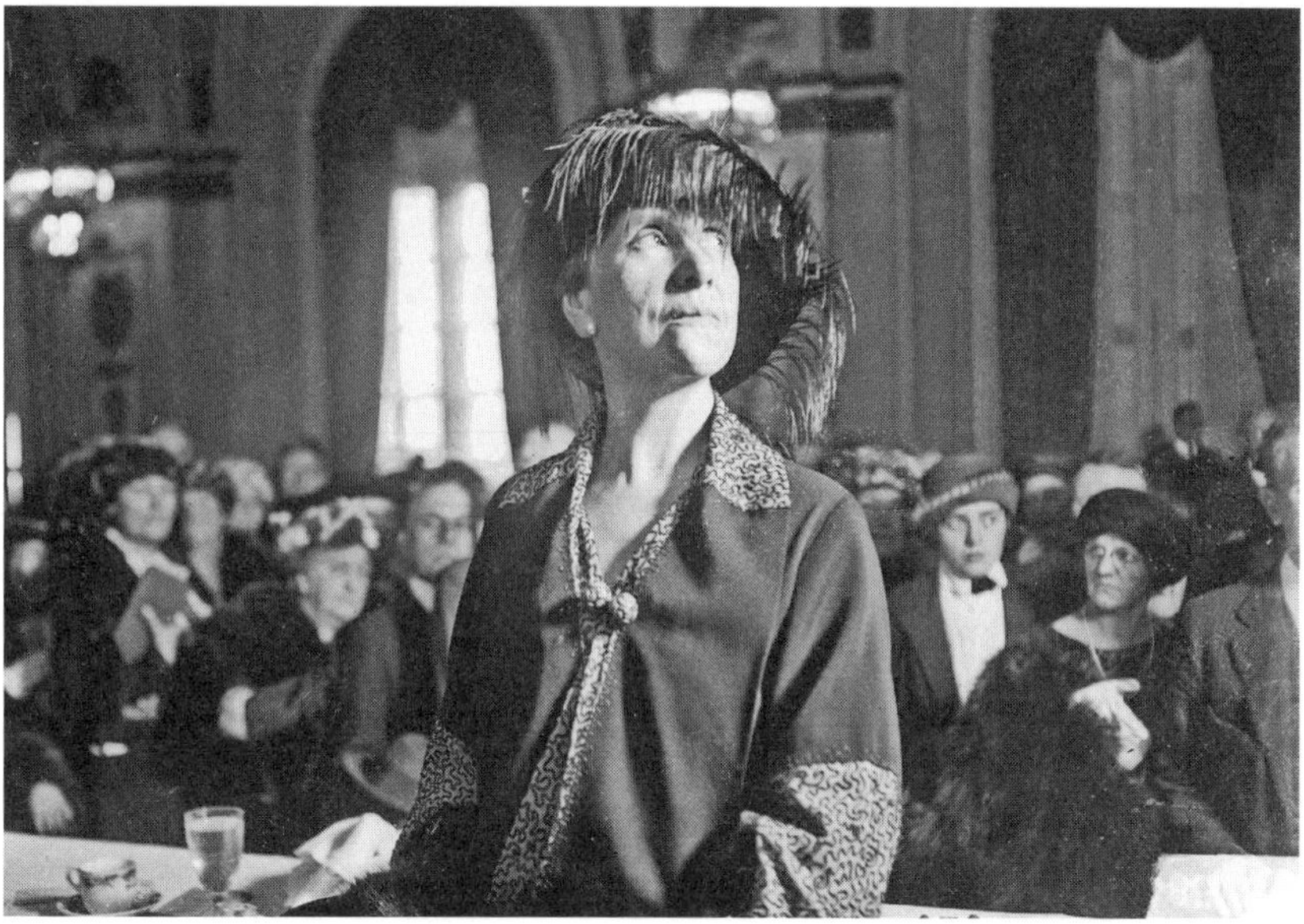

71――――イーディス・ロックフェラー・マコーミックはジョン・D.ロックフェラーの四女。高慢な浪費家で、ユングにとって最初の資金援助者（ダラー・タンテ）となった。

症に関して、診断は正確に下せるのに有効な治療法が一向に見つからない状況に嫌気の差していた神経医らについても事情は同様であった。第一次世界大戦後に相次ぎ設立された結婚指導や育児指導のクリニックも、精神分析が食い込む先として適していた。それに無意識なるものに関する精神分析的な解釈も世間の興味関心を強く喚起したらしく、この話題について大衆雑誌が割く紙幅は着実に増していった。しかし、にもかかわらず医学の主流は懐疑的な態度を崩さなかった。医師の大部分が精神分析を新手《あらて》のいんちき療法として扱い、これを敵視したのである。そこには、そもそも精神分析とはなんなのかが不明であるという問題もあった。

一方、フロイトの所論に含まれる暗澹たる要素も米国では受けが悪かった。一九二〇年代に入ってから、彼は文明と個人の間に生じる根元的な緊張関係を陰鬱な筆致で描き出すようになる。抑圧と止むことのない不満感こそが、文明化に必然的に伴う代償だというのである。だがこの主張を米国人が正面から深刻に捉えることはなかった。つまるところ、『幻想の未来』にあるような、宗教とは神経症であり神は父親的存在を求める幼稚な欲望の産物であるとする議論が、信仰心の篤い国民が大多数を占めるこの国で受け容れられるはずはなかったのである[★『幻想の未来』(Freud, 1928)]。ただ米国における初期のフロイト受容において、この事情が妨げとなることはなかった。フロイト派を任じる米国人たちは、彼の所説のうち気に入る部分以外については端的に黙殺していればよかったからである。

米国版の精神分析は、提唱者の顔色を窺う必要がなかったことから、稀釈され、歪曲され、まったくもって折衷的なものへと作り変えられた。精神病についてもその治癒の可能性についても、ひたすら前向きで楽観的な見方が採られた。楽天主義こそが時代の流行だったのである。この種の修正版精神分析の代表例とも言えるのが、ウィーンから米国に亡命してきた（そしてフロイトが個人的に厚遇していた）ハインツ・ハートマン（Heinz Hartmann, 1894–1970）の「自我心理学」である。心理的葛藤や本能を重視せず、現実への適応を達成するのに自我《エゴ》が果たす役割を強調するこの学説は、フロイトの多分に悲観的な論調に比して遥かに米国人向きの作りになっていた。これに限らず、米国で発展した精神分析諸派には、不安や精神の不調からの解放を約束するものが多く、そのことが、精神病院での治療などもってのほかという富裕層の患者を多く魅了することとなった。

飛躍的な成長を遂げつつあった映画の都ハリウッドでも、後述の通りフロイトの影響が顕著であった。カメラの前で役を演じる側についてもかれらを使う側についても同じことが言え、とりわけ戦後に製作された大ヒット映画の多くには、作り手たちが精神分析に相当入れ込んでいた様子が明らかに見て取れる[19]。東海岸でも、特に北東部の大規模なユダヤ人コミュニティの富裕層の間に、精神分析の熱心な消費者が見られた。市場規模それ自体は、数十万人の重度精神病者で溢れ返って荒廃しつつあった州立精神病院とは較べものにならぬほど小さかったが、分析医の許を訪れる患者は総じて教育水準も社会的地位も高く、広い人脈と良質な文化資本を有し、何より週に数回、一回一時間の治療を数カ月、数年にわたって受け続ける必要のある古典的な精神分析療法の要請を満たし得るだけの経済力を備えていた。精神病院で犇《ひし》めき合う、大半が貧しく無教養で社会的に周縁化された人々——しかも妄想、幻覚、重度の抑鬱、社会的離脱、あるいは端的に痴呆といった症状を抱える人々——と較べれば、外来で診療が済み、裕福で教養があり、にもかかわらず不安や神経症を抱えていてしかもそれが容易に治癒することはなく、ゆえに長期の通院を要する人々というのは、実に魅力的な患者類型だったわけだ。

逸脱と稀釈こそは、精神分析の福音が米国で普及するのに不可欠の要素だった。これはフロイト正統の弟子らにとっては実にもどかしい事態であったが、かれらはこの展開を抑止し得るだけの力を欠いていた。フロイトの講演のためにクラーク大学に駆けつけたうちの一人イサドア・コリアット（Isador Coriat, 1875–1943）は、一九二一年の書簡で「精神分析の他に精神療法はなく、ジークムント・フロイトがその使徒である」［★イスラームの信仰告白（シャハーダ）「アッラーフの他に神はなく、ムハンマドがその使徒である」のもじり］と詠唱しようとしたが誰も耳を貸さなかったと冗談めかして語っている。[20] 一方、精神療法の成長と可能性を重視する態度は、例えば（カンザス州トピーカで家業として精神病院を運営していた）メニンガー兄弟のような米国出身の分析医の間でも、また外国から東海岸に移民してきた分析医の一部の間でも、広く共有されるようになっていた。ただし後者は米国の分析医について、偉大なるフロイトの学説体系を微塵も理解せず唯物論に傾いた背教者の連中と見下し、馬鹿にしていた。

*

亡命

ドイツの精神分析は、ヒトラーの登場とナチスの権力掌握によって終焉を迎える。難民となった分析医らは雪崩を打つように国外へと逃れ、一部はロンドンに、それ以外の大多数は米国東海岸、とりわけニューヨークに移住した。最初に迫害の対象となったのはユダヤ人の多かったベルリン精神分析研究所で、一九三〇年代に執行部が相次いで米国へと逃れている。[21] 三〇年代末にはオーストリアとハンガリーからも、多くの亡命者がやはり米国へ移住するようになった。ほどなくしてニューヨーク精神分析学会は亡命者たちに占拠され、マンハッタンにかつてのウィーンが甦ったかの如き形相を呈した。[22]

一九三八年三月十二日、オーストリアはドイツに併合される。自身十五年前に発症した口腔癌が末期に到り瀕死の状態にあったフロイトだが、娘のアナ（Anna Freud, 1895–1982）がゲスターポに出頭を命じられ尋問にかけられたのをきっかけに、家族にも命の危険が迫っていることを確信するに到る。アーネスト・ジョーンズの援助を受け、また以前から経済的支援者であったマリー・ボナパルト妃（Marie Bonaparte, 1882–1962）がナチスの要求する逃亡税の支払いを担ってくれたことで、フロイトは病身ながら、妻のマルタ、娘のアナ、それに女中一人と医師一人を連れて、ロンドンへの亡命に成功した。

フロイト一家はハムステッドのメアズフィールド・ガーデンズ二〇番地に居を据え、そこにウィーンの診療所を再現して患者の診療を続けた（口絵㊶参照）。しかし自身の病状は悪化の一途を辿る。癌は顔面をも蝕み、患部が悪臭を放ったため、飼い犬さえも近づかなくなってしまった。苦痛が限界に達し、冷厳なるフロイトもついに病魔に屈する時を迎えた。彼は長年の主治医マックス・シューア（Max Schur, 1897–1969）に、以前交わした約束について切り出す――「もはやこれはなんの意味もない、ただの拷問だ」［☆ゲイ『フロイト』(Gay, 1988)］。一九三九年九月二十一日、シューア医師はフロイトにモルヒネを投与する。翌二十二日には二度目のモルヒネ注射が施され、二十三日未明になってフロイトは息を引き取った。

フロイト死去の一月《ひとつき》弱前には第二次世界大戦が勃発している。分析医の多くはすでにヨーロッパ大陸を離れていたが、残った者はナチスによる大虐殺によりそのほとんどが命を落とした。亡命者の流入により米国で活動する分析医の数は増大したが、同時に緊張も高まっていく。ヨーロッパ出身の分析医たちは、とかく米国人のことを知的にも文化的にも劣等な国民とみなしていて、フロイト学説に忠実であるかどうかすら問わず、米国の生まれというだけで軽く扱った。両者の間には感情的な軋轢が生じ、元々精神分析の内部に存在していた党派性がますます顕著になった。部外者にとってはどうでもよいような種類の内輪揉めが方々で起こった。しかし内部にそうした問題を抱えつつも、米国における精神分析の未来は実に劇的な形で開かれることになる。その立役者となったのは――実に皮肉なことに――戦争であった。ヨーロッパで精神分析の壊滅を招いた第二次世界大戦が、米国では精神分析隆盛のきっかけを作ったのである。

精神分析が内部分裂に到る経緯には、生前のフロイト自身の関与も大きかった。異論に対して不寛容ですぐに人を嫌うその性格については証言に事欠かず、逆らう者が出れば仲間内に留まることを許さず追放したという[23]。しかし精神分析の内紛など、世界全体から見れば些事にすぎなかった。フロイトの死後、世界は再び長期にわたる大戦へと突き進み、その惨禍は凄まじい原子の力が無辜の市民の頭上に降り注ぐまで続いた。ドイツで精神病者の絶滅に尽力したナチスは、次の標的として定めたもう一つの「劣等人種」ユダヤ人と、政治的に敵対する陣営に属する人々をともに絶滅せしめんとして、その目的のためだけに設計された収容所の整備を急いだ。文明の上張りが剥ぎ取られ、暗黒と破壊の力の支配する世界が生まれつつあった。その中で、近代の医学と科学も、人類が自らの手で地獄を創り上げるための手段として不可欠の役割を果たすこととなった。

総力戦がもたらしたもの

＊

かくも野蛮に席捲された世界の有様を、もしフロイトが生きて目にすることがあればどう思っただろう。この悲観主義の預言者をしても、やはり愕然とせずにはいられなかったのではあるまいか。しかし実際問題として（英国では限定的に、米国ではそれより遥かに広範かつ長期的に）精神分析が普及していく過程で最も大きな功績を上げたのは、前述の通りほかならぬこの戦争であった。米国の精神医学は以後四半世紀以上にわたり亜流のフロイト解釈に支配され、精神分析の理念と概念は大衆文化にまで浸透するに到る。狂気には意味が伴い、むしろ意味こそが狂気の根底にあるという観念、そして意味は狂気の由来を説明し、治癒へ到る途を指し示すものだという学説が、多くの人にとって自明に思われるほどに広く普及したのである。

いわゆる「文明世界」を分断して行われたこの大戦は、産業化、機械化を遂げた戦争と兵士の心理的安定とは必ずしも両立し得るものではないという命題に、改めて（今さらながら）証明を与えた。人類はこの教訓を、その後も朝鮮戦争、ヴェトナム戦争、冷戦下で相次いだ数多の終わりなき軍事紛争（それでよく「冷たい戦争」などと言えたものだが）、そして二度の湾岸戦争を通じ、多大な犠牲を払いつつ何度も繰り返し学び直すことになる。ヴェトナム戦争後にようやく、米退役軍人の政治的影響力を通じて、心的外傷後ストレス障害（ＰＴＳＤ）という新しい疾病分類が作られ、これは後に性暴力をはじめとする様々な暴力の被害者をも包括し得るよう拡張を施される。しかし現に精神の障害に襲われている兵士らにとって、二十世紀後半に起こる精神医学の政治化などは知ったことではなかった。第二次世界大戦に従軍した兵士たちは、とにかく不可避の現実としてこの精神障害に直面するほかなかったのである。

　精神病者を殺すことに一切躊躇のなかったナチスは、精神を壊して使い物にならなくなった兵士に対しても至極単純な解決法を採った。発狂した国防軍兵士は銃殺されるか、さもなければ再訓練の対象とされたのである。[24]ドイツの精神科医の間では、第一次世界大戦時のシェルショック患者は詐病か臆病のいずれかであったというのが共通認識で、かれらはこの種の訴えをする人間を病人として扱う過ちを再び繰り返してはならぬとの使命を共有していた。なにしろそれが最高司令部の気に入る考え方だったのである。特に東部戦線では精神を壊す戦争神経症の兵士が依然出続けていたが、かれらは厳しい制裁、即時の銃殺、戦場への強制復帰といった形で処理される一方、公式には存在しないことにされていた。

　英国ではさすがに自軍の兵士を銃殺することはなかったが、シェルショックの蔓延を繰り返さな

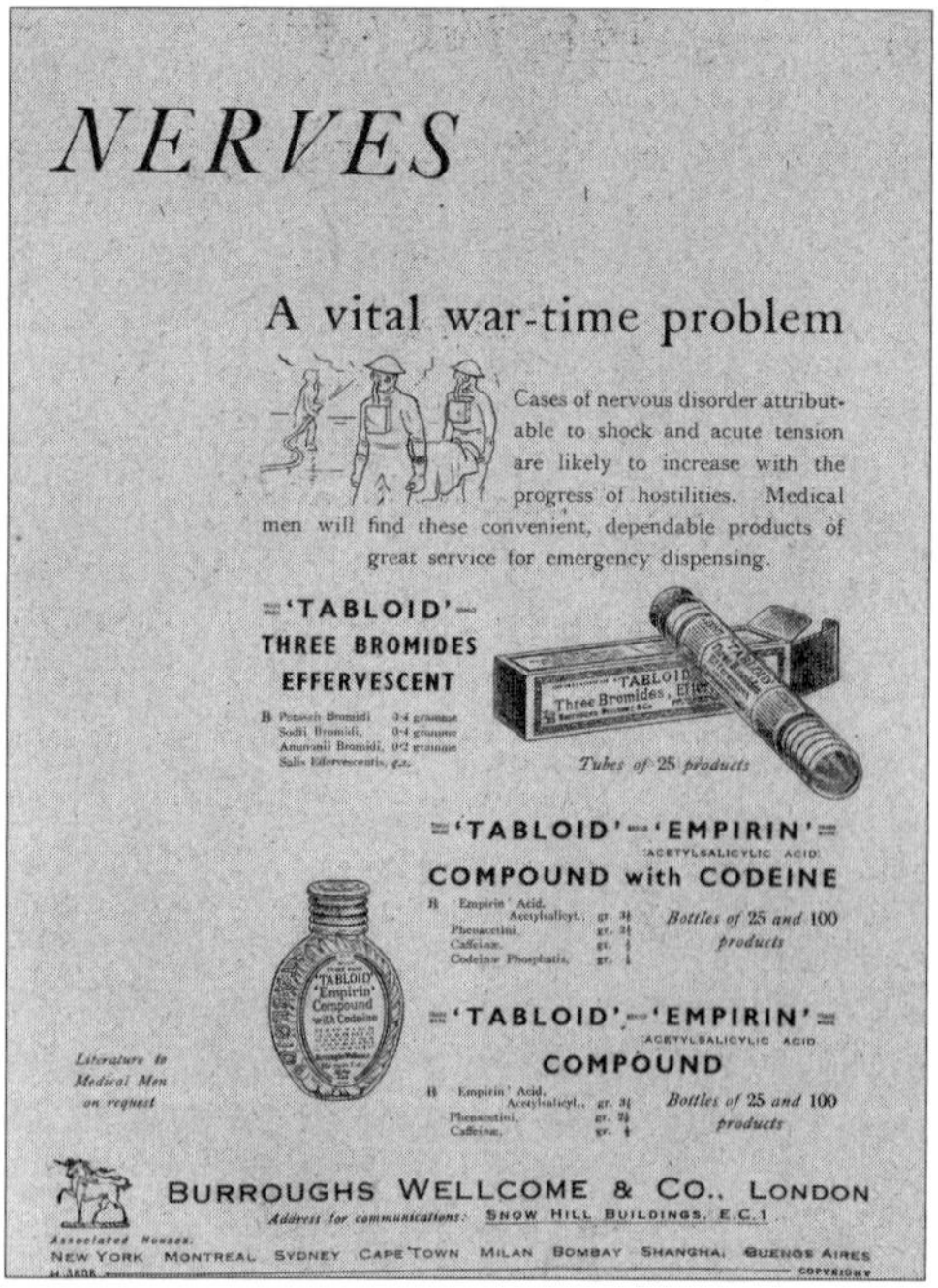

72―――――戦時の神経症。戦争の重圧による神経障害の多発を予見した製薬企業バロウズ・ウェルカム社は治療薬の提供を急いだ。

いことを目標に、やはり兵士に対して断固たる措置を採った。英国内で主導的な立場にある精神科医らが協力して策定した公式の方針は「報酬獲得の見込みを完全に消去すること、つまり神経症で退役する者には年金が支払われないこと」[25]であり、また兵士が自らを病人と認識してしまわぬよう複雑な治療は控え、前線から離しすぎず可能な限り早期の部隊復帰を図ることとされた。

しかし戦争が続くに従い、精神障害に陥る兵士の数は累積の一途を辿る。全戦場を平均すると、戦線を離脱した傷病兵のうち精神障害罹患者の割合は五%から三〇%にものぼるのである。激戦区ほど精神を壊す兵士の数も多く、ダンケルク撤退戦で医療処置の対象となった英国軍兵士のうち「戦闘ストレス」を原因とする者は、公式発表こそ一〇%に留まるが[26]、この種の統計は問題の規模を過小評価するのが常であるから、実際の割合はこれより遥かに大きかったと見るのが妥当だろう。傍証として、戦線離脱者の多くが帰国後軍病院の精神科病棟に入院している事実[27]、および大戦中に任務続行不適格として除隊になった英国軍兵士のうち、精神障害を理由とする者が四〇%に達する事実を挙げておこう[28]。

イタリア戦線では一九四四年に、カナダ軍の一師団が二度の激戦を経験している。師団を構成する九つの部隊ごとに精神障害に陥った兵士の割合を見てみると、第一回の戦闘では一六・九%から三〇・五%、第二回の戦闘では一四・六%から三一・四%と幅がある。しかし第二回の戦闘の前に師団に対し「兵士の精神障害は怠慢か脆弱を原因とするものであるから軍紀引き締めをもって臨むこと」という指示があったにもかかわらず、精神障害に陥った兵士の割合は師団全体で二二・一%から二三・二%へと上昇している。ノルマンディ上陸戦の際に英・カナダ軍の兵士に生じた精神障害の割合もこれと同様に高く、また精神障害を理由に戦線を離脱し治療を受けた者のうち、戦線復帰できた者は二〇%未満であった[29]。戦後英国でコメディアンとして成功するスパイク・ミリガン（Spike Milligan, 1918–2002）もそうした兵士の一人で、彼はイタリア戦線のモンテ・カッシーノで激戦を経験した後、精神に不調を来《き》《た》して前線を退く。三日間の治療を経て部隊に戻されるも、それから一週間にわたり、泣き叫び、口がまともに聞けなくなり、銃声が聞こえるたびに立ちすくんだため、部隊長の判断で後方の基地に送還され、そこで精神障害担当の係員として働くことになった（軍隊にしてはなかなか皮肉の効いた配置である）。ミリガンの戦争は終わった。精神を壊した兵士の多くがそうであったように、彼は前線を離れた日のことを後年「人生で最も辛かった日の一つ」であり、「あの時の気持ちは今でも忘れることができない」と述懐している。〈30〉

米国は一九四一年十二月七日に日本軍の真珠湾攻撃を受けるまで参戦を差し控えていたため事情が少し違うのだが、それでも戦争が眼前に迫っていることは余程徹底した孤立主義者を除き誰の目にも明らかであった。軍は第一次世界大戦時に得た教訓をもとに精神医学の知見を容れ、新兵候補者全員にスクリーニングを行って精神的に不適格な者を除外すれば、精神を壊す兵士が大量に出ることによる兵站と士気の問題は確実に回避し得ると考え、この施策により百七十五万人もの新兵候補者が除外された。途方もない数だが、少なくともこれにより前線で精神障害に陥る兵士は出なくなるのだからとして、この事前検査は大成功と評価された。

しかし事態はそう期待通りには運ばなかった。参戦からほんの数カ月のうちに、まるで事前のスクリーニングなどなかったかのように、精神を壊す兵士が現れ始めたのである。戦場の恐怖を経験した者、時にはその様子を想像しただけの者までもが相次いで精神症状を示し、隊内の士気と効率が脅かされる事態が生じたため、軍は多数の精神科医と心理学者に協力を求めた。当時すでにシェルショックという言葉は廃れていたため、「戦争神経症」war neurosisとか「戦闘消耗」combat exhaustionといった新語が作られ、これが急速に普及していく。〈31〉戦時中、国内外の病院に神経精神医学の関連症状で入院した患者は延べ百万人を超えた。ヨーロッパ戦域に目を向けると、一九四四年の一年間に同症状で入院した患者は戦闘員千人につき二百五十人という異常な高率を記録している。〈32〉また、一九四三年のシチリア上陸作戦では、精神症状の顕れた米軍兵士は治療のため北アフリカに送られたが、かれらのうち戦線復帰を果たし得た者の割合は僅か三%にすぎない。〈33〉一方、「太平洋戦域で一九四二年の夏から秋にかけて展開されたガダルカナル島争奪戦では、送還を要する重度傷病兵のうち四〇%が精神症状によるものであった」という。〈34〉戦争経験者が精神疾患を発症する傾向は終戦後も続いた。一九四五年の時点で、神経精神医学関連の疾患による軍病院入院患者は五万六六二人にのぼるが、それに加え神経精神障害を理由に退役軍人庁の年金給付を受ける復員兵が、一九四七年時点で四七万五三九人いたことも忘れてはならない。〈35〉

戦前の精神医学でフロイト派が蒙ってきた周縁的な扱いを思えば奇妙なことに、戦時中、精神医学関連の指揮権は、英軍ではタヴィストック・クリニックのJ・R・リース（J. R. Rees, 1890–1969）、米軍ではカンザス州トピーカのメニンガー・クリニックのウィリアム・メニンガー（William Menninger, 1899–1966）という、精神分析に共感的な立場の医師に委ねられていた。兵士が発症する精神障害は心理的ストレスの産物であるという第一次世界大戦の教訓を反映した人選と考えられるが、理由はともかく戦争による需要急増に伴い精神科医は深刻な人材不足に陥った（一九四〇年時点で米国精神医学会の会員は僅か二千二百九十五人で、ほとんど全員が精神病院の勤務医であったのに対し、軍は一九四五年までに少なくともそれと同数程度の精神科医を独自に採用している）。かかる事態を解消するには既存の医師に精神医学の訓練を施して任務に就かせる必要があり、これはメニンガーの指揮の下、身体療法ではなく精神療法の訓練として行われた。なお患者数が多すぎて個人ごとの施療は不可能であったため集団療法が重用された。

＊

米国式精神分析

英国では折衷的な傾向の強い精神科医らが、経験に基づく「治療共同体」の構想を提唱し、その線に沿って民生用の精神病院の再設計を図った。社会的要因と心理的要因を重視し、患者と職員が協力して回復を促す環境作りに取り組むことを特徴とする構想である。この運動ではウィルフレッド・ビオン（Wilfred Bion, 1897–1979）、ジョン・リックマン（John Rickman, 1891–1951）、ハロルド・ブリジャー（Harold Bridger, 1909–2005）、S・H・フックス（S. H. Foulkes, 1898–1977）等、英国の分析医らが大きな役割を演じているが、そこで提唱された治療法は個人ごとの精神分析ではなくグループセッションに基礎を置くものであった。つまるところ治療共同体の「民主的」なエートスが、平等主義的な戦後英国文化と見事に適合したのである（この共同体では、現実はともかく少なくとも理想としては、地位や身分の違いを消去、もしくは最小化することを目指していた）。一方、集団精神療法のほうが個人単位の精神分析よりも遥かに安上がりであったのは言うまでもない[36]。

戦争は総じて英国の精神科医らを萎縮させた。タヴィストック・クリニックの公式五十年史も、戦時中は「外傷性神経症の治療に関して、新たに重要な貢献というものはほぼなし得なかった」と認めている[37]。厳しい自己評価だが、これは軍上層部がかれらについて下した評価でもあった。終戦当時、英国軍の士官らは精神科医《サイカイアトリスト》psychiatristに「自転車曲芸師《トリック・サイクリスト》」trick cyclistなる蔑称を与え、かれらを「軍隊の現実を何も知らず、経験不足のため考えが甘いくせに自説に固執するばかり」の連中と考えるようになっていたのだ[38]。戦争が終わって用無しとなったのをいいことに、軍部の伝統に棹さす精神科医蔑視の態度が再び顕在化したのである。

一方、富裕で寛容な市場に恵まれ、また軽信な大衆への宣伝能力に長けていた米国の精神科医らは、個人を対象に精神療法を施す外来診療所を相次いで開業した。一九四七年にはすでに戦前の様子とはうって変わり、国内の精神科医の過半数が自分の診療所を開いたり外来クリニックに勤務するようになっていたが、さらに一九五八年ともなると、伝統的な州立病院の勤務医は精神科医全体の僅か一六%を占めるばかりとなった。この急速な重心移動の背景には、精神科医という職業に従事する者の絶対数の異常な増大という状況があった。一九四八年時点で五千人を下回っていた米国精神医学会の会員数が、一九七六年には二万七千人を突破しているのである[39]。一九四八年には同学会の会長に、当時陸軍准将となっていたウィリアム・メニンガーが選出される。分析医の会長就任は現在でこそ珍しいことではないが、このメニンガーの事例が史上初であり、当時『タイム』誌はこれを記念して表紙に新会長の肖像を掲載し、その背景に鍵穴のついた脳を、前景には鍵を配した。狂気の秘密は早晩暴かれることになる——そうした期待の込められた表紙であった。

一九六〇年代には、米国内の大学の精神医学系部局で、生え抜きの分析医が部局長を務めるところが大半を占めるようになり、[40]主要な精神医学教科書でも、精神分析的な視座を非常に強調するような書き方が支配的になった[41]（これはヨーロッパでは見られなかった米国独自の展開である）。精神科での研修を希望する若手は増え続け、最優等の研修医たちが、依然メディカルスクールとは一定の距離をとり続けていた有力な分析医研修施設で教育分析を受け、さらなる研鑽を積んだ。米国で精神科医として成功しようと思えば、精神分析の訓練を受けておくことが——不可欠とまでは言わずとも——きわめて有利な条件となるというのが当時の実情であった。そして精神科医としての成功は、外来診療所を開業し富裕層の患者を顧客として獲得することにより保障されたのである。その一方で、重度の慢性精神障害の患者は歯牙にもかけられなかった。

　古典的な精神分析療法を受けるには高額の診療費を支払う必要があったが、米国の富裕層はそれで分析医の施療を受けられるならと納得し、ニューヨーク、ボストン、シカゴ、ロサンジェルス、サンフランシスコ等、諸都市の診療所には患者が押し寄せて分析医の優雅な暮らしを支えた。その後、重度の精神病に対しても精神分析が——理論的には——有効である可能性が指摘されると、メニンガー・クリニック、チェスナット・ロッジ、オースティン・リッグズ、マクリーン病院等々の富裕層向け民間施設で、分裂病患者の治療に会話療法を用いる試みが実践されるようになった。[42]

　それはまさに黄金時代であった。安定した地位

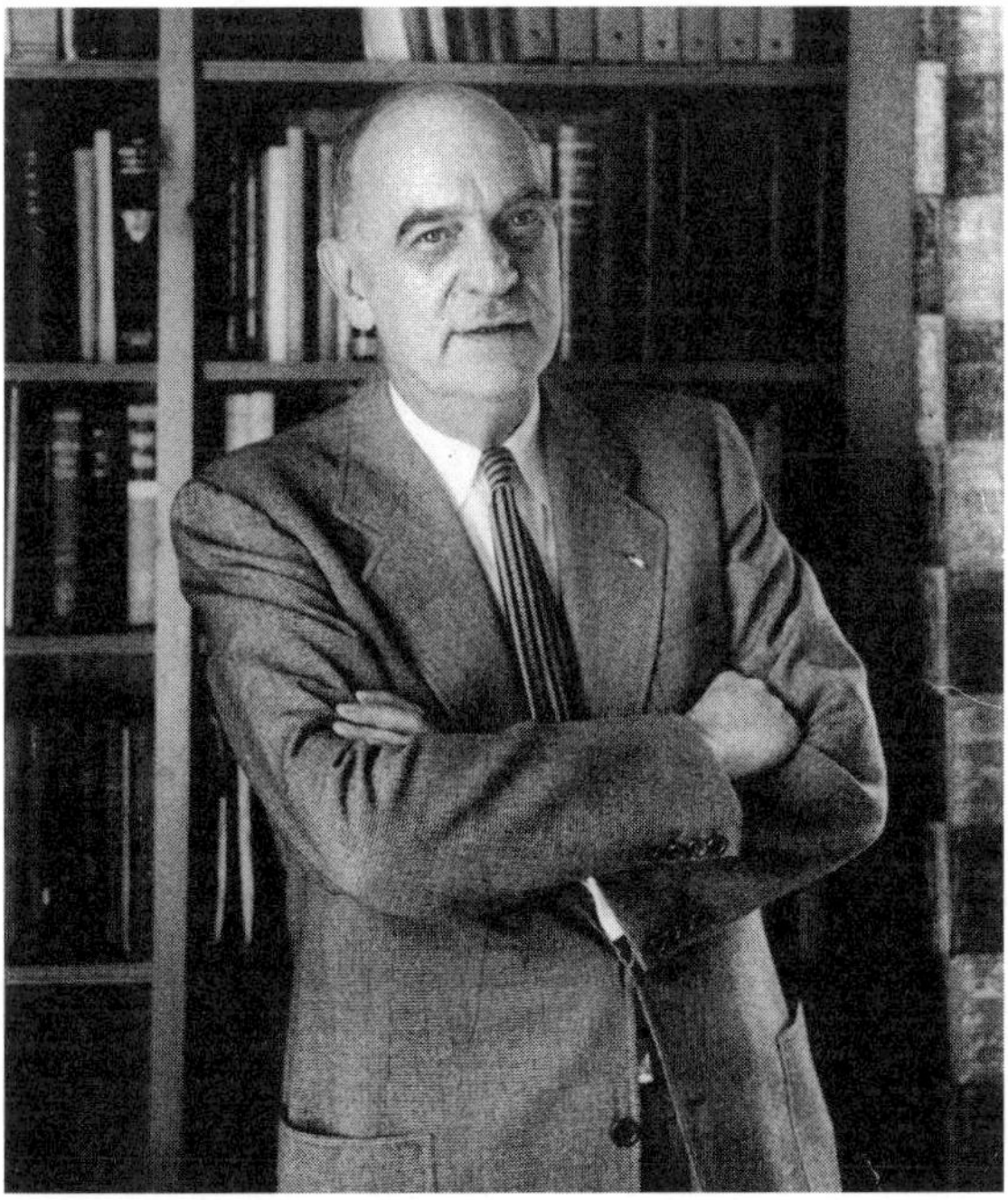

73————ウィリアム・メニンガー。カンザス州トピーカのメニンガー・クリニックの自室にて。

を獲得した米国の分析医らは、依然として州立病院に閉じこもっている「命令・器質型」の精神科医（その多くは必然的に外国出身者であった）を見下すようになった。一九五四年の統計を見ると、州立病院に勤務する精神科医の年収が中央値で九〇〇〇ドルだったのに対し、開業分析医の年収の中央値はその倍以上となる二万二〇〇〇ドルである。格差は収入面だけに限られたわけではなく、病院勤務の精神科医が、富裕層向けの小規模施設勤めをごく僅かな例外として、職場は世間から隔絶された田舎の文字通り腐臭を放つ精神病院、患者は下層出身で数も膨大、扱うのは慢性の難治疾患という環境にがんじがらめで身動きが取れないでいたのに対し、分析医の扱う患者は洗練と教養を併せもち、医師と共通の文化的背景を有し、活力と魅力の満ち溢れた都会に暮らす悠々自適の富裕層であった。

母親の病理

＊

米国における精神分析の威信の高揚は文化全般へと広がっていく。特に戦後の大規模人口移動により、子供を生んだ母親らの間で子育てに関する助言の需要が著しく高まっていた時期、これを好機と捉えたのが、精神分析の訓練を受けた小児科医としては最初の一人となるベンジャミン・スポック博士（Benjamin Spock, 1903–98）である。一九四六年の出版から僅か六カ月で五十万部を売り上げた『スポック博士の育児書』*The Common Sense Book of Baby and Child Care* は、著者が没する一九九八年までに販売部数が五千万部を超え、三十以上の言語に翻訳された。戦後の米国で聖書の次に売れた書籍である。育児と成長に関する同書の所説は基本的にはフロイトの考え方に依拠したものだが、文体が庶民的で親しみやすかったことで、スポックの育児論は時代の共有文化にまでのぼりつめた。〈43〉

英国ではスポック博士がさほど流行らなかった一方で、ジョン・ボウルビィ（John Bowlby, 1907–1990）とドナルド・ウィニコット（Donald Winnicott, 1896–1971）という二人の分析医が強い影響力をもち、これにより精神分析の考え方が、育児法に留まらず少年非行の原因論等々へと広く浸透することとなった。このうちボウルビィの展開した議論は、母子間の愛着という概念と、母性剥奪によって生じる問題に焦点を当てるものであった。〈44〉戦時中は、ドイツ軍の空爆を避けるためロンドン等の都会から田舎に疎開したり、母親が戦争協力に駆り出されている間、集団託児所に預けられる児童が少なくなかったのである。ここにさらに、「最終的解決」の恐怖から逃れてきたユダヤ人の児童難民までもが加わる。

一方のウィニコットも疎開児童と接してきた経験から、良好な子供時代を送るのにことのほか重要なのは遊びと愛情だと考えた。古典的なフロイト派の思想では親子関係を、無意識に沸き立つ性的な欲望と感情を辛うじて抑圧する葛藤に満ちた困難な関係として描くのが通常であるが、ウィニコットの筆致にはそうした暗さが一切ない。母親は（あるいは一般に親の役割を担う人物は）、「普通に献身的」で「ほどよい」くらいで満足すべきであり、不可能な完璧さなど求めてはいけない。子供を健全な独立と成熟へ導くのに、親としての関与はその程度がちょうどいいのである。「お母さん方が自分に本来そなわっている性向を信頼するように支持したい」[45]［★『子どもと家族とまわりの世界』(Winnicott, 1964) 既訳上p.5］と宣言するウィニコットの議論が若い母親たちの間で人気を博したのも、ある意味当然の結果であった。

ウィニコットはフロイト理論が本来有していた性的な要素や苛酷な要素を排除して議論を組み立てたため、正統を重んじる分析医からの批判も浴びている。しかし結果として、成人精神分析が英国精神医学の中で周縁的な位置にあり続けたのに対し、児童精神分析は――かくの如く修正された（言ってしまえば飼い馴らされた）形においてではあるが――驚異的な影響力を獲得し、子供への精神分析的心理療法の提供はＮＨＳ（国民保健制度）の対象にも組み込まれている。[46]現在でも英国教養層の間で精神分析が依然好意的に受け取られている背景には、ボウルビィやウィニコットの著作の果たした役割が小さくない。

とはいえ家族生活を平穏なものとして描くのは、精神分析ではやはり傍流である。なにしろそもそものフロイト理論自体が精神病理の原因を家族に求める学説なのである。米国のフロイト派が様々な問題を家族に帰責しているのはそのためで、中でも特に注目に値するのが、病弱な人間が増加した原因は母親にあり、母親は国民の健康に対する脅威であるとする議論である。

この頃の精神分析は、従来の意味での精神疾患の治療に飽き足らず、広く身体疾患の理解と治療にも有用であるとの自己主張を展開するようになっていた。シェルショックや戦争神経症について言えば、かれらはこれを以前のヒステリアと同様、精神の緊張が身体症状として顕れたものと見たのである。一九三〇年代、ベルリンからシカゴに移り住んだ精神分析医フランツ・アレクサンダー（Franz Alexander, 1891–1964）が心身医学を提唱し始めると、心と身体が重なり合い浸透し合っているというこの観念は多大な人気を博すようになった。一九三〇年代前半から医療分野での慈善投資を精神医療へと焦点化していたロックフェラー財団もこれに注目し、アレクサンダーに対する助成金の支給を決定した。この援助は、支給額のほとんどが彼のドイツ貴族風の暮らしを支えるため私的に流用されていた事実が判明したことによって打ち切られるのだが、彼が設立したシカゴ精神分析研究所は残り、アレクサンダーの心身医学は第二次世界大戦後も着実に支持者を増やしていく。心身性とされる疾患の範囲も急速に広がり、心の問題が身体症状となって顕れる仕組みについてもモデル化の洗練が進んだ。曰く、「胃神経症は情動性の下痢や便秘とは異なる心理機制《サイコロジー》を有し、心臓に顕れる症状の情動的背景は喘息のそれとは異なる」のである。[47]

このように症状ごとの機制が異なる中、唯一共通する要因とされたのが「母親」であった。症状の裏で必ず母親が悪影響を及ぼしているというのだ。喘息を例にとろう。分析医の所説によれば、喘息の原因は「喘息誘発性の母親《アズマトジェニック・マザー》」asthmatogenic mother にある。すなわち、愛憎、罪悪、敵対、拒絶の源泉でありながらそれら無意識の感情を平気で否定し、我が子を守る保護者としての（現実には病的なほどに過保護な）母親像へと変換してしまう、そうした母親こそが喘息を誘発するというのである。[48] ましてや明白に精神の障害であるような疾患――「境界例」（神経症と精神病の境界線上にある症状）、分裂病、自閉症（ジョンズ・ホプキンズ大学の児童精神医学教授レオ・カナー（Leo Kanner, 1894–1981）が一九四三年に初めて同定した障害）[49]――の誘発について言えば、親、特に母親の影響は一層甚大であるとされた。

つまり、以上に挙げた障害のすべてが、母親役割が倒錯した形で演じられること、あるいは受動的で内向的な父親と支配的で拒絶的で攻撃的な母親という顚倒した不適当な組み合わせの両親をもつことに淵源するというのである。カナーは一九四九年の論文の中で、自閉症児は病理的な家族関係に囚われており「両親の冷淡で強迫的な態度、物質的必要にのみ向けられる機械的な配慮に最初から晒されてきた。（……）かれらは冷蔵庫の中に詰め込まれたまま一度も解凍されることがなかったのである」[50][☆「早期幼児自閉症における疾病学と精神力動に関する諸問題」(Kanner, 1949)]と指摘している。十年後に行われた『タイム』誌のインタヴューでも彼は同種の譬喩を用い、普段は凍結している互いへの感情が「たまたま子作りに必要な期間だけ解凍された」両親の許にもたらされた不運の産物、それこそが自閉症児なのだと述べている。[51] このカナーの所説を熱心に受容したのが、ウィーンから米国に渡った精神分析医ブルーノ・ベッテルハイム (Bruno Bettelheim, 1903–90) で、彼は自ら校長を務めるシカゴ大学附属養護学校での教育実践にこれを活用した。精神分析を重用するメリーランド州のチェスナット・ロッジ精神病院では、分裂病患者を「冷蔵庫マザー」の産物とする立場からの治療を行っていたが、ベッテルハイムもこれと同様に、治療中の児童から両親との接触を完全に排除する治療法「ペアレンテクトミー」parentectomyを試み、また『うつろな砦』をはじめベストセラーとなった数々の著書の中で、患者らの母親、父親を、強制収容所の如き家庭環境を作った戦犯として痛烈に批難した[52][★『うつろな砦』(Bettelheim, 1967)]。

　啓蒙思想史の研究者でフロイト崇拝者でもあったピーター・ゲイ (Peter Gay, 1923–2015) は、『ニューヨーカー』誌に寄せた書評で、ベッテルハイムとその協力者らを「英雄」と呼び、「小児自閉症に関するベッテルハイムの理論は、あらゆる点で対抗諸理論を凌駕している」とまで言い切ったものだが、[53] 後年、DNAの二重螺旋構造の共同発見者としてノーベル賞を受賞した分子生物学者で分裂病の息子をもつ父親でもあるジェイムズ・D・ワトソン (James D. Watson, 1928–) は、ベッテルハイムのことを「ヒトラー以降、二十世紀最大の極悪人」と切り捨てている。[54] これこそが紛れもなく大多数の親の意見を代弁する発言であったわけだが、ベッテルハイムの生前には、こうした怒りの声が表立って上げられることはなかった。彼の所論の背景には、当時人気の絶頂にあった精神分析学の権威が見え隠れしていたからである。親たちは、精神病児を子にもつだけでなく、自分がその狂気の原因として扱われるという二重のスティグマの下、恥辱の中で沈黙を強いられていたのだ。

✴

フロイトの覇権

一九五三年から一九五七年にかけて、フロイトの生前その親衛隊を組織するのに尽力した弟子アーネスト・ジョーンズが、三巻本となる彼の伝記を刊行している。師の遺した書簡や草稿の利用を特別に認められたジョーンズは、それらの資料を駆使し、異端者たちの「裏切り」をかれらが患っていた精神病に起因するものだと言い募ることで、積年の恨みを晴らしていった。しかし刊行当時に読者の想像力を捕えたのは、孤高の英雄的知識人として、またコペルニクス、ガリレオ、ダーウィンと同じ殿堂に連なる精神科学の巨人として描かれたフロイトの人物像であった。同書を「当世最も偉大な伝記」とする『ニューヨーカー』誌の評は、〈55〉精神分析を重要視する風潮の高まりを反映したものであると同時に、フロイトその人について当時の知識人の間で広く共有された評価そのものでもあった。

W・H・オーデン（W. H. Auden, 1903–73）はフロイトに捧げた追悼詩に「われわれにとって／もはや彼は一人の人物ではなく／一つの思想の風土なのだ／その風土のなかで、われわれはめいめい暮らしている」と詠んだ〈56〉［★『もうひとつの時代』(Auden, 1940)、既訳 pp. 198–99］。文学や芸術の一部界隈で、フロイトはまさにこの通りの地位を獲得していた。ブロイアーとの連名で出版された精神分析の古典中の古典『ヒステリー研究』において、彼は収録された症例研究が「短編小説のように」読み得ること、そこには「厳粛な科学という刻印が欠如していること」を自ら認めているが、これは自身にとっても都合の悪い事態であったらしく、この箇所の直後では「私の好みでこうした結果となるのではなく、それは明らかに事柄の性質ゆえのこと」であると言い訳をして、批判の鉾先を鈍らせようとしている〈57〉［★『ヒステリー研究』(Breuer and Freud, 1957)、既訳 p. 253］。しかし本人の思惑はともかくとして、これは実に洞察に富んだ見解であり、一つにはおそらくこの点のゆえにこそ、散文、詩文、絵画の各領域で物語を紡ぐことを生業《なりわい》とする人々がほかならぬフロイトの仕事に魅了されたのであろう。加えて言語、象徴、記憶、夢、歪み、性といった魅惑的な研究対象の数々、過剰と抑圧に精神生活の本質を見出す考え方、従来まったく無意味なノイズとして扱われ一切顧みられることのなかった振る舞い、思考、情動に意味を与える発想が、創作に携わる人々にとってフロイトを熱狂的に受容すべき理由となったことは言うまでもない。

終戦直後の時期、オーデンをこの種の語り口へと直接的に引き込む展開があった。亡命ロシア人の作曲家イーゴリ・ストラヴィンスキー（Igor Stravinsky, 1882–1971）から、狂気と過剰を主題とするオペラ作品の台本《リブレット》執筆を依頼されたのである。これに先立つ一九四七年、ストラヴィンスキーはシカゴで、ホガースの『放蕩一代記』を目にする機会を得、この連作銅版画が二十世紀半ばのハリウッドにおける映画の絵コンテに酷似していることに衝撃を受け、以後このトム・レイクウェルの物語をオペラに翻案する考えに取り憑かれていたのである。一九五一年に初演を迎えたオペラ版『放蕩一代記』［★『放蕩児の遍歴』、『放蕩者のなりゆき』とも］はストラヴィンスキーのオペラ作品としては唯一の大作となり、また戦後のオペラ史を通じて繰り返し上演される数少ない定番演目の一つとなった。この作品がここまで大きな人気を博するに当たり、十八世紀に取材した物語と見事に調和する新古典主義の楽曲が大きく働いていることに異論の余地はあるまい[58]。

しかしこの作品の認知度と同時代的な訴求力には、作曲家による台本作者の選定もまた大きく与《あずか》っている。なにしろW・H・オーデンといえば二十世紀最大とまで称される作家なのである[59]（ただし本作品はオーデンとその不貞の愛人チェスター・カルマンとの共作である）。またもう一つ注目に値するのが、（初演から四半世紀後のことにはなるが）やはり芸術界の巨匠デイヴィッド・ホックニー（David Hockney, 1937–）との連携である。一九七五年のグラインドボーン音楽祭における『放蕩一代記』上演のためにホックニーが手掛けた舞台美術は、ホガースのオリジナルにも匹敵し得るアイコン的地位を獲得したと言っても過言ではない（口絵㊵参照）。ホガースの原作には油彩画と銅版画の二種類があるが、ホックニーは舞台や衣装のデザインに際し、そのインスピレーションの源としてあえて後者を選び、クロスハッチング等、銅版画という媒体に特有の技術を転用している。また全篇にわたりホガースの別作品からの引用を絶妙な按配で散りばめてもいる。こうした演出がこの上なく際立つのが、終盤のベドラムの場面であろう。ここで主人公トム・レイクウェルは、独房を模した小分けの箱から観客のほうを向いて頭を突き出す狂人たちの一人として登場するが、その遥か左上方には、宗教的熱狂を狂気に擬《なぞら》えたホガース後期の諷刺画〈60〉に描かれた地獄の地図を想起させる図像が掲げられているのである。ホックニーの生み出した視覚的イメージはその直線性においてストラヴィンスキーの楽曲とオーデンの台本の双方を巧みに参照するものとなっており、その結果オペラ『放蕩一代記』は楽曲、台本、舞台の三者それぞれが近代性と十八世紀性とを併せもった稀有な芸術作品として完成するに到ったのである。

終戦直後の時期に狂気を主題として書かれたオペラ作品にはもう一点、ベンジャミン・ブリテン（Benjamin Britten, 1913–76）の『ピーター・グライムズ』がある。戦時中に作曲され、ヨーロッパでの戦争終結から日本が降伏する間の時期に当たる一九四五年六月七日に初演を迎えたこの作品は、他になかなか例を見ぬほどの大成功を収める。ブリテンは平和主義者にして同性愛者であることを公言していたが、平和主義と同性愛のいずれか一方であっても厳しい道徳的批難と法的抑圧を招きかねない当時にあって、にもかかわらずこの作品は初演と同時に傑作として絶讃を浴び、それから三年のうちに、ブダペスト、ハンブルク、ストックホルム、ミラノ、ニューヨーク、ベルリンのほか、さらに少なくとも世界八都市で上演されている。

本作の台本を貫くライトモチーフは、フロイト的な意味での抑圧である。作中には嗜虐趣味や少年愛への暗示が組み込まれ、当時支配的であった同性愛嫌悪《ホモフォビア》への批難がかなり露骨な形で表明されている。イングランドのサフォク州に位置する海沿いの街オールブラに育ったブリテンは、カリフォルニア州エスコンディードにパートナーのピーター・ピアーズと暮らす日々の間に、故郷を偲んでこの作品の着想を得たという。物語の主人公ピーター・グライムズはサフォク州の漁師である。序盤から精神が不安定だが、終盤に近づくにつれて狂気が昂ぶり、村人たちの敵意によって最終的に死を迎える（終盤のクライマックスで、グライムズを襲撃しようと探しに行く群衆が「我々を蔑むあの男を我々は討つ」と歌う）。この筋書きには、ブリテン自身がそれまで味わわされてきた余所者《よそもの》、除け者《のけもの》扱いの感覚が明らかに反映されている。彼は自らにとって最も親密な関係が、自分の作品の芸術性を称讃して止まない人々からの孤立、迫害、告発を招き得る、まさにそうした人生を強いられてきたのである。

晩年のブリテンは重い心臓病を抱えながら、再度、同性愛的欲望の抑圧、愛情、強迫、そして死を主題とする作品を手掛けている。トーマス・マンが一九一二年に発表した半自伝小説を原作とし、一九七三年に初演されたこの『ヴェニスに死す』は、ブリテン作曲のオペラとしては最後の作品となった。英国では一九六七年成立の性犯罪法により同性間の性的関係に対する法的な脅威は部分的に取り除かれてはいたものの、同性愛者に向けられる世間の目は相変わらず苛烈なもので、当時は精神医学でも、特にフロイト派に顕著な主張として、ゲイであることそれ自体が精神病の一症状とされていた。数々の象徴を散りばめたオペラ『ヴェニスに死す』は、誘惑と抑圧という前出の主題を、恥辱への恐怖がもたらす苦悶や隠蔽に伴う代償と結びつけ、美しい少年に対する身を焦がさんばかりの強迫が、最終的に主人公を不可避の絶望、そして死へと導く筋書きに織り込んだ。ブリテン自身の（一度も成就することはなかったと言われる）少年への欲望が作中に反響していることは事情を知って鑑賞する者には明らかで、それだけに叙情、昂奮、苦悶、狂暴、邪悪の順を辿る楽曲の緊張感と自傷的成分に対する観客の同一化を促進する作用を果たしている。[61]『ピーター・グライムズ』と比較すると（あるいはブリテン作曲のオペラのうちもう一つヴェネツィアに関係する――一九五四年のヴェネツィア・ビエンナーレからの発注で製作され、そこで初演された――作品『ねじの回転』と比較しても）、『ヴェニスに死す』では狂気の要素がそれほど顕在化、前景化していないが、しかし不可能な愛が招く苦悩と悲惨の裏には、やはり狂気が影の如く潜んでいる。全体を通じて展開されるのは熱情および不条理と、理性および知性との闘いであり、その先に待ち受けるのはほかならぬ死である。ここには、旧来のオペラ的伝統に連なるヴァーグナーの「愛の死《リーベストート》」Liebestod の概念、[62]そして後期フロイトの所説にあるエロスとタナトス（すなわち死の欲動《トーデストリーブ》 Todestrieb）の対照性[63]が、おそらくは無意識の裡に反響しているのである。

音楽以外の芸術分野でも、精神分析は人生の謎に取り組むのに有用な、きわめて豊穣かつ新鮮な概念の宝庫であった。特に視覚芸術と文学におけるフロイトの影響は甚大で、前者では例えばシュルレアリスムの芸術家たちが夢を題材として、対象を歪め、性や無意識へのサブリミナルな言及に溢れた絵画を描いている。[64]オートマティスムすなわち自動描画や自動筆記等の実験芸術が流行し、秩序と現実に関する常識が覆され、夢現《ゆめうつつ》の境界が揺るがされた。文学でも、小説家や劇作家の間で、心理学的内観を重視し、性を衒《てら》いなく直截に主題化する動きが強まった。ただし全部が全部フロイトの影響だったかといえば必ずしもそうではない。英国で検閲官の我慢の限界を顧みず性的主題を前面に押し出したD・H・ローレンス（D. H. Lawrence, 1885–1930）は精神分析を目の敵にし、その企てには嫌悪感すら抱くと明言している[65]。また、フロイトの影響が垣間見えるもののそのことを明示していない作家も多い中、これ以上ないほど露骨な形でフロイトへの言及を文章に練り込んだのがジェイムズ・ジョイス（James Joyce, 1882–1941）である。彼は『フィネガンズ・ウェイク』でフロイトのことを「夢の指揮者」traumconductor と、また近親姦を「フロイト的過ち」freudful mistake と呼び、作中人物を「ユングでフロイトされやすい」yung and easily freudened と形容しているのである[66]［☆『フィネガンズ・ウェイク』(Joyce, 1939)。なお各語はそれぞれ「車掌」train conductor、「恐るべき過ち」frightful mistake、「若くて怖がり」young and easily frightened にかかっている］。

一九四〇年代から五〇年代にかけてテネシー・ウィリアムズ（Tennessee Williams, 1911–83）が発表した傑作群は、作者自身の子供時代のトラウマへの自伝的な参照によって貫かれている。父親の不在、神経症でヒステリア気味の母親、分裂病と診断されロボトミー手術の犠牲となった姉ローズ、許されぬ時代の同性愛者であったことで抑鬱症状を繰り返し、薬物とアルコールに依存した自分自身――彼の戯曲にはこうした経験のすべてが刻み込まれている。『ガラスの動物園』*The Glass Menagerie*（1944）から『欲望という名の電車』（1947）、『バラの刺青』*The Rose Tattoo*（1951）、『熱いトタン屋根の猫』*Cat on a Hot Tin Roof*（1955）に到るウィリアムズ作品に一貫するライトモチーフは、情緒不安定、耐え難い母親、抑圧的な家族、身体と象徴の両面における暴力、まったく新しい形でなされる性への暗示、そして強姦であった。人々の記憶に残り続ける登場人物群の中でもとりわけ印象深いのはやはり『欲望という名の電車』のブランチ・デュボワであろう。妹の夫であるスタンリー・コワルスキーを猿扱いし、お嬢様気取りと性的貞淑さの権化のようでいてその実、男と事に及んでいた夫を自殺へと追い込み、身持ちの悪い女と地元で評判になるまで自堕落な逢瀬に身を任せては恥辱を重ね、巻き起こる醜聞を逃れんとして妹夫婦の家に転がり込んだあのブランチ・デュボワである。妹が舞台

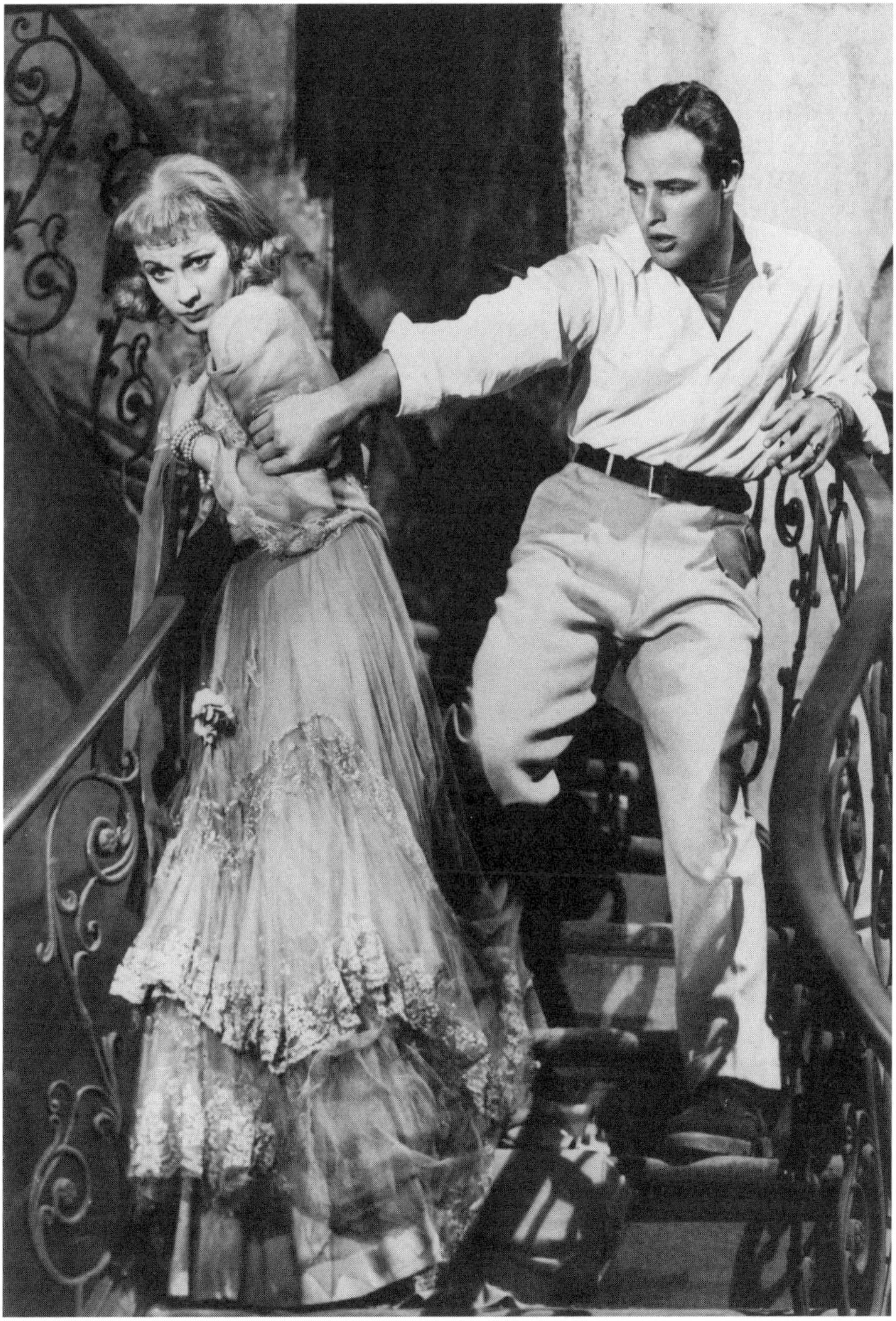

74————ブランチ・デュボワにヴィヴィアン・リー、スタンリー・コワルスキーにマーロン・ブランドーを配した映画版『欲望という名の電車』(1951)。評論家のポーリン・ケイル曰く、「リーが哀れみと畏れを掻き立てる稀有な演技を披露する」。

裏で赤子を出産しているその時に、酒に酔ったスタンリーに強姦され、精神病院送りにされた彼女の運命、最初は抵抗するも、最後には現実との接点を失い、「わたくし、いつも、見ず知らずの方のご親切にすがってまいりましたの」【★『欲望という名の電車』(Williams, 1947)、既訳 p. 222】と呟く彼女の人生を、いったい誰が忘れ得ようか。

しかし『地獄のオルフェウス』*Orpheus Descending*（1957）以降の新作は商業的に失敗し、ウィリアムズの人気は急落する。〈67〉これを機に彼は個人分析を受けるのだが、そちらもまた不成功に終わっている。この一件には担当したニューヨークの分析医ローレンス・キュービー（Lawrence Kubie, 1896–1973）——ショービジネス界から顧客を集めて一財をなした有名人物——が、同性愛は精神分析による治療を要する病気であるという考えの持ち主だったことが大きい（ちなみに、このキュービーを媒介としてショービジネス界に身を置く二人の患者が出逢っている。クルト・ヴァイルとモス・ハートである。この二人が共同で製作したミュージカル作品『レイディ・イン・ザ・ダーク』は、ほかならぬフロイトその人をブロードウェイに紹介することとなった）。ともあれ件の分析の途中、ウィリアムズは『去年の夏突然に』*Suddenly Last Summer*（1958）を書いている。ニューオーリンズを舞台に、大富豪のヴァイオレット・ヴェナブル夫人が、自分の暗部に関わる事実の露見を防がんとして、秘密を知る姪のキャサリンにロボトミー手術を施そうと画策する恐ろしい物語である。夫人がなんとしても隠さねばならぬ秘密、それは今は亡き実の息子セバスチャンとの半ば近親姦的な関係であった。夫人は息子が寝たいと望む若い男を、自分の性的魅力を餌に惹き寄せる役割を演じていたのである。ヴァイオレットはロボトミー手術で「そのおぞましい与太話をこの女の脳味噌から消し去」ろうとしていたのだ。ここで作者が、実の姉ローズに施されたロボトミー手術への参照を組み込んでいるのは確かだが、一方で作品全体には精神分析を暗示する要素も散りばめられている。例えばキャサリンの記憶を抹消するよう依頼される精神科医の名前はククロウィッツというのだが、本人の弁によるとこの姓はそもそもポーランド語で砂糖を意味する語なのだという。要はドクター・シュガーとドクター・キュービーで角砂糖《シュガー・キュービー》というジョークである。ウィリアムズは自分の連想を分析する医師の名を弄んでみせたわけだ。

文学作品におけるフロイト的主題の存在感がいや増していく一方、それを上回る熱狂をもってフロイト受容に勤しんだのが文学研究の分野であった。研究者たちは、自らの文学理解の優位性を正当化する「理論」として、フロイトの所説に飛びついたのだ。そもそもフロイト自身、ハムレットやリア王を素材にこの種の議論を先取りしているし、後期の心理的性的発達理論の中核に据えられたオイディプス・コンプレックスが、母と息子の近親姦を主題としたソポクレスの戯曲をその命名の由来とするのは言うまでもない。I・A・リチャーズ（I. A. Richards, 1893–79）、ケネス・バーク（Kenneth Burke, 1897–1993）、エドマンド・ウィルソン（Edmund Wilson, 1895–1972）等、高名な批評家が挙《こぞ》って精神分析思想を評論に取り入れたほか、時代が下った一九五〇年代以降にも、ニューヨーク文芸批評界の中心人物となったライオネル・トリリング（Lionel Trilling, 1905–75）とスティーヴン・マーカス（Steven Marcus, 1928–2018）が熱心にフロイト的視座からの評論を試みている。トリリングはフロイトの『文化への不満』（1929）と後期の死の欲動《トーデストリーブ》論に魅了され、マーカスにはディケンズ作品をフロイト的に解釈した研究[68]と、ヴィクトリア朝ポルノグラフィを精神分析的観点から扱った研究[69]があるが、この二人はさらに、アーネスト・ジョーンズ『フロイトの生涯』の共編者も務めている［★『フロイトの生涯』(Jones, 1953–57)］。西海岸でもフレデリック・クルーズ（Frederick Crews, 1933–）が「精神分析は、文学作品の読み方を本当に変えた唯一の心理学である（……）。文学が扱うのも文学を生み出すのも動機であるが、人類が作り上げた唯一完全な動機の理論、それが精神分析なのである」[70]と高らかに謳っている（ただし後年彼はフロイトを偽預言者として、また精神分析を擬似科学として斥ける側に回っている）[71]。

一九五〇年代から六〇年代にかけて、精神分析支持の態度を明らかにしていた知識人は文芸批評の外部にも見られた。その一例が歴史の精神分析を試み、勤務先のカリフォルニア大学サンタクルーズ校に熱心な学生を大勢呼び込んだノーマン・O・ブラウン（Norman O. Brown, 1913–2002）である。ベストセラー『生と死の対立——歴史の精神分析的意味』［★既訳題『エロスとタナトス』(Brown, 1959)］で彼は、個人と社会はフロイト的な抑圧に囚われており、生を肯定することでそこからの脱却を図らねばならないとの立場を提唱し、続篇に当たる『愛の身体』［★既訳題『ラヴズ・ボディ』(Brown, 1966)］ではエロティシズムと社会との闘争を主題化した。なお、ブラウンはスコットランドの反精神科医R・D・レインとともに、分裂病患者のほうがそうでない人より正常なのかもしれないという議論をも展開しており、これは一九六〇年代の対抗文化運動《カウンターカルチャー》から熱狂的な歓迎を受けた。〈72〉

保守・右派からはフィリップ・リーフ（Philip Rieff, 1922–2006）が「心理的人間」の出現やセラピー文化の擡頭を論じ、〈73〉急進・左派からはハーバート・マルクーゼ（Herbert Marcuse, 1898–1979）がマルクスとフロイトを融合させた独自の理論を展開した。〈74〉学問分野のうちフロイト受容が最も盛んだったのはおそらく人類学で、マーガレット・ミード（Margaret Mead, 1901–78）、ルース・ベネディクト（Ruth Benedict, 1887–1948）、クライド・クラックホーン（Clyde Kluckhohn, 1905–60）、メルフォード・スピロ（Melford Spiro, 1920–2014）らが精神分析の発想を研究の中核に据えている。一方、科学哲学の領域からは、ロンドン・スクール・オヴ・エコノミクスのカール・ポパー（Karl Popper, 1902–94）が、精神分析は反証不可能であり、なんでも説明できる代わりになんの説明にもなっていない擬似科学であるとする批判を投げかけたが、この指摘に共感する者は科学哲学者以外にはほとんどいなかった。

✴

狂気と映画

第二次世界戦後の米国では、まず精神医学の内部で精神分析の影響が増大し、それが高級文化《ハイカルチャー》や芸術の分野にまで広まっていった。これに対し、大衆文化における精神分析理論（少なくともその通俗版）の普及に大きな貢献をなしたのは、二十世紀を代表する文化的革新の一つ、すなわち映画である。そもそも狂気は映画的表現に非常に適した主題であった。物語の中心に精神病を据えた初のサイレント映画が、第一世界大戦直後の一九二〇年にロバート・ヴィーネ監督で製作された『カリガリ博士の箱』である。精神病院の医師が催眠術で患者を夢遊病にし、その患者が医師の命令のまま、村の中を彷徨い歩き殺人を重ねるという衝撃的な設定のこの映画では、セットの書き割りが鋭角的な背景と歪んだ遠近法で構成されていて、そこに生み出される暴力と狂気の悪夢的世界の只中で観客は忘

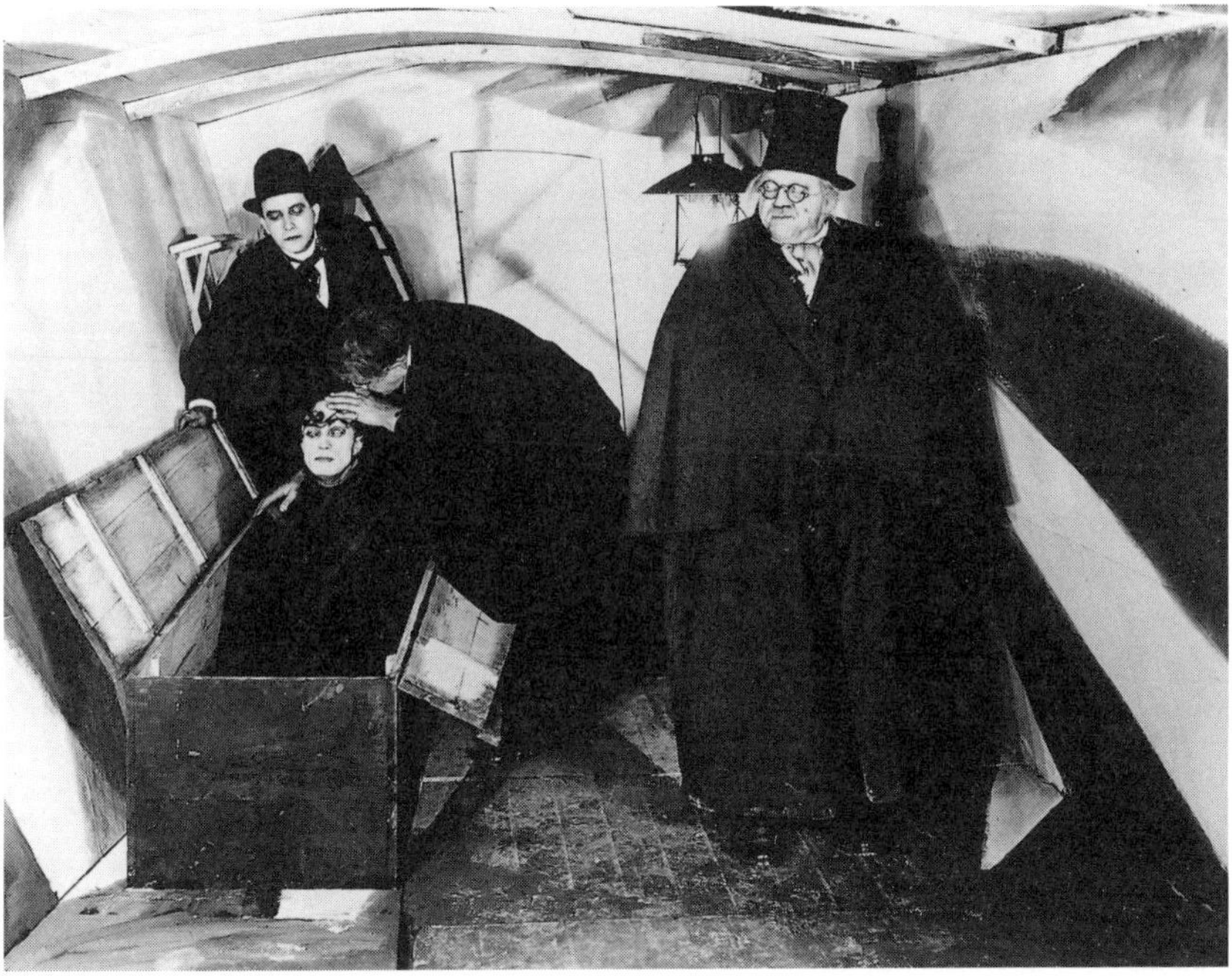

75――――『カリガリ博士の箱』(1920)。催眠術をかけられたチェザーレは普段、棺さながらの形をしたこの箱の中に入れられており、殺人を犯す時だけ外に出てくるのだ。

我の感覚を強いられる。道徳と物理の両面にわたる奇態がシュルレアリスム的に反響し合い、脅威、歪曲、怪異を表象するイメージの洪水は登場人物らの異常な精神状態を観る者の脳裡に想起させる。そして最後の最後に待ち受けるどんでん返し――なんと、ここまで全編を通じて展開されてきた残虐な精神科医をめぐる物語は、すべて精神病院に収容されている一人の患者の狂気のなせる妄想であったというのである(なお、この設定は企画当初にはなかったものだという)。

米国の映画産業が南カリフォルニアへの移住を開始したのは一九一〇年のことであるが、以後ハリウッド発となった諸作品の興行収入は一九二〇年代までに他の追随を許さぬほどの成長を遂げ、芸術的にはともかく少なくとも商業的には世界規模の支配勢力となっていった。そして大衆に娯楽を提供することで巨万の富を得た映画界の大御所、その下で働いた(つまり長年にわたりスタジオシステムに拘束され続けた)スタッフ、またかれらが製作した作品の多くは、実のところ当初から様々な形でフロイトの所説に影響を受けているのである。一つの逸話として、一九二四年秋に映画プロデューサーのサミュエル・ゴールドウィン（Samuel Goldwyn, 1879–1974）がフロイトの「研究を商業化し、映画のためのストーリーを書いてもらう」ために、一〇万ドルでウィーンの彼をハリウッドに招聘しようとする騒ぎが持ち上がっている。「真に偉大なラブストーリー」の執筆にフロイト以上にふさわしい人物がいるだろうか、というわけだ。しかしゴールドウィンはけんもほろろに面会を断られ、結局計画を断念せざるを得なくなった〈75〉［★本段引用「 」は『フロイト』（Gay, 1988）、既訳第2巻 p. 527］。

欲望渦巻くハリウッドの有力者たちは表向きの上品さを装いつつ（裏では新人女優が枕営業を強いられる等、厳しい搾取が横行していたのだが）、セックスと暴力は（一定の限度内に留まるならば）売り物になることを知り抜いていた。俳優であれ監督であれ、興収が落ちれば使い捨てられるだけの完全に取り替え可能な金儲けの道具にすぎず、ナルシシズムと将来への不安がないまぜになったかれらのキャリアはまさに神経症と依存症の巣窟であった。「虚飾の街」の住人――プロデューサー、監督、脚本家、俳優――は誰もが治療を求め、こうしてハリウッドは精神分析の一大拠点となったのである。この街で開業した分析医たちは、富裕層の貴婦人を捕えたニューヨークの同業者の年収をすぐに追い抜くこととなった。

ハリウッドではかかりつけの分析医をもつのが常識で、映画産業で働く者以外にも、ネグレクトの犠牲となった子供や、夫の不貞に悩む妻が分析医にかかって心の内を吐露し、虚飾に満ちた生活の中で一抹の慰安を求めることが珍しくなかった〈76〉。映画産業から湯水の如く溢れ出る金の大部分は、フロイトのポケットならぬフロイト派のポケットに流れ込んだ。ただしハリウッドのこうした裏事情は飽くまで裏事情に留まり、時たまスタジオの息のかかったゴシップ記者が一部の関係者の情報を暴露するのが関の山であった。

デイヴィッド・O・セルズニック（David O. Selznick, 1902–65）はアンフェタミン依存症で、賭博と女遊びがやめられず、他人に対する強迫的な支配欲に囚われた人物であった。製作を手掛けた『風と共に去りぬ』（1939）は興行的に大成功を収めたが、抑鬱症状が出始めてからは精神分析医メイ・ロムの診療所の顧客となり、それからまもなくして妻のアイリーン（Irene Mayer Selznick, 1907–90）にも同医師にかかって分析療法を受けるべきだと勧めている。セルズニック自身は短期間で飽きて通院をやめてしまったが、夫人のほうは変わらずロム医師の許に通い続けた。セルズニックの元パートナーであり、好敵手であり、格上の存在でもあったルイス・B・メイヤー（Louis B. Mayer, 1884–1957）を父に持つアイリーンは、どうやら自分の現状について思うところがあったようで、この後セルズニックと離婚、演劇興行の分野で仕事を始めている。セルズニックのほうは元々女優のジェニファー・ジョーンズと不倫関係にあったが、自身の離婚が成立すると、当時既婚者であった彼女にも離婚を迫り、自分の二人目の伴侶に迎えた。このジェニファーもアイリーンと入れ替わるようにしてロム医師の患者となっているが、まもなくアイリーンの父ルイス・B・メイヤーまでもがこの「輪舞《ロンド》」に加わってくる。というのも彼の妻のマーガレットの神経が不安定になり、ついには精神病院に収容され、夫妻は離婚することとなったからである。いずれにせよハリウッドの大御所連に気に入られたロム医師はその強い支持を獲得し、エイヴァ・ガードナー、ジョーン・クロフォード、ロバート・テイラー、エドワード・G・ロビンソンらのドル箱スターをはじめとする上流の紳士淑女の面々を顧客に迎えるまでに到った。

　ハリウッド関係者を顧客にしおおせた分析医はロムだけではない。カール・メニンガー（Karl Menninger, 1893–1990、ウィリアム・メニンガーの兄）はスターとの「お喋り」のために定期的に飛行機でオマハからハリウッドまで通っていたし、ニューヨークのローレンス・キュービーも一群の「独創的芸術家」を顧客に獲得している。他の地域でも、エアンスト・ジンメル（Ernst Simmel, 1882–1947）、マーティン・グロートヤーン（Martin Grotjahn, 1904–90）、ジャッド・マーマー（Judd Marmor, 1910–2003）、ラルフ・グリーンソン（Ralph Greenson, 1911–79）、そしてフレデリック・ハッカー（Frederick Hacker, 1914–89）といった面々が、きらびやかな生活を送る芸能人とかれらを操るペテン師らを相手に莫大な収入を得ていた。

　このハリウッドにおける精神分析大流行《サイコバブル》は、まもなくして映画の内容にも反映されるようになり、フロイトによる福音は（しばしばハリウッド的な修正を加えられた上で）全米はもちろん映画産業のグローバル化に伴って世界中へと広がり、人々の集合的潜在意識に刷り込まれていった。一九四〇年代から六〇年代を通じて、あるいは七〇年代に

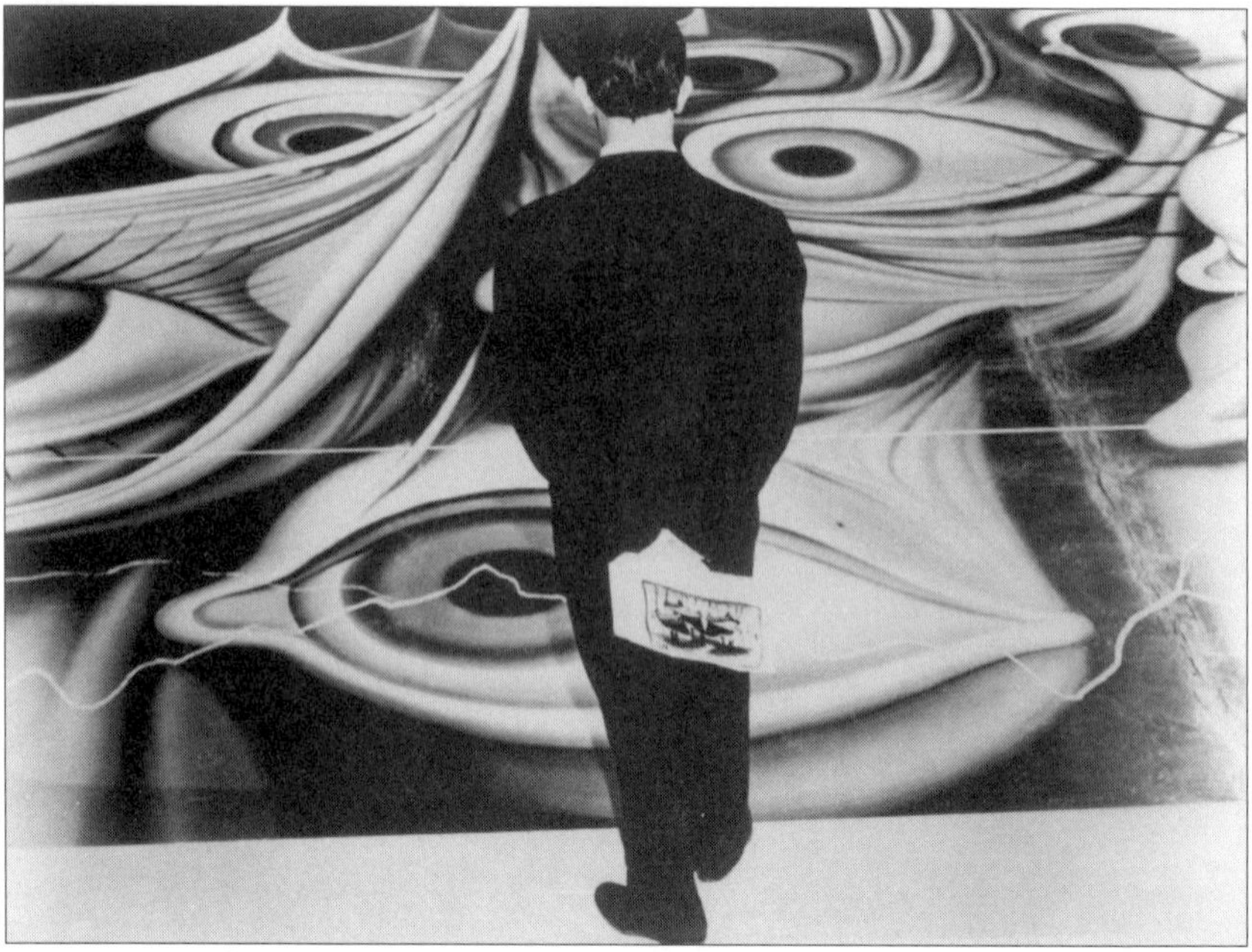

76————映画『白い恐怖』(1945)の夢の場面のセットを眺めるサルバドール・ダリ。

入ってからもなお、映画に登場する精神分析医の表象は、一般に非常に好意的なものであった。フロイトの所説およびその臨床的応用に関してはハリウッドの都合に合わせた修正が施されていたものの、分析医の造形それ自体は好人物に描かれるのが通常で、身体療法派の精神科医には電気ショックや脳手術を患者支配の手段として用いる高圧的で邪悪な存在としての描写しか与えられていなかったことに較べると、まさに雲泥の差であった。

モス・ハートが脚本を手掛け、一九四一年に初演を迎えたブロードウェイのヒット作(アイラ・ガーシュウィンが作詞、クルト・ヴァイルが作曲を担当)を原作とする一九四四年公開の映画『レイディ・イン・ザ・ダーク』*Lady in the Dark* は、精神分析的な要素を組み込んだ作品群の嚆矢と言える。ジョゼフ・マンキューウィッツ(Joseph Mankiewicz, 1909–93)は、かつてカール・メニンガーに告げた「今後、精神医学、中でも精神分析が、文学、演劇、映画の素材として大いに用いられるようになる」[77]との予言を自己成就せんとして尽力したが、その実現には彼のもの以外にも多くの作品が貢献することとなった。RKO製作による一九四一年公開の『危険な月光』*Dangerous Moonlight* には重度の戦闘疲労のため記憶喪失に陥る登場人物が登場する。当時の映画作品で精神科医を話の中心に据えたものとして、『袋小路』*Blind Alley*（1939）、『情熱の航路』*Now, Voyager*（1942）と『嵐の青春』*Kings Row*（1942）、『勇者の故郷』*Home of the Brave*（1949）等が挙げられるが、『気儘時代』*Carefree*（1938）に到ってはフレッド・アステア演じる精神科医がタップダンスまで披露してくれている。〈78〉前述のデイヴィッド・O・セルズニックは、製作総指揮を担当した『恋の十日間』*I'll Be Seeing You*（1944）で戦闘により心に傷を負った帰還兵ザック・モーガンを感傷的に描き出したその一年後に、アルフレッド・ヒッチコックを監督に据えた作品『白い恐怖』*Spellbound*（1945）を公開している。同作は大衆にフロイトを紹介する試みとしてはおそらく最も露骨なものの一つとなった。

その『白い恐怖』では、イングリッド・バーグマンが冷淡な雰囲気を漂わせるフロイト派の分析医コンスタンス・ピーターセンに扮し、グレゴリー・ペックがグリーン・マナーズ精神病院に赴任してくる医師アンソニー・エドワーズを演じている（その正体は記憶喪失の退役兵ジョン・バランタインであり、彼には後に殺人の嫌疑がかけられる）。ところでこの作品では、オープニングクレジットの最後に次のような文言が呈示される。これから始まる謎解きの物語は、ついに精神の「閉ざされた扉の鍵を開ける」ことに成功した「近代科学」、すなわち精神分析の威力を示すものである。なにしろ「患者を苦しめてきたコンプレックスを発見し解釈してやることができれば、病気も錯乱も消失し……狂気の悪魔は人間の霊魂から逐い祓われる」というのである。

そのためセルズニックは科学考証を徹底せんとして、自身の分析医メイ・ロムに顧問を依頼した（この医師の名はクレジットにも登場する）。また前々から煽情的な物語に「高尚」な芸術の装いを与えることに熱心であった彼は、劇中に挿入される夢の場面のデザインをシュルレアリスムの芸術家サルバドール・ダリに任せている。この場面には、鋏、目、カーテン、トランプカード、翼、車輪等、精神分析的なシンボルが満載である（なお当初含まれていたペンチのクロースアップについては、それが去勢を「意味」するとの指摘を受けたセルズニックにより削除されたという）。

物語の終盤、ペック演じるエドワーズ医師の中で、それまで抑圧されてきた子供時代のトラウマの記憶と、戦場での体験が与えた心理効果が甦り、それによって真実が明らかにされるという展開がある。このような、精神分析による隠された意味の探求と犯罪捜査による真相解明とのアナロジーは、一九四〇年代から五〇年代にかけてハリウッドで主流を占めたノワール映画の定番要素であったが、〈79〉そこに加わる本作特有のタッチとして、コンスタンスが眼鏡を外してエドワーズの抱擁を求める場面、すなわち魅惑的なイングリッド・バーグマンの氷の仮面が割れ、性的な熱情が膨らんで（当時のプロダクションコードが許容する限りで）露わになる場面が注目に値しよう。

この作品をめぐっては、劇中での精神分析医の描かれ方について、カール・メニンガーら分析医側から抗議の声が上がった。分析医の描写が過度に単純化されているのに加え、コンスタンス・ピーターセンの容赦ない追及によってついに殺人の真犯人であることが暴かれるもう一人の分析医の人物像についてもけしからんというのだが、結果としてそれは愚かな過剰反応にすぎなかった。というのもこの『白い恐怖』は興収的に大当たりとなり、それにより精神分析こそが狂気の秘密とその治療の鍵を握っているという観念を大いに広め、以後精神分析と分析医を好意的に扱う映画作品が続出するきっかけを与えたからである。その中でも最高の栄誉を受けるべく進められた企画が、ジョン・ヒューストンによる一九六二年の伝記映画『フロイド／隠された欲望』である。ヒューストンはこれに先立つ一九四六年に、シェルショックに罹った兵士を扱ったドキュメンタリー映画『光あれ』を撮っている。この作品自体はそうした症状にも奇蹟的治癒が可能であるとの（完全に誤った）印象を与えるものだったが、それでも戦争省は兵士募集に破壊的な影響が出ると判断し、以後三十五年間にわたって同作の上映を禁じた。

映画『フロイド』で、ヒューストンは敬愛するフロイトの人物伝を映像化しようと考えた。〈80〉知の巨人にはやはり知の巨人をと、脚本執筆にはフランスの実存哲学者ジャン＝ポール・サルトルを起用し、患者のツェツィーリエ夫人役にはマリリン・モンローを当てる計画であった。しかしサルトルから上がってきた脚本は千五百ページにも及ぶ、ほぼ映画化不可能な代物で、その上アナ・フロイトがハリウッドに父親の偉業を貶められまいと、マリリン・モンローの分析医であったラルフ・グリーンソンに手を回して彼女の出演企画を潰した。ヒューストンはこれらの困難にもめげず、なんとか作品を完成させて一九六二年の公開に漕ぎ着けはしたのだが、あまりにも強い思い入れのためか、批評的にも興行的にも大失敗作に終わった。しかし、それでもハリウッドの精神分析崇拝は衰えることなく、その後も一九七七年の『デボラの世界』や、ロバート・レッドフォードの監督デビュー作となる一九八〇年の『普通の人々』といった作品が生み出されている。

『デボラの世界』は、ジョアン・グリーンバーグが一九六四年にハナ・グリーンの筆名で発表した自伝的小説［★『分裂病の少女デボラの世界』(Green, 1964)］を原作とする作品である。舞台は架空の治療施設だが、モデルとなったのは超富裕層向けに精神分析療法を提供していたメリーランド州のチェスナット・ロッジ精神病院である。キャスリーン・クインランの扮する、自殺傾向、妄想症状、幻覚症状、自傷癖をもつ少女が、分析医フリード先生の機微に通じた治療により徐々に回復に導かれていくのが物語の粗筋で（この医師のモデルとなったフリーダ・フロム＝ライクマンは小柄だったが、劇中では長身のスウェーデン女優ビビ・アンデションが演じている）、いくつか患者への虐待の描写でショッキングな箇所があるものの、全体のメッセージは、フリード先生の粘り強く巧みな会話療法を通じて患者の病因となっているトラウマが発見され、それによって症状が消失したというものになっている。一方の『普通の人々』は、長男を事故で亡くした中流上層《アッパーミドル》の家庭を舞台にした作品である。長男の死後、次男が精神の安定を崩す。母親は次男が代わりに死ねばよかったと嘆き、一人残った息子に対して冷淡に接する。ここにやはり分析医が登場して、次男の隠された抑圧と症状の原因を解明し、その回復を助ける。一方、母親は依然冷淡なままで、助けにならない夫と自ら拒絶した息子を捨てて実家に戻り、そこで効果のない慰安を得る――と、そういう物語である。

以上に挙げた作品群では、分析医に対し圧倒的に肯定的な描写が与えられている。前章で扱った二つのハリウッド映画『カッコーの巣の上で』と『女優フランシス』において、生物学的精神医学の陣営に属する医師が電気ショックや脳手術を振りかざす残忍な悪役として描かれ、精神病院がまさにそのようなイメージの場所として呈示されていたのと較べれば、映画における分析医の描写は実に対照的なものだったと言える。だが精神医療の現場で最後に勝利を収めたのは、心理学ではなく生物学であった。三十五年もの間、米国の精神医学と文化全般を席捲した精神分析の時代——狂気の裏に隠された意味を探り、その意味を狂気の定義と治療に用いた時代——は、まもなく唐突に終焉を迎える。フロイトとの蜜月はもはや風前の灯火《ともしび》であった。

✴

第12章　精神医学の革命？

A PSYCHIATRIC REVOLUTION?

精神病院体制の終焉

　旅行でヴェネツィアを訪れる際、予算に余裕があれば、観光客の人混みを避け、二十分船に揺られてサン・クレメンテ島に向かうという選択肢がある（口絵㊸参照）。島で待つのは五つ星のホテルで、通廊と階段に大理石を敷き、豪華な調度を備えた実に立派な建物である。説明によると元々は修道院だったという。それは確かに間違いのない事実である（ただしこの修道院は十九世紀初頭、ナポレオンにより他の宗教施設群とともに閉鎖されている）。現在の所有者は「多くのフレスコ画とルネサンス期に造られたファサードが醸し出す歴史の情緒」を誇り、宿泊客に対し、「ヴェネツィアの市街を臨むこの静穏と魅惑に満ちたオアシス」には「この島が辿ってきた歴史の足跡がすべて保存されている」と請け合う。

　宣伝文句というのは往々にしてそういうものだが、やはりサン・クレメンテ・パレスについても真実の全部が語られているわけではない。この建物が一八四四年から一九九二年の長きにわたり、ヴェネツィア市民の生活において現在とはまったく異なる役割を演じてきたという事実、現在の所有者ができれば隠し通したい、むしろ史実から抹消したいと思う種類の事実が、先の説明からは巧妙に消されている。すなわちサン・クレメンテ島を優雅に飾る（チャペルを除けば）唯一の構造物としての魅力を語る前掲の宣伝文のどこにも、この建物がごく最近までヴェネツィアの女性用精神病院として利用されていた事実が書かれていないのだ。要するにここは、かつてシェリーとバイロンが訪問したサン・セルヴォロ島の癲狂院と対をなす狂人収容施設だったのである。

そう語り終えた時、
ゴンドラが来たと言うので僕たちは
雨の打ちつける荒海に漕ぎ出し
癲狂院の建つあの島へと向かった。
下船するや耳に届く病人らの拍手、
激しく痛切な叫びと唸りと嘆きの声、
あるいは逆に高らかな哄笑、あるいは
呻きと悲鳴と罵倒の言葉、冒瀆の祈りが
僕たちを出迎えた。泥濘《ぬかる》んだ石段を上がり
古い中庭に出た〈1〉［☆『ジュリアンとマッダーロ』(Shelley, 1818–19)］。

サン・セルヴォロ島にあったのは男性患者専用の施設だが、サン・クレメンテ島の女性用施設もやはり同様に恐ろしい場所との評判が立っていた。ヴェネツィアでは「サン・クレメンテに行く」が「気が狂う」と同義の表現として用いられるようになり、またムッソリーニに飽きられた愛人のイーダ・ダルセルは、哀れにもこの島へ送られ、死ぬまで狂人の一人として隔離監禁の処遇を強いられている〈2〉。一九九二年に施設が閉鎖されてからしばらくの間、この建物はヴェネツィアの野良猫の聖域という役割を与えられたが、その後投資家がこの島を買い、ジュデッカ島のチプリアーニ・ホテルの対抗馬とすべく開発を進めることとなった。最初の所有者が破産すると次にトルコの開発業者が所有権を獲得し、さらに豪華なホテルへと改装が行われた。ただ過去の不運な亡霊を祓うのは少々難儀な模様ではある。

一方、英国では二〇一〇年に、ロンドン北部で豪華物件を探す人々の許に朗報が届いた。ダイアナ妃に因んでプリンセス・パーク・マナーと名づけられた集合住宅の分譲募集が始まったのである。購入希望者を集めるための説明に

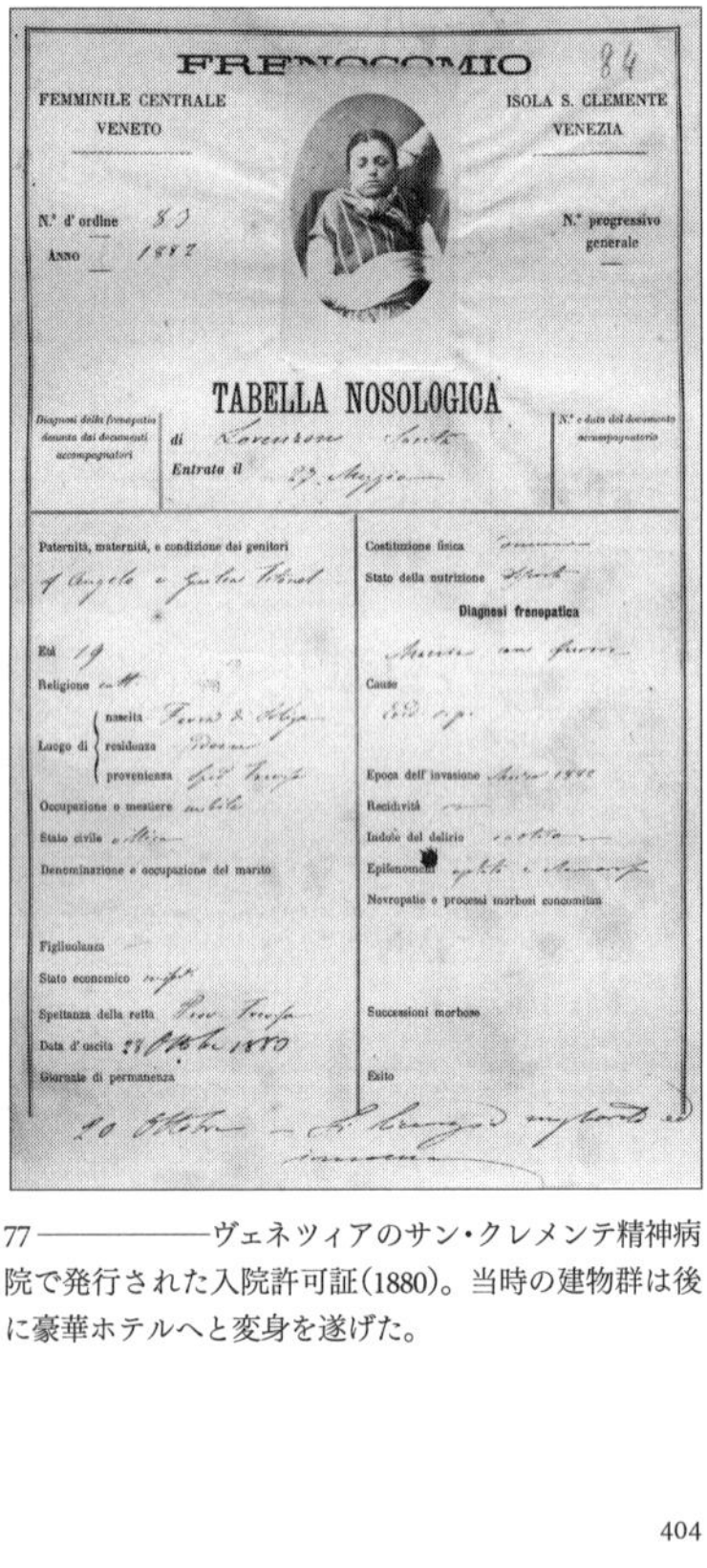

77――――ヴェネツィアのサン・クレメンテ精神病院で発行された入院許可証(1880)。当時の建物群は後に豪華ホテルへと変身を遂げた。

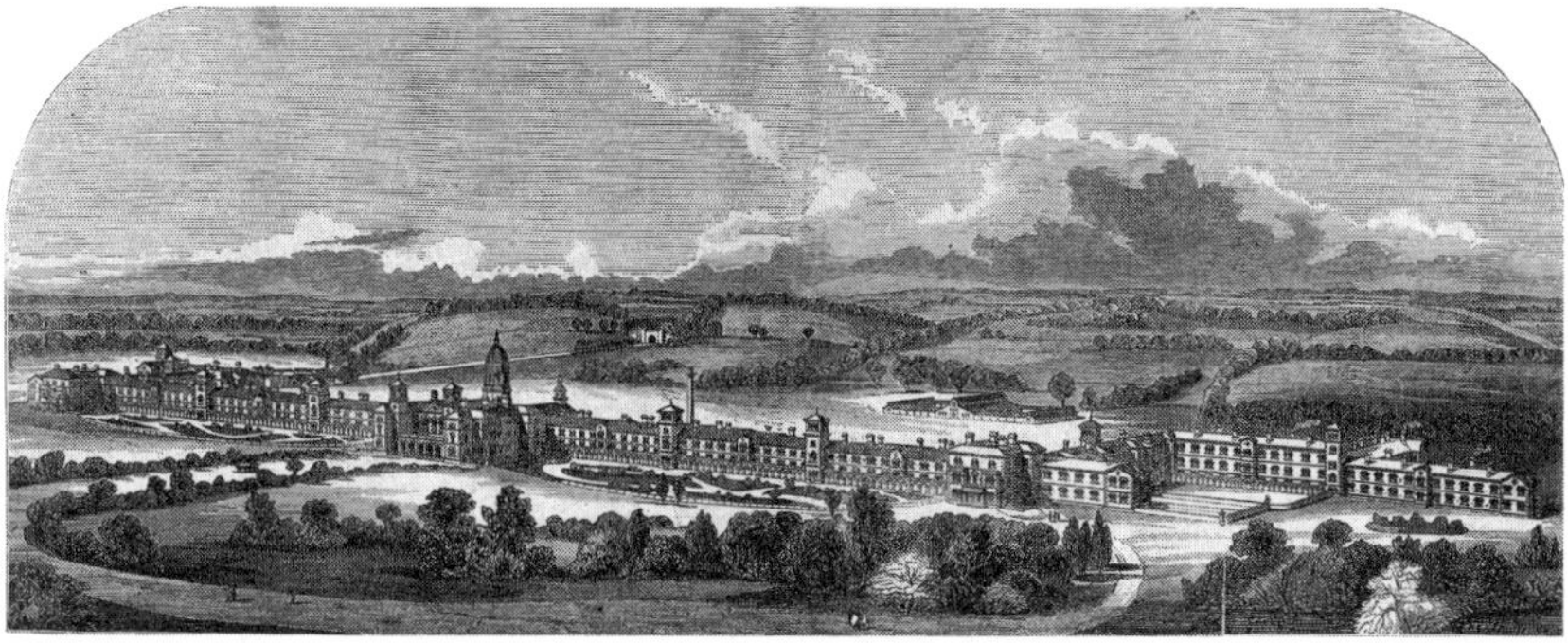

78――――ミドルセックス州第２の精神病院コーニー・ハッチの広大な敷地の全貌。

は、この建物は「何世代にもわたり美麗な建築物の愛好家を魅了し続けてきたヴィクトリア朝期の傑作」であり、購入者は「その歴史を通じて壮麗なる趣を湛え続けてきた」、「極上の優雅を誇るイタリア風の豪華邸宅」に住まうことができると謳われた。この企画は大成功を収め、近年ロンドンの豪華物件に目がない海外の富裕層はもちろん、ボーイズグループのワン・ダイレクションのメンバーや、プレミアリーグのチームに所属するサッカー選手をはじめ、購入希望者が殺到している。

開発業者は、この物件を購入すれば、十九世紀半ばロンドンの一流建築家が三十人以上も参加したコンテストを経て建てられた住居の所有者になれると豪語したが、そのコンテストがそもそもなんのために開催されたかについて、かれらは実に寡黙であった。その理由は、現プリンセス・パーク・マナーの前身が、ほかならぬミドルセックス州第二の精神病院コーニー・ハッチだったという事実に尽きよう。一八五一年、アルバート公により鳴り物入りで開設された同病院は、以後長年にわたり、延べ数万人にのぼるロンドンの狂人を収容する施設として利用された。開設当初のコーニー・ハッチは、世界で最も近代的な精神病院と目されていた。一八五一年のロンドン万博でも、近代英国の産業技術の到達点を一目《ひとめ》見ようと訪れた観客らに、この新設精神病院の案内書と、万博の会場となった水晶宮に勝るとも劣らぬ壮麗さを誇るその建物への招待状が配布されたほどである。だがまもなくして、コーニー・ハッチの評判は暗い翳を帯び始める。全六マイルに及ぶ通廊には希望なき患者の群れを詰め込んだ監房が連なり、この界隈では「ハッチに行く」がやはり「気が狂う」を意味するスラングとなるに到った。しかし、ロンドンの新興富裕層に高額物件を案内するには少々不都合なこれらの事実は、端的に言ってすべてなかったことにされたのである。

とはいえサン・クレメンテ・パレスとプリンセス・パーク・マナーはどちらかといえば例外なのであって、ヴィクトリア朝期に建てられた精神病院のほとんどはこの二つとはまったく違った運命を辿り、欧米はもちろん、西洋諸国が植民地とした世界の各地でも、不気味な雰囲気の漂う崩れかけの廃墟となってその末路を晒している。広大な無人の敷地に朽ち果てるに任せ放置されたままの巨大建物群は、かつての熱狂とその後の零落の物言わぬ証人である。多くは——土地代の節約を理由に——田舎の離村等に置かれたため、再開発の機運が高まることもそうそうあるわけではない。いずれにせよ、ヴィクトリア朝を彩った狂気の博物館は、今もその種の施設に収容されている少数の患者とともに、打ち棄てられたまま老朽化が進み、急速に消え去りつつある。

「汝は塵なれば塵に帰るべきなり」と「創世記」は記す（3章19節）。無限に続くかの如き精神病院帝国の拡張を百年以上支えた——経済と学術両面での——莫大な資本投下は、ここ五十年ほどの間に回収不能となり果てた。精神病院特有の建築様式はもはや過去の遺物となった。現存する建物も、天候、虫、動物による荒廃が進んでおり、倒壊は時間の問題である（口絵㊷参照）。

ジョージア州ミレッジヴィルの州立中央病院は、一九六〇年代になってもなお一万二千人の患者を収容する世界最大の精神病院であった。[3] ところが現在、この病院の約二〇〇〇エーカーの敷地に建つ約二百の病棟はすべて廃墟と化し、多くは老朽化のため崩れかけている。かつて院内に足を踏み入れた人々を出迎えた光景と騒音を——腐りゆく肉体と精神、数十年にわたり糞尿の染みついた監房、家畜の餌の如き食事、建物自体に漂う曰く言い難い瘴気のような穢れが発する精神病院特有の悪臭を——人がその五感に捉えることはもう二度とないのである。荒れ放題の敷地の目立たぬ一角に、それぞれ異なる番号の振られた金属製の標識が何千本と林立する一角がある。これが長期監禁の末に院内で最期を迎えた患者たちを埋葬した墓地であることを知る者は、もはや多くはないだろう。

そこから北に数百マイル行ったところに、ニュージャージー州のトレントン州立病院の跡地がある。ヘンリー・コットンが限局性敗血症こそ精神疾患の原因であると主張し、抜歯術と内臓摘出術のメッカとなった病院だが、ここもほぼ廃墟で、所々に僅かな名残を遺すばかりである。かつて敷地を美しく飾っていた木々も、今では手入れもなく放置されたまま鬱蒼と茂り、樹下の廃墟の周りに暗く湿った空気を湛えている。建物は黴だらけで腐食が進み、窓の鉄格子から滴る水滴が壁の石や煉瓦の上に茶色の錆染みを作っている。一帯が空虚と不気味な静寂に支配され、窓に嵌った金網は腐食して正体不明の汚泥に覆われ、その下に割れたガラスが覗く。その窓から内部

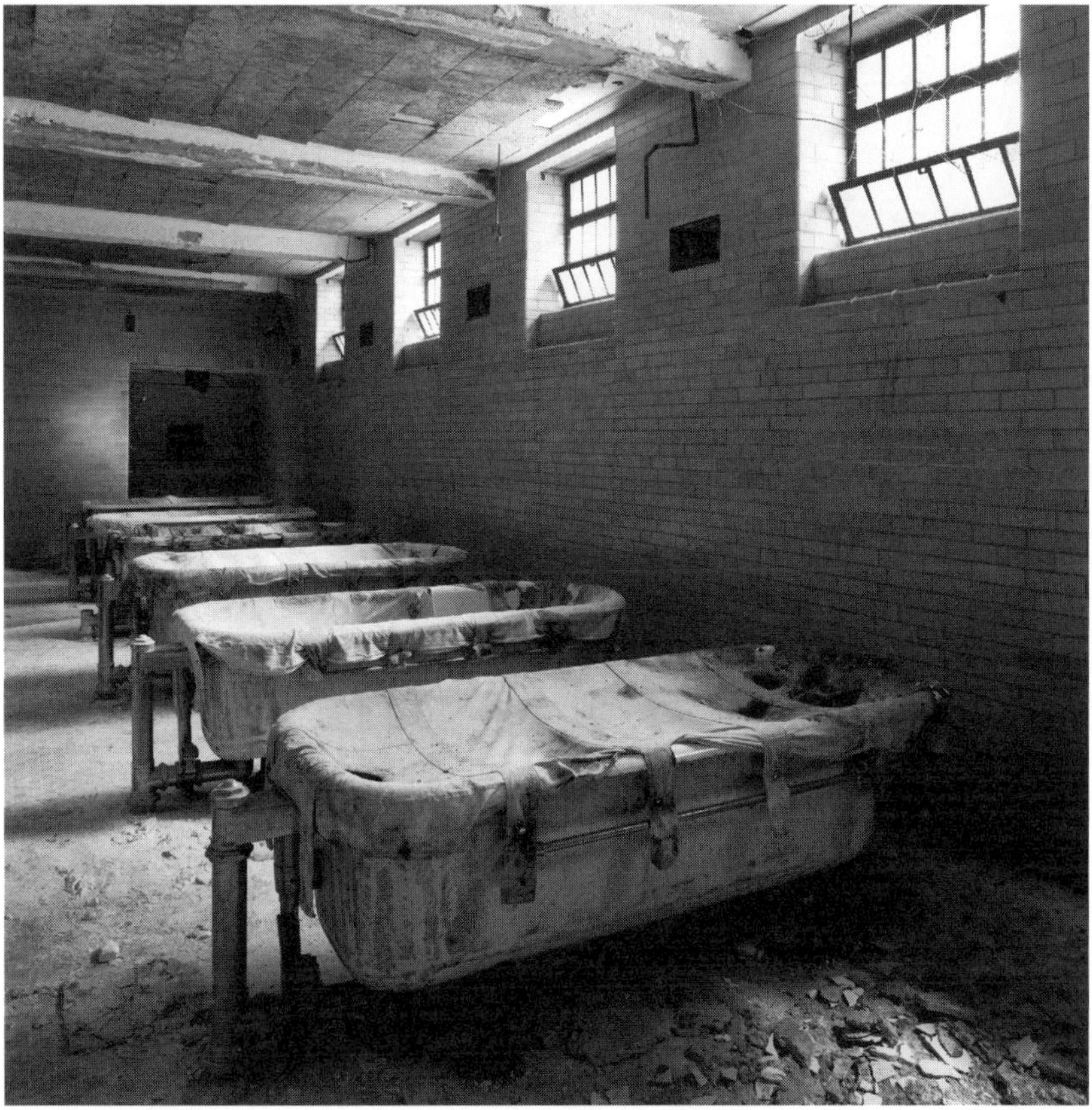

79——————廃墟となったマサチューセッツ州グラフトン州立病院内の水治療法室。患者は堅く重い帆布の覆いの穴から頭だけを出した状態で水に浸けられる。患者の抵抗に備え、安全を確保しつつ施療するための仕組みであった。

を窺えば、そこは人も物も何もないがらんどうの空間である。往時は野次馬を追い払っていた守衛の詰め所にも人影はない。かつて狂気と正気の両世界を分断していた不可侵の境界を維持する者はもはや存在しないのだ。そして、今やこれと同様の光景が、文明を自称するこの世界では随所に見られるのである。

各種統計によれば、一九五〇年代のイングランドとウェールズにおいて、精神病院で監禁状態にある患者が十五万人を下回ることは一度もなかった。米国ならその四倍である。ヨーロッパ全土および西洋文化の影響下にあった世界の各地で、狂人の大量監禁は十九世紀半ば以降一貫して常態であったが、その終焉についても同様のことが言える。精神病院体制の終わりは、まず英国と米国で始まり、その後の数十年でヨーロッパ諸国に広がっていったのである。

ほぼ唯一と言える例外が日本で、ここ最近ようやく他の諸国に追随する動きが見えてきたという程度である。日本の精神病床数は、一九四五年の時点で人口一万人あたり約二床と非常に少なかったが、五十年後の一九九五年には人口一万人あたり約二十九床と、十倍以上の劇的な増加を示す一方、それから十年後の二〇〇五年には約二十八床へとごく微減するに留まっている。〈4〉一九八九年の日本の精神病院の平均入院日数は四百九十六日で、これは米国の四十倍超である。それから二十年以上が経過した二〇一一年、日本政府は今後十年間で入院患者数を七万人減らす計画を発表して物議を醸したが、翻って平均入院日数を見てみるとこれが依然一年超である。今でも精神疾患が強烈なスティグマとして扱われる日本では、患者の施設収容を望む意見が多数派であるという。個人の権利よりも公共の秩序を重視する日本文化の下では、身内に狂人が出ると縁談が壊れたり世間から強い辱めを受けたりする虞《おそ》れがあり、そのため患者を精神病院に入れてしまってその存在を隠蔽しようという動機が生じやすいのである。一方で、とりわけ入院患者の高齢化が前代未聞の規模に達していることから、日本政府は施設収容にかかる費用の上昇に懸念を抱いている。〈5〉このように相反する方向からの圧力がどのような解決を見るのかについてはまったく予断を許さない状況だが、欧米から一世紀遅れで精神病院体制が成立した日本においても、欧米から半世紀遅れてその衰退の兆しが見え始めているのは事実である。〈6〉

英米の精神病院統計を見ると、一九五〇年代半ばから、ごく僅かながら入院患者数の減少傾向が始まっている。勢いが激化するのは一九六〇年代半ば以降で、両国とも入院患者数は減少を続け、現在ほぼ底を打った感がある。二〇一三年の米国統計に基づき、最重度精神病による入院患者の人口比が一九五五年から変わっていないものと仮定すると、この種の入院患者は計算上百十万人になっていなければおかしい。しかし実際には、精神病による入院患者はすでに五万人を大きく下回っているのである。

十九世紀に公営の精神病院が登場して以来、入院患者数が勢いを減ずることなく年々増え続けていったことを思えば実に百八十度の転換である。もちろん一時的に減少傾向に転ずる例外的な時期はあった。きっかけは戦争である。例えば第一次世界大戦中、イングランドの精神病院は職員の多くを軍に取られ、そうでなくとも不足がちであった予算がさらに削られた。容易に予想される通りその弊害の向かう先は患者であった。食費が削られ、その結果餓死者が続出したのである。バッキンガムシャー州の資料を見ると、戦争が長引くにつれて死亡率は増加し続け、一九一八年には入院患者の三分の一が死亡している。経営陣は「患者への食料配給を生存可能水準以下に削減して経費節減を試みた」のであり、それが証拠に「一九一九年になって食料状況が(かなりの代償を伴いつつ)改善されると死亡率は減少」している。〈7〉

あるいは第二次世界大戦中の占領下フランスでも、四万五千人の精神病院入院患者が飢餓と感染症で死亡し、戦争中の死亡率は戦前と較べてほぼ三倍に跳ね上がった。これを指して「穏やかな絶滅」政策と呼ぶ論者もあるほどで、〈8〉入院患者数は一時的に十一万五千人から六万五千人へと激減している。一方ナチスはもっと直截に、精神病者を「無駄飯食らい」と呼んで粛々とその殺処分を進めていった。

とはいえこうした例外的状況を別とすれば、二十世紀半ばまでの精神医療では入院患者数の仮借なき増大が、疑問の余地なく一つの歴史的傾向として確立していた。第二次世界大戦終結後、ほぼどの国でも精神病者に対する従来の標準的対応すなわち施設収容の方針に変更がなかったことは、あらゆる点から見て取れる事実である。表面的には、米国のほとんどの州で戦後すぐに insane から mentally ill への呼称変更がなされ、イングランドでもそれに先立つ一九三〇年の法律で lunatic から person of unsound mind という婉曲的な語句への言い換えが完了しているほか、フランスでも一九四八年に公衆衛生省が（一八三八年以来公文書で用いられてきた）aliénés《アリエネ》を廃して malades mentaux《マラード・マントー》を採用し、イタリアも従来の alienati di menti《アリエナーティ・ディ・メンティ》を infermi di mente《インフェルミ・ディ・メンテ》に変更している。かつて madhouse に替わる新名称として登場した lunatic asylum も、この時期に mental hospital へと改められた。フランスでも établissements d'aliénés《エタブリスマン・ダリエネ》が hôpitaux psychiatriques《オピトー・プシキアトリーク》となる等、それぞれの国で同様の呼称変更が行われているのである。[9] ただ、このように言語表現上の修正が着実に進んでいく一方で、精神病者は病院に収容すべしとの方針には変更がなかった。

実際、終戦直後の時期に英国政府は「最大の問題の一つは精神病院の収容能力増強である」と述べており、[10] それは米国の各州政府にも共通する見解であった。一方、ジャーナリストらは既存施設の悲惨な実態の暴露に邁進し、戦時中に良心的兵役拒否を行ったことで半ば懲罰として州立病院の看護業務に当たらされた人々の中からも、自ら経験した現実を世に問う動きが現れている。[11] 一連の批判のうち最も反響の大きかったものがアルバート・ドイッチ（Albert Deutsch, 1905–61）の記事である。ドイッチは米国における精神医療史を初めて書いたジャーナリストで、後に米国精神医学会の名誉会員にもなっている。米国における精神病院の惨状を告発した彼の記事は、まずニューヨークの新聞『PM』に鮮烈な写真つきで連載された後、『国の恥』と題した書籍版（Deutsch, 1948）にまとめられている。

こうした流れの中、ハロルド・オーランスキーの論文「米国版・死の収容所」のように、精神病院をダッハウ、ベルゼン、ブーヘンヴァルト等ドイツの絶滅収容所に擬《なぞら》える論調も多く見られたが、ドイッチ自身はフィラデルフィアのバイベリー州立病院の有様を次のように描写している。「まるでダンテ『地獄篇』の一場面のようだった。このがらんとした部屋に響く金切り声、唸り声、この世のものとは思えぬ哄笑の中で、三百人もの裸の男たちが立ち、蹲《うずくま》り、寝そべっていた。（……）床の上に直《じか》に寝転び、自分の糞尿に塗《まみ》れている者もいた。汚物に覆われた壁は腐ってぼろぼろだった」。[12]

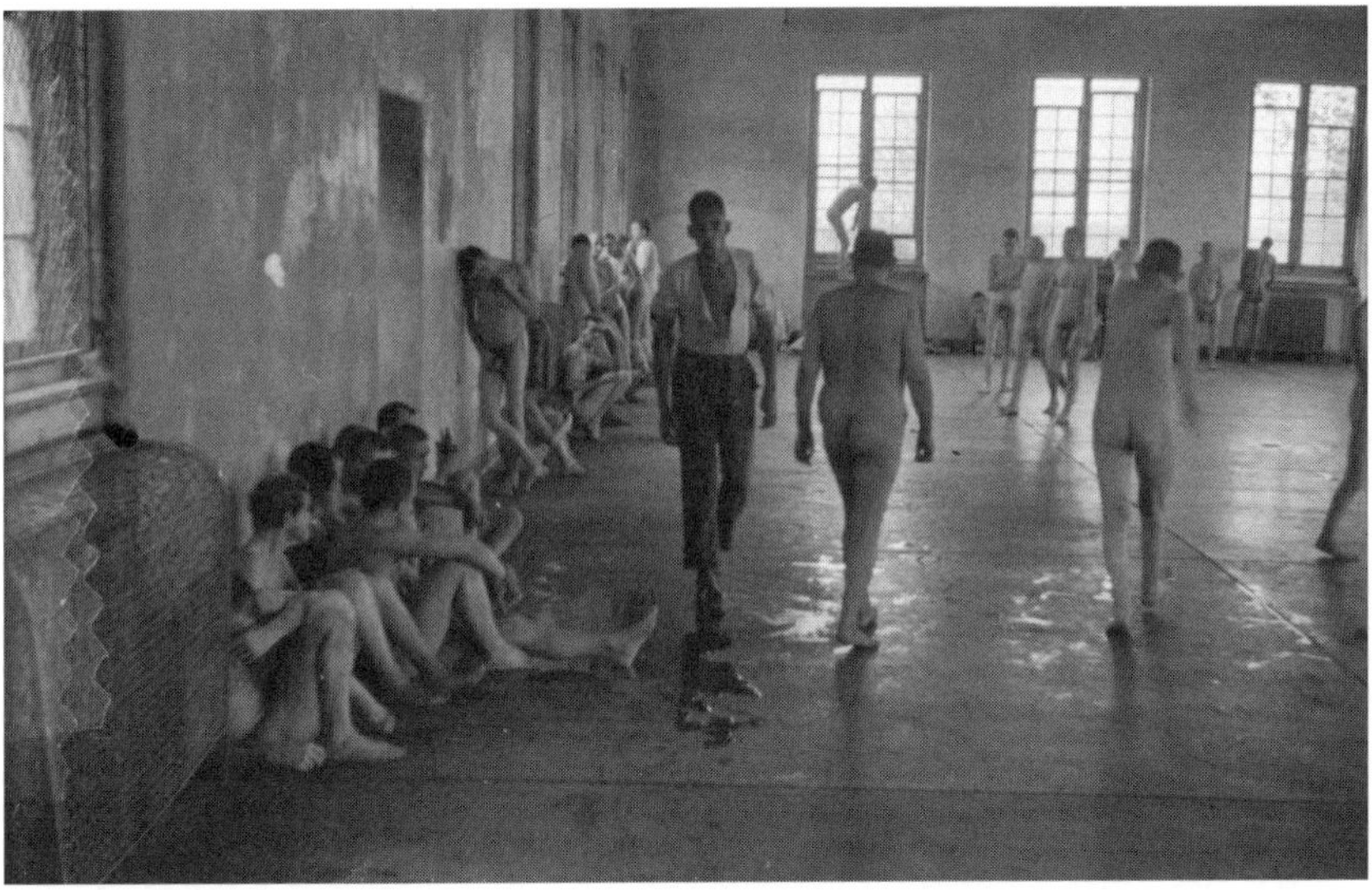

80――――ペンシルヴェニア州フィラデルフィアのバイベリー州立病院の男性失禁病棟。同病院に配属されたクエーカー教徒の良心的兵役拒否者チャールズ・ロードが1944年に秘密裡に撮影したうちの一枚。隣接する暴力的患者用の病棟は、ロードら職員の間で「死の家(デス・ハウス)」と呼ばれていた。

しかし当時の論調は、院内の惨状を告発する一方で、精神病院の廃止を主張するところまでいくものではなかった。むしろ批判者たちは自ら目の当たりにした問題について、その原因を世間の無知と政治家の無為に求めたのである。精神病院の恐るべき実態に関する目撃証言を顕名で出版したのも、患者の待遇改善に必要な予算を精神病院に充当するよう政府に圧力をかけるための世論誘導こそが目的であった。アルフレッド・マイゼル(Alfred Maisel, 1909–78)が『ライフ』誌掲載の記事で述べている通り、真実の暴露は現状の放置が恥ずべき怠慢であることを州政府に認識させ、十分な予算を確保させるための手段だったのである。そうすれば「病院に擬装した強制収容所を廃し、精神病関連施設の目指すべき目標を、監禁から治療へと移行する」ことが可能になるというわけだ。〈13〉

ヨーロッパでも精神病者への対応は、依然施設収容が主であった。ドイツではヒトラーのT4絶滅プログラムに協力した精神科医のほとんどが現役で診療を継続し、新世代の患者の入院が相次いで精神病院は再び満床となっていた。一九六〇年代の西ドイツには六十八の州立精神病院が存在し、病床数は平均千二百床を数えた。施設規模がさらに大きかったのがフランスで、一九五〇年代には四千床に達する精神病院もあった。イタリアでは一九八二年になっても千床を超える精神病院がまだ二十カ所も残っている。一九五〇年代から六〇年代にかけて、フランス政府は既存施設の超過収容状況を改善すべく精神病院の増設を緊急に進め、六〇年代には国家計画の一環として精神病床を二万床増やしている。フランコのファシスト体制下のスペインでも精神病院部門の拡張が進められ、この傾向は一九七五年のフランコ死没後も継続した。精神病院数は一九五〇年に五十四だったのが、一九八一年には百九へと倍増し、入院患者数も二万四五八六人から六万一四七四人にまで増加している。一方、政治体制としては対極に位置する社会民主主義国のスウェーデンとデンマークでも、精神病院の入院患者数は一九七〇年代まで減少の兆しがない。最終的にはどの国でも脱施設化の動きが見られ、特に英語圏ではそれが急速に進展していくのだが、以上に見た通り比較の視座をより広くとってやれば、一口に脱施設化と言ってもそう容易に事が運んだわけではないことが分かるのである。

＊

テクノロジカル・フィックス？

英米で精神病院への入院患者数の減少が始まる一九五〇年代半ばは、重篤な精神疾患に対して近代的な薬物治療が初めて導入された時期とほぼ重なる。米国ではソラジン Thorazine の商品名を与えられた（ヨーロッパその他の諸国では――「大きな作用」large action にちなみ――商品名ラルガクティル Largactil で知られる）クロルプロマジンが米食品医薬品局（ＦＤＡ）の販売許可を受けたのが一九五四年のことで（この件は後述する）、それから十三カ月の間に米国内だけで二百万人がこの薬を手にしている。ほとんどの精神科医が、手詰まりに陥っていた精神医療の現状を打破する福音としてこの薬品を歓迎した。なにしろ各種のショック療法に代表される機序不明の荒療治や、ロボトミー等の輪を掛けて乱暴な外科的介入しか治療手段の存在しなかった精神医療の世界で、薬物の処方と投与という近代医学を象徴する標準的な治療法がようやく利用できるようになったのである。

英米の経緯だけを見ていると、ソラジンの導入と入院患者数の減少傾向への転換が時期的に一致している事実から、精神病院の時代の終焉はテクノロジーによってもたらされたとの単純な説明につい飛びついてしまいたくなる。というのも、精神疾患精神衛生合同委員会（一九五六年に米国議会により設置）が一九六一年に発表した報告書には次のようにあるからだ。「この種の薬品は米国の精神病院における精神病者の処遇に革命をもたらした。急増し続けていた州立病院の入院患者数が減少に転じた経緯には、この薬の貢献が最も大きかったと考えられる」。[14] 英国でもそれから十年後の一九七一年に、当時の社会福祉大臣キース・ジョゼフが「精神病、神経症、分裂病の治療は薬物革命により完全な変化を被った。精神疾患は病院に行けば治る障害となったのだ」[15]と断言するに到っている。ここでもし仮に薬物治療＝脱施設化という単純な等式が成り立つのであれば、フランス、ドイツ、イタリア、オランダ、スペイン、スウェーデン、フィンランドでも同様の変化が速やかに起こったはずである（そもそもクロルプロマジンはフランスで開発された薬なのだ）。しかし実際には、大陸ヨーロッパの精神医療政策が精神病院に退院を勧奨する方向に舵を切るまでには実に四半世紀の時間を要した。この事実は、薬物治療への転換だけでは脱施設化をもたらすのに十分ではなかったとの結論を指し示している。

統計数字というものは、その気になれば常に自分の望む結論にとって都合の良い解釈を施すことが可能である。相関と因果を混同するべからずというのは統計学の初歩的な戒めだが、それはなかなか抗い難い誘惑でもある。精神疾患に対する薬物療法の効能に与えられた謳い文句は大抵が誇大宣伝の類いであった（実際には、ソラジンを嚆矢とする精神疾患治療薬は、決して精神医学のペニシリンを名乗れるような水準には達していなかったのである）。にもかかわらず、薬物療法は精神医療に革命をもたらしたばかりか、精神病についての文化的理解にも強い影響を与え続けている。向精神薬を日常的に服用している人は、現在全世界に数百万人の規模で存在する。その売上から莫大な利益を得ている製薬業界は薬物療法の効能を高らかに謳い、この薬効の存在こそが精神疾患の生物学的原因説を裏づける「証拠」であると喧伝している。そうした状況を踏まえれば、向精神薬の導入によって精神医療の脱施設化が進んだとの観念が英米両国でこれほど浸透していることにも不思議はないようにも思えてくる。

しかし英米に限った場合でも、資料を仔細に検討すれば、薬物革命による脱施設化の進展という命題が過大評価の産物なのは明らかである。というのも、精神病院への入院患者数の減少傾向が始まるのは国全体で見れば一九五〇年代半ばのことだが、病院単位で見るとソラジン導入に先立つ一九四七年から翌四八年にすでに始まっているところが多いのである。英国の精神科医オーブリー・ルイス（Aubrey Lewis, 1900–75）がつとに指摘する通り、脱施設化の実際の始点を見極めようとして入院患者数の推移を全国合計で見るのは、それ以前から局所的に生じていた可能性のある変化を不可視化し、また全国的な減少転換のうち、どこまでが既存傾向の継続によるもので、どこからが新しい条件の追加によるものなのかの判断を難しくするため、要は間違いのもとなのだ。〈16〉薬物革命説に立つ限り、米国において新薬の登場から十年以上経って突然高齢患者の退院が相次ぎ、それから五年後にようやく入院患者数の急減傾向が若年患者へと及んだ事実はまったく説明不能である。向精神薬は導入から十年後とか十五年後に突然効果を発揮し始める類いの薬ではないし、一九六〇年代後半になって高齢者に特に有効な新薬が開発され、一九七〇年代前半に若年患者によく効く薬が発明されたという事実もないのである。

導入当初の十年間、薬物療法の使用の程度は病院によってまちまちで、患者の年齢、性別、診断に応じて用いられたり用いられなかったりしていた。薬物療法の導入によって入院患者数が減少に転じたという主張を裏づける論拠として引かれることの多いニューヨークの二人の精神科医ヘンリー・ブリル（Henry Brill, 1906–90）とロバート・E・パットン（Robert E. Patton, 1921–2007）ですら、一九五七年の時点で「病院ごとに、あるいはカテゴリーごとに見た場合、薬物治療を受けた患者の割合と、退院数の改善の度合いとの間に量的な相関は見出し得なかった」と認めているのである。〈17〉それから五年後の一九六二年には、当時施設ごとに（クロルプロマジンに始まる）フェノチアジン系抗精神病薬の処方度合いの分散が非常に高かったカリフォルニア州の複数の州立病院を対象に、薬物治療を受けた患者と受けなかった患者を直接比較する後ろ向き研究の成果が発表されているが、その結論は、薬物療法がむしろ入院期間の長期化をもたらしているというものであった。また、分裂病患者に初回入院時からソラジンを処方する割合が最も高い精神病院は、薬物使用率がそれより遥かに低い精神病院よりも退院率が低いことも判明した。[18] この時期以降についてはフェノチアジン系の処方が一般化したため処方の有無による比較が意味をなさなくなり、追跡調査が困難もしくは不可能となったが、それでも入手可能な限りの資料を体系的に精査した研究者の多くが、先行研究と同趣旨の結論に達している。すなわち新薬導入が脱施設化に与えた影響は、なかったとは言わずとも飽くまで間接的かつ限定的なものでしかなく、精神病院からの入院患者一掃に遥かに強く貢献した重要な決定要因はむしろ社会政策の意識的な転換だったというのが、現在大方の研究者の共通した見解となっているのである。[19]

*

命運尽き果てた施設

一九六一年、当時英マクミラン政権で保健大臣を務めていたイーノック・パウエルは、全国精神保健協会（NAMH）での演説に際し、持ち前の奔放な弁舌を振るった。曰く、精神病院は「命運尽き果てた施設」であり、政府は今後精神病院の規模縮小を進める。仮にこれが誤りだとしても、どうせ間違えるなら「容赦なくやって間違える」べきである。旧弊な精神病院はもう時代遅れの無用物であり、さっさと「火葬に付したい」というのである。[20] この後に出された保健省通達では、地方病院の経営陣に対し「十年ないし十五年の後には不要になるであろう精神病院に対して必要以上の改修・修繕費の支出は行わない。（……）満足な働きのできない孤立した大規模建物については、ほとんどの場合閉鎖こそが正解である」旨を念押ししている。[21] 建物の維持費が出なくなれば当然「満足な働き」もできなくなるわけで、結果、閉鎖の必要ありと判断される精神病院の数は増加の一途を辿ることとなった。

一方の米国では伝統的に、精神病者への対応は連邦政府ではなく各州政府の責任とされてきたから、州立精神病院削減への動きも各州の足並みが揃わず、タイミングと規模の両面で州ごとに大きな違いが出た。またこれ以外にも、米国の脱施設化の動向には国内の政治構造に由来する固有の特徴が見られる。十九世紀以来の歴史をもつ各地の精神病院はすでに老朽化が進んでいて、しかも大恐慌時代に入院患者数が増大する一方、戦争が始まるとただでさえ不足気味の医師や看護師が次々と軍に取られていった。ここに脱施設化の動きが重なり、結果、米国の精神病院はきわめて困窮した状況に陥ったのである。〈22〉

従来、精神病院整備にきわめて多額の資金投入を行ってきたニューヨーク、マサチューセッツ、イリノイ、カリフォルニア等の「進歩的」諸州は、施設改善の要求により莫大な財政危機に瀕することとなった。〈23〉さらに戦後の労働市場緊縮化と、（北部諸州で盛んに見られた）州公務員の労働組合結成が追い討ちをかける。一九三〇年代に六十五ないし七十時間が常態となっていた週あたりの労働時間が四十五時間以下に抑えられ、それに伴って人件費が急増したのである。巨額の資本コストと業務運営費を賄えるだけの資金捻出すら困難な状況にあっては、施設の惨状に改善の手を入れることなど到底不可能であった。このため州政府は、精神病院に替わる選択肢を求めるようになっていく。一九六七年から一九七二年にかけてマサチューセッツ州の精神保健委員を務めたミルトン・グリーンブラット（Milton Greenblatt, 1914-94）も「ある意味で、もはや背後には壁しかない状態であり、段階的廃止に踏み切らなければ破綻するだけだ」と、選択の余地のなさを率直に認めている。〈24〉

各州で精神病院の入院患者減少を促した背景的要因として、連邦政府における社会政策上の方針転換が指摘できる。一九六〇年代後半、リンドン・ジョンソン大統領が主導した「偉大な社会」政策の一環として、公的扶助プログラムの拡大とメディケア／メディケイド制度が議会で可決され、これにより退院後の精神病者を対象とした所得保障が初めて成立した。一方、精神病院の入院患者は保障の対象外であったから、精神病者を病院に監禁し続ける限り、かれらの存在が州予算に対する重負担である現状は変わらない。それに対し、かれらを退院させさえすれば、その生活保障に要するコストを州予算から連邦予算へと移転することができる。各州はこのインセンティヴに飛びついたのである。一九六〇年代後半に起こる入院患者数の激減と、当初退院患者の圧倒的多数が高齢者で退院後は（利用料金が連邦の負担となる）民間の老人ホームに入所したという事実は、概ね以上の政策転換によって説明可能である。また一九七〇年代半ばになると、今度は若年患者を中心に退院率がさらに上昇するのだが、これについても背景的要因としてニクソン政権による社会保障政策の修正、すなわち補足的保障所得プログラムの採用が指摘できる。これは連邦予算による生活保障給付の対象を障害者にも拡大するという内容の改革で、これにより精神障害者も給付対象に含まれるようになったのである。[25]

精神病院から「コミュニティ」へ、というこの方針転換が革命的な前進——人道的な「改革」——とみなされるに到った裏面には、旧来の精神病院に対し学術界からの批判が集中したという事情があった。論陣の大半を担ったのは社会科学者であったが、米国のトーマス・サースやスコットランドのR・D・レインのように反精神医学の立場をとる精神科医の動きも無視できない（この件については後述する）。いずれにせよかれらの論調は総じて悲観的なものであった。

著しい資金不足に苦しむテキサスのとある州立精神病院を調査したアイヴァン・ベルナップ（Ivan Belknap, 1914–84）は、精神病院という施設が「精神病者の治療に有効なプログラムの開発にとってそれ自体が障害となっている」可能性を示唆した上で、「長期的には州立病院の廃止こそが、（……）最大の人道的改革にして財政政策となり得る」と述べている。[26]あるいはオハイオのクリーヴランド州立病院を調査したH・ウォレン・ダナム（H. Warren Dunham, 1906–85）とS・カーソン・ワインバーグ（S. Kirson Weinberg, 1912–2001）の論旨も陰鬱さにおいて負けてはいない。[27]曰く、「院内の環境は正常な人間なら誰しも順応に困難を覚えるような代物」であり、「その構造、人員、患者が互いに齟齬を来《きた》し、結果として本来の目的であるはずの治療は蔑《ないがし》ろにされ、あるいは妨害すらされている」[28]のがその特徴で、「患者の振る舞いは、それが理性的かどうか、感情的かどうか、肯定的か否定的かを問わず、すべて精神異常の証拠とみなされ」、「患者の症状改善を犠牲にしてでもその管理が重視される」[29]というのである。

こうした社会学者による精神病院批判の中で最も広く読まれたのが、シカゴ大学出身の社会学者アーヴィング・ゴフマン（Erving Goffman, 1922–82）の『アサイラム』（1961）である。同書はゴフマンが三年間にわたり国立精神保健研究所（NIMH）の社会環境研究室で客員研究員を務めた際の研究成果であるが、彼はそのうちの一年間を、長らく全米で最も優れた精神病院の一つに数えられ、また連邦政府直轄の精神病院としては唯一の施設であったワシントンDCの聖エリザベス病院での実地調査に費やしていること、『アサイラム』は、小説や自伝を含む多様な資料を駆使していること、特定の精神病院を対象としたエスノグラフィになってしまう可能性を周到に回避していること等々、多くの点で独特な研究書であった。実際、同書の「はしがき」を読まなければ、実地調査が聖エリザベス病院一カ所に留まること、しかもそれが著者の経験した唯一の精神病院生活であったことに気づくのはまず不可能である。社会学者が往々にして濃密な記述を試みるのに対し、ゴフマンはそれとはまったく異なるアプローチを採った。彼は精神病院という場所が、労働、睡眠、遊興のすべてを一つの制約的な環境の内に包摂する「全制的施設」として一括的に把握できると主張し、そうした環境下での生活は、被収容者に多大な悪影響を及ぼすと論じる。外部の目に病理的と映るかれらの振る舞いは、院内生活者にかけられる歪《いびつ》な力への対処として見ればむしろ理解可能な反応だというのである。長い入院生活は患者を容赦なく圧迫しその人間性を奪うのであり、それが強いる「自己疎外的な精神的隷属」によって患者は「押し潰される」のだ[30]［★『アサイラム』(Goffman, 1961)、既訳 p. 389（一部訳文を改めた）］。新聞や雑誌の記事では、予算を充当しさえすれば精神病院の状況改善が可能であるかのような論調が主流であったが、ゴフマンはそれを絵空事の幻想として斥けている。精神病院の欠陥は構造的な性格のものであって不可避であり、それゆえどんな対策をとろうと効果は期待できない。それが彼の結論であった。

　十年後に書かれた論考でも、ゴフマンは精神病院に対する批判の手を緩めていない。曰く、精神病院とは——

> 精神医学で縁取りをした希望のないゴミ溜めである。患者をその症状の出た現場から引き離す（……）機能を果たしてきたのは、医師ではなく塀であった。しかも患者は——市民生活からの排除、入院を手配した親近者からの疎外、病院の管理と監視によって蒙る苦痛、退院後にも一生つきまとう負の烙印《スティグマ》といった——とてつもない代償を支払うことを余儀なくされる。割に合わないどころではない。むしろグロテスクとも言うべき有様である。[31]

一方、よく知られているように、シラキュースのニューヨーク州立大学で精神医学教授を務めたハンガリー出身の米国人精神分析医トーマス・サースは、一九六一年の時点で精神病は「神話」であると断じている。〈32〉曰く、本来病気とは体因性のものであって、病理検査や画像診断によって検出が可能なもののことをいうのに対し、精神病が「病気」であるとの謂いはただの隠喩である。それは国家とその手先（精神科医）が、扱いに困る厄介者について、治療の名目の下、裁判を受ける機会や刑事被告人としての権利保護を与えぬまま施設に監禁することを可能にするための侮蔑的なレッテルにすぎず、病院精神医学は抑圧の道具にほかならない。医師や看護師の職務は、当人たちはそうではないと言い張るだろうが治療ではなく監視であり、精神病院の本質は監獄である。サースはこのような主張に基づき、本人の意志によらない施設収容の禁止、さらにはその種の施設それ自体の廃止を要求する運動を展開し、一九六九年にはサイエントロジー教会と組んで市民の人権擁護の会（ＣＣＨＲ）を結成している。すなわち精神医学を「死の産業」と呼んで糾弾する団体である。

サースが近代国家の専制に対抗するリバタリアン右派だったのに対し、スコットランドの精神科医ロナルド・レイン（Ｒ・Ｄ・レイン）は、マルクス主義の旗幟《きし》を鮮明にしつつ反精神医学の運動を展開した。また、彼はサースとは異なり精神病の実在性については認めつつ、狂気が社会の、特に家族関係の産物であることを強調する論陣を張った。曰く、精神病者の異常な言動は無意味と解されるのが通常であるが、実は豊かな意味を含んでいる。患者の言動は当人が経験してきた苦悩の顕れであり、その苦悩とは周囲の人間に強いられる「ダブルバインド」（例えば子に対し、親子間の愛情関係を主張しつつ拒絶し、しかも自分がそうしていることを認めたがらない親の態度）だというのである。一方、精神病院に対しては、レインもサースと同様に強い反対の立場をとっている。曰く、精神病院は破壊的な場所である。分裂病とは正気の人間が狂った世界に過剰適応した結果なのだ。〈33〉患者に必要なのは人々の間に留まり己《おのれ》の治療の旅路を完了することであって、〈34〉施設で薬漬けにされることではない。

サースとレインは「反精神科医」として、また反科学のイデオローグとして業界から追放の憂き目に遭った。しかし精神病院が入院患者に及ぼす影響についてこの二人が、あるいはゴフマンらが呈示した痛烈な批判に対しては、精神医学の主流に属しつつ共感の声を上げる向きもなかったわけではない。英国では、エセックス州のセヴェラルズ精神病院や米ニューヨーク州のロチェスター精神医学センターで施設長を歴任した精神科医ラッセル・バートン（Russell Barton, 1924–2002）により、長期にわたる監禁生活が入院患者に及ぼす影響に「施設神経症」なる病名が与えられていたり、ロンドン大学精神医学研究所のJ・K・ウィング（J. K. Wing, 1923–2010）とジョージ・ブラウン（George Brown, 1930–）の共著『施設収容と分裂病』が好評を博していたりするし、[35]米国でも、イェール大学で精神医学科長を務めたフリッツ・レドリック（Fritz Redlich, 1910–2004）が「精神病院の規則や規制が存在するのは患者が幼児的だからなのか、あるいは我々が患者を幼児化させているからなのか」との疑念を表明しているほか、[36]カリフォルニア州の精神科医ワーナー・メンデルも「重度の精神病者に治療を提供する手段として見た場合、病院への入院は費用が高くつく一方で効率は悪く、症状を悪化させることも多く、結局のところ一度として最適な治療法であった例《ためし》がない」とさらに辛辣な論評を残しているのである。[37]

精神病者の施設収容に反対する論調は、英米に続き大陸ヨーロッパの精神科医の間にも広まっていく。例えばイタリア議会は一九七八年、既存の精神病院への新規入院と精神病院の新設を一切禁止する一八〇号法を成立させた。バザーリャ法の通称で知られるこの法律の起草に中心的な役割を果たしたのは、イタリアのカリスマ的な左派精神科医フランコ・バザーリャ（Franco Basaglia, 1924–80）だが、このバザーリャにはアーヴィング・ゴフマンを嚆矢とする米国の全制施設批判論の影響も指摘されている。[38]バザーリャがヨーロッパ知識人の間で著名であったのに加え、この法律のアプローチがきわめて単純なものだったことで、イタリアにおける精神医学政策の大転換は広く注目を集めた。バザーリャ自身は同法成立から僅か二年後に死没するが、彼の名を冠したこの法律は数多の論争を引き起こしながらも現在まで受け継がれている。イタリア国内の精神病院入院患者数は一九七八年以前から減少傾向にあったものの、同法成立後は新規の入院がなくなったことで狙い通り一層の減少が起こり、一九七八年時点で七万八五三八人いた入院患者が、一九九六年には一万一八〇三人にまで落ち込み、さらに四年後の二〇〇〇年には、その時点で残存していた精神病院の全部が公式には閉鎖されるに到っている。[39] ことほど左様に狂人を精神病院からコミュニティへ戻そうという西洋世界全体の流れにイタリアもまた乗ることとなったのである。

＊

慢性患者の行方

精神病院を閉鎖する以上は、重度精神病者に対する代替的な処遇を用意しておく必要がある。しかし他の国と同様イタリアでもその手配にはかなり難航しているようだ。負担の行き先はまず家族で、実際患者家族からはこの転換に伴う社会的困難について不満の声が上がっている。[40] また公営の精神病院から政府当局の関知しない民間の居住型施設へと移された患者も少なくない。[41] このいずれにも該当しない患者は刑務所に収監されるか、路上生活を余儀なくされることとなった。

先行して脱施設化を進めてきた英米両国では、イタリアよりずっと以前からこの問題が表面化していた。精神病院を廃して患者をコミュニティへ、という掛け声が方々で響く中、この新政策が画餅の域を出ていないことは当初ほとんど気づかれていなかった。また「精神障害者へのサーヴィス向上」（一九七一年の英保健社会保障白書の標題）[42] について大西洋の両岸で数多の修辞が氾濫する中、それが実際には重度の慢性精神病者に対する国庫補助の削減ないし廃止という、一見するより遥かに陰鬱な含意を伴うものであることに気づいた者も多くはなかった。しかし結局、コミュニティケアは内実のない詐欺まがいの空語にすぎなかった。[43]

もちろん、精神病院からの解放が状況の改善に貢献した事例とてまったくなかったわけではない。いわゆる「過剰入院」の犠牲となっていた人々は、雇用や住居の確保、社会的紐帯《ちゅうたい》の維持に関して特段の問題を抱えることがなく、一般社会への包摂も円滑に進んだ。だがそんなふうに穏便に事が運んだ事例は、飽くまでも例外にすぎなかった。

重度慢性患者の退院後の処遇としては、やはり家族の許に戻ったケースが最もうまくいったように見えるが、その

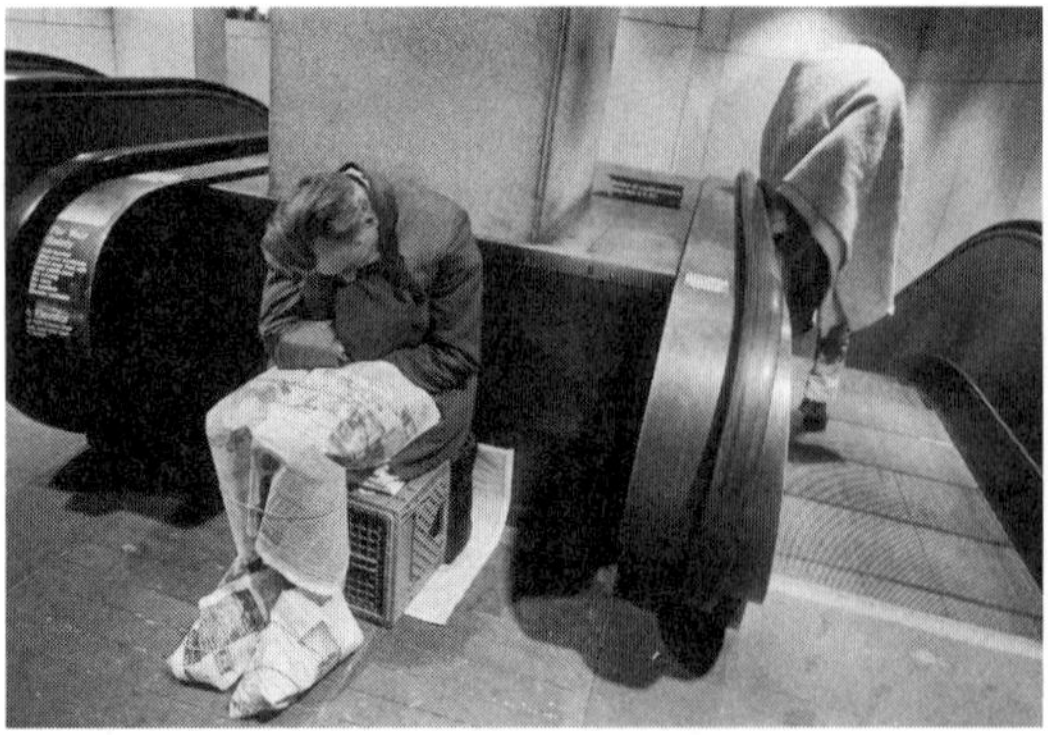

81 ————路傍の精神病者。脱施設化の結果、ホームレスとなった精神病者の多くが路上生活を余儀なくされた。

ことをもってこの種の事例では脱施設化が円滑に進み、なんの問題も生じなかったと考えるなら、それは大きな間違いというものである。[44] 家族は仮に苦悩と悲惨を抱えていたとしても、そうそう外に漏らしたりはしない。そして、まさにそうした消極的傾向こそが、病院からコミュニティへの転換がもたらした効果について誤った楽観論を蔓延させる原因となったのである。[45] しかしかれらの蒙った困難がいかなるものであったにせよ、人数的にはかれらを遥かに凌ぐ身寄りのない患者、あるいは家族に引き受けを拒まれた患者を待ち受けていた境遇と較べれば、よほどましであったと言わざるを得ない。誰からも救いの手を差し伸べられることのないホームレスの狂人、路傍の精神病者は、すでに現代の都市風景の一部と化している。[46] そのほとんどは、元々の住人が経済的にも政治的にも無力なためにかれらの住み着くのを拒む力をもたない最底辺の地域に、犯罪者、薬物・アルコール依存症者、極貧者等の周縁的な人々に混じって不安定な生活を日々なんとか維持しているのが現状である。前述の通り一九六〇年代後半以降の米国では、少額とはいえ重度精神障害者に対する福祉給付が開始されたことで、まず高齢患者、次いで若年患者について、居住型養護施設への入所数が増加し、またこの種の施設自体の増加も促された。事業参入が相次ぎ、各州政府の規制をほとんど受けぬまま、この人間的悲惨の一形態を利益の源とする産業が成立したのである。

　全国統計を見てみると、介護施設入所者のうち、入所者百人以上の施設に入所している者が五〇％以上、二百人以上の施設に限っても一五％にのぼる。例えばニューヨークでは、マンハッタン・アッパーウェストサイドの老朽化した簡易宿泊所や、ロングアイランドの閉鎖された巨大精神病院（ピルグリムとセントラル・アイスリップ）の周辺に乱立した「ホーム」に、退院後の患者が大人数で詰め込まれていることが報道によって次々に暴露された。これら営利施設の経営に携わった面々が往々にして精神病院の元職員であったことは、（患者本人にしてみればそれで済む問題ではなかったにせよ）実に皮肉な展開であったと言えよう。これら民間施設に対する州当局の態度は、不関知と積極支援の両極に分かれた。例えばハワイ州では、精神病者の退院促進への政策転換により介護施設の病床が大幅に不足するという問題に直面することとなったが、その解決策として州政府は無認可施設の増設を明示的に奨励することとした。一方ネブラスカ州は、この種の自由放任政策を敬遠し、なんらかの形で州政府の監督の余地は残しておく必要があるとして、精神病者向け介護施設の認可と査察を州農務省の管轄とした（かつて狂人が畜牛同然に扱われた時代を髣髴とさせる実に気の効いた選択であった）。ところが施設内での患者の処遇に関して醜聞が囁かれ始めると、当局は慌てて三百二十カ所の施設から認可を剥奪している。しかし認可を取り上げたところで入所患者が消えてなくなるわけではなく、結局ここでもかれらは州の目の届かない無認可施設に放置されることとなった。これに対し、メリーランド州やオレゴン州等、退院後の追跡調査を一切行わず、元患者の行方については知らぬが仏を決め込むという、おそらくは考え得る限り最も安全な道を選んだところもあった。結局、病院を逐い出された精神病者の多くは投機家の餌食となった。必要経費の少ないほど大きな利益が上がるのが商売というものであり、経営側では一人頭のコストを最小化する方向にインセンティヴが働いたのである。

州立病院に対する安価な代替手段として用意されたこの種の介護施設の惨状、そして重度精神障害者がホームレス化していく現状は、米国における精神保健政策の失敗を示す証拠にほかならない。「急性期の対症療法に留まらぬ治療を必要とする精神病者に対し人道的で継続的な施療を行うための体制を提案したり保障したりする責任の拋棄がほぼ到る所で見られる」[47]こと、それが現代の新しい正統であるとすれば、米国の状況はその極北たる事例を構成すると言えよう。いかな役立たずの厄介者であっても、生態系から切り離して隔離しさえすれば、我々の目や耳の届かないところで勝手に死んでいってくれる、せいぜい時々思い出したように報道でその惨状が紹介される程度で済む、というわけだ。

コミュニティケアにまつわる陰鬱な話は英国も同様である。例えば一九七三年から翌七四年にかけて、入院治療中の精神病者には三〇億ポンドが支出されたのに対し、「コミュニティの中で」処遇されていた精神病者、つまり居住型介護施設ないしデイケア施設の患者に対する支出は僅か六五〇万ポンドに留まっている。それから十五年後の一九八八年に国が実施した精神保健施設の現状調査でも、状況の改善はほとんど見られなかった。コミュニティケアは依然「誰にとっても遠い親戚だが誰一人我が子とは認めない」[48]、いわば身内の爪弾《つまはじ》き者の如き存在なのであった。

そもそも現状調査がなされたこと自体が例外的な事態であった。英国の歴代政権は（米国と同様）体系的な現状調査への予算配分を意図的に回避してきたのである。いやむしろ、現状調査を体系的に妨害してきたと言った方が事実に即しているかもしれない。なにしろ政府は、一九八一年のレイナー報告における「情報収集は公表を主たる理由として行われるべきではない。情報収集の主たる理由は、政府が任務遂行に当たりその情報を必要とすることであるべきである」[49]との異例の勧告を根拠に、基本統計情報の利用に制限をかけているのである。要するに政府は、政策実施の帰結、精神病院を逐い出された患者たちの行方、現行の施策がいつどのようにして基本ニーズに応えられなくなるのか等々について、そんなことを知る必要はない（知らない方がいい）と判断したわけだ。体系的なデータが存在しない以上、いくら不祥事が露見しようとそれは飽くまで「個別事例」だとの言い逃れが可能で、また、無理な負担ばかりを強いられてそのニーズに充てるべき追加予算が一切つかないことに各地方政府から抗議の声が上がっても、なんのかのと注文をつけたり、一九七〇年制定の慢性疾患障害者法による法的義務を回避するための裏技の伝授をもって対応したり、といったことまで行われるようになってしまった。[50]

一方で、精神病者には日常生活の構造から完全に逸脱した振る舞いをする者もいる。公共の場での異常行動、暴力の行使やその虞《おそ》れ、そうした人物が身近に存在することによる不安と恐怖——これらはコミュニティの忍耐の限界を超えている。しかし、かつてかれらを路上から一掃する役割を果たしていた精神病院には、もう頼ることができない。

そこで代替手段としてしばしば用いられるのが、ほかでもない刑務所である。例えば米国では、重度精神病者の一施設あたりの収容人数が最も多いのはロサンジェルス郡刑務所で、二〇〇六年に発表された全国推計によると、「州刑務所では一五%、郡刑務所では二四%の被収容者について、精神病性障害の基準に合致する症状が報告されている」[51]という。フランスでは刑務所収容人数の全国合計六万三千人のうち精神病者が一万二千人を超えているとの推計があるほか[52]、英国でも二〇〇二年当時の刑務局長による次の発言が記録に残っている。「一九八〇年代以降、刑務所の被収容者において精神病の徴候を示す者の割合は七倍に跳ね上がっている。この者たちについては、コミュニティでのケアが刑務所でのケアへと移行したわけである。（……）問題はほとんど太刀打ちできないほどの水準にある」[53]。十九世紀に精神病院体制を確立しようと改革に心血を注いだ人々を衝き動かしたのは、狂人が監獄に放り込まれていた当時の惨状であった。その精神病院が相次ぎ閉鎖に追い込まれた現代にあって、状況は再び振り出しに戻ってしまったのである。

＊

薬物革命

新しい向精神薬の登場は、脱施設化を引き起こす第一原因とはならなかった。だがその反面、それが精神医学に、ひいては文化全般にわたる狂気観に、大きな変化をもたらしたのは事実である。ただし精神医療において治療および症状緩和の目的で薬物が使用されたのは、必ずしも一九五四年のソラジン導入が最初だったわけではない。例えば十九世紀にも、ほんの一時期とはいえ精神科医が患者にマリファアナを投与する実験を試みた前例があるし、躁病の症例にも当初は阿片が、後には抱水クロラールと臭化物が催眠剤として盛んに用いられ、その使用は二十世紀に入って以降も継続している。

臭化物の過剰摂取は精神病性の症状を生じ、催眠剤としての利用が流行した当時はその中毒反応のために狂気と診断され精神病院に収容される者が続出している。クロラールも鎮静効果がある一方で依存性を伴い、長期にわたる継続使用は幻覚と振戦譫妄《しんせんせんもう》の原因となった。イーヴリン・ウォーの小説『ギルバート・ピンフォールドの試練』［★既訳題『ピンフォールドの試練』(Waugh, 1957)］は、作者自身の経験に基づき、この薬物が引き起こす幻覚と精神障害の様子を描写している。ウォーはアルコールとフェノバルビタールの依存症だったが、臭化物とクロラールにも熱心で、作中カトリックの中年小説家が狂気の縁を彷徨する描写は、本人も認めている通り「今は亡き狂気」の時期に作家自身の身に起こったことの反映にほかならない。

昂奮した患者の鎮静にはリチウム塩が有効とされ、また水治療法施設の一部には神経症患者にこれを処方するところもあった。しかしまもなくリチウムの有毒性、すなわち拒食、抑鬱に加え、心血管虚脱、場合によっては死亡の原因となり得ることが判明している。このリチウムについては、第二次世界大戦後にオーストラリアの精神科医ジョン・ケイド（John Cade, 1912–80）が躁病患者に対する鎮静作用の存在を発見し、改めてその価値を見出したことにより、欧米では以後も臨床的関心が継続することとなった。

一九二〇年代に入ると、バルビツール酸系の物質を用いた実験も始まっている。前述（第10章「ショック療法」の節冒頭）の、患者をこの薬物で一時的に仮死状態にすることで治療効果を得ようとする実験もその一つである。しかしバルビツール酸系の物質にも、依存性がある、過剰摂取時の致死性が高い、投与中止後の離脱症状が強く危険である、といった問題があること、さらには（従来精神医療で用いられてきた他の薬物と同様）副作用として錯乱、判断力低下、集中力喪失、および各種の身体的問題を伴うことが指摘されている。

そうした問題の起こらないのが新しい抗精神病薬である——これが支持派の主張であったし、実際この新薬群は現代精神医学の切り札となった。かつて二十世紀半ば、米国では精神分析が精神医療を席捲し、他の諸国では社会的、心理的、生物学的の各要因を折衷させた医療が主流であった。それがほんの五十年のうちに、精神療法に手を出すのはよほど暇な精神科医ばかりとなり、また政府も民間保険会社も精神療法への保険適用には二の足を踏む、というような事態が到来したのである。

往年のお喋り療法《トーキング・キュア》は、認知行動療法（CBT）を典型とする比較的短期の介入へと姿を変え、それも臨床心理士やソーシャルワーカーという女性化の強く進んだ（したがって安価な）職種が担うようになった。現代の精神科医のアイデンティティは、薬剤の処方に対する独占と不可分のものとなっている。認知、情動、行動の異常に対処すべく精神科医が利用する主な手段は、いわば会話から錠剤への大転換を遂げたのだ。今や患者とその家族が医師に求めるのは、化学の力で生活を改善してくれる魔法の薬なのである。しかしその効果に関して言えば、将来的にはともかく現状では確かな基礎づけが得られたと請け合える段階にはなく、科学というより信仰に基づく類いのものに留まっている。そうした基礎づけが未来永劫得られない可能性も十分にあり、むしろ最もありそうなのは、それが話のごく一部でしかないという可能性である。仮に後者が真実であったとすれば、精神病の社会的次元と心理的次元はまさに「早すぎた埋葬」の犠牲となったのである。

狂気の根源の一部が「意味」に（それはフロイト的な意味ではないかもしれないが、とにかく意味に）存する可能性はまったく否定されていない。狂気は依然として大いなる謎であって、我々の理解を拒む現象なのである。問題は、精神医学における支配的なイデオロギーが、それと正反対の主張を我々に信じ込ませようとしているという事実である。生物学的還元論が精神医学を席捲する一方で製薬産業が急成長を遂げている現状は、決して偶然の産物ではない。

精神医療に革命をもたらしたフェノチアジン系薬剤のうち、最初に開発されたのがクロルプロマジンである。一九五〇年十二月十一日にフランスの小規模な製薬会社ローヌ＝プーランクが初めて合成に成功したこの薬が精神医療の分野で用いられるようになるに当たっては、ある種の僥倖《セレンディピティ》が不可欠であった。同社は当初、手術時の麻酔薬の投与量を減らす目的で、また制吐薬として、次いで皮膚炎の治療薬としてこの薬剤の開発を進めていたのだが、ある日、この薬を少量頒けてもらったフランスの海軍外科医アンリ・ラボリ（Henri Laborit, 1914–95）が、それを何人かの精神病者に投与してみたところ、自身予想もしていなかった顕著な効果が得られたのである（当時、薬品の流通や新しい化合物の治験に対してはきわめて緩い規制しかなかった）。患者らは周囲の物事への関心を失ったように振る舞い、症状の低減が見られる一方で、傾眠傾向はあまり出なかった。この結果を聞きつけたパリ、サンタンヌ病院の精神科医ピエール・ドニケル（Pierre Deniker, 1917–98）とジャン・ドレー（Jean Delay, 1907–87）もまた担当患者にこの薬剤の投与を開始し、それから数カ月のうちに、この薬品は「ラルガクティル」の名でフランス国内を流通するようになった。

ローヌ＝プーランク社は、この薬品の販売権を米企業のスミス・クライン＆フレンチ社（ＳＫ＆Ｆ）に売却することを決めた。米国の医学界がヨーロッパ産の研究に大変懐疑的だったためである。販売権を得た同社は商品名をソラジンに改め、一九五四年に食品医薬品局（ＦＤＡ）の販売許可を取りつけた。結果、ＳＫ＆Ｆは僅か三五万ドルの研究開発費で巨額の利益を得ることとなる。すなわちソラジンの販売開始から一年で会社全体の売上高が三分の一増加しているのに加え、一九五三年と一九七〇年の純売上高を比較すると五三〇〇万ドルから三億四七〇〇万ドルへの激増が確認されるのである。この急成長の大部分が、直接間接にこのきわめて利益性の高い製品に帰されるものであることは間違いない。

一方、その裏に大規模な予算をかけた継続的な販促活動があったことも忘れてはならない。ＳＫ＆Ｆは各州議会と州立病院に、ソラジンの安価さと有効性が入院患者への一斉投与にいかに適したものであるかをまとめた精巧な販促資料を配って回ったのである。かくしてソラジンはいわゆる「ブロックバスター」薬品の嚆矢となる。製薬各社はこの流れに与《あずか》ろうと躍起になってソラジンとは微妙に異なる薬品の開発および特許取得に勤しんだ。ここに到り、精

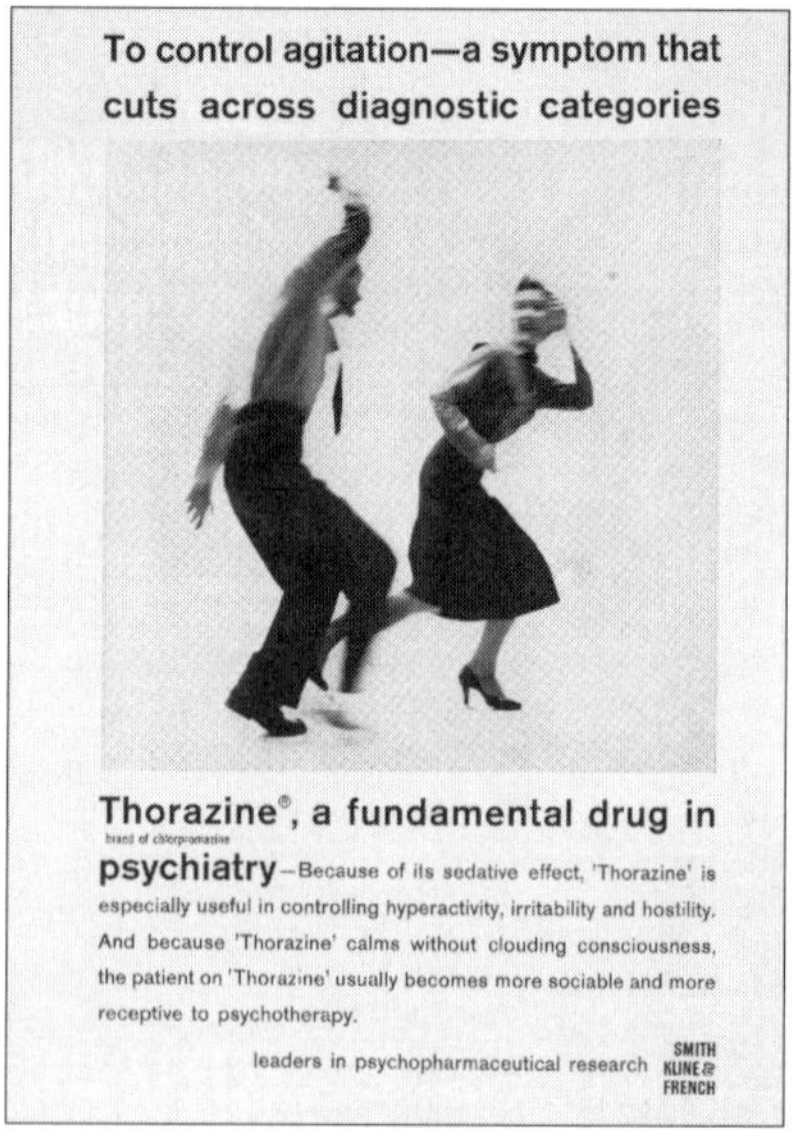

To control agitation—a symptom that cuts across diagnostic categories
Thorazine®, a fundamental drug in psychiatry—Because of its sedative effect, 'Thorazine' is especially useful in controlling hyperactivity, irritability and hostility. And because 'Thorazine' calms without clouding consciousness, the patient on 'Thorazine' usually becomes more sociable and more receptive to psychotherapy.
leaders in psychopharmaceutical research
SMITH KLINE & FRENCH

82――――ソラジンの初期広告。激した夫が妻を殴ろうとしているイメージを示した上で、そうした昂奮を抑える効能を謳っている。下部の説明文中に服用すれば「精神療法を受け容れやすくなる」とあるのは明らかに、当時米国の精神医療を席捲していた分析医たちへのアピールを狙った文言である。精神分析療法それ自体では薬物治療が用いられないため、こうした間接的な惹句が用いられたのである。

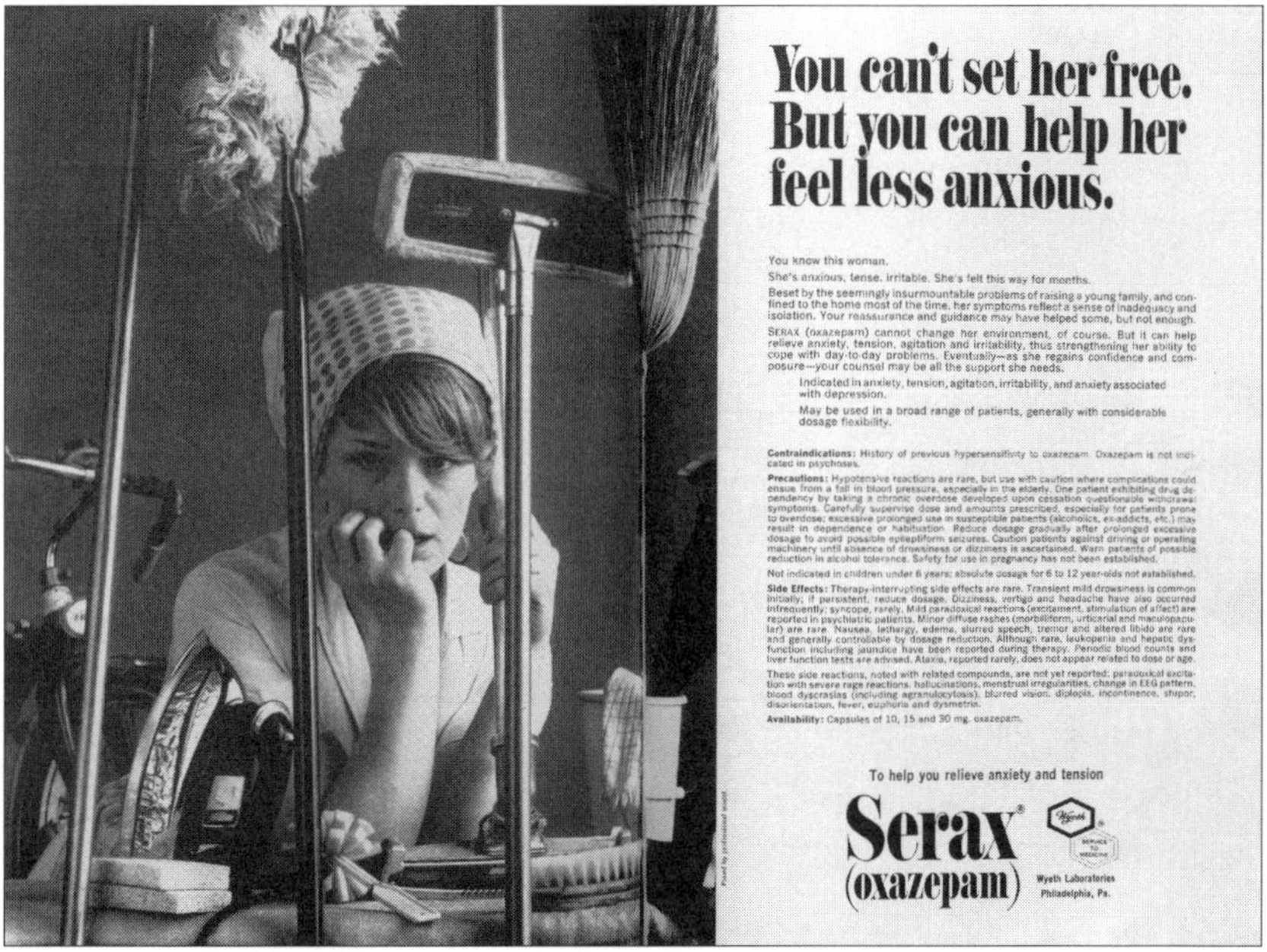

83――――「母親の小さな助っ人」、つまり家庭という牢獄に囚われた主婦のための抗不安薬の広告。

神薬理学革命はついにその幕開けを迎えるのである。

ソラジンとその派生薬品は、投薬治療という、実施が容易で、しかも当時医学全般の文化的権威の高まりを下支えしていた治療法を、精神医療の分野に初めてもたらすこととなった。ロボトミーやショック療法との違いが明白であったことから、ＳＫ＆Ｆは販売開始からほとんど間を置かず、この新薬の主要利点の一つを訴える次の広告を打っている。曰く「ソラジンは電気ショック療法の必要性を低減する」[54]。しかし泰山鳴動して鼠一匹、ソラジンの実際の効能は、せいぜいが精神医学的症状の緩和にすぎなかった。もちろんそれだけで精神医療関係者を魅了するのに十分だったと言うのであればそれは確かにその通りだが、いずれにせよソラジンは決して病気の根治を可能にする薬ではなかったのである。

ソラジン以降も、製薬業界からは様々な向精神薬の市場投入が相次いだ。いわゆる「マイナートランキライザー」もその一種である。ミルタウンとエクアニル（いずれもメプロバメートの商品名）には副作用として眠気が出たが、後にそれがないとの触れ込みでヴァリウムとリブリウム（いずれもベンゾジアゼピン系の商品名）が発売された。これらの薬品の登場とともに、日常生活の中で生じる様々な問題が、すべて精神医学的な疾患であることにされていく。家庭に囚われた主婦の倦怠感であろうと、家事に追われる母親や中年に差し掛かった男女が陥る憂鬱感であろうと、すべてこれらの錠剤で解決できると考えられるようになったのである。一九五六年の調査では、一カ月の対象期間中にこの種の薬を服用した米国人は二十人に一人の割合にのぼるとの結果も出ている。不安、緊張、不快感のすべてが薬さえ飲めば緩和するという観念は、それほどの広がりを見せていたのだ。ただ、これらの利点には代償も伴う。薬は飲めば飲むほど体が慣れてくるもので、それが最終的には服用を中断すると当初よりも酷い症状や心理的苦痛に見舞われる段階にまで達し、薬を止めることが困難ないし不可能になってしまうのである。ローリング・ストーンズは「忙しくて死にそうな一日」を「乗り切る」ための「小さな黄色い錠剤」、「母親の小さな助っ人《マザーズ・リトル・ヘルパー》」と不穏な歌詞を綴っている。しかし消費者は飽くことなく薬を求めた。アッパー系とダウナー系を問わず、これらの薬が既婚者や中年の独占を脱し、ロックスターやティーンエイジャーが手を出す対象となるのに多くの時間はかからなかった。

一九五〇年代後半にはこれ以外にも様々な薬品開発が進められた。一九五七年にモノアミン酸化酵素阻害薬のイプロニアジドが、一九五八年にはいわゆる三環系抗鬱薬のトフラニールが、一九六一年にはやはり三環系抗鬱薬のエラヴィルの開発が完了している。〈55〉鬱病に関して言えば、おそらくは患者の多くが表立って症状を訴える機会が少なかったために比較的稀《まれ》な病気と考えられていたのだが、そうした認識を根本から変えたのが一九九〇年代のプロザックの成功で、以後、鬱病は一大流行病となった。米国の精神科医ピーター・クレイマー（Peter Kramer, 1948-）は、オーデンによるフロイト追悼の辞を引きながら述べる。「そのうち現代の精神薬理学が往時のフロイトの如く、我々がめいめい暮らす一つの思想の風土となる日が来るのではないか」〈56〉［☆『驚異の脳内薬品』(Kramer, 1993)］。そしてこの予想はまさに現実のものとなったのである。

精神医学の再編

前章で見た通り、第二次世界大戦以前の時代は、米国であれ世界のどこであれ精神科医のほとんどが精神病院の勤務医であった。二十世紀になり軽度の患者を扱う開業医が若干増えたとはいえ、一九四〇年時点では依然、精神科医といえば精神病院の壁の内部に囚われた、世間から軽蔑の目を向けられがちな周縁的職業に留まっていたのである。

＊

そうした状況は、しかし戦中および終戦直後の時期を通じて劇的な変化を遂げる。一九四七年にはすでに、全米の精神科医の半数以上が開業医か外来診療所の勤務医となり、一九五八年ともなると、伝統的な州立病院の勤務医は精神科医全体の僅か一六％にまで激減しているのである。この重心移動の背景には、精神科医の総数の異常なほどの拡大があり、〈57〉しかもそのうちかなりの数が、正統派か簡易版かはともかくとして精神分析の専門医なのであった。

新たに業界を席捲したかれら力動精神医学の陣営は、旧来の同業者に対し、「命令・器質型」精神科医（つまり患者に規律遵守を命じ、その命令を補うためにショック療法をはじめとする身体的介入を用いる精神科医）なる蔑称を与えた。命令・器質型精神医学と力動精神医学の対比と、病院型精神医学／外来診療所型精神医学の区分は完全に一致するものではなかったが、近似としては十分な精度を有していた。後者を受診する患者は富裕層であるばかりか、当然ながらほとんどが軽症だったからである。しかしここで問題になってくるのは、フロイト派を中心とした分析医らが、当時開発が相次いでいた様々な新薬群をどのように扱ったかである。

薬物療法に対し当初多く見られたのは、これを端的に無視するという態度であった。投薬はただの対症療法であり、患者が抱える問題の精神力動的な核心にまで達し得ない、せいぜいが絆創膏《バンドエイド》の類いであって、治癒とは無縁の代物だというのがかれらの主張であった。しかし薬品の種類が増え流通量も多くなるに従い、そうも言ってはいられなくなってくる。そこで分析医の多くは戦法を変え、薬物療法も治療の補助手段としては有効であると認めるようになった。錯乱や幻覚や妄想等の症状が出ている患者は、まず薬物投与で鎮静化させ、然る後に精神療法による根本治療を開始するのがよかろうというわけである。こうした分析医側の態度変化に、製薬各社はここぞとばかりに飛びついた。この時期各社が打った抗精神病薬の広告に、薬の用途として精神療法の補助を謳うものが目立つのはそのためである。
一九六〇年代、米国の分析医は、そのほとんどが栄華の極みを実感していたに違いない。富裕層の患者に恵まれたかれらは、いまだに精神病院の内部に囚われた暗愚な同業者と較べて（実際には他の診療科の医師と較べても）遥かに多額の収入を得ていた。精神分析の思想は文化全般に浸透し、芸術家、作家、知識人らの間に熱心な支持者がいくらでもいた。人間の知性に革命をもたらした知の巨人というフロイト自身の自己描写に多くの人が賛同し、精神分析の有する人文知的な側面が優秀な学生を精神医学の分野へと引き込み、大学でかれらが所属する学科は、教授陣も精神分析的な立場を採る学者によって牛耳られていた。この覇権が永遠のものであることを疑う者は皆無で、かくも盤石な支配体制が崩れることなどあろうはずがないと誰もが思っていた。だがそれからまもなくして、精神分析は瓦解の運命に直面することとなる。

陥落のきっかけは意外にも、精神の一般科学を標榜する精神分析の目標設定それ自体のうちに潜んでいた。従来の精神医学が、精神病を範疇《カテゴリカル》的に捉え、正気と狂気を互いに排他的なものと考えるのに対し、精神分析は両者を連続《ディメンショナル》的なものと考える。狂人とそれ以外の人の間に明確な不連続性は存在しない。人は誰もがある程度の病理と欠陥を抱えた生き物であり、誰しも自分の心の内に精神疾患の原因となり得る何かをもっている。これが精神分析の発想である。精神医療は社会統制の道具であるとの批判は、元々は精神病院に向けられたものであった。病院などと称していても、一皮剥けば実態は監獄や強制収容所と変わらないというのが批判の骨子であったわけだ。一方、精神分析は、人と人との差異を医療化する傾向をもつ。犯罪者は悪人ではなく病人なのだとか、人格上の欠陥は精神病の一種なのだといった主張により、精神分析は病理の範囲をどこまでも広げていく。精神医療の役割に対する懸念を惹起する契機となったのはまさにこの点である。他の人との違いが、あるいは奇抜であることが、医学的な問題として再定義され、強制治療の対象とされるようなことにでもなれば、人間の自由はいったいどうなってしまうのか、と。

しかも分析医は、破瓜型（解体型）分裂病、妄想型分裂病、型分類困難な分裂病、躁鬱病といった、クレペリンらによる診断区分を重視せず、むしろこれをカテゴリー構成が粗すぎて診断には役立たないとして斥けていた。重要なのは目の前の患者一人ひとりの精神病理であり、恣意的で抽象的な病名のラベルではないというのがかれらの言い分である。しかし一方には分裂病や躁鬱病といったラベルが現実の疾患を正しく分類し得ていると考える陣営もあったから、精神科医の間で診断が一致しない症例が出てくるのは不可避であった。このことが明らかになるにつれ、精神科医の専門性には強い不信と批判が向けられるようになっていく。

実際、一九六〇年代後半から七〇年代にかけて、精神科医の下す診断がきわめて頼りないものであることを明らかにする調査結果が相次いで発表された[58]。それによると、最も重度の精神疾患とされる症例に限っても、当時の精神科医の間で診断が一致したものは約五〇％に留まる。この種の調査の多くは精神科医自身の手で実施されたものであったが、中でも画期的な研究として、英国の精神科医ジョン・クーパーらによる、診断の相違に関する国際比較研究が挙げられる[59]。かれらの研究は、同一の患者に対し、英国の精神科医の場合は躁鬱病と診断する傾向が強く、米国の精神科医の場合は分裂病と診断する傾向が強いことを明らかにしたのである。

しかし最も世間の耳目を集め、精神医学のパブリックイメージに大打撃を与えたのは、スタンフォード大学の社会心理学者デイヴィッド・ローゼンハン（David Rosenhan, 1929–2012）による偽患者実験であった。その結果は一九七三年に、世界の二大科学誌の一つ『サイエンス』誌上で発表されている[60]。これは仕掛け人が各地の精神病院を訪れて幻聴の症状を訴え、入院が決まった後は完全に正常な振る舞いに戻るという設計の実験である。結果は、仕掛け人のほとんどが分裂病の診断を受け、以後の振る舞いのすべてが分裂病患者の行動として解釈されるというものであった。例えば仕掛け人が病棟内の出来事を詳細に書き留める様子について、病院側は「患者が筆記行動に従事」と記録している。仕掛け人が偽患者であることは、他の患者には見抜かれたにもかかわらず、精神科医はその事実に気づくことができなかった。退院時、偽患者たちの多くは「寛解期の」分裂病に分類されたという。

ローゼンハンの論文（「狂気の場所で正気であることについて」）には即座に、研究の非倫理性と方法論上の欠陥についての指摘が精神科医の側から多く寄せられ、その言い分もまったく根拠のないものではなかった。しかし結局この論文については、精神科医に対してまた新たにつけ加えられた汚点と見るのが大方の受け取り方となった。法学分野でも、精神医学の臨床診断能力に対する不信の声が上がり始め、例えば裁判で精神科医が「専門家」として証言する内容はとてもその名に値するものとは言えず、むしろ「法廷でコインを投げる」ようなものであるとして多くの実例を集めた論文が法学専門誌に掲載され、話題になったこともあった。〈61〉

だが一九七〇年代前半というこの時期に、精神科医の診断の不正確さを問題視する態度が特に強まった背景には、もう一つ、おそらくはさらに重要な理由があった。当時、製薬業界は精神病治療の新薬発見がもたらす莫大な収益の可能性に注目していた。しかし研究開発を進めて政府当局から販売許可を得るためには、同一の疾患を抱える患者群へのアクセスが不可欠となる。ある治療法が別の治療法よりも優れていることを統計的に示すには二重盲検法が必須であるが、その際、同一疾患の患者群を実験群と対照群に割り当てる必要があるからだ。〈62〉しかし、そもそもの診断に不審が残るとしたら比較の前提自体が満たされない。また新薬の有効性が一部の患者には見出され他の患者には見出されない場合には、母集団をさらに部分母集団に分割する必要があり、この点からも診断の正確さに対する懸念は高まる一方であった。

誰が狂気で誰が正気かを見分けるにはどうすればよいか。この最も根本的な点の識別には、X線もMRIも血液その他の臨床検査も一切役に立たない。トーマス・サースの威を借りて、そうした生物学的な基礎を有する診断基準が見つからない限り精神疾患は虚構の誹《そし》りを免れず、結局は厄介者に貼りつけた誤導的なレッテルにすぎないとの結論に飛びつく向きもあったが、大勢はもう少し穏当な立場であった。すなわち、確かに我々の中には著しく常識に外れた振る舞いをする者がある。そういう人が狂人と（あるいはもう少し遠回しに精神病者と）呼ばれることは仕方のないことのようにも思える。しかしその一方で、線引きに悩むような微妙な症例も少なくはない。十九世紀前半の最も

（悪名も含めて）名高い癲狂医の一人ジョン・ハスラムが法廷で「私は健全な精神を備えた人間というものを一人として見たことがない」と証言しているのを読むとつい笑ってしまいそうになるが、しかし実際問題として、容易に認識可能な程度に明白な異常行動や異常精神状態を除けば、正常と病理の境界というのはきわめて曖昧で頼りないものなのである。にもかかわらず境界線は引かれ、それが人生を左右する。狂人と判断されるか奇特な人程度に留まるかで、その後の人生には途轍もない違いが生まれるのだ。

精神医学の診断能力に寄せられた様々な疑念を承け、米国精神医学会は診断の標準化に向けた努力を開始する。分析医たちが欠伸《あくび》をして黙殺を決め込む中、学会はより信頼性の高い疾病分類を作成すべくタスクフォースを設置した。委員長に就任したコロンビア大学の精神科医ロバート・スピッツァー（Robert Spitzer, 1932–2015）は即座に委員の選出にかかるが、結果として委員のほとんどがミズーリ州セントルイスのワシントン大学所属の研究者となった[63]。これは生物学的精神疾患モデルに大きく偏った人選で、かれらはＤＯＰすなわち「データ派」data-oritented personsを自称したが、実際の仕事は科学というよりむしろ政治的駆け引きであった[64]。しかしいずれにせよ、会話療法よりも薬物療法を好むかれらの手でまったく新しいアプローチによる診断基準が生み出され、それが精神医療再生の鍵となるのである。

スピッツァーのタスクフォースは、主たる精神障害のいずれについても説得的な因果関係を示すのは不可能と判断し、そもそもその種の目標を掲げることすらせず、専ら評定者間信頼性の最大化に取り組んだ。その結果採用されたのが、各種症状をリスト化した「チェックボックス」方式の診断法である。精神科医は初診患者について、リストにある症状が見られるか否かを記録し、その組み合わせに応じた診断名を与える。また複数の「疾患」が重複診断される症例には「併存症」という用語があてられた。マニュアルに書き込むべき項目や、各種疾患の診断に必要とされる症状の組み合わせに関して異論が出た場合は、委員の投票によって決定が下された。こうして新たに呈示された「疾患」分類の体系が、病因論的に有意味な区分に対応しているか否かという妥当性の問題は、一切顧慮されなかった。機械的で予測可能、矛盾がなく反復可能な診断が下せるようになること、それが唯一の目標であった。分析医の間では長らく、重要なのは人格の精神力動的障害だとされ、「症状」のほうは単なるその「表層」的な顕れ方にすぎないと軽んじられてきたのに対し、スピッツァーらは、まさにその表層的な症状こそが各種の精神障害を識別するための科学的な標識、すなわち定義的要素になると考えた。その症状を主として化学的な方法で制御すること、それが今後の精神医療において追求されるべき新たな聖杯となったのである。

米国精神医学会は、この『精神疾患の診断・統計マニュアル』（DSM）の改訂の可否を、会員による投票に付すことに決めた。そしてここに到ってようやく、分析医たちは、無視を決め込んできたそれまでの方針が壊滅的な誤りであったことに気づかされることになる。分析医の患者のほとんどが分類される疾患カテゴリーであった「神経症」が、今回の改訂によって公式の診断名から抹消される寸前にまで追い込まれていたのである。そんなことになっては分析医は商売上がったりである――というわけで、かれらは慌ててこの方針に抵抗を示した。しかしそれに対してもスピッツァーは妥協を装い、若干個の診断名に付した括弧書きの別名表記に「神経症」neurosisという語の挿入を認めるという、巧妙かつ狡猾な方法でかれらの抵抗を封じた。学会員の投票結果は賛成多数で、かくして一九八〇年、DSM‐Ⅲ（実質的な意義をもったマニュアルとしては最初のもの）が発表され、以後このマニュアルは精神医学のあり方と文化全般にわたる精神病観に絶大な影響を及ぼすことになる。[65] 当時、米国外では世界保健機関（WHO）による国際疾病分類（ICD）の診断基準を用いる精神科医が多かった（現在でも一部の精神科医はこの基準を用いている）。しかしほどなく製薬各社が商品の効能をDSMの診断カテゴリーと対応させるようになったことでその影響力はさらに強まり、結局世界中のどこであろうと精神科医はDSMの権威に服すほかないという事態の到来を見た。以後、ICDとDSMはカテゴリーを収斂させる方向で改訂を重ねており、次の改訂版となるICD第十一版［★二〇一八年六月十八日に公表された］では両者の調和が一層進むだろうというのが衆目の一致するところである。

一九八七年、DSM‐Ⅲの改訂版となるDSM‐Ⅲ‐Rが発表される。ここでスピッツァーは、当初の計画通り、Ⅲで分析医向けに施していた擬装を解いた。[66] 一九九四年に発表されたDSM‐Ⅳは九百ページ超の紙幅にほぼ三百の精神疾患を収録し、値段が六五ドルと高額であるにもかかわらず数十万部が一挙に売れた。ＤＳＭはさしあたり米国内において精神保健専門職の必携アイテムとなったが、やがてこの新しい米国式精神医学が世界制覇を成し遂げるに際しても不可欠の役割を果たすこととなる。精神の異常を記述するための言語とカテゴリー、精神の正常と病理を分かつ境界を見定めるための公式の基準、さらには精神病者自身の実存的経験をも含め、精神疾患に関するありとあらゆる事柄が、この文書にはすべて刻み込まれたのである。

ＤＳＭ－Ⅲの成功により、診断カテゴリーと処方薬との対応関係はそれまで以上に強まった。これにより個々の精神疾患が互いに異なる別々の病気であり、疾患が異なれば有効な薬物も異なるという認識が、精神科医の間でも、また世間一般においても受け容れられるに到った。何よりも大きかったのは、医療保険が治療費支払いの請求要件としてＤＳＭによる診断を求めるようになった（そして診断カテゴリーごとに望ましい治療法と治療期間が決まるようになった）ことである。これによりＤＳＭ－Ⅲを無視することは不可能になった。精神科医が自らの医療行為に対する報酬を受け取るには、このマニュアルに準拠した形で治療を行うほかなくなったのである（保険に頼ることなく診療を行うことができるなら話は別だが、もちろんこれはほとんどの精神科医にとって不可能な選択肢であった）。

以後、特に一九九〇年代に抗鬱薬が流行し始めてからは、精神科医の間でも、あるいは広く世間一般においても、精神疾患は生物学の言語で論じられるべきものというふうに相場が決まった。米国精神医学会の会長を務めたスティーヴン・シャーフスティン（Steven Sharfstein, 1942–）に言わせれば、「生物－心理－社会モデルから生物－生物－生物モデルへ」の変貌を遂げたわけだ。そして米国の分析医は、この移行プロセスの始まった当初から、多くの患者を奪われ、精神医療における指導的立場からも逐われる羽目となっていた。

精神分析の凋落については、一方で分析医自身が招いた要因も無視できない。米国の分析医らは、教育分析と新規参入に対する絶対的な支配権を保持せんとして精神分析の教育施設を大学制度の完全な外部に構築していた。ところが大学が研究機関としての性格を強め、純粋科学の知見の生産、集積、発表の場としての大学という観念が定着していくに従い、大学の権威を正統性の根拠とすることのできない精神分析派は構造的な脆弱性を抱えることになった。大学という神聖なる殿堂から排斥されたことで（実際には事の重大さに気づかぬまま自発的に、もしくは積極的に出ていったのだが）、精神分析は科学《サイエンス》ならぬ宗教《セクト》であるとの認識に道が開かれてしまったのである。

かくして精神分析は、かつて栄華を極めたまさにその国――すなわち米国――で、ほとんど忘却の淵に追いやられるという逆説的な運命を辿ることとなった。一方、復興を果たした生物学的精神医学は、もはや覇権を失ったフロイト派には目もくれなかった。米国の精神分析は、文学科や人類学科の授業で変わり種の哲学教員が教える科目に成り下がった。また、顧客がほぼユダヤ人だけとなった残余市場が辛うじて大都市圏の一部に生き長らえてはいるものの、医療商品としての精神分析は急激な勢いで絶滅危惧種となったのである。〈67〉

もちろん、ここまで悲惨な状況というのは米国固有の事情によるもので、例えばフランスや英国等では、そもそも精神分析が精神医学の主流を占めた経緯がなく、元々が一部の限定的な支持者を得る程度であったため、現在でも大勢に変わりはない。知識人に対する訴求力は依然として強く、この点に関して衰える気配はない。「フランスのフロイト」なる異名に揶揄の含みがなかったとは言わないが、パリの精神分析が独自の発展を遂げ得たその源泉がジャック・ラカン（Jacques Lacan, 1901–81）その人の仕事にあることは否定しようのない事実である。ラカンが注目され始めたのは一九六〇年代のことで、死没する一九八一年までの間に一部界隈ではほとんど崇拝の対象となってさえいる。〈68〉（なおラカンは、その精神分析の特異さのゆえにフロイトの正統に連なる一派からは追放の憂き目に遭っている。特異というのは例えば、ラカンの「分析時間」は僅か数分かそれ以下で、待合室で患者に一言囁きかけるだけで一回の治療セッションが終わる（そして料金が発生する）ということすらあった。彼はこの方法により、一時間に十人もの患者の診療を行う（そして料金を受け取る）ことができたという）。〈69〉しかしとにかく、ラカンの人気がフランス知識人をフロイトへと向かわせたのもまた事実であり、そうやって高まった関心は、ラカンの遺産の消え去りつつある現在にあってもなお一部残存しているのである。一方の英国では、第二次世界大戦期まで遡る内部分裂と派閥抗争（およびその後に生じた、アナ・フロイト率いる正統フロイト派とメラニー・クライン率いる対抗勢力の分裂）はありつつも、精神分析は依然として精神医学の内外に存在感を示し続けている。英国の分析医は結局一度として、かつての米国でのように精神医学の支配権を握ることはなかったが、それだけに衰退と凋落が差し迫っているという危機感も少ないようである。

しかし精神分析が周縁に逐いやられたことで患者の治療に何か不利益があったかといえば、特に重度精神疾患に関してはそういうことはなかったと見られる。もちろん米国では、ハリー・スタック・サリヴァン（Harry Stack Sullivan, 1892–1949）やフリーダ・フロム＝ライクマン（Frieda Fromm–Reichmann, 1889–1957）ら一部の分析医、またイタリア出身の精神科医シルヴァーノ・アリエティ（Silvano Arieti, 1914–81）が、精神分析は精神病治療に一定の効果があると主張しているし、ヨーロッパでもメラニー・クライン（Melanie Klein, 1882–1960）やジャック・ラカンの陣営から精神分析の方法を重度の精神病者に用いる可能性を打ち出す動きがありはした。だが熱心な信者を除けば、この種の主張をまともに取り合う者は当時も今もほとんどいない。〈71〉

とはいえ狂気が意味を有するという精神分析の所説が患者個人への注視を促したのは事実である。精神科医が、患者本人にとって疾患のもつ心理学的意味に耳を傾けるようになり、また患者を苛む症状それ自体を仔細に観察することに価値を見出すようになったのは、疑いなく精神分析の功績であった。それがＤＳＭの登場に伴い、どの患者にも即座に同様の診断が下され、同様の治療が行われるようになると、医師は精神病理の現象学になどほとんど目もくれなくなった。これは紛れもなく重大な損失である。傑出した神経科学者であり長年にわたり*American Journal of Psychiatry* の編集委員長を務めたナンシー・アンドレアセン（Nancy Andreasen, 1938–）も危機感から次のような警告を発している。「患者の個人的問題と社会的文脈を重視する慎重な臨床評価に関わる教育（……）は衰退の一途を辿ってきた。学生は〔精神疾患に関する〕複合的な要因を（……）学ぶのではなく、とにかくＤＳＭを暗記しろと教わる」のであり、その結果「ＤＳＭは精神医療から人間性を剥奪する方向に影響力を及ぼしてきた」のだ。〈72〉さらに言えば、人間性の剥奪は医療の対象である患者本人においても生じている。事の重大さにおいてこちらがより一層問題であることは言を俟《ま》たない。

ＤＳＭのパラダイムが普遍的で客観的な分類を用意し、あたかも「プロクルステスの寝台」の如く、そこにありとあらゆる個人の精神病理を押し込もうとするものである以上、その中心的な目標が、不可避的に診断の相違を生み出してしまう医師個人の臨床判断を可能な限り排除すること、医療の現場から人間の主観性を一掃することに置かれるのも当然の理ではある。実際これにより、迅速かつ定型かつ反復可能な診断が可能になっているのである。通常は診察開始から三十分で診断が下る。目を見張るような進歩だが、この診断がしばしば患者の人生を変えてしまうほどの帰結を導くことを考えると、本当に進歩なのかと訝《いぶか》しむ声が上がるのも無理はない。なにしろ症例ごとに異なるはずの個別事情の複雑性と特殊性への着目は、ＤＳＭの論理それ自体によって完全に意図的に排除されているのである。ＤＳＭのこのような性格は、診断の安定化を図るための仕組みとして見れば紛れもなく美徳である。しかし、およそ一括りにはできぬほど大きな幅をもつ狂気という名の人間的苦難に対し、ここまで簡素に機械化された視座を採用することの妥当性を問う観点からは、それは悪徳であると言わざるを得まい。

＊

生物学の逆襲

十九世紀後半には、精神疾患は脳と身体の異常を原因とする病気であるとするのが、世界中の精神科医の常識であった。精神病者は劣等人種であり、感情の鈍化、思考と言動の乱れ、積極性の欠如または過剰、制御不能な行動、妄想、幻覚、昂奮、抑鬱といった諸症状のすべてが、その人物の体現する頽落過程の結果とされた。そして時代を下った二十世紀後半、精神疾患は生物学的な基礎を有する病気であるとする説は再び勢いを増し、それ以外の要因を顧慮する態度を次第に斥けていくことになる。一九九一年に、米大統領ジョージ・Ｈ・Ｗ・ブッシュが国立精神保健研究所への支援に際し、九〇年代が「脳の十年」となることを宣言したのも、精神医学の世界では国内外を問わずすでに起こり始めていた変化を追認するものでしかなかった。

精神疾患の原因を脳内の生化学的な欠陥、ドーパミン異常やセロトニン不足に求める言説は、患者やその家族にも広く共有されるに到った。[73]しかしかつての精神分析の流行が誤導的で非科学的なサイコバブルであったとすれば、今回のこれがバイオバブルと呼ばれて然るべき同じ穴の狢《むじな》なのも明らかである。なにしろ実際問題として狂気の原因については依然ほとんど何一つわかっていないにもかかわらず、とにかくマーケティングコピーとしての効果のためだけに言説の独り歩きを許しているのが現状なのだ。[74]当の精神科医らは、巨額の研究資金の誘惑に負け、買収に屈している有様である。精神科医は長らく医学界の周縁に逐いやられ不遇をかこってきた(お喋り療法《トーキング・キュア》や幼児期のセクシュアリティへのこだわりは、他診療科の医師からの蔑視をただただ増幅させるばかりであった)。それが今やメディカルスクールの寵児である。かれらが分捕ってくる研究費や間接経費は、第二次世界大戦後に顕著な発展を遂げた医療産業複合体の重要な資金源として、その拡大に貢献したのである。

その資金の出所は主として製薬業界である。七十五年かけて業界が成熟に達した結果、今日では巨大製薬会社《ビッグファーマ》が国際的な現象となり、そのマーケティング力の届かない場所は地球上に存在しないと言っても過言ではない。収益性の高い薬品の開発に当たり、国境はなんら妨げにならないのである(ただし法律上の倫理規定が緩く、多施設臨床試験から得られる情報について自社統制が容易な途上国にしばしば拠点が集中する傾向があるのは事実である)。[75]業界全体の収益は他の経済部門の多くを遥かに凌ぐ途轍もない規模に達し、その大半を、競争への参入障壁が低く富裕層の多い米国の製薬市場が支えている。そしてこの事実こそが、米国の精神医学が全世界にその覇権を広げ得たことの大きな理由の一つなのである。[76]

なにしろビッグファーマの拡大とその収益の中心を占め続けてきたのは精神科の薬なのである。といっても精神医学のペニシリンがついに開発されたということではない。それどころか、宣伝広告にどれだけ刺戟的な文句を連ねたところで、精神科の薬は治療薬ではなくせいぜいが緩和薬にすぎない(そしてしばしば緩和薬ですらない)。しかし皮肉なことに、それこそが向精神薬の価値の源泉なのだ。製薬業界に収益一〇億ドル超のいわゆるブロックバスター薬品が定期的に登場するのはまさにこのためなのである。治療効果を有する薬品は――患者にとっては――歓迎すべきものだが、製薬会社にとっては必ずしもそうではない。例えば抗生剤は――工場式農業での過剰使用により耐性菌の登場を招いて無力化してしまう場合を除き――細菌感染症を即座に治療する。百年前には重病、もしくは致死性の病気であった疾患が、現在ではそれぞれ一定の治療により日々完治に到っている所以である。しかしこの種の薬は、発売当初こそ爆発的な利益をもたらすが、ある程度の期間が過ぎると、もちろん数が出るので売上高はそれなりの規模にはなるものの、利益率が一気に下がる。だから製薬会社にとって理想的な疾患とは、管理は可能だが治癒は不可能という、そうした類いの病気なのである。例えば1型・2型の糖尿病、高血圧症、高脂血症とコレステロールによる動脈閉塞、関節炎、喘息、逆流性食道炎、HIV感染症等――患者にとっては長年つき合っていかなければならないこれら慢性疾患は、製薬会社にとっては莫大な利益の源泉である。もちろん特許が失効すれば収益は激減するが、そんなものは少し製法を変えてやればまた新規に取ることができる。慢性的な疾患は、慢性的な収益源でもあるわけだ。

これが、精神医療の現実の姿なのである。診療の対象となるべき疾患には曖昧さと、時に論争がつきまとい、原因も依然不明で遅々として理解が進まないことに加え、多くの場合、患者は長期にわたり悲惨な状態から抜け出すことができない。無視するのが不可能な一方、理解や治療もまた困難な病気、それが精神疾患であり、だからこそ一定の症状緩和を可能にする（もしくはそう謳う）新薬に対する潜在市場は、途轍もない規模をもつのである。

実際、抗精神病薬と抗鬱薬は、地球上で販売されている全薬品の中でも常に収益ランキングの上位に入っているし、精神安定剤《トランキライザー》も負けてはいない。アビリファイ（ブリストル＝マイヤーズ・スクイブ社の抗精神病薬）の年間売上は六〇億ドル、シンバルタ（イーライ・リリー社の抗鬱・抗不安薬）も五二億ドルに達している。鬱病もしくは統合失調症（精神分裂病）に処方されるゾロフト、イフェクサー、セロクエル、ザイプレクサ、リスパダールの売上は、長年にわたり巨額の収益を上げている（二〇〇五年の数字でそれぞれ二三億ドルから三一億ドルの売上を記録）。米国の薬品売上高で抗精神病薬と抗鬱薬はトップ5から漏れたことがない。[77] 二〇一〇年の全世界での売上高を見ると、抗精神病薬が二二〇億ドル、抗鬱薬が二〇〇億ドル、抗不安薬が一一〇億ドル、精神刺戟薬が五五億ドル、認知症治療薬が五五億ドルである。しかもこれらの数字には、双極性障害の患者に多く処方される抗痙攣薬の売上は含まれていないのである。[78]

しかし、やはり「無料のランチなんてものはない」のである（これは経済学者のミルトン・フリードマンに帰されることの多い不朽の名言だが、実は最初に言い出したのはフリードマンではない）。どんなに効果的な治療法にも、必ず副作用のリスクがつきまとうのであり（口絵㊹参照）、精神薬理学革命と、それが精神医学に与えた影響を評価するに当たってはこの点を念頭に置くことが不可欠である。産業革命期の機械破壊運動《ラッダイト》よろしく、これまでの進歩を軽んじたり全否定したりする必要はないが、精神医療の分野で表面化してきた多面的で深甚な問題を思うなら、出てきたランチの値段はいかにも高すぎである。とても大多数の消費者にとって割に合うものではない。

残念ながら、精神医療における薬物療法は必ずしも特段の有効性をもつわけではない。精神科医の言うことや研究論文に書かれる内容は、実際の効果に比してかなり誇張されているのが現状なのである。他方、患者に強いられる代償は、過小に見積もられていたり、積極的に隠蔽されていたりすることも少なくない。精神薬理学が誕生してまもない頃は、大抵の場合研究の設計がいい加減で、それが肯定的な結論へのバイアスを体系的に生んでしまうのが問題であった。その後、製薬業界の成長に伴い、各社が手段を選ばず利益追求に邁進する時代が到来した結果、盛んに謳われる「根拠に基づく精神医学《エヴィデンス・ベイスト》」がその実「根拠の偏った精神医学《エヴィデンス・バイアスト》」となってしまっているのではないかとの懸念が、識者の間で相次ぐ現状が生まれてしまっている。

精神医学の分野で事実が認定されるまでには二十年もの時間を要したが、[79] 第一世代の抗精神病薬であるフェノチアジンは、しばしば深刻で重大な副作用を伴った。この薬を処方された患者の中には、パーキンソン病に似た症状を示す者、常時落ち着きをなくし、じっと座っていることができなくなる者、あるいは逆に、長時間にわたり動けなくなる者が現れていた。最も重度の副作用が、「遅発性ジスキネジア」と呼ばれる症状である。服用中はあまり出ないが、唇をすぼませたり舌鼓を打ったり、また四肢を不随意に揺する運動を生じる障害で、素人目にはこれがまさに精神障害の典型と言いたくなる症状に見えてしまうという皮肉を伴う。この遅発性ジスキネジアは、特に長期治療を受けた患者によく見られる症状である（推計値には幅があり、長期治療患者の一五ないし六〇％と言われる）。そしてほとんどの症例が回復困難な医原性疾患（医療が原因で罹る疾患）なのである。

第一世代のフェノチアジン系抗精神病薬は、多くの患者の重篤な症状を軽減し、周囲の人々にとっても、患者との生活が我慢や許容の範囲内に収まるようになるという便益があった。しかし一部に――といっても割合としては非常に大きな部分を占めるのだが――一切薬効が得られない患者も存在した。前者に分類される患者の場合、全員ではないにしても症状緩和と副作用を相殺してなお投薬に価値があったと言える者も多かったろうが、後者の、効果が得られなかった患者はただただ副作用の被害者である。無数の患者が深刻な副作用により体の健康を奪われた上にスティグマを与えられた。副作用による障害を生涯抱えていく羽目になった症例も少なくはなかった。

一方、副作用の重大さが次第に認められてくるのに従い、「精神医学の害毒」[80]への批難も出始めた。サイエントロジーは（こちらはこちらで奇矯なセラピーを売り出しているのだが）ハリウッドに「精神医学――死の産業」の名を冠した博物館を設立した。もちろん、事態を冷静に観察している識者にこの種の誇大な主張を真に受ける者は少ない。薬物療法は有害なだけでなんの利点もないなどとする議論はさすがに馬鹿げている。その種の主張が事実に反するものであることを示す証拠はいくらでも存在するのであって、かれらは結局そうした証拠を全部無視しろと言っているのである。しかしだからといって、製薬業界やその業界と手を組んだ一部の精神科医が吹聴している、こちらも同様に一方的で誇大な主張を鵜呑みにしておけばいいというものでもない。

第一世代の向精神薬が辿った以上のパターンは、後続の世代にもそのまま継承された。まず各種抗鬱薬の導入により、鬱病の診断を受ける患者の数が爆発的に増え、その結果この病気は精神医学における風邪のようなものとなった。

しかし「健康のその先へ《ベター・ザン・ウェル》」と謳われたプロザックに、そうした効果が存在しないことはすでに判明している。プロザック等、SSRI（選択的セロトニン再取り込み阻害薬）と呼ばれる抗鬱薬は決して万能薬などではなく、往々にして副作用の害の方が効能よりも大きい[81]。実際、SSRIの効果は重度の鬱病の症例を除いてプラセボを辛うじて上回る程度にすぎないことを示す研究成果がいくつもある[82]。相変わらずのお寒い状況をハーヴァード大学で精神医学教授を務めるスティーヴン・E・ハイマンは次のように要約している。「一九五〇年代以降、様々な抗鬱薬の開発が相次いだが、そのうち効能においてイミプラミンやMAOI［★モノアミン酸化酵素阻害薬。本章原註55を参照］を上回ったものは一つとしてなく、多くの患者が僅かに改善するかまったく効かないかの水準に取り残されたままである」[83]。

SSRIの児童への処方が開始された際に、（製薬業界が隠蔽し否定し続けてきた副作用である）自殺念慮と自殺行動のリスク上昇を最初に指摘したのは、精神科医ではなく英BBCの調査報道であった[84]。英国の政府機関として新療法の臨床評価を担う国立医療技術評価機構（NICE）は、児童に対するSSRIの使用を承認する寸前で態度を改め、二〇〇四年には不使用を推奨するに到っている。また米食品医薬品局（FDA）も、否定的な結果を示す臨床試験データが流出し暴露されたのを承けて、市場回収を除けば高危険性を示す警告としては最大級のものである「黒枠警告」の表示を各社に求め、パキシルやゾロフト等の抗鬱薬の児童への使用については承認を与えなかった。さらに、既発表の臨床研究では児童・青年期の鬱病治療に対するSSRIの有効性が示されていたのに対し、それらの研究自体が「実際には否定的だった結果を肯定的な結果に改竄して、当該薬品に効果がない事実と治療上の問題を隠蔽する操作が加えられていた」ことも判明する[85]［☆ヒーリー『ファルマゲドン』(Healy, 2012)］。挙句の果てには、SSRIに関する治験結果で非公表のものが多く存在する事実まで明らかにされた。未公表の結果のすべてが否定的な結果を示すものであったのに加え、これらの結果は外部からの圧力がかかって初めて日の目を見たのであった[86]。

一方、いわゆる「非定型抗精神病薬」は、フェノチアジン系に伴う深刻な副作用の多くを回避できるとの触れ込みで二十年前に市場投入された（実際には互いに化学的性質の異なる）薬品群の総称である。この非定型抗精神病薬はしばしば第二世代抗精神病薬とも呼ばれるが、この呼称は誤導的である。というのも、この名で呼ばれる薬品群のうちで最も強力な薬と言えるクロザピンは、新薬などではまったくないからである。クロザピンは一九五八年にスイスのヴァンダー社が合成に成功し、一九六〇年代を通じて臨床試験が行われ、一九七一年に市場に初投入されたが、四年後の一九七五年には同社が自主的に販売を停止している。販売停止の理由は、副作用として無顆粒球症(場合によっては致命的となり得る危険な白血球減少)を併発することが判明したことであった。[87]ところがそれから十年以上が経過した一九八九年、他の薬に無反応な分裂病患者に厳重な安全管理の下で処方される治療薬として、クロザピンは市場に復帰する。販売元のサンドス社はこの薬に患者一人あたり年間九〇〇〇ドルという価格を設定した。クロルプロマジン(ソラジン)が年間一〇〇ドルだったのと比較して法外な高値であるが、それでもクロザピンの使用は急速に広まった。遅発性ジスキネジア等の副作用リスクが他の抗精神病薬よりも遥かに小さいとの触れ込みが効いたのは言うまでもない。

この成功を承け、リスパダール、ザイプレクサ、セロクエル等、「非定型」抗精神病薬の開発と特許取得が進む。化学物質としてはまったく異なる複数の薬剤を一括して第二世代抗精神病薬と総称する語法は、宣伝文句として優れていたこともあって程なく定着を見た。従来の薬よりも有効性が高く副作用が遥かに小さいと謳われたことで、これらの薬は全体として非常に収益性の高い製品群となった。世界中の精神科医が、費用の上昇をものともせずこれらの薬を処方し、まもなく双極性障害への適応も認められた。しかしその登場から二十年を経た二〇〇九年、『ランセット』誌はそれを「擬似発明」として批難する論説を掲載した。曰く、「第二世代薬は定型抗精神病薬ないし第一世代抗精神病薬と区別されるべき非定型的な特質を何一つ備えていない。総体的に見て、第一世代よりも有効性が高いわけでも、特定の症状を改善できるようになったわけでも、副作用プロファイルに明確な違いがあるわけでもない上、費用効率はこちらのほうが悪いのである」。[88]確かにクロザピンに限って言えば遅発性ジスキネジアの報告例は存在しない。ところが「非定型」抗精神病薬という人為的なカテゴリーで一括してしまえば、あたかもクロザピン以外の薬についても遅発性ジスキネジアが出ないかのような印象を生み出すことができる。実際、製薬業界はこうやって自分たちに不都合な事実を隠蔽してきたのである。

エピローグ

＊

「進歩」という概念は我々文明人の最も好むところのものだが、一方で時にそれは幻想にすぎない。おそらく（異論はあろうが）文学史や美術史では「進歩」と呼ぶまでの変化は起こっていない。しかし科学は前進を旨とする。だから医学も、それが芸術ではなく科学である限り、前に進まなくてはならない。先進諸国では、文化的な豊かさや幸福についてはともかく、少なくとも寿命は伸びたし、物質的な意味では生活は豊かになったと言える。ただし、狂人は別である。精神医学が発展し、向精神薬の開発が進むこの二十一世紀にあっても、狂気を患う人はそうでない人よりも平均寿命がかなり短く、しかも重病罹患率や死亡率は近年むしろ増加傾向にあるというのが厳然たる事実なのである。〈89〉生死という最も基礎的な水準で、進歩どころかまさに退歩とでも言うべき事態が生じているのだ。

精神医学それ自体も問題を抱えている。一九八〇年のDSM－Ⅲが採用した新クレペリン主義アプローチも、出だしは順調であった。精神科医による診断の信頼性と反復可能性が向上し、診断内容に関して医師間で齟齬が生じるといった難儀な状況も過去へと消えた。学界内部の覇権争いではフロイト派の敗北が決定的になり、精神科医は精神疾患について、ごく図式的なものに留まるとはいえ表面的には他科の医師にも理解可能な、生物学的枠組みに沿った説明を取り戻した。製薬業界もこの変化を歓迎し、各社は資金提供によって精神医学研究を支え、学術的議論で使われる用語や、さらには精神疾患のカテゴリーにまで、徐々に影響力を強めていった。

以後DSMは、一九八七年の第三版改訂版（DSM－Ⅲ－R）、一九九四年の第四版（DSM－Ⅳ）、二〇〇〇年の第四版テキスト改訂版（DSM－Ⅳ－TR）と版を改めるたびに、一九八〇年版の基本方針は踏襲しつつも新しい「疾患」を追加し、定義の微調整を行い、それに応じて紙幅を増やしていった。しかし改訂や改版のたびに「疾患」が増加し、診断基準が緩和されていったことで、ＤＳＭ－Ⅲ策定以前と同様の問題状況が再発し、またしても精神医学の正統性は危機に瀕することとなる。

診断基準の緩和により、精神疾患と定義される人の数は激増する。この傾向は若年層で特に顕著に見られ、例えば「児童青年期の双極性障害」は、一九九四年から二〇〇四年の僅か十年の間に四十倍にもなっている。一九九四年には児童五百人あたり一人未満の稀な症状であった自閉症も、十年後には九十人に一人の割合で見られるまでに激増した。かつて多動症と呼ばれ、現在ではＡＤＨＤと改称された障害についても同様で、米国では男児の一〇％がこの「疾患」のために日々薬を服用している。一方、成人に関して二〇〇七年の米国統計を見ると、精神障害を理由に福祉給付を受けている人は七十六人に一人の割合にまでのぼる。

一九七〇年代に精神科医が嘲弄の的にされたのは診断が医師によってばらばらだったからだが、今回は普通に生きていれば誰にでも起こるような些細な出来事にいちいち精神医学上の病理として病名をつけて回ったことで、かれらはまたしても世間の物笑いの種にされてしまった。この状況に直面した米精神医学界は、二十一世紀初頭に改訂作業を開始したＤＳＭ－５で対応しようとした（この第五版から従来のローマ数字を廃して算用数字を採用しているのは、以後の改訂に際してソフトウェアの更新のようにＤＳＭ－５・１、ＤＳＭ－５・２……と継続的にアップデートを重ねていくことを見込んでいるからである）。改訂の責任者は、従来の二つの版が基礎の論理に重大な欠陥を含んでいるため、今回の作業を通じてそれを修正すると発表した。すなわち症状に基づく体系はもはや不適切であるから第五版はそのアプローチとは訣別し、神経科学や遺伝学の知見に拠り精神疾患を脳機能と結びつけるようなマニュアルにするべきだというのである。また、精神疾患は範疇《カテゴリカル》的なものではなく連続《ディメンショナル》的なものであること、つまり正気と狂気が截然《せつぜん》と分けられた白か黒かの世界ではなく、程度の問題であるという事実も重視された。実に壮大な計画であったが、ただ一つ問題があった。実現不能だったのである。擦った揉んだの大騒ぎの末、改訂作業の牽引役を担っていた人々も結局は敗北を認めるほかなくなり、二〇〇九年には再び記述的アプローチに基づく修正方針に戻ることとなった。

改訂作業が進むうち、社交不安障害、反抗挑戦性障害、学校恐怖症、自己愛性パーソナリティ障害、境界性パーソナリティ障害といった既存の診断に加え、病的賭博、むちゃ食い障害、異常性欲障害、機嫌調節不全障害、混合性不安抑鬱障害、小神経認知障害、減弱精神病症候群等が新たに記載される予定であることがわかってきた。しかし主要な精神疾患についてすら、その原因は依然ほとんど判明していないのが現状であり、ここに挙げた微妙な（そもそも多くの人が医療の対象とは考えない）診断名となるとなおさらである。その一方で、診断名がつけばそれだけ富裕層を見込んだ薬品市場が開拓されるのも事実である。この点に着目して、精神医学の版図拡大の裏に製薬業界の商業的関心が不当に働いているのではないかとの疑念を向ける批判者も現れ、実際ＤＳＭタスクフォースの委員の大部分が製薬会社から資金提供を受けていた事実が指摘されるに到っている。

　症状と行動のみに基づいて疾患を構築し、異論の残るカテゴリーを組織の決定として無理強いしたことで、ＤＳＭ－５の改訂作業に対しては精神医学界内部からも批判が相次いだ。ＤＳＭ－５の出版まであと数年というところで、ＤＳＭ－Ⅲの策定を牽引したロバート・スピッツァー、ＤＳＭ－Ⅳの改訂を主導したアレン・フランセス（Allen Frances, 1942–）が、その科学的信頼性の欠如を指摘する批判を開始している。[90] ＤＳＭ－５は正常な人の日常的な経験をも病理として捉える点で、擬似精神疾患の爆発的増大をもたらす虞《おそ》れがあるというのである。サイエントロジーが相手なら黙殺して済ませられるところ、スピッツァーやフランセスのような内部批判者に対してはそうもいかず、[91] 結局反対派はＤＳＭ－５の公開を二度にわたって遅らせることに成功した。

　二〇一三年五月になってようやく公開の運びとなったＤＳＭ－５だが、幸先の良いデビューとはいかなかった。公開直前になって、国立精神保健研究所（ＮＩＭＨ）の前所長スティーヴン・Ｅ・ハイマンと、現所長（当時）トーマス・Ｒ・インセル（Thomas R. Insel, 1951–）という、きわめて強い影響力をもつ二人の精神科医が、揃ってＤＳＭ－５を全否定するコメントを発表したのである。ハイマン曰く、ＤＳＭ－５は「大間違いの産物である。かれらが生み出したのは紛れのない科学的悪夢である。多くの症例で、一つ診断がつくとそれによって全部で五つの診断がつく仕組みになっているが、これは五つの病気を抱えているということではない。飽くまで病気は一つなのである」。一方のインセルも次のように述べる。曰く、DSM－5には科学的「妥当性が欠如」している。「学界がDSMを聖書扱いしている限り、我々に進歩はない。とにかくなんでもかでもDSMの基準に合わせなければならないと思われているが、人体《バイオロジー》はマニュアルなど読みはしないのだ」。かくなる上はNIMHとしても「DSMのカテゴリーに準拠しないよう研究の方針を転換する」ほかない。なぜなら「精神病者はよりよい治療を受けるべきだからだ」。[92]

これに先立つインタヴューでは、インセルの口からはさらに過激な発言が飛び出している。曰く、精神科医らは「〔DSMを用いて診断する疾患が〕実在すると信じている。だが本当は実在などせず、構築されたものにすぎない。統合失調症や鬱病といった言葉に対応する現実は存在しないのだ。（……）「鬱病」とか「統合失調症」といった用語を使うのを止める必要だってあるかもしれない。我々にとってこれらの用語はもはや邪魔であり、混乱の元になっているからだ」。[93] インセルの狙いは記述的精神医学から生物学的基礎を有する診断体系への移行にあるわけだが、所詮それも空想の域を出ないというのが現代医学の限界である。精神医学が（そして患者が）切望する狂気の謎の解明に、我々は依然到達し得ていない。できて症状緩和が関の山なのだ。もちろんこの半世紀の間に神経科学が成し遂げた拡大と発見には瞠目すべきものがある。だがそのうちの一つとして精神疾患治療への有用性が立証されたものは存在しないし、狂気の原因も不明のままである。他方、近年盛んな画像技術の革新はどうだろうか。機能的磁気共鳴画像診断（fMRI）は現代の電子的錬金術により、読み取ったデジタル信号をカラーの脳画像へと変換してくれる。現代科学の粋を凝らしたこの技術により、いつかは狂気の根源の解明に到ることができるのではないか。

現段階で言えるのは、できるかもしれないが、まだできてはいないし、しばらくは無理そうだということである。もちろん脳機能に関する我々の理解は重要な前進を示している。しかし依然、ごく単純な行為についてすら、それを脳の構造と機能に対応づけることができているとは到底言えないのが現状なのである。そもそもショウジョウバエの脳のマッピングでもあと何十年かかるかという話なのであって、それよりも遥かに複雑なヒトの脳機能の解明など、いつになるか分かったものではない。

神経科学に熱心な者であれば、例えば何かを選択した時、あるいは嘘を吐いた時に脳のどの部位の活動水準が高まっているかは、ｆＭＲＩで確かめることが可能ではないかと言うかもしれない。それは確かに事実だし、観念論の哲学者ジョージ・バークリーであってもそのこと自体を認めるのに吝《やぶさ》かではないだろう。私が体を動かす時、言葉を話す時、物を考える時、一定の感情を経験する時、それに相関して私の脳内でなんらかの物理的変化が生じていると考えるのになんら無理はない。しかし相関は決して因果関係の存在を証明しない。ある事象の後にまた別の事象が起こったからといって、そのことをもって前の事象が後の事象の原因であると結論づけるのは「前後即因果」と呼ばれる初歩的な推論の誤りだが、相関即因果もまた同水準の論理的誤謬なのである。ｆＭＲＩが測定しているのは飽くまで脳内の血流である。だからｆＭＲＩで脳活動の高まりを（再現実験で結果が不安定だったり曖昧だったりする点は措《お》いて）追跡できたとしても、それでヒトの思考の内容に関して重要な知見が得られるわけではないのだ。

我々の境遇はゴドーを待つあの二人と同じなのだ（そして奇遇にもかれらが待っているのはおそらく狂人である）。精神疾患には神経病理学的原因なるものがあるらしいとの話を耳にして以来、我々はその正体不明の「原因」が発見される日をずっと待ち続けている。すでに随分長く待たされたものだが、仮にこれが、狂気という現象の完全な解明はこの方向しかないという期待に基づくものだとするならば、それはいくつもの水準で誤った待望論ではないだろうか。

というのも、脳を非社会的ないし前社会的な器官と見る（生物学的還元論者の）立場はナンセンスでしかないからだ。脳の構造と機能は、いくつもの重要な点においてそれ自体が社会的環境の産物なのである。ヒトの脳が示す最も顕著な特徴は、それが心理社会的な、また感覚的な入力に対して非常に高度の感受性を有していることにある。このことの含意を神経学者のブルース・ウェクスラー（Bruce Wexler, 1947–）は次のように述べる。「我々の体の仕組《バイオロジー》みは徹頭徹尾また根本的に社会的なものであり、したがって両者の関係を云々すること自体が、両者の区別を前提とする点で不適切なのである」。[94]

ヒトの脳は出生後にも、他の動物には一切見られないほどの勢いで発達を続ける。その際、脳の構造と機能に最も強い影響を与える環境要素はそれ自体がヒトの創造物であることを忘れてはならない。ヒトは少なくとも青年期までは顕著な神経可塑性を示すのであり、そのため出生時の神経構造を組み替えて成熟した脳を作り上げる過程においては非生物学的要因が決定的な重要性をもつ。すなわち、脳の形状それ自体、また感情と認知の物理的基礎を構成する神経結合の発達過程には、周囲からの社会的刺戟や、家庭環境をはじめとする文化的環境が深甚な影響を与え、脳の構造と組織はその中で徐々に精度を高めていくのである。再びブルース・ウェクスラーを引くなら、「出生後長期にわたって持続する神経可塑性は、正常な発達のために環境からの入力を可能にし、かつ必要とする」のである。[95]ここで「正常な発達」に関して言われていることは「異常な発達」にも同様に当てはまる。そしてこの発達過程で、接続性の向上、頭頂葉や前頭葉等における脳組織の変化が起こり、これは二十代に入ってもまだ続くのである。幼児期の心理社会的環境が精神病理との間に深い関係を有するとしたフロイトの議論に説得力を感じる者はもうほとんどいないだろうが、それでも狂気の原因の一部を身体の外部に求める必要があるというのは、基本的な考え方として間違ってはいないはずだ。

これは私見だが、現代神経科学の最先端では、もはや思考、感情、記憶といった機能を脳の個別部位に局限したり個々のニューロンの性質に還元する議論は退潮気味で、むしろそれをヒトが成長する中で形成される複雑なネットワークと相互接続の産物と見る立場のほうが主流になっている。どのようなネットワークができるかは、細胞の選択的な生存と成長、それにシナプス刈り込みの如何によって決まるが、その過程を大きく左右するのが（相対的サイズにおいて他のすべての生物種を凌駕するヒトの大脳皮質の発達にとっては特に）幼児が成長過程で経験する相互行為環境である。現在、幼児の発育環境は前代未聞の規模で人工化が進み、環境からの作用は主として言語を介して生じるものとなっている。そして発達というのは必ずしも円滑に進むわけではなく、不具合を生じることも少なくない。狂気の

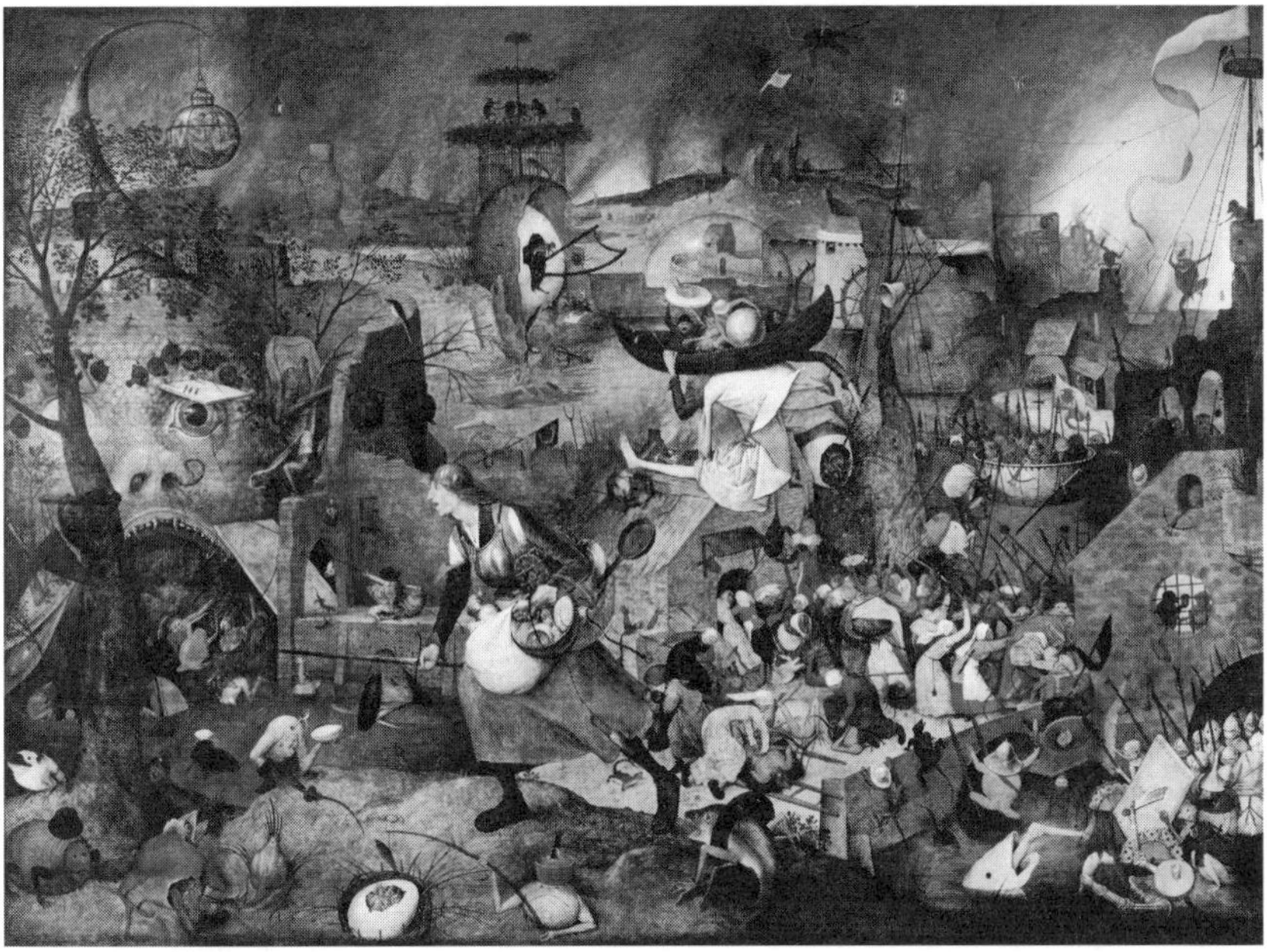

84――――ピーテル・ブリューゲル(父)『狂女フリート』(1562頃)。狂女フリートは暴力に塗(まみ)れた狂気と怪物の世界を、地獄の口めがけて突っ走る。

根源はこの、生物学的な要因と社会的な要因が混じり合い、境界の曖昧になった混合領域のどこかにあるはずなのだ。

狂気の根は身体にありとの立場を堅持してきた西洋医学だが、この賭けに勝ったと最終的に確信できる日がいつか来るのかどうかについて言えば、本書を通じて縷々示唆してきた通り、これはどうやら無理そうである。だが少なくとも最重度の精神異常に関しては、その発生に生物学が重要な役割を演じていないという事態は想像し難い。その一方で、最も孤独な病いであり、また最も社会的な病いでもある狂気を、生物学だけに還元してしまうことが本当に可能なのだろうか。ここには強く疑義を呈しておかなければならない。精神疾患の社会的次元、文化的次元は、太古の昔から文明の中の狂気をめぐる物語にとって不可欠の部分であり続けてきた。それがなくなってしまうというのはありそうにないし、ヒト一般に備わる普遍的な性質の随伴現象にすぎなかったという結末にも無理があろう。狂気がもつ独自の意味は、それを捕まえようとする人間の試みと同様に、捉え所がなくすぐに見失われてしまう。狂気は今もなお根源的な謎であり、理性への恥辱であり、否応なく文明それ自体の一部であり続けているのである。

✴

✴
アンドルー・スカル(Scull, Andrew)
1947年生まれ。カリフォルニア大学サンディエゴ校卓越教授（社会学、科学論）。元医療社会史学会会長。著書：『狂気の博物館』*Museums of Madness*、『社会の秩序／精神の無秩序』*Social Order/Mental Disorder*、『最も孤独な病——1700-1900年の英国における狂気と社会』*The Most Solitary of Afflictions: Madness and Society in Britain, 1700-1900*、『場所の狂気／狂気の場所』*Insanity of Place/Place of Insanity* など多数。

✴
三谷武司(Mitani, Takeshi)
1977年生まれ。東京大学大学院情報学環准教授、翻訳家。訳書：エーコ『異世界の書——幻想領国地誌集成』、ミュラー『メディアとしての紙の文化史』（共に東洋書林）、サール『社会的世界の制作——人間文明の構造』（勁草書房）、ステン『静かな水のなかで』（早川書房）、ライス『ライス回顧録——ホワイトハウス 激動の2920日』（共訳、集英社）など。

✴

ナンシーと、すでに生まれた、そしてこれから生まれる孫たちへ（A.S.）

✴

✴

狂気
文明の中の系譜

✴

2019年2月28日　第1刷発行（本体496頁・含口絵32頁）
［著］アンドルー・スカル／［訳］三谷武司
［装丁］廣田清子＋Office SunRa
［発行人］成瀬雅人
［発行所］株式会社 東洋書林
〒162-0004 東京都新宿区四谷4-24 瀧澤ビル
TEL 03-6274-8756・FAX 03-6274-8759
［印刷］シナノ パブリッシング プレス
ISBN978-4-88721-826-0／
定価はカバーに表示してあります

図版出典
Source of Illustrations

«BLACK-AND-WHITE ILLUSTRATIONS»

akg-images: ©DACS 2015 60 (Dix); DeAgostini Picture Library 10; Imagno 55; Erich Lessing 84; Prosma/ Kurwenal/ Album 9; ullstein bild 59 // Amsterdam city Archives 22 // Courtesy of Bethlem Art & History Collections Trust 20, 21, 47 // Courtesy of the U.S. National Library of Medicine, Bethesda, Maryland 29 // British Library (12403. 11. 34. (2.)) 27 // United States Holocaust Memorial Museum. Courtesy National Archives and Records Administration, College Park, Maryland 52 // ©Ian Ference 2011 79 // Chicago History Museum/ Getty Images 71 // From Gespräch über die heilsamen Beschwörungen und Wunderkuren des Herrn Gassners, 1775 34 // Photo Tonee Harbert 81 // Kansas State Historical Society 73 // Knebworth Estates (www. knebwworthhouse. com) 48 // Kobal Collection: Selznick/ United Artists ©Salvador Dali, Fundació Gala-Salvador Dali, DACS, 2015 76; United Artists/ Fantasy Films 68; Warner Bros 74 // ©DrewFarrell/ Lebrecht Music & Arts 28 // Bernard Lens and John Sturt, 'Digression on Madness', from Jonathan Swift, A Tale of the Tub, 1710 17 // London Borough of Hackney Archives, London 24 // National Gallery, London 18 // Photo charles Lord © The Estate of Charles Lord 80 // Beinecke Rare Book and Manuscript Library, Yale University, New haven 15, 16 // Harvey Cushing/ John Hay Whitney Medical Library, Yale University, New Haven 46, 56 // New Jersey State Archives 63 // China Medical Board, Inc. Photograph Collection. Courtesy Rockefeller Archive Center, New York 69 // From Saperre, no. 154 (May 1941) 64 // Science Photo Library: Jean-Loup Charmet 35; Otis Historical Archives, National Museum of Health and Medicene, Maryland 61 // NMPFT/ Royal Photographic Society/ Science & Sciety Picture Library 49 // Seattle Post-Intelligencer Collection, Museum of History & Industry (MOHAI), Seattle. Photo Ken Harris (1986. 5. 25616) 66 // City Archives,'s-Hertogenbosch, Netherlands 19 // From Tempo (march 1948) 65 // From Kure Shuzo and Kaida Goro, The situation of the home-confinement of the mentally ill and the statistical observation, Tokyo, Home Office, 1920. Photo Kure Shuzo, Komine Archive, Tokyo 39 // Universitätsarchiv Tübngen 58 // Fondazione San Servolo IRSESC, Venice 77 // Institute of the History of Medicine, University of Vienna 62 // After a Lithograph by J. Vollweider/ C. Kiefer, 1865 37 // Library of Congress, Washington, D.C. (LC-USZ62-9797) 38 // Wellcome Library, London 1, 2, 3, 4, 5, 6, 7, 8, 11, 12, 14, 23, 25, 26, 30, 31, 32, 33, 36, 40, 41, 42, 43, 44, 45, 50, 54, 57, 67, 72, 78, 82 // Willard Library Photo Archive, Evansville, IN 53 // Archives and Special Collections, Clark University, Worcester, MA 70

«COLOUR PLATES»

©Guy Christian/ Hemis/ Agefotostock 43 // akg-images 25; ©DACS 2015 38 (Beckmann), 39 (Dix); Florilegius 26; Erich Lessing 3, 18, 23, 28 // Rijiksmuseum, Amsterdam 21 // Art Archive: Ashmolean Museum 15; British Library 8; CCI/ Private Collection 30; Electa/ Mondadori Portfolio/ Pushkin Museum, Moscow 33 // Walters Art Museum, Baltimore 9 // The Tichnor Brothers Collection, Boston Public Library 36 // Bridgeman Art Library: Bibliothèque des Arts Décoratifs, Paris, France/ Archives Charmet 24; Photo ©Zev Radovan 5 // Musée Condé, Chantilly 11 // ©Peter Aprahamian/ Corbis 41 // Meadows Museum, Dallas 29 // Scottish National Portrait Gallery, Edimburgh 32 // ©Ian Ference 2010 42 // ©Sonia Halliday Photographs 12, 13, 14 // Collection The David Hockney Foundation ©David Hockney. Photo Richard Schmidt 40 // ©2014 Billiam James 44 // Wellcome Library, London 7, 22, 27, 31 // J. Paul Getty Museum, Los Angeles (ms. 33, fol. 215v) 2 // Museo del Prado, Madrid 20 // Museo Arqueológico Nacional, Madrid (N.I. 11094). Photo Antonio Trigo Arnal 4 // The Bodleian Library, University of Oxford. With kind permission of the Trustees of the Wilfred Owen Estate 37 // Scala, Florence: DeAgostini Pictiure Library 10; National Gallery, London 16 // NYPL/ Science Source/ Science Photo Library 6 // Tate, London 1, 17 // Art Gallery of Ontarion, Toronto. Dix ©DACS 2015 34 // Museum Catharijneconvent, Utrecht 19 // Oskar Reinhart Collection, Winterthur 35

索引
Index

ア

＊

カ

*

タ

＊
ナ

＊
ハ

参考文献
Bibliography

・原書の Bibliography に未記載の文献情報も可能な限り補遺に努めた。
・底本の異同にかかわらず邦訳があればその情報を［★　］で付した。
・本文引用に独自訳を採った邦訳情報は特に［☆　］で示した。
・原著者が参照した文献情報の詳細が不明であっても、邦訳があればその欧文著者名と原題等を掲載した。

Ablard, Jonathan D., 2003. 'The Limits of Psychiatric Reform in Argentina, 1890–1946', in Roy Porter and David Wright (eds), *The Confinement of the Insane: International Perspectives, 1800–1965*, Cambridge: Cambridge University Press, 226–47.

Abramson, Harold (ed.), 1951. *Somatic and Psychiatric Treatment of Asthma*, Baltimore: Williams and Wilkins.

Adrian, E. D., and L. R. Yealland, 1917. 'The Treatment of Some Common War Neuroses', *Lancet*, 189, 867–72.

Africanus, Leo, 1896. *The History and Description of Africa Done Into English in the Year 1600 by John Pory, and now edited, with an introduction and notes, by Dr. Robert Brown*, 3 vols, London: Hakluyt Society.

Alexander, Franz, 1933. 'Functional Disturbances of Psychogenic Nature', *Journal of the American Medical Association*, 100, 469–73.

Alexander, Franz, 1943. 'Fundamental Concepts of Psychosomatic Research: Psychogenesis, Conversion, Specificity', *Psychosomatic Medicine*, 5, 205–10.

Alexander, Franz, 1950. *Psychosomatic Medicine*, New York: Norton.［★アレキサンダー『心身医学』、末松弘行監訳、赤林朗、熊野宏昭、木村和正訳、学樹書院］

Aly, Götz, Peter Chroust, and Christian Pross, 1994. *Cleansing the Fatherland: Nazi Medicine and Racial Hygiene*, trans. Belinda Cooper, Baltimore: Johns Hopkins University Press.

Amundsen, Darrel W. and Gary B. Ferngren, 1982. 'Medicine and Religion: Early Christianity through the Middle Ages', in Martin E. Marty and Kenneth L. Vaux (eds), *Health/Medicine and the Faith Traditions: An Inquiry into Religion and Medicine*, Philadelphia: Fortress Press, 93–131.

Andreasen, Nancy C., 2007. 'DSM and the Death of Phenomenology in America: An Example of Unintended Consequences', *Schizophrenia Bulletin*, 33, 108–12.

Ankarloo, Bengt, and Stuart Clark (eds), 1999. *Witchcraft and Magic in Europe: The Eighteenth and Nineteenth Centuries*, Philadelphia: University of Pennsylvania Press.

Anonymous, 1836–1837. 'Review of What Asylums Were, Are, and Ought to Be', *Phrenological Journal*, 10 (53), 687–97.

Anonymous, 1857. 'Lunatic Asylums', *Quarterly Review*, 101, 353–93.

Anonymous, 1887. 'Madame Huot's Conference on Vivisection', *The Animal's Defender and Zoophilist*, 7, 110.

Arieti, Silvano, 1955. *Interpretation of Schizophrenia*, New York: Brunner.［★アリエティ『精神分裂病の解釈』全２巻、殿村忠彦、笠原嘉監訳、みすず書房］

Arieti, Silvano (ed.), 1959. *American Handbook of Psychiatry*, 2 vols, New York: Basic Books.

Ariosto, Ludovico, 1532. *Orlando furioso*.［★アリオスト『狂えるオルランド』上下、脇功訳、岩波書店］

Arnold, William, 1786. *Observations on the Nature, Kinds, Causes, and Prevention of Insanity, Lunacy, or Madness*, 2 vols, Leicester: Robinson and Caddell.

Athanassio, Alex, 1890. *Des troubles trophiques dans l'hystérie*, Paris: Lecrosnier et Babé.

Auden, W. H., 1940. *Another Time*. London: Faber & Faber.［★オーデン『もうひとつの時代』、岩崎宗治訳、国文社］

Bakewell, Thomas, 1805. *The Domestic Guide in Cases of Insanity*, Stafford: For the author.

Bakewell, Thomas, 1815. *A Letter Addressed to the Chairman of the Select Committee of the House of Commons, Appointed to Enquire into the State of Mad-houses*, Stafford: For the author.

Balbo, E. A., 1991. 'Argentine Alienism from 1852–1918', *History of Psychiatry*, 2, 181–92.

Barr, E. S., and R. G. Barry, 1926. 'The Effect of Producing Aseptic Meningitis upon Dementia Praecox', *New York State Journal of Medicine*, 26, 89–92.

Barton, Russell, 1965. *Institutional Neurosis*, 2nd ed., Bristol: J. Wright.［★バートン『施設神経症』、正田亘監訳、晃洋書房］

Baum, Emily, 2013. 'Spit, Chains, and Hospital Beds: A History of Madness in Republican Beijing, 1912–1938', unpublished PhD thesis, University of California, San Diego.

Bayer, Ronald, and Robert L. Spitzer, 1985. 'Neurosis, Psychodynamics, and DSM III', *Archives of General Psychiatry*, 42, 187–96.

Beard, George M., 1880. *A Practical Treatise on Nervous Exhaustion*, New York: E. B. Treat.
Beard, George M., 1881. *American Nervousness; Its Causes and Consequences*, New York: G. P. Putnam's Sons.
Beck, Aaron T., 1962. 'Reliability of Psychiatric Diagnoses: I. A Critique of Systematic Studies', *American Journal of Psychiatry*, 119, 210–16.
Beck, Aaron T., Ward, C.H., Mendelson, M., Mock, J.E., and J. K. Erbaugh, 1962. 'Reliability of Psychiatric Diagnoses: 2. A Study of Consistency of Clinical Judgments and Ratings', *American Journal of Psychiatry*, 119, 351–57.
Beddoes, Thomas, 1803. *Hygëia: Or Essays Moral and Medical, on the Causes Affecting the Personal State of Our Middling and Affluent Classes*, vol. 3, Bristol: J. Mills.
Belcher, William, 1796. *Belcher's Address to Humanity: Containing, a Letter to Dr. Thomas Monro; a Receipt to Make a Lunatic, and Seize His Estate; and a Sketch of a True Smiling Hyena*, London: For the author.
Belknap, Ivan, 1956. *Human Problems of a State Mental Hospital*, New York: McGraw–Hill.
Bell, Charles, 1844. *The Anatomy and Philosophy of Expression as Connected with the Fine Arts*, 3rd enlarged ed., London: John Murray. ［★ベル『表情を解剖する』、岡本保訳、医学書院（本書訳題『表情の解剖学と哲学』）］
Belluck, Pam, and Benedict Carey, 2013. 'Psychiatry's Guide Is Out of Touch with Science, Experts Say', *New York Times*, 6 May.
Berkwitz, Nathaniel J., 1939, 'Faradic Shock Treatment of the "Functional" Psychoses', *The Journal-Lancet*, 59, 351–55.
Bernheim, Hippolyte, 1886. *De la suggestion et de ses applications à la thérapeutique*, Paris: L'Harmattin.
Bettelheim, Bruno, 1967. *The Empty Fortress: Infantile Autism and the Birth of the Self*, New York: Free Press. ［★ベッテルハイム『自閉症・うつろな砦』全２巻、黒丸正四郎、岡田幸夫、花田雅憲、島田照三訳、みすず書房］
Bettelheim, Bruno, 1974. *A Home for the Heart*, New York: Knopf.
Black, William, 1811, *A Dissertation on Insanity*, 2nd ed., London: D. Ridgeway.
Blackmore, Richard, 1726. *A Treatise of the Spleen and Vapours; or, Hypochondriacal and Hysterical Affections*, London: J. Pemberton.
Boerhaave, Hermanni, 1761. *Praelectiones academicae de morbis nervorum*, 2 vols, ed. Jakob Van Eems, Leiden.
Bolton, Joseph Shaw, 1926. 'The Myth of the Unconscious Mind', *Journal of Mental Science*, 72, 25–38.
Boorde, Andrew, 1547. *The Breviary of Helthe*, London: W. Middleton.
Booth, William, 1890. *In Darkest England and the Way Out*, London: Salvation Army. ［☆ブース『最暗黒の英国とその出路』、山室武甫訳、救世軍本営］
Boswell, James, 1951. *Boswell's Column*, introduction and notes by Margery Bailey, London: Kimber.
Bourne, Harold, 1953. 'The Insulin Myth', *Lancet*, 262, 964–68.
Bowlby, John, 1951. *Maternal Care and Mental Health*, Geneva: World Health Organization.［★ボウルビィ『乳幼児の精神衛生』、黒田実郎訳、岩崎学術出版］
Braid, James, 1843. *Neurypnology: or the Rationale of Nervous Sleep Considered in Relation with Animal Magnetism*, London: Churchill.
Brant, Sebastian, 1494. *Daft Narrenschyff ad Narragoniam, Basel*. ［★ブラント『阿呆船』上下、尾崎盛景訳、現代思潮新社］
Braslow, Joel, 1997. *Mental Ills and Bodily Cures: Psychiatric Treatment in the First Half of the Twentieth Century*, Berkeley and London: University of California Press.
Breggin, Peter R., 1991. *Toxic Psychiatry: Why Therapy, Empathy, and Love Must Replace the Drugs, Electroshock, and Biochemical Theories of the "New Psychiatry"*, New York: St Martin's Press.
Breuer, Josef, and Sigmund Freud, 1957. *Studies on Hysteria*, trans. and ed. James Strachey, New York: Basic Books; London: Hogarth Press. ［★ブロイアー、フロイト『ヒステリー研究』、金関猛訳、中公クラシックス］
Brigham, Amariah, 1833. *Remarks on the Influence of Mental Cultivation and Mental Excitement upon Health*, Boston: Marsh, Capen & Lyon.
Bright, Timothie, 1586. *A Treatise of Melancholie*, London: Vautrollier.
Brill, Henry, and Robert E. Patton, 1957. 'Analysis of 1955–56 Population Fall in New York State Mental Hospitals in First Year of Large-Scale Use of Tranquilizing Drugs', *American Journal of Psychiatry*, 114, 509–17.
Brontë, Charlotte, 1847. *Jane Eyre*, London: Smith, Elder ［★ブロンテ『ジェイン・エア』上下、河島弘美訳、岩波文庫］
Brown, George W., Margaret Bone, Bridget Dalison, and J. K. Wing, 1966. *Schizophrenia and Social Care*, London and New York: Oxford University Press.
Brown, Julie V., 1981. 'The Professionalization of Russian Psychiatry, 1857–1911', unpublished PhD thesis, University of Pennsylvania.
Brown, Norman O., 1959. *Life Against Death: The Psychoanalytical Meaning of History*, Middletown, Conn.: Wesleyan University Press. ［★ブラウン『エロスとタナトス』、秋山さと子訳、竹内書店］
Brown, Norman O., 1966. *Love's Body*, New York: Random House. ［★ブラウン『ラヴズ・ボディ』、宮武昭、佐々木俊三訳、みすず書房］
Brown, Peter, 1971. *The World of Late Antiquity*, London: Thames & Hudson; New York: Harcourt, Brace, Jovanovich. ［☆ブラウン『古代末期の世界――ローマ帝国はなぜキリスト教化したか？』、宮島直機訳、刀水書房］
Brown, Peter, 1972. *Religion and Society in the Age of Saint Augustine*, London: Faber and Faber; New York: Harper &Row.
Brown, Peter, 1981. *The Cult of the Saints: Its Rise and Function in Latin Christianity*, Chicago: University of Chicago Press.
Brown, Peter, 1992. *Power and Persuasion in Late Antiquity: Towards a Christian Empire*, Madison: University of Wisconsin Press.
Brown, Thomas, 1980. '"Living with God's Afflicted": A History of the Provincial Lunatic Asylum at Toronto, 1830–1911', unpublished PhD thesis, Queen's University, Kingston, Ontario.
Brown-Montesano, Kristi, 2007. *Understanding the Women of Mozart's Operas*, Berkeley: University of California Press.

Browne, William A. F., 1837. *What Asylums Were, Are, and Ought to Be*, Edinburgh: A. & C. Black.
Browne, William A. F., 1864. 'The Moral Treatment of the Insane', *Journal of Mental Science*, 10, 309–37.
Brydall, John, 1700. *Non Compos Mentis: or, the Law Relating to Natural Fools, Mad-Folks, and Lunatick Persons*, London: Isaac Cleave.
Bucknill, John Charles, 1860, 'The President's Address to the Association of Medical Officers of Asylums and Hospitals for the Insane', *Journal of Mental Science*, 7, 1–23.
Bucknill, John Charles, and Daniel H. Tuke, 1858. *A Manual of Psychological Medicine*, Philadelphia: Blanchard and Lea.
Bulwer Lytton, Rosina, 1880. *A Blighted Life: A True Story*, London: London Publishing Office.
Burdett, Henry C., 1891. *Hospitals and Asylums of the World*, vol. 2, London: J. & A. Churchill.
Burleigh, Michael, 1994. *Death and Deliverance: 'Euthanasia' in Germany, c. 1900–1945*, Cambridge and New York: Cambridge University Press.
Burney, Fanny, 1842. *Diary and Letters of Madame D'Arblay*, ed. Charlotte F. Barrett, London: Colburn, Hurst and Blackett.
Burnham, John C. (ed.), 2012. *After Freud Left: A Century of Psychoanalysis in America*, Chicago: University of Chicago Press.
Burrows, George Man, 1828. *Commentaries on the Causes, Forms, Symptoms, and Treatment, Moral and Medical, of Insanity*, London: T. & G. Underwood.
Burton, Robert, 1948 [1621]. *The Anatomy of Melancholy*, New York: Tudor.
Butler, Alban, 1799. *The Lives of the Primitive Fathers, Martyrs, and Other Principal Saints*, 12 vols, 3rd ed., Edinburgh: J. Moir.
Bynum, William F., 1974. 'Rationales for Therapy in British Psychiatry, 1780–1835', *Medical History*, 18, 317–34.
Bynum, William F., and Roy Porter (eds), 1993. *Companion Encyclopedia of the History of Medicine*, 2 vols, London: Routledge.
Bynum, William F., Roy Porter, and Michael Shepherd (eds), 1985–88. *The Anatomy of Madness*, 3 vols, London: Routledge.
Cabanis, Pierre, 1823–25. *Rapports du physique et du moral de l'homme* (1802), reprinted in his posthumous *Oeuvres complètes*, Paris: Bossagen Frères.
Cairns, David, 2006. *Mozart and His Operas*, Berkeley: University of California Press; London: Allen Lane.
Carlsson, Arvid, 1988. 'The Current Status of the Dopamine Hypothesis of Schizophrenia', *Neuropsychopharmacology*, 1, 179–86.
Carroll, Robert S., 1923. 'Aseptic Meningitis in Combating the Dementia Praecox Problem', *New York Medical Journal*, 3 October, 407–11.
Cartledge, Paul, 1997. ' "Deep Plays": Theatre as Process in Greek Civic Life', in Patricia E. Easterling (ed.), *The Cambridge Companion to Greek Tragedy*, Cambridge: Cambridge University Press, 3–35.
Castel, Robert, 1988. *The Regulation of Madness: The Origins of Incarceration in France*, translated by W. D. Halls, Berkeley: University of California Press, Cambridge: Polity.
Caudill, William, 1958. *The Psychiatric Hospital as a Small Society*, Cambridge, Mass.: Harvard University Press.
Cervantes, Miguel de, 2003. *Don Quixote*, translated by John Rutherford, London: Penguin Classics. ［★セルバンテス『ドン・キホーテ』全6冊、牛島信明訳、岩波文庫］
Chang, Chin-Kuo, Richard D. Hayes, Gayan Perera, Mathew T. M. Broadbent, Andrea C. Fernandes, William E. Lee, Mathew Hotopf, and Robert Stewart, 2011. 'Life Expectancy at Birth for People with Serious Mental Illness and Other Major Disorders from a Secondary Mental Health Care Register in London', *PLoS One*, 6 (5): e19590.
Chapireau, F., 2009. 'La mortalité des malades mentaux hospitalisés en France pendant la deuxième guerre mondiale: étude démographique', *L'Encéphale*, 35, 121–28.
Charcot, J.-M., and Gilles de la Tourette, 1892. 'Hypnotism in the Hysterical', in Daniel Hack Tuke (ed.), *A Dictionary of Psychological Medicine*, 2 vols, London: J. & A. Churchill, 606–10.
Chaucer, Geoffrey, 1387–1400. *The Canterbury Tales.* ［★チョーサー『カンタベリー物語』上下、桝井迪夫訳、岩波文庫］
Cheyne, George, 1733. *The English Malady*, London: G. Strahan.
Childs, H. H., Joseph Sargent, S. C. Phillips, Stephen Salisbury, and Jesse Murdock, 1846. "Thirteenth Annual Report of the Trustees of the State Lunatic Hospital", in *Thirteenth Annual Report of the Trustees of the State Lunatic Hospital at Worcester*, Boston: Dutton and Wentworth, pp. 3–9.
Clare, John, 1935. *The Poems of John Clare*, edited with an Introduction by J. W. Tibble, London: J.M. Dent & Sons Ltd and New York: E. P. Dutton & Co. Inc.
Clark, Michael, 1988. '"Morbid Introspection", Unsoundness of Mind, and British Psychological Medicine c. 1830–c. 1900', in William F. Bynum, Roy Porter and Michael Shepherd (eds), *The Anatomy of Madness*, vol. 3, London: Routledge, 71–101.
Clark, Stuart, 1997. *Thinking with Demons: The Idea of Witchcraft in Early Modem Europe*, Oxford: Clarendon Press.
Cobb, Stanley, 1938. 'Review of Neuropsychiatry for 1938', *Archives of Internal Medicine*, 62, 883–99.
Coleborne, Catherine, 2001. 'Making "Mad" Populations in Settler Colonies: The Work of Law and Medicine in the Creation of the Colonial Asylum', in Diane Kirkby and Catharine Coleborne (eds), *Law, History, Colonialism: The Reach of Empire*, Manchester: Manchester University Press, 106–22.
Coleborne, Catharine, 2015. *Insanity, Identity and Empire: Immigrants and Institutional Confinement in Australia and New Zealand, 1873–1910*, Manchester: Manchester University Press.
Collins, Wilkie, 1860. *The Woman in White*, London: Sampson Low. ［★コリンズ『白衣の女』上-下、中島賢二訳、岩波文庫］
Colton, Craig W., and Ronald W. Manderscheid, 2006. 'Congruencies in Increased Mortality Rates, Years of Potential Life Lost, and Causes of

Death Among Public Mental Health Clients in Eight States', *Preventing Chronic Disease*, 3 (2), online, PMCID: PMC 1563985, 1–14
Conolly, John, 1830. *An Inquiry Concerning the Indications of Insanity*, London: John Taylor.
Conolly, John, 1847. *The Construction and Government of Lunatic Asylums and Hospitals for the Insane*, London: John Churchill.
Conrad, Lawrence I., 1993. 'Arabic-Islamic Medicine', in William F. Bynum and Roy Porter (eds), *Companion Encyclopedia of the History of Medicine*, vol. 1, London: Routledge, 676–727.
Cooper, J. E., R. E. Kendell, B. J. Gurland, L. Sharpe, J. R. M. Copeland, and R. Simon, 1972. *Psychiatric Diagnosis in New York and London: A Comparative Study of Mental Hospital Admissions*, London: Oxford University Press.
Cotta, John, 1612. *A Short Discoverie of the Unobserved Dangers of Several Sorts of Ignorant and Unconsiderate Practisers of Physicke in England*, London: Jones and Boyle.
Cotta, John, 1616. *The Triall of Witch-craft, Shewing the True and Right Methode of the Discovery*, London.
Cotton, Henry A., 1919. 'The Relation of Oral Infection to Mental Diseases', *Journal of Dental Research*, 1, 269–313.
Cotton, Henry A., 1921. *The Defective Delinquent and Insane*, Princeton: Princeton University Press.
Cotton, Henry A., 1923. 'The Relation of Chronic Sepsis to the So-Called Functional Mental Disorders', *Journal of Mental Science*, 69, 434–65.
Council of State Governments, 1950. *The Mental Health Programs of the Forty-Eight States*, Chicago: Council of State Governments.
Cox, Joseph Mason, 1813. *Practical Observations on Insanity*, 3rd ed., London: R. Baldwin and Thomas Underwood.
Crammer, John, 1990. *Asylum History: Buckinghamshire County Pauper Lunatic Asylum — St John's*, London: Gaskell.
Cranach, M. von, 2003. 'The Killing of Psychiatric Patients in Nazi Germany between 1939–1945', *The Israel Journal of Psychiatry and Related Sciences*, 40, 8–18.
Crane, George E., 1973. 'Clinical Psychopharmacology in Its 20th Year', *Science*, 181, 124–28.
Creer, Clare, and John K. Wing, 1974. *Schizophrenia at Home*, London: Institute of Psychiatry.
Crews, Frederick C., 1975. *Out of My System: Psychoanalysis, Ideology, and Critical Method*, New York: Oxford University Press.
Crews, Frederick C. (ed.), 1998. *Unauthorized Freud: Doubters Confront a Legend*, New York: Viking.
Crichton-Browne, James, 1869, 'Report of the Medical Superintendent,' *Report of the Committee of Visitors and of the Medical Superintendent of the West Riding Pauper Lunatic Asylum for the Year 1868*, Wakefield: Hicks and Allen.
Crichton-Browne, James, 1930. *What the Doctor Thought*, London: E. Benn.
Cruden, Alexander, 1739. *The London-Citizen Exceedingly Injured: Or, a British Inquisition Display'd ... Addressed to the Legislature, as Plainly Shewing the Absolute Necessity of Regulating Private Madhouses*, London: Cooper and Dodd.
Daneau, Lambert, 1575. *A Dialogue of Witches*, London: R. Watkins.
Dante Alighieri, 1980. *The Divine Comedy of Dante Alighieri: Inferno*, trans. Allen Mandelbaum, New York: Random House. ［★ダンテ『神曲 地獄篇』、原基晶訳、講談社学術文庫］
Darnton, Robert, 1968. *Mesmerism and the End of the Enlightenment in France*, Cambridge, Mass.: Harvard University Press. ［★ダーントン『パリのメスマー――大革命と動物磁気催眠術』、稲生永訳、平凡社］
Darwin, Charles, 1859. *On the Origin of Species*, London: John Murray. ［★ダーウィン『種の起源』上下、渡辺政隆訳、光文社古典新訳文庫］
Darwin, Charles, 1872. *The Expression of the Emotions in Man and Animals*, London: John Murray. ［★ダーウィン『人及び動物の表情について』、浜中浜太郎訳、岩波文庫］
Deacon, Harriet, 2003. 'Insanity, Institutions and Society: The Case of Robben Island Lunatic Asylum, 1846–1910', in Roy Porter and David Wright (eds.), 2003. *The Confinement of the Insane: International Perspectives, 1800–1965*, Cambridge: Cambridge University Press, 20–53.
Defoe, Daniel, 1728. *Augusta Triumphans: Or, the Way to Make London the Most Flourishing City in the Universe*, London: J. Roberts.
de Girolamo, Giovanni, Francesco Barale, Pierluigi Politi and Paolo Fusar-Poli, 2008. 'Franco Basaglia, 1924–1980', *American Journal of Psychiatry*, 165, 968.
de Girolamo, Giovanni, Mariano Bassi, Giovanni Neri, Mirella Ruggeri, Giovanni Santone and Angelo Picardi, 2007. 'The Current State of Mental Health Care in Italy: Problems, Perspectives, and Lessons to Learn', *European Archives of Psychiatry and Clinical Neuroscience*, 257, 83–91.
Dekker, Thomas, 1604. *The Honest Whore*, London. ［★デッカー『貞淑な娼婦 第一部』、『エリザベス朝喜劇 10 選』II－4 所収、岡崎涼子訳、早稲田大学出版部］
Delgado, Honorio F., 1922. 'Treatment of Paresis by Inoculation with Malaria', *Journal of Nervous and Mental Disease*, 55, 376–89.
Della Seta, Fabrizio, 2013. *Not Without Madness: Perspectives on Opera*, trans. Mark Weir, Chicago: University of Chicago Press.
Department of Health and Social Security [UK], 1971. *Better Services for the Mentally Handicapped*, Cmnd 4683, London: HMSO.
Deutsch, Albert, 1948. *The Shame of the States*, New York: Harcourt.
Diamant, Neil, 1993. 'China's "Great Confinement"?: Missionaries, Municipal Elites and Police in the Establishment of Chinese Mental Hospitals', *Republican China*, 19:1, 3–50.
Dickens, Charles, 1853. *Bleak House*, London: Bradbury & Evans. ［★ディケンズ『荒涼館』全 4 巻、佐々木徹訳、岩波文庫］
Dicks, H. V., 1970. *Fifty Years of the Tavistock Clinic*, London: Routledge & Kegan Paul.
Dimendberg, Edward, 2004. *Film Noir and the Spaces of Modernity*, Cambridge, Mass. and London: Harvard University Press.
Dix, Dorothea Lynde, 1843. *Memorial to the Legislature of Massachusetts*, Boston: Munroe and Francis.
Dix, Dorothea Lynde, 1845a. *Memorial Soliciting a State Hospital for the Insane, Submitted to the Legislature of New Jersey*, Trenton: n.p.

Dix, Dorothea Lynde, 1845b. *Memorial Soliciting a State Hospital for the Insane, Submitted to the Legislature of Pennsylvania*, Harrisburg: J. M. G. Lescure.

Dix, Dorothea Lynde, 1846. *Memorial Soliciting an Appropriation for the State Hospital for the Insane, at Lexington*, Frankfort: A. G. Hodges.

Dix, Dorothea Lynde, 1850. *Memorial Soliciting Adequate Appropriations for the Construction of a State Hospital for the Insane, in the State of Mississippi*, Jackson, Miss.: Fall and Marshall.

Dodds, Eric R., 1951. *The Greeks and the Irrational*, Berkeley: University of California Press. ［★ドッズ『ギリシァ人と非理性』、岩田靖夫、水野一訳、みすず書房］

Dols, Michael W., 1987a. 'Insanity and its Treatment in Islamic Society', *Medical History*, 31, 1–14.

Dols, Michael W., 1987b. 'The Origins of the Islamic Hospital: Myth and Reality', *Bulletin of the History of Medicine*, 61, 367–90.

Dols, Michael W., 1992. *Majnūn: The Madman in Medieval Islamic Society*, Oxford: Clarendon Press.

Donkin, Horatio B., 1892. 'Hysteria', in Daniel Hack Tuke (ed.), *A Dictionary of Psychological Medicine*, 2 vols, London: J. & A. Churchill, 618–27.

Doob, Penelope, 1974. *Nebuchadnezzar's Children: Conventions of Madness in Middle English Literature*, New Haven: Yale University Press.

Dowbiggin, Ian, 1985a. 'French Psychiatry, Hereditarianism, and Professional Legitimacy, 1840–1900', *Research in Law, Deviance and Social Control*, 7, 135–65.

Dowbiggin, Ian, 1985b. 'Degeneration and Hereditarianism in French Mental Medicine, 1840–1890 – Psychiatric Theory as Ideological Adaptation', in William F. Bynum, Roy Porter and Michael Shepherd (eds), *The Anatomy of Madness*, vol. 1, London: Tavistock, 188–232.

Driver, J. R., John A. Gammel, and L. J. Karnosh, 1926. 'Malaria Treatment of Central Nervous System Syphilis. Preliminary Observations', *Journal of the American Medical Association*, 87, 1821–27.

Dryden, J., 1681. *Absalom and Achitophel*, London.

Dunham, H. Warren, and S. Kirson Weinberg, 1960. *The Culture of the State Mental Hospital*, Detroit: Wayne State University Press.

Earle, Pliny, 1868. 'Psychologic Medicine: Its Importance as a Part of the Medical Curriculum', *American Journal of Insanity*, 24, 257–80.

Easterling, Patricia E. (ed.), 1997. *The Cambridge Companion to Greek Tragedy*, Cambridge: Cambridge University Press.

Edelstein, Emma J., and Ludwig Edelstein, 1945. *Asclepius: A Collection and Interpretation of the Testimonie*, 2 vols, Baltimore: Johns Hopkins University Press.

Edington, Claire, 2013. 'Going In and Getting Out of the Colonial Asylum: Families and Psychiatric Care in French Indochina', *Comparative Studies in Society and History*, 55, 725–55.

Eichholz, D. E., 1951. 'Galen and His Environment', *Greece and Rome*, 20 (59), 60–71.

Elgood, Cyril, 1962. 'Tibb ul-Nabbi or Medicine of the Prophet, Being a Translation of Two Works of the Same Name', *Osiris*, 14, 33–192.

Eliot, T. S., 1932. *Selected Essays*, London: Faber and Faber; New York: Harcourt, Brace. ［★本書における参照箇所エリオット「エリザベス朝の翻訳におけるセネカ」の邦訳は、全集 4、菅泰男訳、中央公論社に所収］

Eliot, T. S., 1935. *Murder in the Cathedral*, London: Faber and Faber. ［★エリオット『寺院の殺人』、『現代世界演劇』3 所収、高橋康也訳、白水社］

Ellenberger, Henri F., 1970. *The Discovery of the Unconscious: The History and Evolution of Dynamic Psychiatry*, New York: Basic Books. ［★エレンベルガー『無意識の発見――力動精神医学発達史』上下、木村敏、中井久夫監訳、弘文堂］

Engstrom, Eric J., 2003. *Clinical Psychiatry in Imperial Germany: A History of Psychiatric Practice*, Ithaca: Cornell University Press.

Ennis, Bruce J., and Thomas R. Litwack, 1974. 'Psychiatry and the Presumption of Expertise: Flipping Coins in the Courtroom', *California Law Review*, 62, 693–752.

Epstein, Leon J., Richard D. Morgan, and Lynn Reynolds, 1962. 'An Approach to the Effect of Ataraxic Drugs on Hospital Release Rates', *American Journal of Psychiatry*, 119, 36–47.

Erasmus, Desiderius, 1511. *The Praise of Folly.* ［★エラスムス『痴愚神礼讃』、沓掛良彦訳、中公文庫。本文献について、原書では下記 2 点を参照している］

Erasmus, Desiderius, 1965. *The Praise of Folly*, trans. Thomas Chaloner, London: Thomas Berthelet, 1549, reprinted by the Early English Text Society, #257, London, Oxford University Press.

Erasmus, Desiderius, 1979. *The Praise of Folly*, ed. Clarence Miller, New Haven: Yale University Press.

Ernst, Edzard, 2002. 'Ayurvedic Medicines', *Pharmacoepidemiology and Drug Safety*, 11, 455–56.

Ernst, Waltraud, 1991. *Mad Tales from the Raj: The European Insane in British India, 1800–1858*, London: Routledge.

Ernst, Waltraud, 2013. *Colonialism and Transnational Psychiatry: The Development of an Indian Mental Hospital in British India, c. 1925–1940*, London: Anthem Press.

Esquirol, J.-É. D., 1805. *Des passions, considérées comme causes, symptômes et moyens curatifs de l'aliénation mentale*, Paris: Thèse de médecin.

Esquirol, J.- É. D., 1818. 'Maison d'aliénés', *Dictionnaire des sciences médicales*, vol. 30, Paris: Panckoucke, 47–95.

Esquirol, J.- É. D., 1819. *Des établissements des aliénés en France, et des moyens d'améliorer le sort de ces infortunés*, Paris: Huzard.

Esquirol, J.- É. D., 1838. *Des maladies mentales considérées sous les rapports médical, hygiénique et médico-légal*, 2 vols, Paris: Baillière.

Euripides, 2013a. "Heracles" in *Euripides* III, translated by William Arrowsmith, Chicago: University of Chicago Press. ［★エウリピデス『ヘラクレス』、『悲劇全集』3 所収、丹下和彦訳、京都大学学術出版会］

Euripides, 2013b. "Hippolytus" in *Euripides* I, translated by Oliver Taplin, Chicago: University of Chicago Press. ［★エウリピデス『ヒッポリュ

トス』、『悲劇全集』1所収、丹下和彦訳、京都大学学術出版会]
Euripides, 2013c. "Medea" in *Euripides* I, translated by Oliver Taplin, Chicago: University of Chicago Press. [★エウリピデス『メデイア』、『悲劇全集』1所収、丹下和彦訳、京都大学学術出版会]
Ewalt, Jack R., Edward A. Strecker and Franklin G. Ebaugh, 1957. *Practical Clinical Psychiatry*, 8th ed., New York: McGraw-Hill.
Fahd, Toufic, 1971. 'Anges, démons et djinns en Islam', *Sources orientales*, 8, 153-214.
Fanon, Frantz, 1952. *Peau noir, masques blancs*, Paris: Éditionsl du Seuil. [★ファノン『黒い皮膚・白い仮面』、海老坂武、加藤晴久訳、みすず書房]
Fanon, Frantz, 1966. *Les damnés de la terre*, Paris: Les Éditions La Découverte. [★ファノン『地に呪われたる者』、鈴木道彦、浦野衣子訳、みすず書房]
Farber, Stephen, and Marc Green, 1993. *Hollywood on the Couch: A Candid Look at the Overheated Love Affair Between Psychiatrists and Moviemakers*, New York: W. Morrow.
Ferenczi, Sándor, 1985. *The Clinical Diary of Sándor Ferenczi*, ed. J. Dupont, Cambridge, Mass.: Harvard University Press. [★フェレンツィ『臨床日記』、森茂起訳、みすず書房]
Feros, Antonio, 2006. *Kingship and Favoritism in the Spain of Philip III, 1598-1621*, Cambridge and New York: Cambridge University Press.
Ferriar, John, 1795. *Medical Histories and Reflections*, vol. 2, London: Cadell and Davies.
Fiamberti, A. M., 1937. 'Proposta di una tecnica operatoria modificata e semplificata per gli interventi alla Moniz sui lobi prefrontali in malati di mente', *Rassegna di Studi Psichiatrici*, 26, 797-805.
Finucane, Ronald C., 1977. *Miracles and Pilgrims: Popular Beliefs in Medieval England*, London: J. M. Dent.
Flaherty, Gloria, 1995. 'The Non-Normal Sciences: Survivals of Renaissance Thought in the Eighteenth Century', in Christopher Fox, Roy Porter and Robert Wokler (eds), *Inventing Human Science: Eighteenth-Century Domains*, Berkeley: University of California Press, 271-91.
Fletcher, Richard, 1997. *The Barbarian Conversion: From Paganism to Christianity*, New York: Holt.
Foucault, Michel, 1964. *Madness and Civilization: A History of Insanity in the Age of Reason*, New York: Pantheon; London: Tavistock.
Foucault, Michel, 2006. *History of Madness*, ed. Jean Khalfa, trans. Jonathan Murphy and Jean Khalfa. London: Routledge. [☆フーコー『狂気の歴史』、田村俶訳、新潮社]
Fournier, Jay C., Robert J. DeRubeis, Steven D. Hollon, Sona Dimidjian, Jay D. Amsterdam, Richard C. Shelton, and Jan Fawcett, 2010. 'Antidepressant Drug Effects and Depression Severity: A Patient-Level Meta-Analysis', *Journal of the American Medical Association*, 303, 47-53.
Frame, Janet, 1982-85. *To the Is-land ; An Angel at My Table; The Envoy from Mirror City*, New York: Braziller.[★フレイム『エンジェル・アト・マイ・テーブル』全2巻、虎岩直子、中尾まさみ訳、筑摩書房]
Freeman, Hugh, and German E. Berrios (eds), 1996. *150 Years of British Psychiatry*, Vol. 2: The Aftermath, London: Athlone.
Freud, Sigmund, 1910. *Three Contributions to the Sexual Theory*, trans. A. A. Brill, New York: The Journal of Nervous and Mental Disease Publishing Company. [★フロイト『性理論三篇』、『エロス論集』所収、中山元訳、ちくま学芸文庫]
Freud, Sigmund, 1922. *Beyond the Pleasure Principle*, London and Vienna: The International Psycho-Analytical Press. [★フロイト『快感原則の彼岸』、『自我論集』所収、中山元訳、ちくま学芸文庫]
Freud, Sigmund, 1928. *The Future of an Illusion*, trans. W. D. Robson-Scott, London: Hogarth Press. [★フロイト『幻想の未来/文化への不満』、中山元訳、光文社古典新訳文庫]
Freud, Sigmund, 1961. *Civilization and Its Discontents*, trans. and ed. James Strachey, New York: W.W. Norton. [★フロイト『幻想の未来/文化への不満』、中山元訳、光文社古典新訳文庫]
Freud, Sigmund, 1963. *An Autobiographical Study*, trans. James Strachey, New York: W.W. Norton. [☆フロイト『自伝』、生松敬三訳、新潮文庫]
Gabbard, Krin, and Glen O. Gabbard, 1987. *Psychiatry and the Cinema*, Chicago: University of Chicago Press.
Gall, Franz, and Johann Spurzheim, 1812. *Anatomie et physiologie du système nerveux en général*, vol. 2, Paris: F. Schoell.
Gardner, Edmund G. (ed.), 2010. *The Dialogues of Saint Gregory the Great*, Merchantville, NJ: Evolution Publishing. [★グレゴリウス一世『対話』、上智大学中世思想研究所編、『中世思想原典集成』5所収、平凡社]
Garton, Stephen, 1988. *Medicine and Madness: A Social History of Insanity in New South Wales, 1880-1940*, Kensington NSW: New South Wales University Press.
Gay, Peter, 1968. 'Review of Bruno Bettelheim, *The Empty Fortress*', *The New Yorker*, 18 May, 160-72.
Gay, Peter, 1988. *Freud: A Life for Our Time*, New York: Norton. [★ゲイ『フロイト』全2巻、鈴木晶訳、みすず書房]
Gerard, Margaret W., 1946. 'Bronchial Asthma in Children', *Nervous Child*, 5, 327-31.
Gifford, George, 1587. *A Discourse of the Subtill Practises of Devilles by Witches and Sorcerers*, London: Cooke.
Gilman, Charlotte Perkins, 1892. *The Yellow Wallpaper*. [★ギルマン『黄色い壁紙』、西崎憲訳、倉阪鬼一郎、南條竹則、西崎憲編『淑やかな悪夢——英米女流怪談集』所収、創元推理文庫]
Gilman, Sander L., 1982. *Seeing the Insane*, New York and London: John Wiley.
Gilman, Sander L., King, Helen, Porter, Roy, Showalter, Elaine, and G. S. Rousseau, 1993. *Hysteria Beyond Freud*, Berkeley: University of California Press.
Girard [de Cailleux], H. 1846, 'Rapports sur le service des aliénés de l'asile de Fains (Meuse), 1842, 1843 et 1844, par M. Renaudin', *Annales médico-psychologiques*, 8, 136-48.

Glanvill, Joseph, 1681. *Sadducismus triumphatus: or, a full and plain evidence concerning witches and apparitions*, London.

Goetz, Christopher G., Michel Bonduelle, and Toby Gelfand, 1995. *Charcot: Constructing Neurology*, New York and Oxford: Oxford University Press.

Goffman, Erving, 1961. *Asylums: Essays on the Social Situation of Mental Patients and Other Inmates*, Garden City, New York: Anchor Books.［★ゴッフマン『アサイラム——施設被収容者の日常世界』、石黒毅訳、誠信書房］

Goffman, Erving, 1971. *Relations in Public: Microstudies of the Public Order*, New York: Basic Books.

Gogh, Vincent van, 1953. *Verzamelde Brieven*, Amsterdam: Wereldbibliotheek.［☆『ゴッホの手紙』上下、硲伊之助訳、岩波文庫］

Goldstein, Jan, 2001. *Console and Classify: The French Psychiatric Profession in the Nineteenth Century*, rev. ed., Chicago: University of Chicago Press.

Gollaher, David, 1995. *Voice for the Mad: The Life of Dorothea Dix*, New York: Free Press.

Goodell, William, 1881. 'Clinical Notes on the Extirpation of the Ovaries for Insanity', *Transactions of the Medical Society of the State of Pennsylvania*, 13, 638–43.

Goodwin, Simon, 1997. *Comparative Mental Health Policy: From Institutional to Community Care*, London: Sage.

Grad, Jacqueline, and Peter Sainsbury, 1963. 'Mental Illness and the Family', *Lancet*, 281, 544–47.

Granville, Joseph Mortimer, 1877. *The Care and Cure of the Insane*, 2 vols, London: Hardwicke and Bogue.

Graves, Thomas C., 1919. 'A Short Note on the Use of Calcium in Excited States', *Journal of Mental Science*, 65, 109.

Gray, John P., 1871. *Insanity: Its Dependence on Physical Disease*, Utica and New York: Roberts.

Green, Hannah, 1964. *I Never Promised You a Rose Garden*, New York: Holt, Rinehart & Winston.［★グリーン『分裂病の少女 デボラの世界』、佐伯わか子、笠原嘉訳、みすず書房］

Green, John R., 1994. *Theatre in Ancient Greek Society*, London: Routledge.

Greenberg, Gary, 2013. *The Book of Woe: The DSM and the Unmaking of Psychiatry*, New York: Blue Rider Press.

Greenblatt, Milton, 1976. 'Historical Factors Affecting the Closing of State Hospitals', in Paul I. Ahmed and Stanley C. Plog (eds), *State Mental Hospitals: What Happens When They Close*, New York and London: Plenum Medical Book Company, 9–20.

Greenslade, William, 1994. *Degeneration, Culture and the Novel, 1880–1940*, Cambridge: Cambridge University Press.

Greville, Robert F., 1930. *The Diaries of Colonel the Hon. Robert Fulke Greville*, ed. Frank M. Bladon, London: John Lane.

Griffiths, Roy, 1988, *Community Care: Agenda for Action*, London: HMSO.

Grinker, Roy R., and John P. Spiegel, 1945. *War Neuroses*, Philadelphia: Blakiston.

Grob, Gerald, 1990. 'World War II and American Psychiatry', *Psychohistory Review*, 19, 41–69.

Grob, Gerald, 1991. *From Asylum to Community: Mental Health Policy in Modern America*, Princeton: Princeton University Press.

Gröger, Helmut, Eberhard Gabriel, and Siegfried Kasper (eds), 1997. *On the History of Psychiatry in Vienna*, Vienna: Verlag Christian Brandstätter.

Gronfein, William, 1985. 'Psychotropic Drugs and the Origins of Deinstitutionalization', *Social Problems*, 32, 437–54.

Guarnieri, Patrizia, 1994. 'The History of Psychiatry in Italy: A Century of Studies', in Mark S. Micale and Roy Porter (eds), *Discovering the History of Psychiatry*, New York and Oxford: Oxford University Press, 248–59.

Guislain, Joseph, 1826. *Traité sur l'aliénation mentale*, Amsterdam: J. van der Hey.

Gutas, Dimitri, 1998. *Greek Thought, Arabic Culture: The Graeco–Arabic Translation Movement in Baghdad and Early Abbasid Society*, London: Routledge.［★グタス『ギリシア思想とアラビア文化——初期アッバース朝の翻訳運動』、山本啓二訳、勁草書房］

Hale, Nathan G., Jr, 1971. *Freud and the Americans: The Beginnings of Psychoanalysis in the United States, 1876–1917*, Oxford: Oxford University Press.

Hale, Nathan G., Jr, 1998. *The Rise and Crisis of Psychoanalysis in the United States: Freud and the Americans, 1917–1985*, New York: Oxford University Press.

Hallaran, William Saunders, 1810. *An Enquiry into the Causes Producing the Extraordinary Addition to the Number of Insane*, Cork: Edwards and Savage.

Hallaran, William Saunders, 1818. *Practical Observations on the Causes and Cure of Insanity*, Cork: Hodges and M'Arthur.

Halliday, Andrew, 1828. *A General View of the Present State of Lunatics, and Lunatic Asylums in Great Britain and Ireland, and in Some Other Kingdoms*, London: Underwood.

Hameed, Hakim A., and A. Bari, 1984. 'Impact of Ibn Sina's Medical Works in India', *Studies in History of Medicine*, 8, 1–12.

Harcourt, Countess of, 1880. 'Memoirs of the Years 1788–1789. By Elizabeth, Countess of Harcourt', in Edward W. Harcourt (ed.), *The Harcourt Papers*, vol. 4, Oxford: Parker.

Hardy, Thomas, 1892. *Tess of the d'Urbervilles*, London: James R. Osgood, McIlvaine.［★ハーディ『テス』上下、井出弘之訳、ちくま文庫］

Hare, Edward, 1983. 'Was Insanity on the Increase?', *British Journal of Psychiatry*, 142, 39–55.

Harsnett, Samuel, 1599. *A Discovery of the Fraudulent Practises of John Darrel, Bachelor of Artes, In His Proceedings Concerning the Pretended Possession and Dispossession of William Somers ... Detecting In Some Sort the Deceitful Trade in These Latter Dayes of Casting Out Deuils*, London: Wolfe.

Harsnett, Samuel, 1603. *A Declaration of Egregious Popish Impostures, To Withdraw the Harts of Her Maiesties Subjects from ... the Truth of the Christian Religion ... Under the Pretence of Casting out Deuils*, London: Roberts.

Haskell, Ebenezer, 1869. *The Trial of Ebenezer Haskell, in Lunacy, and His Acquittal before Judge Brewster, in November, 1868*, Philadelphia: For the author.
Haslam, John, 1809. *Observations on Madness and Melancholy*, London: J. Callow.
Hauptmann, Gerhart, 1889. *Vor Sonnenaufgang*. [★ハウプトマン『日の出前』、橋本忠夫訳、岩波文庫]
Haywood, Eliza, 1726. *The Distress'd Orphan, or Love in a Mad-house*, 2nd ed., London: Roberts.
Healy, David, 1997. *The Anti-Depressant Era*, Cambridge, Mass.: Harvard University Press. [★ヒーリー『抗うつ薬の時代——うつ病治療薬の光と影』、林建郎、田島治訳、星和書店]
Healy, David, 2002. *The Creation of Psychopharmacology*, Cambridge, Mass.: Harvard University Press.
Healy, David, 2008. *Mania: A Short History of Bipolar Disorder*, Baltimore: Johns Hopkins University Press. [★ヒーリー『双極性障害の時代——マニーからバイポーラーへ』、坂本響子訳、みすず書房]
Healy, David, 2012. *Pharmageddon*, Berkeley: University of California Press. [★ヒーリー『ファルマゲドン——背信の医薬』、田島治監訳、中里京子訳、みすず書房]
Healy, D., M. Harris, R. Tranter, P. Gutting, R. Austin, G. Jones-Edwards, and A. P. Roberts, 2006. 'Lifetime Suicide Rates in Treated Schizophrenia: 1875-1924 and 1994-1998 Cohorts Compared', *British Journal of Psychiatry*, 188, 223-28.
Heartz, Daniel, 1992. *Mozart's Operas*, Berkeley: University of California Press.
Herman, Ellen, 1995. *The Romance of American Psychology: Political Culture in the Age of Experts, 1940-1970*, Berkeley: University of California Press.
Herodotus, *Histories*. [★ヘロドトス『歴史』上下、松平千秋訳、岩波文庫]
Hershkowitz, Debra, 1998. *The Madness of Epic: Reading Insanity from Homer to Statius*, Oxford and New York: Oxford University Press.
Hervey, Nicholas, 1986, 'Advocacy or Folly: The Alleged Lunatics' Friend Society, 1845-63', *Medical History*, 30, 245-75.
Hill, Charles G., 1907. 'Presidential Address', *American Journal of Insanity*, 64, 1-8.
Hill, Robert Gardiner, 1839. *Total Abolition of Personal Restraint in the Treatment of the Insane. A Lecture on the Management of Lunatic Asylums, and the Treatment of the Insane*, London: Simpkin, Marshall.
Hippocrates, *On the Sacred Disease*. [★ヒポクラテス『神聖病について』、『古い医術について 他八篇』所収、小川政恭訳、岩波文庫。本文献について、原書では下記2点を参照している]
Hippocrates, 1886. *The Genuine Works of Hippocrates*, Vol. 2, ed. Francis Adams, New York: William Wood.
Hippocrates, 1950. *The Medical Works of Hippocrates*, trans. John Chadwick and W. N. Mann, Oxford: Blackwell.
HM Inspectorate of Prisons, 2007, *The Mental Health of Prisoners*, London: October 2007.
Hoare, Frederick R. (trans. and ed.), 1954. *The Western Fathers*, New York and London: Sheed and Ward. [★本書における参照箇所スルピキウス・セウェルス『聖マルティヌス伝』の邦訳は、上智大学中世思想研究所編『中世思想原典集成』4、平凡社に所収]
Hobbes, Thomas, 1968. *Leviathan*, Harmondsworth: Penguin (original edition, 1651). [★ホッブズ『リヴァイアサン』全4巻、水田洋訳、岩波文庫]
Hobbs, A. T., 1924. 'A Survey of American and Canadian Psychiatric Opinion as to Focal Infections (or Chronic Sepsis) as Causative Factors in Functional Psychoses', *Journal of Mental Science*, 70, 542-53.
Homer, *Iliad*. [★ホメロス『イリアス』上下、松平千秋訳、岩波文庫]
Homer, *Odyssey*. [★ホメロス『オデュッセイア』上下、松平千秋訳、岩波文庫]
Horder, Jamie, Paul Matthews, and Robert Waldmann, 2011. 'Placebo, Prozac, and PLoS: Significant Lessons for Psychopharmacology', *Journal of Psychopharmacology*, 25, 1277-88.
Horwitz, Allan V., 2002. *Creating Mental Illness*, Chicago: University of Chicago Press.
Hotchner, A. E., 1966. *Papa Hemingway: A Personal Memoir*, New York: Random House. [☆ホッチナー『パパ・ヘミングウェイ』上下、中田耕治訳、早川書房]
Hume, David, 2007. *A Treatise of Human Nature*, Oxford: Clarendon. [★ヒューム『人間本性論』全3巻、法政大学出版局。本書における参照は第2巻『情念について』、石川徹、中釜浩一、伊勢俊彦訳]
Hunter, Richard, and Ida Macalpine, 1963. *Three Hundred Years of Psychiatry, 1535-1860*, London: Oxford University Press.
Hyman, Steven E., 2012. 'Psychiatric Drug Discovery: Revolution Stalled', *Science Translational Medicine*, vol. 4, issue 155, 10 October., pp. 1-5
Ibn Sīnā (Avicenna), *The Canon of Medicine*. [★イブン・スィーナー『医学典範』、『科学の名著』8所収、朝日出版社、五十嵐一訳]
Ibsen, Henrik, 1882. *Gengangere*. [★イプセン『幽霊』、原千代海訳、岩波文庫]
Ito, Hiroto, and Lloyd I. Sederer, 1999. 'Mental Health Services Reform in Japan', *Harvard Review of Psychiatry*, 7, 208-15.
Jackson, Stanley W., 1986. *Melancholia and Depression: From Hippocratic Times to Modern Times*, New Haven: Yale University Press.
James, Doris J., and Lauren E. Glaze, 2006. "Mental Health Problems of Prison and Jail Inmates," *U. S. Department of Justice, Bureau of Justice Statistics Special Report*, September 2006.
Jaspers, Karl, 1951, 'Der Prophet Ezechiel: Eine pathographische Studie', *Rechenschaft und Ausblick: Reden und Aufsätze*, Munich: Piper Verlag, 95-106. [★ヤスパース「預言者エゼキエル」、『実存的人間』所収、信太正三訳、新潮社]
Johnson, Ben, 1598. *Every Man in His Humour*. [★ジョンソン『癖者ぞろい』、『戯曲選集』1所収、村上淑郎訳、国書刊行会]
Joint Commission on Mental Illness and Health, 1961. *Action for Mental Health*, New York: Basic Books.
Jones, Colin, 1980. 'The Treatment of the Insane in Eighteenth- and Early Nineteenth-Century Montpellier', *Medical History*, 24, 371-90.

Jones, Edgar, 2004. 'War and the Practice of Psychotherapy: The UK Experience 1939–1960', *Medical History*, 48, 493–510.
Jones, Edgar, and Simon Wessely, 2001. 'Psychiatric Battle Casualties: An Intra- and Interwar Comparison', *British Journal of Psychiatry*, 178, 242–47.
Jones, Ernest, 1953–57. *The Life and Work of Sigmund Freud*, 3 vols, New York: Basic Books. ［★ジョーンズ『フロイトの生涯』、竹友安彦、藤井治彦訳、紀伊國屋書店］
Jones, Kathleen, 1972. *A History of the Mental Health Services*, London: Routledge and Kegan Paul.
Jones, Kathleen, 1993. *Asylums and After*, London: Athlone Press.
Jorden, Edward, 1603. *A Briefe Discourse of a Disease Called the Suffocation of the Mother*, London: Windet.
Josephus, 1926. *Josephus V: Jewish Antiquities, Books V–VIII*, with an English translation by H. St J. Thackeray and Ralph Marcus Cambridge, Mass.: Harvard University Press. ［★ヨセフス『ユダヤ古代誌』第2巻、秦剛平訳、ちくま学芸文庫］
Joyce, James, 1939. *Finnegan's Wake*, New York: Viking. ［☆ジョイス『フィネガンズ・ウェイク』全4巻、柳瀬尚紀訳、河出文庫］
Kaempffert, Waldemar, 1941. 'Turning the Mind Inside Out', *Saturday Evening Post*, 213, 24 May, 18–19, 69, 71–72, 74.
Kanner, Leo, 1943. 'Autistic Disturbances of Affective Contact', *Nervous Child*, 2, 217–50. ［☆カナー「情動的交流の自閉的障害」、『幼児自閉症の研究』所収、十亀史郎、斉藤聡明、岩本憲訳、黎明書房］
Kanner, Leo, 1949. 'Problems of Nosology and Psychodynamics of Early Infantile Autism', *American Journal of Orthopsychiatry*, 19, 416–26. ［☆カナー「早期幼児自閉症における疾病学と精神力動に関する諸問題」、前同］
Karcher, Eva, 1987. *Otto Dix*, New York: Crown.
Kardiner, Abram, and Herbert Spiegel, 1947. *War Stress and Neurotic Illness*, New York: Haeber. ［★カーディナー『戦争ストレスと神経症』、中井久夫、加藤寛訳、みすず書房］
Katzenelbogen, Solomon, 1940. 'A Critical Appraisal of the "Shock Therapies" in the Major Psychoses and Psychoneuroses, III — Convulsive Therapy', *Psychiatry*, 3, 409–20.
Keats, John, 1820. 'Hyperion'. ［★キーツ『ハイピリオン』、詩集所収、中村健二訳、岩波文庫］
Keller, Richard, 2007. *Colonial Madness: Psychiatry in French North Africa*, Chicago: University of Chicago Press.
Kelly, Henry A., 1985. *The Devil at Baptism: Ritual, Theology and Drama*, Ithaca: Cornell University Press.
Kendell, R. E., 1974. 'The Stability of Psychiatric Diagnoses', *British Journal of Psychiatry*, 124, 352–56.
Kendell, R. E., J. E. Cooper, A. J. Gourlay, J. R. M. Copeland, L. Sharpe, and B. J. Gurland, 1971. 'Diagnostic Criteria of American and British Psychiatrists', *Archives of General Psychiatry*, 25, 123–30.
Kesey, Ken, 1962. *One Flew Over the Cuckoo's Nest*, New York: Viking Press. ［★キージー『カッコーの巣の上で』、岩元巌訳、白水uブックス］
Kirk, Stuart A., and Herb Kutchins, 1992. *The Selling of DSM: The Rhetoric of Science in Psychiatry*, New York: Aldine de Gruyter.
Kirsch, Irving, 2010. *The Emperor's New Drugs: Exploding the Antidepressant Myth*, New York: Basic Books. ［★カーシュ『抗うつ薬は本当に効くのか』、石黒千秋訳、エクスナレッジ］
Kirsch, Irving, Brett J. Deacon, Tania B. Huedo-Medina, Alan Scoboria, Thomas J. Moore, and Blair T. Johnson, 2008. 'Initial Severity and Antidepressant Benefits: A Meta-Analysis of Data Submitted to the Food and Drug Administration', *PLoS Medicine*, 5, 260–68.
Kirsch, J. P., 1909. 'St Dymphna', in *The Catholic Encyclopedia*, Vol. 5, New York: Appleton.
Kraepelin, Emil, 1896. *Psychiatrie: Ein Lehrbuch für Studierende und Ärzte*, 5th ed., Leipzig: Barth. ［★クレペリン『精神医学』全6巻、西丸四方、西丸甫夫、遠藤みどり、稲波正充、伊達徹訳、みすず書房］
Kramer, Peter D., 1993. *Listening to Prozac*, New York: Viking. ［☆クレイマー『驚異の脳内薬品――鬱に勝つ「超」特効薬』、堀たほ子訳、渋谷直樹監修、同朋舎］
Kühl, Stefan, 1994. *The Nazi Connection: Eugenics, American Racism, and German National Socialism*, New York: Oxford University Press. ［★キュール『ナチ・コネクション――アメリカの優生学とナチ優生思想』、麻生九美訳、明石書店］
Kuriyama, Shigehisa, 1999. *The Expressiveness of the Body and the Divergence of Greek and Chinese Medicine*, New York: Zone Books.
Kutchins, Herb, and Stuart A. Kirk, 1999. *Making Us Crazy: DSM: The Psychiatric Bible and the Creation of Mental Disorders*, New York: Free Press. ［★カチンス、カーク『精神疾患はつくられる――DSM 診断の罠』、高木俊介、塚本千秋監訳、日本評論社］
Kyd, Thomas, 1584–89. *The Spanish Tragedy, or Hieronimo Is Mad Again*. ［★キッド『スペインの悲劇』、村上淑郎訳、『エリザベス朝演劇集』所収、筑摩書房］
Lacasse, Jeffrey R., and Jonathan Leo, 2005. 'Serotonin and Depression: A Disconnect between the Advertisements and the Scientific Literature', *PLoS Medicine*, 2, 1211–16.
Laing, R. D., 1967. *The Politics of Experience*, New York: Ballantine. ［★レイン『経験の政治学』、笠原嘉、塚本嘉壽訳、みすず書房］
Laing, R. D., and Aaron Esterson, 1964. *Sanity, Madness and the Family*, London: Tavistock. ［★レイン、エスターソン『狂気と家族』、笠原嘉、辻和子訳、みすず書房］
Lamb, H. Richard (ed.), 1984. *The Homeless Mentally Ill*, Washington DC.: American Psychiatric Press.
Landsberg, E., 2011. 'Japan's Mental Health Policy: Disaster or Reform?', *Japan Today*, 14 October.
Lantéri-Laura, Georges, 2000. *Histoire de la phrénologie*, Paris: Presses universitaires de France.
Laurentius, A., 1598. *A Discourse of the Preservation of the Sight: of Melancholike Diseases; of Rheumes, and of Old Age*, trans. Richard Surphlet, London: Theodore Samson.
Lawlor, Clark, 2012. *From Melancholia to Prozac: A History of Depression*, Oxford: Oxford University Press.

Lawrence, Christopher, 1985. 'Incommunicable Knowledge: Science, Technology and the Clinical Art in Britain 1850–1914', *Journal of Contemporary History*, 20, 503–20.
Lawrence, D. H., 1987. *The Letters of D. H. Lawrence*, Vol. 4, Warren Roberts, James T. Boulton and Elizabeth Mansfield (eds), Cambridge: Cambridge University Press. ［★本書で参照指示のある書簡の邦訳は『ロレンス 愛と苦悩の手紙』、木村公一、倉田雅美、伊藤芳子編訳、鷹書房弓プレスに所収］
Lawrence, William, 1819. *Lectures on Physiology, Zoology, and the Natural History of Man*, London: J. Callow.
Le Goff, Jacques, 1967. *La civilisation de l'Occident médiéval*, Paris: Arthaud. ［★ル・ゴフ『中世西欧文明』、村泰次訳、論創社］
Lerman, Paul, 1982. *Deinstitutionalization and the Welfare State*, New Brunswick, NJ: Rutgers University Press.
Lerner, Paul, 2001. 'From Traumatic Neurosis to Male Hysteria: The Decline and Fall of Hermann Oppenheim, 1889–1919', in Mark S. Micale and Paul Lerner (eds), *Traumatic Pasts: History, Psychiatry and Trauma in the Modern Age, 1870–1930*, Cambridge: Cambridge University Press, 140–71.
Lewis, Aubrey, 1959. 'The Impact of Psychotropic Drugs on the Structure, Function and Future of the Psychiatric Services', in P. Bradley, P. Deniker and C. RadoucoThomas (eds), *Neuropsychopharmacology*, vol. 1, Amsterdam: Elsevier, 207–12.
Lewis, Nolan D. C., Hubbard, Lois D., and Edna G. Dyar, 1924. 'The Malarial Treatment of Paretic Neurosyphilis', *American Journal of Psychiatry*, 81, 175–225.
Lieberman, Jeffrey A., T. Scott Stroup, Joseph P. McEvoy, Marvin S. Swartz, Robert A. Rosenheck, Diana O. Perkins, Richard S. E. Keefe, Sonia M. Davis, Clarence E. Davis, Barry D. Lebowitz, Joanne Severe, and John K. Hsiao, 2005. 'Effectiveness of Antipsychotic Drugs in Patients with Chronic Schizophrenia', *New England Journal of Medicine*, 353, 1209–23.
Lightman, E., 1986. 'The Impact of Government Economic Restraint on Mental Health Services in Canada', *Canada's Mental Health*, 34, 24–28.
Lloyd, G. E. R., 1979. *Magic, Reason and Experience: Studies in the Origin and Development of Greek Science*, Cambridge and New York: Cambridge University Press.
Lloyd, G. E. R., 2003. *In the Grip of Disease: Studies in the Greek Imagination*, Oxford: Oxford University Press.
Lloyd, Geoffrey, and Nathan Sivin, 2002. *The Way and the Word: Science and Medicine in Early China and Greece*, New Haven: Yale University Press.
Locke, John, 1968. *Educational Writings of John Locke*, ed. James L. Axtell, Cambridge: Cambridge University Press. ［★本書における参照箇所ロック『教育に関する考察』の邦訳は、服部知文訳、岩波文庫］
Lomas, David, 2000. *The Haunted Self: Surrealism, Psychoanalysis, Subjectivity*, New Haven:Yale University Press.
Lovell, A. M., 1986. 'The Paradoxes of Reform: Re-Evaluating Italy's Mental Health Law of 1978', *Hospital and Community Psychiatry*, 37, 802–08.
Lupton, Donald, 1632. *London and the Countrey Carbonadoed and Quartred into Severall Characters*, London: Nicholas Oakes.
Luther, Martin, 1530/1532. *Wochenpredigten über Matth. 5–7.* ［★ルター『マタイによる福音書第五章－第七章についての週日説教』、著作集 II－5 所収、徳善義和、湯川郁子、三浦謙訳、リトン］
Macalpine, Ida, and Richard Hunter, 1969. *George III and the Mad-Business*, London: Allen Lane.
McCulloch, Jock, 1995. *Colonial Psychiatry and 'the African Mind'*, Cambridge: Cambridge University Press.
MacDonald, Michael, 1981. *Mystical Bedlam: Madness, Anxiety, and Healing in Seventeenth-Century England*, Cambridge and New York: Cambridge University Press.
MacDonald, Michael (ed.), 1991. *Witchcraft and Hysteria in Elizabethan London: Edward Jorden and the Mary Glover Case*, London: Routledge.
McDonough, Stephen, 1941. 'Brain Surgery Is Credited with Cure of 50 "Hopelessly" Insane Persons', *Houston Post*, 6 June.
McGuire, William (ed.), 1974. *The Freud/Jung Letters: The Correspondence between Sigmund Freud and C. G. Jung*, Princeton: Princeton University Press. ［★マグァイア編『フロイト／ユング往復書簡集』上下、平田武靖訳、誠信書房］
McKendrick, Neil, John Brewer and J. H. Plumb, 1982. *The Birth of a Consumer Society: The Commercialization of Eighteenth-Century England*, Bloomington: Indiana University Press.
MacKenzie, Charlotte, 1985. ' "The Life of a Human Football"? Women and Madness in the Era of the New Woman', *The Society for the Social History of Medicine Bulletin*, 36, 37–40.
Mackenzie, Henry, 1771. *The Man of Feeling*, London: Cadell. ［★マッケンジー『感情の人』、久野陽一、細川美苗、向井秀忠訳、音羽書房鶴見書店］
Mahone, Sloan, and Megan Vaughan (eds), 2007. *Psychiatry and Empire*, Basingstoke: Palgrave Macmillan.
Maisel, Alfred Q., 1946. 'Bedlam 1946', *Life*, 20, 6 May, 102–18.
Makari, George, 2008. *Revolution in Mind: The Creation of Psychoanalysis*, New York: Harper Collins; London: Duckworth.
Makari, George, 2012. 'Mitteleuropa on the Hudson: On the Struggle for American Psychoanalysis after the Anschluß', in John Burnham (ed.), *After Freud Left: A Century of Psychoanalysis in America*, Chicago: University of Chicago Press, 111–24.
Mann, Thomas, 1912. *Der Tod in Venedig*, Berlin: S. Fischer Verlag. ［★マン『ヴェネツィアに死す』、岸美光訳、岩波文庫］
Marcus, Steven, 1965. *Dickens: From Pickwick to Dombey*, New York: Basic Books; London: Chatto & Windus.
Marcus, Steven, 1974. *The Other Victorians: A Study of Sexuality and Pornography in Mid-Nineteenth Century England*, New York: Basic Books; London: Weidenfeld & Nicolson. ［★マーカス『もう一つのヴィクトリア時代——性と享楽の英国裏面史』、金塚貞文訳、中公文庫］

Marcuse, Herbert, 1955. *Eros and Civilization: A Philosophical Inquiry into Freud*, Boston: Beacon Press. ［★マルクーゼ『エロス的文明』、南博訳、紀伊國屋書店］
Marvell, Andrew, c. 1650. *To His Coy Mistress*. ［★マーヴェル『含羞む恋人へ』、『イギリス名詩選』所収、平井正穂訳、岩波文庫］
Masson, Jeffrey, 1985. *The Assault on Truth*, New York: Penguin.
Masson, Marc, and Jean-Michel Azorin, 2002. 'La surmortalité des malades mentaux à la lumière de l'Histoire', *L'Évolution Psychiatrique*, 67, 465–79.
Maudsley, Henry, 1871. 'Insanity and Its Treatment', *Journal of Mental Science*, 17, 311–34.
Maudsley, Henry, 1879. *The Pathology of Mind*, London: Macmillan.
Maudsley, Henry, 1883. *Body and Will*, London: Kegan Paul and Trench.
Maudsley, Henry, 1895. *The Pathology of Mind*, new ed., London and New York: Macmillan.
Mead, Richard, 1751. *Medical Precepts and Cautions*, translated from the Latin by Thomas Stack. London: Brindley.
Meduna, Ladislaus von, 1938. 'General Discussion of the Cardiazol Therapy', *American Journal of Psychiatry*, 94, 40–50.
Meduna, László von, and Emerick Friedman, 1939. 'The Convulsive-Irritative Therapy of the Psychoses', *Journal of the American Medical Association*, 112, 501–09.
Mendel, Werner, 1974. 'Mental Hospitals', *Where Is My Home*, mimeographed, Scottsdale: NTIS.
Menninger, Karl A., 1988. *The Selected Correspondence of Karl A. Menninger, 1919–1945*, Howard J. Faulkner and Virginia D. Pruitt (eds). New Haven: Yale University Press.
Mercier, Charles, 1914. *A Text-Book of Insanity and Other Mental Diseases*, 2nd ed., London: George Allen & Unwin.
Mercier, Charles, 1916. 'Psychoanalysis', *British Medical Journal*, 2, 897–900.
Mesmer, Franz Anton, 1779. *Mémoire sur la découverte du magnétisme animal*, Paris: Didot. ［☆メスマー『動物磁気発見のいきさつ』、本間邦雄訳、『キリスト教神秘主義著作集』16 所収、教文社］
Micale, Mark S., and Paul Lerner (eds), 2001. *Traumatic Pasts: History, Psychiatry and Trauma in the Modern Age, 1870–1930*, Cambridge: Cambridge University Press.
Micale, Mark S., and Roy Porter (eds), 1994. *Discovering the History of Psychiatry*, New York and Oxford: Oxford University Press.
Middleton, Thomas and William Rowley, 1622. *The Changeling*.［★ミドルトン、ロウリー『チェインジリング』、『エリザベス朝演劇集』所収、笹山隆訳、筑摩書房］
Midelfort, H. C. Erik, 1999. *A History of Madness in Sixteenth-Century Germany*, Stanford: Stanford University Press.
Midelfort, Hans C. Erik, 2005. *Exorcism and the Enlightenment: Johann Joseph Gassner and the Demons of Eighteenth-Century Germany*, New Haven:Yale University Press.
Millard, David W., 1996. 'Maxwell Jones and the Therapeutic Community', in Hugh Freeman and German E. Berrios (eds), *150 Years of British Psychiatry* Vol. 2: The Aftermath, London: Athlone, 581–604.
Miller, Timothy S., 1985. *The Birth of the Hospital in the Byzantine Empire*, Baltimore: Johns Hopkins University Press.
Milligan, Spike, 1980. *Mussolini: His Part in My Downfall*, Harmondsworth: Penguin.
Mirk, John, 1905. *Mirk's Festial: A Collection of Homilies*, edited by Theodor Erbe, London: Kegan Paul, Trench, Trübner.
Mitchell, Donald (ed.), 1987. *Benjamin Britten: Death in Venice*, Cambridge: Cambridge University Press.
Mitchell, Silas Weir, 1888. *Doctor and Patient*, Philadelphia: J. B. Lippincott.
Mitchell, Silas Weir, 1894. 'Address Before the Fiftieth Annual Meeting of the American Medico-Psychological Association', *Journal of Nervous and Mental Disease*, 21, 413–37.
Mitchell, Silas Weir, 1910. 'Address to the American Neurological Association', *Transactions of the American Neurological Association*, 35, 1–17.
Molière, 1673. *Le malade imaginaire*. ［★モリエール『病は気から』、全集 9 所収、秋山伸子訳、臨川書店］
Moniz, Egas, 1936. *Tentatives opératoires dans le traitement de certaines psychoses*, Paris: Masson.
Montaigne, Michel de, 1580. *Les essais*. ［★モンテーニュ『随想録』、関根秀雄訳、国書刊行会］
Morison, Alexander, 1826. *Outlines of Lectures on Mental Diseases*, London: Longman, Rees, Orme, Brown & Green and S. Highley.
Mott, F. W., 1910, *A System of Syphilis*, vol. 4, *Syphilis of the Nervous System*, London: Oxford Medical Publications.
Moynihan, Berkeley, 1927. 'Relation of Aberrant Mental States to Organic Disease', *British Medical Journal*, Nov. 5, 1927, 815–17. [Collected in his Addresses on Surgical Subjects, Philadelphia and London: W. B. Saunders, 1928, 285–294.]
Mueser, Kim T., and Howard Berenbaum, 1990. 'Psychodynamic Treatment of Schizophrenia: Is There a Future?', *Psychological Medicine*, 20, 253–62.
Muir, Kenneth, 1951. 'Samuel Harsnett and King Lear', *Review of English Studies*, 2, 11–21.
Müller, Franz Carl (ed.), 1893. *Handbuch der Neurasthenie*, Leipzig: Vogel.
Munthe, Axel, 1930. *The Story of San Michele*, London: John Murray. ［★ムンテ『サン・ミケーレ物語』、久保文訳、紀伊國屋書店］
Nasar, Sylvia, 1998. *A Beautiful Mind*, New York: Simon and Schuster; London: Faber. ［★ナサー『ビューティフル・マインド――天才数学者の絶望と奇跡』、塩川優訳、新潮文庫］
Newnham, William, 1829. 'Essay on Superstition', *The Christian Observer*, 29, 265–75.
Ng, Vivien W., 1990. *Madness in Late Imperial China: From Illness to Deviance*, Norman: University of Oklahoma Press.
NICE, 2010. *Depression: The NICE Guideline on the Treatment and Management of Depression in Adults*, London: Royal College of Psychiatry

Publications.
Nizami, 1966. *The Story of Layla and Majnun*, translated from the Persian and edited by R. Gelpke, Oxford: Bruno Cassirer. ［★ニザーミー『ライラとマジュヌーン』、岡田恵美子訳、東洋文庫、平凡社］
Noguchi, Hideyo, and J. W. Moore, 1913. 'A Demonstration of Treponema pallidum in the Brain in Cases of General Paralysis', *Journal of Experimental Medicine*, 17, 232–38.
Nordau, Max, 1892. *Entartung*, Berlin: C. Duncker. ［★ノルダウ『現代の堕落』、中島茂一訳、大日本文明協会（本書訳題『頽廃論』）］
Nordentoft, M., H. C. Knudsen, and F. Schulsinger, 1992. 'Housing Conditions and Residential Needs of Psychiatric Patients in Copenhagen', *Acta Psychiatrica Scandinavica*, 85, 385–89.
Noyes, Arthur P., and Lawrence C. Kolb, 1963. *Modern Clinical Psychiatry*, 6th ed., Philadelphia: W. B. Saunders.
Nutton, Vivian, 1992. 'Healers in the Medical Marketplace: Towards a Social History of Graeco-Roman Medicine', in Andrew Wear (ed.), *Medicine in Society: Historical Essays*, Cambridge: Cambridge University Press, 15–58.
Oppenheim, Janet, 1991. *"Shattered Nerves": Doctors, Patients, and Depression in Victorian England*, New York and Oxford: Oxford University Press.
Orlansky, Harold, 1948. 'An American Death Camp', *Politics*, 5, 162–68.
Osler, William, 1921. *The Evolution of Modern Medicine: A Series of Lectures Delivered at Yale University on the Silliman Foundation in April 1913*, New Haven: Yale University Press; London: Oxford University Press.
Owen, Wilfred, 1917. *Anthem for Doomed Youth*.
Owen, Wilfred, 1917–18. *Dulce et Decorum Est*.
Owen, Wilfred, 1918. *Mental Cases*.
Padel, Ruth, 1992. *In and Out of the Mind: Greek Images of the Tragic Self*, Princeton: Princeton University Press.
Padel, Ruth, 1995. *Whom Gods Destroy: Elements of Greek and Tragic Madness*, Princeton: Princeton University Press.
Paget, George E., 1866. *The Harveian Oration*, Cambridge: Deighton, Bell and Co.
Palermo, G. B., 1991. 'The 1978 Italian Mental Health Law —A Personal Evaluation: A Review', *Journal of the Royal Society of Medicine*, 84, 99–102.
Pargeter, William, 1792. *Observations on Maniacal Disorders*, Reading: For the author.
Paris, Joel, 2005. *The Fall of an Icon: Psychoanalysis and Academic Psychiatry*, Toronto: University of Toronto Press.
Park, Katherine, 1992. 'Medicine and Society in Medieval Europe 500–1500', in Andrew Wear (ed.), *Medicine in Society: Historical Essays*, Cambridge: Cambridge University Press, 59–90.
Parker, Robert, 1983. *Miasma: Pollution and Purification in Early Greek Religion*, Oxford: Clarendon Press.
Parks, Joe, Dale Svendsen, Patricia Singer, and Mary Ellen Foti (eds), 2006. *Morbidity and Mortality in People with Serious Mental Illness*, Alexandria, VA: National Association of State Mental Health Program Directors.
Parry-Jones, William Ll, 1972. *The Trade in Lunacy*, London: Routledge.
Parry-Jones, William Ll, 1981. 'The Model of the Geel Lunatic Colony and its Influence on the Nineteenth-Century Asylum System in Britain', in Andrew Scull (ed.), *Madhouses, Mad-Doctors, and Madmen*, Philadelphia: University of Pennsylvania Press, 201–17.
Pascal, Blaise, 1954 [1669]. *Pensées*, reprinted in Œuvres complètes, Paris: Gallimard. ［★パスカル『パンセ』上下、塩川徹也訳、岩波文庫］
Pattie, Frank, 1979. 'A Mesmer-Paradis Myth Dispelled', *American Journal of Clinical Hypnosis*, 22, 29–31.
Paulet, Jean-Jacques, 1784. *Mesmer justifié*, Chez les Libraires qui vendent les Nouveautés.
Pearson, Veronica, 1991. 'The Development of Modern Psychiatric Services in China, 1891–1949', *History of Psychiatry*, 2, 133–47.
Pennington, Hugh, 2003. 'Can You Close Your Eyes Without Falling Over?', *London Review of Books*, 11 September, 30–31.
Perceval, John T., 1838, 1840. *A Narrative of the Treatment Experienced by a Gentleman During a State of Mental Derangement*, 2 vols, London: Effingham, Wilson.
Perry, Ralph B., 1935. *The Thought and Character of William James*, Boston: Little, Brown.
Peschel, Enid, and Richard Peschel, 1992. 'Donizetti and the Music of Mental Derangement: Anna Bolena, Lucia di Lammermoor, and the Composer's Neurobiological Illness', *Yale Journal of Biology and Medicine*, 65, 189–200.
Petryna, Adriana, 2009. *When Experiments Travel: Clinical Trials and the Global Search for Human Subjects*, Princeton: Princeton University Press.
Petryna, Adriana, Andrew Lakoff, and Arthur Kleinman (eds), 2006. *Global Pharmaceuticals: Ethics, Markets, Practices*, Durham, NC: Duke University Press.
Piccinelli, Marco, Pierluigi Politi and Francesco Barale, 2002. 'Focus on Psychiatry in Italy', *British Journal of Psychiatry*, 181, 538–44.
Pinel, Philippe, 1790. 'Aux Auteurs du Journal', *Journal de Paris*, 18 January 1790.
Pinel, Philippe, 1797. *Nosographie philosophique*, Vol. 1, Paris: Crapelet.
Pinel, Philippe, 1801. *Traité médico-philosophique sur l'aliénation mentale ou la manie*, Paris: Richard, Caille et Ravier. ［★ピネル『精神病に関する医学=哲学論』、影山任佐訳、中央洋書出版部］
Pinel, Philippe, 1805. 'Recherches sur le traitement général des femmes aliénées', *Le Moniteur universel*, 281, 30 June, 1158–60.
Pinel, Philippe, 2008 [1809]. *Medico-Philosophical Treatise on Mental Alienation. Second Edition: Entirely Reworked and Extensively Expanded (1809)*, trans. Gordon Hickish, David Healy and Louis C. Charland, Oxford: Wiley.

Plath, Sylvia, 2005. *The Bell Jar*, New York: Harper. ［☆プラス『ベル・ジャー』、青柳祐美子訳、河出書房新社］
Plato, 2008. *The Symposium*, ed. Frisbee Sheffield, trans. M. Howatson, Cambridge: Cambridge University Press. ［★プラトン『饗宴』（『パイドン』と併題）、朴一功訳、京都大学学術出版会］
Platter, Felix, Abdiah Cole, and Nicholas Culpeper, 1662. *A Golden Practice of Physick*, London: Peter Cole.
Plumb, J. H., 1975. 'The New World of Children in Eighteenth Century England', *Past and Present*, 67, 64–95.
Poirier, Suzanne, 1983. 'The Weir Mitchell Rest Cure: Doctor and Patients', *Women's Studies*, 10, 15–40.
Pope, Alexander, 1735. *Epistle to Arbuthnot*. ［★ポープ『アーバスノット博士への手紙』、岩崎泰男訳、英宝社］
Porter, Roy, 1999. 'Witchcraft and Magic in Enlightenment, Romantic and Liberal Thought', in Bengt Ankarloo and Stuart Clark (eds), *Witchcraft and Magic in Europe, Vol. 5: The Eighteenth and Nineteenth Centuries*, Philadelphia: University of Pennsylvania Press, 191–282.
Porter, Roy, and David Wright (eds), 2003. *The Confinement of the Insane: International Perspectives, 1800–1965*, Cambridge: Cambridge University Press.
Pressman, Jack D., 1998. *Last Resort: Psychosurgery and the Limits of Medicine*, Cambridge: Cambridge University Press.
Prichard, James Cowles, 1835. *A Treatise on Insanity, and Other Disorders Affecting the Mind*, London: Sherwood, Gilbert, and Piper.
Prioreschi, Plinio, 2001. *A History of Medicine: Byzantine and Islamic Medicine*, Omaha, Nebraska: Horatius Press.
Proctor, Robert N., 1988. *Racial Hygiene: Medicine Under the Nazis*, Cambridge, Mass.: Harvard University Press.
Reade, Charles, 1864. *Hard Cash: A Matter-of Fact Romance*, 3 vols., Leipzig: Tauchnitz.
Rees, T. P., 1957. 'Back to Moral Treatment and Community Care', *Journal of Mental Science*, 103, 303–13.
Renooz, Celine, 1888. 'Charcot dévoilé', *Revue scientifique des femmes*, 1, December, 241–47.
Richardson, Samuel, 1741. *Letters Written to and for Particular Friends, on the Most Important Occasions*, London: Rivington.
Rieff, Philip, 1959. *Freud: The Mind of the Moralist*, New York: Viking. ［★リーフ『フロイト――モラリストの精神』、宮武昭、薗田美和子訳、誠信書房］
Rieff, Philip, 1966. *The Triumph of the Therapeutic: Uses of Faith After Freud*, New York: Harper and Row.
Rivers, W. H. R., 1918. 'An Address On the Repression of War Experience', *Lancet*, 173–77, 191.
Robinson, Michael, 2013. *Time in Western Music*, e-Book: Acorn Independent Press.
Robinson, Nicholas, 1729. *A New System of the Spleen, Vapours, and Hypochondriack Melancholy*, London: Bettesworth, Innys, and Rivington.
Rosen, George, 1968. *Madness in Society: Chapters in the Historical Sociology of Mental Illness*, New York: Harper and Row.
Rosenhan, David, 1973. 'On Being Sane in Insane Places', *Science*, 179, 250–58.
Rosenthal, Franz, 1994. *The Classical Heritage in Islam*, trans. E. and J. Marmorstein, London and New York: Routledge.
Roudebush, Marc, 2001. 'A Battle of Nerves: Hysteria and Its Treatment in France During World War I', in Mark S. Micale and Paul Lerner (eds), *Traumatic Pasts: History, Psychiatry and Trauma in the Modern Age, 1870–1930*, Cambridge: Cambridge University Press, 253–79.
Roudinesco, Elisabeth, 1997. *Jacques Lacan: An Outline of a Life and a History of a System of Thought*, trans. Barbara Bray, Cambridge: Polity. ［★ルディネスコ『ジャック・ラカン伝』、藤野邦夫訳、河出書房新社］
Rous, E., and A. Clark, 2009. 'Child Psychoanalytic Psychotherapy in the UK National Health Service: An Historical Analysis', *History of Psychiatry*, 20, 442–56.
Rousseau, George, 1993. 'A Strange Pathology: Hysteria in the Early Modern World, 1500–1800', in Sander L. Gilman, Helen King, Roy Porter, Elaine Showalter, and G. S. Rousseau, *Hysteria Beyond Freud*, Berkeley: University of California Press, 91–223.
Runciman, Steven, 1966. *A History of the Crusades*, vol. 3, Cambridge: Cambridge University Press.
Rush, Benjamin, 1947. *The Selected Writings*, ed. Dagobert D. Runes, New York: Philosophical Library.
Rush, Benjamin, 1951. *Letters of Benjamin Rush*, ed. Lyman H. Butterfield, vol. 2, Princeton: Princeton University Press.
Rush, A. John, Madhukar H. Trivedi, Stephen R. Wisniewski, Jonathan W. Stewart, Andrew A. Nierenberg, Michael E. Thase, Louise Ritz, Melanie M. Biggs, Diane Warden, James F. Luther, Kathy Shores-Wilson, George Niederehe, and Maurizio Fava, 2006. 'Bupropion-SR, Sertraline, or Venlafaxine-XR after Failure of SSRIs for Depression', *New England Journal of Medicine*, 354, 1231–42.
Russo, Giovanna, and Francesco Carelli, 2009. 'Dismantling Asylums: The Italian Job', *London Journal of Primary Care*, 2, April.
Sadger, Isidor, 2005. *Recollecting Freud*, ed. Alan Dundes and trans. Johanna Micaela Jacobsen and Alan Dundes: University of Wisconsin Press. [Originally published as *Sigmund Freud: Persönliche Erinnerungen* in 1929.]
Sadowsky, Jonathan, 1999. *Imperial Bedlam: Institutions of Madness in Colonial Southwest Nigeria*, Berkeley: University of California Press.
Sakel, Manfred, 1937. 'A New Treatment of Schizophrenia', *American Journal of Psychiatry*, 93, 829–41.
Sakel, M. J., 1956. 'The Classical Sakel Shock Treatment: A Reappraisal', in Félix Martí-Ibáñez et al. (ed.), *The Great Physiodynamic Therapies in Psychiatry*, New York: Hoeber-Harper, 13–75.
Sanderson, John B., 1885. 'The Cholera and the Comma-Bacillus', *British Medical Journal*, 1 (1273), 1076–77.
Saper, R. B., Phillips, R. S., Sehgal, A., Khouri, N., Davis, R. B., Paquin, J., Thuppil, V., and S. N. Kales, 2008. 'Lead, Mercury, and Arsenic in US- and Indian-Manufactured Ayurvedic Medicines Sold via the Internet', *Journal of the American Medical Association*, 300, 915–23.
Sassoon, Siegfried, 1936. *Sherston's Progress*, London: Faber and Faber.
Schatzberg, Alan F., James H. Scully, David J. Kupfer, and Darrel A. Regier, 2009. 'Setting the Record Straight: A Response to Frances Commentary on DSM-V', *Psychiatric Times*, 1 July.
Scheflin, Alan W., and Edward Opton Jr, 1978. *The Mind Manipulators*, New York: Paddington.

Schnitzler, Arthur, 1900. *Reigen*. ［★シュニッツラー『輪舞』、岩淵達治訳、現代思潮社］
Schur, Max, 1972. *Freud: Living and Dying*, London: Hogarth. ［★シュール『フロイト 生と死』上下、安田一郎、岸田秀訳、誠信書房］
Scull, Andrew, 1977. *Decarceration: Community Treatment and the Deviant: A Radical View*, Englewood Cliffs, NJ: Prentice–Hall.
Scull, Andrew, 1981. 'The Discovery of the Asylum Revisited: Lunacy Reform in the New American Republic', in Andrew Scull (ed.), *Madhouses, Mad-doctors, and Madmen: The Social History of Psychiatry in the Victorian Era*, Philadelphia: University of Pennsylvania Press, 144–65.
Scull, Andrew, 1984. 'Was Insanity Increasing? A Response to Edward Hare', *British Journal of Psychiatry*, 144, 432–36.
Scull, Andrew, 2005. *Madhouse: A Tragic Tale of Megalomania and Modern Medicine*, London and New Haven: Yale University Press.
Scull, Andrew, 2011. *Hysteria: The Disturbing History*, Oxford: Oxford University Press.
Scull, Andrew (ed.), 1981. *Madhouses, Mad-Doctors, and Madmen: The Social History of Psychiatry in the Victorian Era*, Philadelphia: University of Pennsylvania Press.
Scull, Andrew, Charlotte MacKenzie, and Nicholas Hervey, 1996. *Masters of Bedlam: The Transformation of the Mad-Doctoring Trade*, Princeton: Princeton University Press.
Seaver, Paul S., 1988. *Wallington's World: A Puritan Artisan in Seventeenth-Century London*, Palo Alto: Stanford University Press.
Sedgwick, Peter, 1981. 'Psychiatry and Liberation', unpublished paper, Leeds University.
Sedgwick, Peter, 1982. *Psychopolitics*, London: Pluto Press.
Seneca, 1917a."Hercules Furens" in *Seneca Tragedies*, translated by Frank Justus Miller, Loeb Classical Library Volumes. Cambridge, MA, Harvard University Press; London, William Heinemann Ltd. ［★セネカ『狂えるヘルクレス』、『悲劇集』1 所収、小川正廣訳、京都大学学術出版会］
Seneca, 1917b. "Phaedra" in *Seneca Tragedies*, translated by Frank Justus Miller, Loeb Classical Library Volumes. Cambridge, MA, Harvard University Press; London, William Heinemann Ltd. ［★セネカ『パエドラ』、『悲劇集』1 所収、大西英文訳、京都大学学術出版会］
Seneca, 1917c. "Thyestes" in *Seneca Tragedies*, translated by Frank Justus Miller, Loeb Classical Library Volumes. Cambridge, MA, Harvard University Press; London, William Heinemann Ltd: 1917 ［★セネカ『テュエステス』、『悲劇集』2 所収、宮城徳也訳、京都大学学術出版会］
Shakespeare, William, 1594. *Titus Andronicus*. ［★シェイクスピア『タイタス・アンドロニカス』、選集Ⅱ所収、木下順二訳、講談社］
Shakespeare, William, c. 1595. *Romeo and Juliet*. ［★シェイクスピア『ローミオーとジューリエット』、『世界の文学』7 所収、木下順二訳、世界文化社］
Shakespeare, William, 1599/ 1600. *As You Like it*. ［★シェイクスピア『お気に召すまま』、選集Ⅴ所収、木下順二訳、講談社］
Shakespeare, William, 1600/ 01. *Hamlet*. ［★シェイクスピア『ハムレット』、前同］
Shakespeare, William, 1606. *King Lear*. ［★シェイクスピア『リア王』、選集Ⅶ所収、木下順二訳、講談社］
Shakespeare, William, c. 1606. *Machbeth*. ［★シェイクスピア『マクベス』、選集Ⅰ所収、木下順二訳、講談社］
Shelley, Percy Bysshe, 1818–19. 'Julian and Maddalo: A Conversation'. ［★シェリー『ジュリアンとマッダーロ』より、『対訳詩集』所収、アルヴィ宮本なほ子訳、岩波文庫］
Shephard, Ben, 2000. *A War of Nerves: Soldiers and Psychiatrists in the Twentieth Century*, London: Jonathan Cape; Cambridge, Mass.: Harvard University Press.
Shepherd, Michael, 1994. 'Neurolepsis and the Psychopharmacological Revolution: Myth and Reality', *History of Psychiatry*, 5, 89–96.
Shorter, Edward, 1990. 'Private Clinics in Central Europe, 1850–1933', *Social History of Medicine*, 3, 159–95.
Shorter, Edward, 1997. *A History of Psychiatry*, New York: Wiley.［★ショーター『精神医学の歴史――隔離の時代から薬物治療の時代まで』、木村定訳、青土社］
Shorter, Edward, and David Healy, 2007. *Shock Therapy: A History of Electroconvulsive Treatment in Mental Illness*, New Brunswick: Rutgers University Press. ［★ショーター、ヒーリー『〈電気ショック〉の時代――ニューロモデュレーションの系譜』、川島啓嗣、青木宣篤、植野仙経、諏訪太朗、嶽北佳輝訳、みすず書房］
Showalter, Elaine, 1985. *The Female Malady*, New York: Pantheon. ［★ショーウォーター『心を病む女たち――狂気と英国文化』、山田晴子、薗田美和子訳、朝日出版社］
Simonis, Fabien, 2010. 'Mad Acts, Mad Speech, and Mad People in Late Imperial Chinese Law and Medicine', unpublished PhD thesis, Princeton University.
Slack, Paul, 1985. *The Impact of Plague in Tudor and Stuart England*, London and Boston: Routledge & Kegan Paul.
Smith, Charlotte, 1798. *The Young Philosopher*, London: Cadell and Davies.
Smyth, Margaret H., 1938. 'Psychiatric History and Development in California', *American Journal of Psychiatry*, 94, 1223–36.
Snape, Andrew, 1718. *A Sermon Preach'd before the Right Honourable the Lord-Mayor ... and Gouvenors of the Several Hospitals of the City of London*, London: Bowyer.
Snyder, Solomon H., 1982. 'Schizophrenia', *Lancet*, 320, 970–74.
Solomon, Andrew, 2012. *Far From the Tree: Parents, Children and the Search for Identity*, New York: Simon & Shuster; London: Chatto and Windus.
Southern, Richard, 1953. *The Making of the Middle Ages*, New Haven:Yale University Press; London: Hutchinson. ［★サザーン『中世の形成』、森岡敬一郎、池上忠弘訳、みすず書房］
Spitzer, Robert L., 2001. 'Values and Assumptions in the Development of DSM-III and DSM-III-R', *Journal of Nervous and Mental Disease*,

189, 351–59.
Spitzka, Edward C., 1878. 'Reform in the Scientific Study of Psychiatry', *Journal of Nervous and Mental Disease*, 5, 201–29.
Spurzheim, Johann, 1817. *Observations on the Deranged Manifestations of the Mind, or Insanity*, London: Baldwin, Craddock and Joy.
Stevenson, Christine, 2000. *Medicine and Magnificence: British Hospital and Asylum Architecture, 1660–1815*, New Haven: Yale University Press.
Stiles, Anne, 2012. 'The Rest Cure, 1873–1925', *BRANCH: Britain, Representation and Nineteenth-Century History*. Ed. Dino Franco Felluga. *Extension of Romanticism and Victorianism on the Net*. 2 November 2012. Web page accessed 9 September 2013.
Strahan, S. A. K., 1890. 'The Propagation of Insanity and Allied Neuroses', *Journal of Mental Science*, 36, 325–38.
Strickmann, Michel, 2002. *Chinese Magical Medicine*, Palo Alto: Stanford University Press.
Sulman, A. Michael, 1973. 'The Humanization of the American Child: Benjamin Spock as a Popularizer of Psychoanalytic Thought', *Journal of the History of the Behavioral Sciences*, 9, 258–65.
Suzuki, Akihito, 2003. 'The State, Family, and the Insane in Japan, 1900–1945', in Roy Porter and David Wright (eds), *The Confinement of the Insane: International Perspectives, 1800–1965*, Cambridge: Cambridge University Press, 193–225.
Suzuki, Akihito, 2006. *Madness At Home: The Psychiatrist, the Patient, and the Family in England, 1820–1860*, Berkeley: University of California Press.
Swain, Gladys, 1977. *Le sujet de la folie: naissance de la psychiatrie*, Toulouse: Privat.
Swift, Jonathan, 1704. *A Tale of a Tub*.［★スウィフト『桶物語』、深町弘三訳、岩波文庫］
Sydenham, Thomas, 1742. *The Entire Works of Dr. Thomas Sydenham, Newly Made English from the Originals*, ed. John Swan, London: Cave.
Szasz, Thomas, 1961. *The Myth of Mental Illness*, New York: Harper and Row.［★サズ『精神医学の神話』、河井洋他訳、岩崎学術出版社］
Talbott, J. H., and K. J. Tillotson, 1941. 'The Effects of Cold on Mental Disorders', *Diseases of the Nervous System*, 2, 116–26.
Tallis, Raymond, 1997. 'The Shrink from Hell', *Times Higher Education Supplement*, 31 October, 1997, 20.
Targa, Leonardo (ed.), 1831. *Aur. Car. Celsus on Medicine*, trans. A. Lee, vol. 1, London: Cox.
Tate Gallery, 1992. *Otto Dix 1891–1969*, Tate Gallery Publications.
Taylor, Barbara, 2014. *The Last Asylum: A Memoir of Madness in Our Times*, London: Hamish Hamilton.
Taylor, Michael A., 2013. *Hippocrates Cried: The Decline of American Psychiatry*, New York: Oxford University Press.
Temkin, Oswei, 1994. *The Falling Sickness: A History of Epilepsy from the Greeks to the Beginnings of Modern Neurology*, Baltimore: Johns Hopkins University Press.［★テムキン『てんかんの歴史』全２巻、和田豊治訳、中央洋書出版部］
Tenon, Jacques, 1788. *Mémoires sur les hôpitaux de Paris*, Paris: Pierres.
Tessler, Richard C., and Deborah L. Dennis, 1992. 'Mental Illness Among Homeless Adults', in James R. Greenley and Philip J. Leaf (eds.), *Research in Community and Mental Health*, 7, Greenwich, Conn.: JAI Press, 3–53.
Tonnini, Silvio, 1892. 'Italy, Historical Notes upon the Treatment of the Insane in', in Daniel Hack Tuke (ed.), *A Dictionary of Psychological Medicine*, 2 vols, London: J. & A. Churchill, 715–20.
Torrey, Edwin Fuller, 2002. *The Invisible Plague: The Rise of Mental Illness from 1750 to the Present*, New Brunswick, NJ: Rutgers University Press.
Tuke, Daniel Hack, 1878. *Insanity in Ancient and Modern Life*, London: Macmillan.
Tuke, Daniel Hack (ed.), 1892. *A Dictionary of Psychological Medicine*, 2 vols, London: J. & A. Churchill.
Tuke, Samuel, 1813. *Description of the Retreat: An Institution near York for Insane Persons of the Society of Friends*, York: Alexander.
Turkle, Sherry, 1992. *Psychoanalytic Politics: Jacques Lacan and Freud's French Revolution*, 2nd ed., London: Free Association Books.
Turner, Erick H., Annette M. Matthews, Eftihia Linardatos, Robert A. Tell, and Robert Rosenthal, 2008. 'Selective Publication of Antidepressant Trials and Its Influence on Apparent Efficacy', *New England Journal of Medicine*, 358, 252–60.
Twain, Mark, 2013. *Autobiography of Mark Twain*, vol. 2, ed. Benjamin Griffin and Harriet Elinor Smith, Berkeley: University of California Press.［☆『マーク・トウェイン 完全なる自伝』Volume ２、和栗了、市川博彬、永原誠、山本祐子、浜本隆三訳、柏書房］
Tyrer, Peter, and Tim Kendall, 2009. 'The Spurious Advance of Antipsychotic Drug Therapy', *Lancet*, 373, 4–5.
Ullmann, Manfred, 1978. *Islamic Medicine*, trans. Jean Watt, Edinburgh: Edinburgh University Press.
Unschuld, Paul D., 1985. *Medicine in China: A History of Ideas*, Berkeley: University of California Press.
US Public Health Service, 1941. *Shock Therapy Survey*, Washington, D.C.: Government Printing Office.
Uwins, David, 1833. *A Treatise on Those Disorders of the Brain and Nervous System, Which Are Usually Considered and Called Mental*, London: Renshaw and Rush.
Valenstein, Elliot, 1985. *Great and Desperate Cures: The Rise and Decline of Psychosurgery and Other Radical Treatments for Mental Illness*, New York: Basic Books.
Veith, Ilza, 1970. *Hysteria: The History of a Disease*, Chicago: University of Chicago Press.
Wagner-Jauregg, Julius, 1946. 'The History of the Malaria Treatment of General Paralysis', *American Journal of Psychiatry*, 102, 577–82.
Wakefield, Edward, 1814. 'Extracts from the Report of the Committee Employed to Visit Houses and Hospitals for the Confinement of Insane Persons. With Remarks. By Philanthropos', *The Medical and Physical Journal*, 32, 122–28.
Watt, W. Montgomery, 1972. *The Influence of Islam on Medieval Europe*, Edinburgh: Edinburgh University Press.［★ワット『地中海世界のイスラム――ヨーロッパとの出会い』、三木亘訳、ちくま学芸文庫］
Waugh, Evelyn, 1957. *The Ordeal of Gilbert Pinfold*, Chapman & Hall.［★ウォー『ピンフォールドの試練』、吉田健一訳、白水uブックス］

Wear, Andrew (ed.), 1992. *Medicine in Society: Historical Essays*, Cambridge: Cambridge University Press.
Weiner, Dora, 1994. '"Le geste de Pinel": The History of a Psychiatric Myth', in Mark S. Micale and Roy Porter (eds), *Discovering the History of Psychiatry*, New York and Oxford: Oxford University Press, 232–47.
Wesley, John, 1906. *The Journal of John Wesley*, ed. Ernest Rhys, London: Everyman. ［★『標準ウェスレイ日記』、山口徳夫訳、イムマヌエル綜合伝道団］
Wexler, Bruce E., 2006. *Brain and Culture: Neurobiology, Ideology, and Social Change*, Cambridge, Mass., and London: MIT Press.
Whittington, Craig J., Tim Kendall, Peter Fonagy, David Cottrell, Andrew Cotgrove, and Ellen Boddington, 2004. 'Selective Serotonin Reuptake Inhibitors in Childhood Depression: Systematic Review of Published Versus Unpublished Data', *Lancet*, 363, 1341–45.
Wilde, Oscar, 1889. *The Decay of Lying*. ［★ワイルド『嘘の衰退』、全集 4 所収、西村孝次訳、青土社］
Williams, Tennessee, 1947. *Streetcar Named Desire*. ［★ウィリアムズ『欲望という名の電車』、小田島恒志訳、慧文社］
Willis, Thomas, 1664. *Cerebri anatome*, London: Jo. Martyn.
Willis, Thomas, 1681. *An Essay of the Pathology of the Brain and Nervous Stock*, trans. Samuel Pordage, London: Dring, Harper and Leigh.
Willis, Thomas, 1683. *Two Discourses Concerning the Soul of Brutes*, trans. Samuel Pordage, London: Dring, Harper and Leigh.
Willis, Thomas, 1965. *The Anatomy of the Brain and Nerves*, trans. Samuel Pordage, republished, William Feindel (ed.), Montreal: McGill University Press. [Translation of *Cerebri anatome*.]
Wing, John K., and George W. Brown, 1970. *Institutionalism and Schizophrenia: A Comparative Study of Three Mental Hospitals 1960–1968*, Cambridge: Cambridge University Press.
Winnicott, Donald, 1964. *The Child, the Family and the Outside World*, London: Penguin. ［★ウィニコット『子どもと家族とまわりの世界』上下、猪股丈二訳、星和書店］
Winter, Alison, 1998. *Mesmerized: Powers of Mind in Victorian Britain*, Chicago: University of Chicago Press.
Wise, Sarah, 2012. *Inconvenient People: Lunacy, Liberty and the Mad-Doctors in Victorian England*, London: Bodley Head.
Wollstonecraft, Mary, 1798. *Maria: or, the Wrongs of Woman*, Joseph Johnson. ［★ウルストンクラフト『女の虐待あるいはマライア』、川津雅江訳、あぽろん社］
Woodward, Samuel B., 1843. *Tenth Annual Report of the Trustees of the State Lunatic Hospital at Worcester*, Boston: Dutton and Wentworth.
Woolf, Virginia, 1925. *Mrs Dalloway*, Hogarth Press. ［★ウルフ『ダロウェイ夫人』、土屋政雄訳、光文社古典新訳文庫］
Wright, Frank L. (ed.), 1947. *Out of Sight, Out of Mind*, Philadelphia: National Mental Health Foundation.
Wujastyk, Dominik, 1993. 'Indian Medicine', in William F. Bynum and Roy Porter (eds), *Companion Encyclopedia of the History of Medicine*, vol. 1, London: Routledge, 755–78.
Wynter, Andrew, 1875. *The Borderlands of Insanity*, London: Hardwicke.
Wynter, Andrew, 1877. *The Borderlands of Insanity*, new ed., London: Hardwicke.
Zola, Émile, 1867. *Thérèse Raquin*. ［★ゾラ『テレーズ・ラカン』、『初期名作集』所収、宮下志朗訳、藤原書店］
Zola, Émile, 1871. *La fortune des Rougon*. ［★ゾラ『ルーゴン家の誕生』、伊藤桂子訳、論創社（本書訳題『ルーゴン家の運命』）］
Zola, Émile, 1877. *L'assommoir*. ［★ゾラ『居酒屋』、古賀照一訳、新潮文庫］
Zola, Émile, 1880. *Nana*. ［★ゾラ『ナナ』、川口篤、古賀照一訳、新潮文庫］
Zola, Émile, 1890. *La bâte humaine*. ［★ゾラ『獣人』、寺田光徳訳、藤原書店］

✶

原註
Notes

第1章　主題としての狂気

1——『オックスフォード英語辞典』第2版 *Oxford English Dictionary, 2nd ed.*(1989)によるcommon senseの定義の1つは次のようになっている。「合理的存在者が有する自然な知能。通常の、正常な、平均的な知性。万人が受け継ぐ平明な知識(以上は、これを欠く者は痴愚ないし狂人であるような、最低限のcommon senseである)」。この定義はなかなか示唆的であろう。

2——Chang, et al., 2011; Colton and Manderscheid, 2006; Parks, Svendsen, and Foti (eds), 2006. 中には統合失調症の診断を受けた者の自殺率が10倍に増大したとする研究もある(Healy, et al., 2006)。

第2章　古代世界における狂気

1——「申命記」25章18節。

2——「サムエル前書」15章2–3節[★文語訳に適宜、句読点を補足]。

3——前同15章8–9節。

4——前同15章23節。

5——前同15–31章。

6——前同18章10–11節、19章9–10節。

7——前同20章30–34節。

8——Josephus, 1926, p. 249. 引用文中に「医師たち」とあるのはほぼ確実に時代錯誤であろう。聖書それ自体には「臣僕(しもべ)」とあるのみである[★「サムエル前書」16章15節]。しかし後述する通り、著者ヨセフスが生きたのは狂気に関して医学的説明と旧来の宗教的解釈の共存が見られた時代であり、ギリシア語のできる医師が狂気の治療を試みた例もいくつかあった。

9——「サムエル前書」16章23節。

10——前同18章10–11節[★文語訳に適宜、句読点を補足]。

11——Rosen, 1968, pp. 36, 42.

12——「サムエル前書」19章24節[★文語訳に適宜、句読点を補足]。

13——「アモス書」7章1–9節、「イザヤ書」22章14節、40章3、6節、「エゼキエル書」6章11節、8章1–4節、「エレミヤ記」20章9節等。

14——「エレミヤ記」20章1–4節。

15——前同38–39章。

16——前同26章20–23節。

17——一例として、エゼキエルが分裂病であったことを「証明」しようとしたカール・ヤスパースの論文(Jaspers, 1951)を参照。もう少し遡って19世紀のジャン=マルタン・シャルコー(本書第9章を参照)らも、キリスト教の聖人の多くをヒステリア患者扱いしている。

18——「ダニエル書」4章30–33節。

19——「マルコ伝福音書」16章9節。

20——前同5章1–13節。「ルカ伝福音書」8章26–33節、「マタイ伝福音書」8章28–34節も参照。

21——「ルカ伝福音書」8章27、34節。

22——本節の論点のいくつかについては、Parker, 1983, Chapter 8に詳細な議論が見られる。

23——Lawlor, 2012, p. 37.

24——『オデュッセイア』(Homer, *Odyssey*)第20歌345–49。ホメロスら古典古代文学における狂気の主題に関する私の理解はHershkowitz, 1998の強い影響下にある。

25——『イリアス』(Homer, *Iliad*)第17歌210–12。

26——前同第22–23歌。

27——前同第19歌95–113。

28——エウリピデス『ヘラクレス』(Euripides, 2013a) 835–37。

29——この辺りの議論についてはPadel, 1995; Dodds, 1951を参照。

30——Padel, 1992, Chapter 1の特にpp. 4–6に加え、Green, 1994の明快な議論を参照。

31——Cartledge, 1997, p. 11.

32——Padel, 1992, p. 6.

33——物事の原因を神に帰すべきか自然に帰すべきかについて、ヘロドトス自身の態度は単純なものではなかった。この点についてはLloyd, 1979, pp. 30ff. を参照。

34——Lloyd, 2003, pp. 131, 133[★ヘロドトス『歴史』の邦訳情報は参考文献一覧のHerodotus, *Histories*を参照]。Rosen, 1968, pp. 71–72の議論も参照。

35——Lloyd, 2003, p. 133.

36——Lloyd, 2003, pp. 133, 135; Parker, 1983, p. 242.

37——Lloyd, 2003, p. 118.

38——Targa (ed.), 1831 (Veith, 1970, p. 21).

39——詳しくはScull, 2011を参照。前2段落は同書からの引用である。

40——この段落の内容はLloyd, 2003の特に第3章「世俗化と神聖化」における優れた議論に基づくものである。アスクレピオスとその教団についてはEdelstein and Edelstein, 1945を参照。

41——Temkin, 1994の第1部「古代」における古典的な議論を参照。

42——Parker, 1983, p. 244.[★ヒポクラテス『神聖病について』の邦訳情報は参考文献一覧のHippocrates, *On the Sacred Disease*を参照]

43——Hippocrates, 1886, pp. 334–35.

44——Lloyd, 2003, pp. 61, 63. もちろんヒポクラテス派の提唱になる体液説とて、現在の目で見ればその治療効果(のなさ)は神懸り説と大差ないわけで、かれらが神懸り説に向けたのとまったく同形の批判が体液説に対しても成り立ち得るのは言うまでもない。

45——Hippocrates, 1886, pp. 344.

46——Hippocrates, 1950, pp. 190–91.

47——Hippocrates, 1950, pp. 191.

48——消炎医師は病気の根本を炎症と熱の問題に見出すため、治療法も瀉血や吐下剤の使用等、過活動・加熱状態にある身体を鎮静化するためのものばかりであった。

49——Nutton, 1992, p. 39.

50——Nutton, 1992, pp. 41–42.

51——Brown, 1971, p. 60.

52——Lloyd and Sivin, 2002, esp. pp. 12–15, 243. 以下、両世界の比較に関する私の議論は、かれらの画期的な試みと、後出の栗山茂久の研究(Kuriyama, 1999)に多くを負っている。加えて、中国医学史を専門とする2人の友人ミリアム・グロスとエミリー・バウムにも教わるところが多かった。記して感謝したい。

53——Eichholz, 1951.

54——Lloyd and Sivin, 2002, p. 242.

55——Lloyd and Sivin, 2002, p. 250.

56——後期中華帝国に関してこの断片情報を調べ上げようという野心的な試みとして、Simonis, 2010 の第13章を参照。

57——この競合しつつ重なり合う各種伝統を論じたものとしてはUnschuld, 1985が非常に有用であるが、中世期の中国(300–900頃)の宗教と医療については、特に仏教と道教の医療上の相互影響と相互浸透という見地から、Strickmann, 2002 もやはり有用である。

58——Kuriyama, 1999, p. 222.

59——Kuriyama, 1999 は中国医学における脈の観念と、切脈すなわち脈搏の触診に基づく診断のあり方について論じた箇所で、表面上の連続性の裏に大きな相違が存在していることを繊細な筆致で指摘している。中国医学では脈が非常に重視され、手首の押さえる部位を変えることで全身各部の状態がわかるとか、微妙な脈搏の変化から病変の存在を探知できると考えられた。脈診に関する用語上の連続性ははっきりしていて、後世の追加が若干あるものの2000年前に特定された24種の脈種がそのまま残っている。また「中国医学では2000年以上にわたって常に触診が重視されてきたのであり、それは今日においても同様である」(Kuriyama, 1999, p. 71)。しかし脈を押した時の感触を分類する用語は互いの関連が強く、区別が曖昧になることもあった。すなわち、感触を記述する用語は隠喩的で暗示的なものであった。その結果、意味の連続性と安定性が主張される裏では、同時代内でも、時代間でも、医療実践上の相違が不可避となった。

60——Simonis, 2010, p. iii.

61——これらの語はどれも狂気の一形態を指すものでありながら、互換性を有してはいなかった。「瘋」は一般的な用語であったが、「狂」は多動や暴力に関わる狂気を指す語で、「陽」のエネルギー過剰によって生じるとされた。対して「癲」は西洋で言うメランコリアに近い狂気を指し、これは「陰」のエネルギー過剰を原因とするものとされたが、痙攣や卒倒を意味する用法もあり、その場合は癲癇を指す語として用いられた。

62——Simonis, 2010, p. 11.

63——Simonis, 2010, p. 14.

64——Simonis, 2010, Chapters 11, 12. この辺りの事情に関し、説得力は劣るものの異なる視座に立つ議論として、Ng, 1990 を参照。

65——Simonis, 2010, pp. 1–2.

66——Brown, 1971, pp. 176–77.

67——Hameed and Bari, 1984.

68——Wujastyk, 1993.

69——Saper, et al., 2008; Ernst, 2002.

第3章 暗黒と黎明

1——Runciman, 1966, pp. 506–08. ランシマン曰く、それは「史上に類例を見ぬほどの」破壊であったという。

2——この辺りの事情については http://www.iranicaonline.org/articles/Greece-x を参照。

3——Brown, 1971, p. 193; Watt, 1972, pp. 7–8.

4——Watt, 1972, Chapter 1.

5——スペイン領ネーデルラントの叛乱に到る長く入り組んだ歴史について、以下概略のみを記しておく。発端は1560年代に遡り、原因も宗教、財政、政治の3つの要素が複雑に絡み合ったものであった。1598年、父王フェリペ2世の後継としてフェリペ3世が即位した時点で、すでに賽は投げられていた。カトリックの優勢な南部こそ依然スペインの支配下にあったものの、カルヴァン派が勢力を伸ばしつつあった北部諸州では、スペインの統治などもはやあってなきが如しであった。本文で簡単に触れたが、1609年4月9日に12年間の停戦を約束する協定の締結を余儀なくされたフェリペ3世は、この失態から目を逸らさせんとして、まさにこの同じ日にモーロ人とユダヤ人のスペイン追放を決定したと見られる(このモリスコ追放令の布告日が、まさに1609年4月9日なのである)。この日付の一致は偶然とは言い難く、フェリペ3世の動機についてこれ以外の結論に到るのは困難である。この件については Feros, 2006, p. 198 を参照のこと。1621年の停戦協定失効を承けて、ネーデルラントは再び戦争状態となる。ただし北部7州が結成した連邦がすでに強大な力と国際的な認知を獲得していたことから、今回の紛争はより広範囲にわたる三十年戦争の一環として戦われることとなった。以後、スペインが財政危機に陥り、大国としての地位から転落するのに対し、オランダは強大な海軍力を備え、また海外貿易と帝国政策によって急速に富を集めるヨーロッパ随一の大国へとのぼりつめるのである。

6——以上は W. モンゴメリ・ワットによる要を得た解説に拠る。Watt, 1972, Chapter 2 ほかを参照。

7——この点については http://www.iranicaonline.org/articles/Greece-x の議論を参照。この箇所の執筆に当たってはこの記事に負うところが大きい。

8——Ullmann, 1978, p. 4.

9——Dols, 1992, p. 9.

10——Brown, 1971, pp. 194–98。

11——自身20世紀前半最大の臨床医とされるウィリアム・オスラーも、『医学典範』をして「他に例を見ぬほどの長きにわたり医学の聖典」であり続けた「史上最も有名な医学教科書」と記している(Osler, 1921, p. 98)。

12——この翻訳運動については Gutas, 1998 を参照。

13——Ullmann, 1978, p. 7.

14——Conrad, 1993, p. 693.

15——Conrad, 1993, p. 694. なお、マイケル・ドルスは、アラブによる征服以前からシリア語圏のキリスト教徒の医師によってギリシア語文献の翻訳が頻繁になされていたことが、シリア、イラク、ペルシアにガレノス医学が根づいた原因であるとしている(Dols, 1992, p. 38)。より一般的な観点からの議論としては Rosenthal, 1994 を参照。

16——以上の記述はローレンス・コンラッドの啓発的な議論に拠るものである。加えて Ullmann, 1978, pp. 8–15 も参照。

17——Conrad, 1993, p. 691.

18——Ullmann, 1978, p. 49.

19——この点については Prioreschi, 2001, pp. 425–26 の議論を参照。

20——イスハーク・イブン・イムラーン『憂鬱症論』*Maqāla fi l-Mālīhūliyā*より。この部分は Dols, 1987a で引用され論じられている。
21—— Ullmann, 1978, pp. 72–77.
22—— Miller, 1985.
23——初期病院史については Dols, 1987b を参照。
24—— Conrad, 1993, p. 716.
25——例えばアル=ハサン・イブン・ムハンマド・アル=ワッザン(ラテン名レオ・アフリカヌス)はモロッコのフェズで病院の運営に携わっていたが、1517 年に捕われの身となって連行されたローマで、彼の地の狂人は病院内で重い鎖に繋がれ、周囲の壁を重い木と鉄で補強した部屋に監禁されていたと報告している。Africanus, 1896, Volume 2, pp. 425ff. を参照。
26—— Dols, 1992, p. 129.
27—— Brown, 1971, pp. 82–108。
28—— Kelly, 1985, Chapter 4; Brown, 1972, p. 136.
29—— Brown, 1972, p. 122.
30—— Amundsen and Ferngren, 1982, p. 103 (Dols, 1992, p. 191).
31—— Dols, 1992, p. 191.
32—— Brown, 1972, p. 131.
33—— Dols, 1992, p. 206.
34——一例として Elgood, 1962 を参照。
35—— Dols, 1992, p. 10.
36—— Fahd, 1971.
37—— Dols, 1992, p. 214.
38—— Nizami, 1966.
39—— Nizami, 1966, p. 38。
40—— Le Goff, 1967, p. 290。
41—— Slack, 1985, p.176.
42—— Brown, 1992.
43—— Brown, 1972, p. 67.
44—— Fletcher, 1997.
45—— Hoare, 1954, p. 29.
46—— Brown, 1972, p. 131.
47——「マタイ伝福音書」10 章 1、8 節
48—— Finucane, 1977, p. 17.
49—— Finucane, 1977, p. 19.
50—— Gardner (ed.), 2010.
51—— Brown, P., 1981, p. 3.
52——この聖遺物は現在なぜか米コネティカット州エンダーズ島の被昇天の聖母礼拝堂に安置されている。
53—— 1116 年、アビンドン修道院では院長の指示で、長年にわたり蒐集されてきた聖遺物の長大な目録を作成した。教会による聖遺物蒐集という一般的な現象については Southern, 1953 を参照。
54—— Finucane, 1977, pp. 28–31.
55——伝説によると、ローマの衛兵に見咎められ検分を受けた際、聖カタリナの頭部を収めた袋から出てきたのは大量の薔薇の花弁であった。しかしシエナに到着して再び袋を開けると、薔薇の花弁は聖カタリナの頭部に戻っていたという。
56—— Marvell, c. 1650.
57—— Finucane, 1977, p. 76.
58—— Finucane, 1977, pp. 91–92.
59——他方、T. S. エリオットの『寺院の殺人』(Eliot, 1935) はベケット暗殺事件に取材した詩劇である。
60—— Butler, 1799 の「5 月 15 日」の項を参照。
61—— Kirsch, 1909; Parry-Jones, 1981.
62—— Brown, P., 1981, p. 107.
63——かつてヨークシャー州ウェイクフィールドで上演されたと見られる 32 篇の作品から成るタウンリー・サイクルの現存写本(カリフォルニア州ハンティントン図書館に所蔵)を繙くと、教皇やカトリックの秘蹟への言及箇所が斜線で消されているほか、12 ページ分の紙葉が破り取られ逸している。理由として、カトリック関係の禁忌に関わる言及が多すぎたためと推定されている。
64—— Doob, 1974, Chapter 3 の明快な議論を参照。
65—— Doob, 1974, p. 120.
66——ダンテ『神曲 地獄篇』(Dante Alighieri, 1980) 第 30 歌 20–21。
67——前同第 30 歌 22–27。
68—— Doob, 1974 は、中英語文学に属する作品の多くが、かかる狂気と罪の連関を主題としていたことを指摘している。本文の議論も、同書の分析に拠る。
69——ダンテ『神曲 地獄篇』(Dante Alighieri, 1980) 第 28 歌。
70—— Mirk, 1905, p. 56. 同書は宗教改革以前に俗語たる英語で書かれた説教集としては最も著名なものと言える。元来は各教区の司祭向けに書かれた手引書だったが、教養層の平信徒の間でも広く読まれた。
71——ラバヌス・マウルス・マグネンティウス『宇宙について』*De universo* (Doob, 1974, p. 2)。
72—— Park, 1992, p. 66.
73—— Watt, 1972, p. 67。
74—— Lupton, 1632, p. 75. この文献はコリン・ゲイルの教示による。
75——一般に聖職者が医師を蔑視していたことについては Finucane, 1977, p. 64 を参照。

第 4 章　メランコリアと狂気

1——ポルトガル、ハンガリー、ポーランド、スカンディナヴィアでは、18 世紀に入って以後も魔女狩りと魔女裁判が行われていた。
2—— Gifford, 1587.
3—— Midelfort, 1999, p. 97. [★邦訳においてはルター著作集の既訳 (Luther, 1530/ 32) を引用した]
4—— Hobbes, 1968, p. 92.
5—— Glanvill, 1681 (Porter, 1999, pp. 198–99).
6—— Clark, 1997, p. 152.
7—— Daneau, 1575 (Clark, 1997, pp. 163–64).
8—— Clark, 1997, pp. 188–89.
9——「悪魔が人間に憑くという観念がヨーロッパ識字層の大部分から消えたと言えるのは、ようやく 17 世紀末になってのことである」(Clark, 1997, pp. 390–91)。
10—— Midelfort, 1999, p. 158.「医師らにとって当時はまさに「メランコリアの時代」であった」。
11—— Boorde, 1547 (Jackson, 1986, pp. 82–83).
12—— Laurentius, 1598, pp. 88–89, 125. 同書の1594 年に出版されたフランス語初版は最終的に20版を超え、またラテン語のほか英語、ドイツ語、イタリア語にも翻訳された。
13—— Laurentius, 1598, p. 87.
14—— Bright, 1586, pp. xii–xiii, 90, 102. ここで引いたブライトおよびラウレンティウスの見解はアウィケンナ『医学典範』の所論に酷似している。そしてそのアウィケンナの議論はガレノスやエペソスのルフスに由来するものであった。
15—— Laurentius, 1598, pp. 107–08.

16 —— Dryden, 1681, Part I, lines 163–64.
17 —— Burton, 1948, pp. 17, 148–49.
18 —— Jackson, 1986, p. 97.
19 —— Burton, 1948, p. 970.
20 —— Burton, 1948, p. 384.
21 —— Hunter and Macalpine, 1963, p. 96.
22 —— Bright, 1586, pp. i, iv, 187. 今日、ブライトはむしろ速記法の発明者として知られている。
23 —— Boorde, 1547.
24 —— Platter, Cole and Culpeper, 1662 (Jackson, 1986, pp. 91–94).
25 ——スイス生まれのドイツ人で、ガレノス医学に初めて本格的な批判を投げかけた著名な医師パラケルスス(Paracelsus, 1493–1541)もまた占星術と錬金術に魅せられた一人で、実際医療行為に際し常時その知見を応用していた。
26 —— MacDonald, 1981, p. 213.
27 —— MacDonald, 1981, p. 141.
28 —— Cotta, 1616 (Hunter and Macalpine, 1963, p. 87).
29 —— Cotta, 1612, pp. 86, 88.
30 —— Cotta, 1612, p. 51.
31 —— Jorden, 1603, The Epistle Dedicatorie (unpaginated).
32 ——この事件についての詳細は Scull, 2011, pp. 1–23 を参照。ジョーデンの介入について、従来は世俗主義的な理由から説明する議論がしばしば見られたのに対し、宗教的な動機を見出す解釈を根拠を付して初めて呈示したのが MacDonald (ed.), 1991 である。
33 —— Harsnett, 1599.
34 —— Harsnett, 1603.
35 —— Muir, 1951 は『リア王』(Shakespeare, c. 1606) のテクスト中に、ハースネットからの借用部分を50カ所以上見出している。
36 ——トンマーゾ・カンパネッラ(Tommaso Campanella, 1568–1639) は当時カラブリア州を支配していたスペイン王に対する反逆計画の精神的指導者であった(異端の疑義をかけられて以後、カラブリア州に滞在していた)。陰謀に加担した同志の多くが絞首刑や公開斬刑に処される中、彼は自房への放火等の異常な行動に出、拷問や断眠の最中にも狂人のふりを貫いたことでなんとか処刑を免れた。贖罪の心をもつことができない狂人は死後地獄へ落ちるほかなく、裁判官は死刑宣告によってその責を負わされるのを嫌ったのである。ナポリの監獄を転々としつつ都合四半世紀以上にわたって収監されたカンパネッラは、1626年にようやく釈放されるが、獄中からも我が身を顧みず異端審問に抗してガリレオを擁護する文章(1616)を発表する等している。そして釈放から数年後、再び迫害の脅威が迫るや今度はパリへと逃亡、1639年に没するまでフランス王の庇護下でこの地に逗留した。
37 —— Eliot, 1932, pp. 51–88.
38 —— 1598年に宮内大臣一座によって初演され、(息子の素行を怪しんで後をつける)老紳士ノーウェル役をウィリアム・シェイクスピアが演じたベン・ジョンソンの戯曲『癖者ぞろい』(Johnson, 1598)は、古典喜劇の型にきわめて忠実な作品である。特にジョンソンの描く登場人物たちは、プラウトゥス喜劇でお馴染みの面々を英国風に書き換えたものにほかならない。
39 —— Seneca, 1917a.
40 —— Shakespeare, 1594.
41 ——罪に苦悩するピューリタンの姿が、鬱然として時に自殺を思うような人物造形のステレオタイプにぴったりはまったことは、ロンドンの木材旋盤工ニアマイア・ウォリントン(Nehemiah Wallington, 1598–1658)の手になる膨大なテクスト群が明瞭に示すところである。民衆の識字率がゼロに近かったこの時代に、ウォリントンは2000ページを超える覚書、日記、手紙を書き遺したのだが、そこには神への疑念との格闘、鴉(からす)の姿で現れた悪魔が1時間以上にわたって自分に話しかけてくる妄想、繰り返されるメランコリアの記録が綴られていた。これについては Seaver, 1988 の見事な分析を参照。
42 ——この点(に留まらないが)、友人で同僚のジョン・マリノの示唆による。
43 —— Cervantes, 2003, pp. 142–143.
44 ——そのうち最も重要なものの1つが1420年代に始まる線遠近法の発展だが、この技術自体が古典古代に起源を持つことには注意を要する。線遠近法はフィリッポ・ブルネレスキ(Filippo Brunelleschi, 1377–1446)がフィレンツェのサンタマリア大聖堂の大円蓋設計に際して開発し、レオン・バティスタ・アルベルティ(Leon Battista Alberti, 1404–72)によって数学的な表現を与えられるや、西洋芸術に急激な変化をもたらしたものであるが、この仕事を手掛けるに当たり、ブルネレスキはローマのパンテオンを研究しているのである。
45 —— 21世紀の我々の目には、画面を埋め尽くす様々な形象はダリ的とすら映る。
46——Brant, 1494.
47——Foucault, 2006, pp. 8–9.
48——Erasmus, 1979, p. 65.
49——Erasmus, 1979, p. 64.「犯した罪から、その実なんの効力もない赦免によって救われるというので悦に入り、水時計ででも測るかのように、数値の表を作って、煉獄にとどまる時間がいかほど短くなったかを(……)きちんと計っている人については、さあどう言ったらいいのでしょうね？　まじない札だの、短い祈りの文句だの(そんなものは、どこかの信心深げな詐欺師が、楽しみのためか金儲けのためにひねりだしたものですが)を頭から信じ込(……)〔んで〕いる人たちについては、なんと言ったものでしょう？」[★エラスムス『痴愚神礼讃』、既訳 p. 104]
50 —— Erasmus, 1979, p. 65.「それぞれの地方が、それぞれ自分たちには特別の守護聖人がいると主張し、それぞれに固有の御利益が振り当てられていて、それぞれ違った礼拝の仕方がなされているのも、まあこれと同類ではないでしょうか？　歯痛を治してくれる聖人、お産の痛みをやわらげてくれる聖人、盗まれた物を見つけ出してくれる聖人、船が難破した折に輝く光としてあらわれ救ってくれる聖人がいるかと思えば、家畜の群れを護ってくれる聖人、その他よろずのことを守護してくれる聖人がいるといった具合で、全部数え上げたらきりがありません。一人でいくつものお役目を引き受けている方々もおられますよ。聖母マリア様がそれで、世の人々はこの御母に、その御子が担っておられる以上の役目を押しつけております」[★前同、既訳 p. 106]。
51——このトーマス・モア宛て書簡は『痴愚神礼讃』の序文として置かれている。Erasmus, 1979, p. 4.
52——Erasmus, 1979, p. 64–65.
53——これはキリスト教の最初期からその深奥に潜む逆説であった。一例として、パウロがコリントスの信徒に宛ててこの点を論じた箇所(「コリント前書」1章20、25、27–28節)を挙げておく。「神は世の智慧をして愚ならしめ給へるにあらずや。(……)神の愚は人よりも智く、神の弱は人よりも強ければなり。(……)されど神は智き者を辱かしめんとて世の愚なる者を選び、強き者を辱かしめんとて弱き者を選び、有る者を亡さんと

て世の卑しきもの、軽んぜらるる者、すなはち無きが如き者を選び給へり」。
54——Erasmus, 1979, pp. 129–30.
55——Erasmus, 1979, pp. 132.
56——ただし『痴愚神礼讃』にはプラトンとソクラテス以外にも、ウェルギリウス、ホラティウス、ホメロス等、古典古代の識者の名が多数登場する。
57——アルキビアデスの発言はプラトン『饗宴』(Plato, 2008) 215a–b, 216c–217a による[★既訳 pp. 129–130、pp. 133–135]。
58——Erasmus, 1965, p. 37.

第5章　瘋狂院と瘋狂医

1——Tenon, 1788, p. 85.
2——モンペリエの狂人収容施設を当時のフランス地方都市の状況の典型例として扱ってよいかという点については、フランス革命期のディジョンで同種の施設に収容されていた女性患者が僅か9人であったことが傍証となるだろう。
3——Jones, 1980, p. 373. この辺りの議論はジョーンズの先駆的な研究に負うところが大きい。
4——Jones, 1980, p. 380.
5——Jones, 1980, p. 380.
6——サドは1790年、憲法制定議会による封印状廃止によって釈放されると、貴族としての過去を体(てい)よく否定して国民公会の議員となった。1801年には(恣意的に運用できる拘禁権限を復活させたナポレオンの指示で)ビセートルに再収監されるが、親族の介入によりシャラントンに戻され、1814年に「狂人」として死んだ。サドは人生の四半世紀以上を監禁状態で過ごしたことになる。
7——Tenon, 1788, p. 218は、フォブール・サンジャックに6軒、フォブール・サンタントワーヌに9軒、モンマルトルに3軒の民営瘋狂院があったことを記録している。このうち最も規模の大きかったのがキュル・ド・サック・デ・ヴィーニュでレニェル嬢なる人物が経営していた院で、ここには女性患者のみ36人が収容されていた。これら民営瘋狂院の合計収容者数は300人弱で、痴愚もしくは痴呆と診断された者が大半を占めていた。昂奮したり暴れたりする患者は、主として公営の施設に収容された。
8——「旧体制下で封印状により拘禁された者の約9割をこうした「家族の囚人」が占めていた」(Castel, 1988, p. 16)。
9——McKendrick, Brewer and Plumb, 1982.
10——この辺りの議論はDella Seta, 2013に拠る。狂気とオペラの関係については、友人であるエイミー・フォレストと、義理の兄弟に当たるマイケル・アンドルーズの示唆に負うところも大きい。特にヘンデル『オルランド』とモーツァルト『イドメネオ』に関しては、エイミーの娘ディライア・フォレストからの教示が大変参考になった。
11——Robinson, 2013の指摘によると、「ここでヘンデルは、五拍子で歌えるような者は譫妄状態にあるか、狂人だと思われたいかのいずれかである、とのメッセージを込めている」。
12——例えばヴェルディの『マクベス』(1847)には、夢遊病者の如く彷徨い歩くマクベス夫人が登場する。プロットを大胆に切りつめて整理したアンブロワーズ・トマの『ハムレット』(1868)は真正の狂気と偽装の狂気をともに描き、終盤のオフィーリア発狂の場面が最大の見せ場となっている。時代を下ったドミートリイ・ショスタコーヴィチの『ムツェンスク郡のマクベス夫人』(1934)はスターリンの不興を買い、あわや作者は粛清の危機に瀕する。これには殺人者を共感的に描いていたり、登場人物がシベリア送りにされるくだりが含まれていたりするのもさることながら、性交の場面に、米国の批評家から「ポルノフォニー」とまで評された露骨にモダニズム的な音楽表現が付されていたことも大きい。
13——以上の『イドメネオ』論はCairns, 2006, Chapter 2の優れた議論に依拠している。Heartz, 1992の『イドメネオ』論も非常に有用である。
14——Heartz, 1992, p. 247 (Brown–Montesano, 2007, p. 224).
15——『オルランド』より40年先行するシャルパンティエ『メデア』(1693)が否応なく狂気を主題としているほか、ヘンデル自身の『ヘラクレス』(1744)、モーツァルトの『イドメネオ』(1781)、ドニゼッティの『アンナ・ボレーナ』(1830)、『ランメルモールのルチア』(1835)、『シャモニーのリンダ』(1842)、ベッリーニの『海賊』(1827)、『清教徒』(1835)、『夢遊病の女』(1831)、トマの『ハムレット』(1868)、ムソルグスキーの『ボリス・ゴドゥノフ』(1868)、ヴェルディの『ナブッコ』(1842)、『マクベス』(1847)、プッチーニの『トスカ』(1900)等が挙げられよう。
16——*European Magazine* 6, 1784, p. 424.
17——いずれも Stevenson, 2000, p. 7.
18——Cruden, 1739.
19——Defoe, 1728.
20——Belcher, 1796, p. 5.
21——Pargeter, 1792, p. 123.
22——自身グラブ街に出自をもつサミュエル・ジョンソンは、通り沿いの屋根裏住み文士の典型的人物像について次のように描写している。「自宅で嘘を書いて金を稼ぐ不徳者である。記事を書くのに才能も知識も、勤勉も快活も不要である。ただし、恥も外聞も知らず、真実に無関心なることは絶対に必要である」(*The Idler*, 30, November 1758)。またアレグザンダー・ポープの『ダンシアッド』*Dunciad* は明示的に「グラブ街の種族」すなわち売文家の諷刺として書かれた作品である。
23——Haywood, 1726.
24——瘋狂院が登場する18世紀イングランドの小説としては他にシャーロット・スミス『若き哲学者』(Smith, 1798)も挙げられる。
25——ドニゼッティ自身が第3期梅毒が原因と見られる精神症状に陥り狂死しているのは歴史の皮肉と言うべきか。Peschel and Peschel, 1992を参照。
26——大衆への蔑視に基づく自己差別化の感覚は、例えばRichardson, 1741の、特に書簡153と書簡160に明確に見出される。
27——Mackenzie, 1771, Chapter 20.
28——Robinson, 1729, p. 43.
29——Brydall, 1700, p. 53.
30——Pascal, 1954, p. 1156.
31——Snape, 1718, p. 15.
32——Willis, 1683, p. 206.
33——Molière, 1673を参照。
34——Robinson, 1729, pp. 400–01.
35——Macalpine and Hunter, 1969, p. 281.
36——Macalpine and Hunter, 1969, p. 275.
37——Jones, 1993, pp. 20–21.
38——Greville, 1930, p. 186.
39——Guislain, 1826, pp. 43–44.
40——1810年6月8日付けジェイムズ・ラッシュ宛書簡(Rush, 1951, p. 1052)。

41――Cox, 1813, pp. 159-165. コックスのこの著書は初版から9年の間に3版を数えたほか、初版が出てすぐにフランス語とドイツ語に翻訳され、1811年には米国でも刊行されている。コックスの発明は広く受け容れられたのである。
42――Burrows, 1828, p. 601.
43――Burrows, 1828, p. 601.
44――Hallaran, 1810, p. 60.
45――Plumb, 1975, p. 69.
46――Locke, 1968, pp. 152-53, 183.
47――Ferriar, 1795, pp. 111-12.
48――Bakewell, 1815, pp. 55-56.
49――Tuke, 1813, p. 94.
50――Weiner, 1994, p. 232. Swain, 1977 も参照。
51――Goldstein, 2001, Chapter 3.

第6章　神経と神経質

1――Blackmore, 1726, p. 96.
2――Blackmore, 1726, p. 97.
3――Pope, 1735.
4――Rousseau, 1993, p. 167.
5――ジョナサン・スウィフト『スウィフト博士の死を悼む詩』'Verses on the Death of Dr Swift'、『ホラティウス模作第一巻第七書簡』'The Seventh Epistle of the First Book of Horace Imitated'。
6――Cheyne, 1733, p. 260.
7――Cheyne, 1733, p. 262.
8――Cheyne, 1733, p. ii.
9――Willis, 1965, p. 124 (ラテン語初版はWillis, 1664).
10――Willis, 1681.
11――Sydenham, 1742, pp. 367-75 (Hunter and Macalpine, 1963, p. 221, 223).
12――Cheyne, 1733, p. 174.
13――Cheyne, 1733, p. 49-50.
14――Cheyne, 1733, pp. i-ii.
15――Cheyne, 1733, pp. 52, 262.
16――Cheyne, 1733, p. 262.
17――Hume, 2007, p. 259; Boswell, 1951, pp. 42-43.
18――Robinson, 1729, pp. 181-83, 407-08.
19――Robinson, 1729, p. 407.
20――Robinson, 1729, p. 406.
21――Willis, 1683, p. 206.
22――Boerhaave, 1761.
23――ヴィクトリア朝時代の学童はコガネムシの羽に針を刺し、くるくる回るのを見て遊んだ。
24――Wesley, 1906, Vol. 1, pp. 190, 210, 363, 412, 551; Vol. 2, pp. 225, 461, 489 を参照。
25――Black, 1811, pp. 18-19; Haslam, 1809, pp. 266-67; Pargeter, 1792, p. 134.
26――以下の叙述は、ドイツの魔女と精神疾患を専門とする優れた歴史家H. C. エリク・ミデルフォートに大きく依拠している。特にガスナー現象を扱った分析はMidelfort, 2005として出版されている。
27――Ellenberger, 1970, p. 58. 以下、メスマーの経歴については同書のほかDarnton, 1968にも依拠する。
28――モーツァルトの『ピアノ協奏曲第十八番変ロ長調』(K. 456)は彼女のために書かれたとも言われる。
29――Paulet, 1784, pp. 2-3.
30――メスマー本人が愚かにもこの演奏会に出席していたとする説はPattie, 1979によれば事実ではなく神話にすぎないという。
31――ヴィクトリア朝時代の英国におけるメスメリズムの残響についてはWinter, 1998を参照。

第7章　大監禁

1――シェイクスピア『ハムレット』(Shakespeare, 1600/01)第4幕第5場。
2――Snape, 1718, p. 15.
3――*The World*, 7 June 1753.
4――Mead, 1751, p. 74; Robinson, 1729, p. 50; Arnold, 1786, p. 320; Pargeter, 1792, p. 122. フランス革命直後に立憲議会の救貧委員会が出した報告書には、狂気すなわち「最も尊い部分を損なう、最大にして最も恐ろしい人間的悲惨」とある(Castel, 1988, p. 50)。
5――Burney, 1842, Vol. 4, p. 289.
6――Harcourt, 1880, pp. 25-28.
7――Esquirol, 1819 (Weiner, 1994, p. 234).
8――*Report, from the Committee of the House of Commons, on Madhouses in England*, 1815, p. 325.
9――*Report, from the Committee of the House of Commons, on Madhouses in England*, 1815, p. 46; Wakefield, 1814, p. 125.
10――ヨーク精神病院は1772年に伝統的な方式で運営される慈善病院として設立された施設であり、1796年にウィリアム・テュークが設立したヨーク療養所(詳細は後述)とはまったくの別物である――というよりむしろ、ヨーク精神病院に患者虐待の風評が絶えなかったからこそ、テュークは自前の施設をつくる必要を覚えたのである。
11――*Report, from the Committee of the House of Commons, on Madhouses in England*, 1815, p. 12.
12――*Report of the Metropolitan Commissioners in Lunacy to the Lord Chancellor*, London: Bradbury and Evans, 1844.
13――Castel, 1988, pp. 243-53にこの法律の全文が掲載されている。
14――Goldstein, 2001, Chapters 6, 8 and 9.
15――Gröger, Gabriel and Kasper (eds.), 1997.
16――Engstrom, 2003, pp. 17-23.
17――Shelley, 1818-19.
18――Carlo Livi, 'Pinel o Chiarugi? Lettera al celebre Dott. Al. Brierre de Boismont,' *La Nazione*, VI, 18, 19, 20 Sept. 1864 (Guarnieri, 1994, p. 249).
19――Tonnini, 1892, p. 718.
20――Brown, J. V., 1981.
21――Dix, 1843, p. 4. 優れたディックス伝であるGollaher, 1995には、英国の改革運動からの文言借用の指摘がある。以下の本文の議論は同書に依拠する。
22――Dix, 1843, pp. 8-9. この描写が、ヨーク精神病院での虐待実態の暴露内容と重なっているのはもちろん偶然ではない。
23――ディックスのスコットランド遠征についてはScull, MacKenzie and Hervey, 1996, pp. 118-21を参照。
24――Dix, 1845a, pp. 28-29
25――Paget, 1866, p. 35.
26――例えばGarton, 1988; Coleborne, 2001; Brown, 1980.
27――Deacon, 2003.
28――Sadowsky, 1999を参照。
29――ジャボクは現代の西洋医学でも高血圧の治療に用いられている。

30 —— Ernst, 1991.

31 ——この種の施設について初めてまとまった研究として出版されたのが Ernst, 2013 である。

32 —— Keller, 2007; Edington, 2013; より一般的な議論として Mahone and Vaughan (eds), 2007.

33 —— Ablard, 2003; Balbo, 1991.

34 ——この辺りの経緯に関する優れた詳論として Baum, 2013 を参照。

35 —— Suzuki, 2003.

36 —— Ferriar, 1795, pp. 111-12(フェリアーはマンチェスター精神病院の医師であった)。同種の知見を表明している瘋狂院関係者の例として Bakewell, 1815, pp. 55-56, 59 を参照。

37 ——特に Tuke, 1813 を参照(数カ月後にはフィラデルフィアで米国版も刊行されている)。

38 —— Tuke, 1813, pp.133-34, 151, 157-58.

39 —— Tuke, 1813, p. 156.

40 —— Tuke, 1813, p. 177-78.

41 —— Browne, 1837.

42 —— Scull, 1981.

43 ——フィリップ・ピネルはピュサン夫人の功績を随所で顕彰しているが、一例として Pinel, 2008 (1809), pp. 83-84 を参照。

44 —— Pinel, 2008 (1809), p. xxiii, n. 1.

45 —— Pinel, 2008 (1809), pp. 101-02.

46 —— Pinel, 2008 (1809), p. 140.

47 —— Esquirol, 1818, p. 84.

48 —— Browne, 1837, pp. 50, 180.

49 —— Anonymous, 1836-1837, p. 697.

50 —— Conolly, 1847, p. 143.

51 —— Dix, 1846, p. 10 および Dix, 1845b, pp. 9-10 等を参照。

52 —— Browne, 1864, pp. 311-12.

53 —— Crichton Royal Asylum *7th Annual Report*, 1846, p. 35.

54 —— Crichton Royal Asylum *10th Annual Report*, 1849, p. 38.

55 —— Pinel, 1801, p. 66, 99-100. Goldstein, 2001, p. 86.

56 —— Pinel, 1801, pp. xlv-xlvi.

57 —— Pinel, 2008 (1809), pp. 130, 136.

58 —— Pinel, 2008 (1809), p. 139.

59 —— Goldstein, 2001, pp. 113-16 の議論を参照。

60 —— Tuke, 1813, p.110.

61 —— Tuke, 1813, p. 111. ヨーク療養所が初めて客員医師として受け入れたトーマス・ファウラーの言。

62 —— Bynum, 1974, p. 325.

63 —— Pinel, 1801, pp.158-59.

64 —— Lawrence, 1819, p. 7-8, 112.

65 —— Cabanis, 1823-25.

66 —— Browne, 1837, p. 4. ほぼ同じ見解が Halliday, 1828, p. 4 にも見られる。

67 —— Conolly, 1830, p. 62.

68 —— Browne, 1837, p. 4.

69 —— Newnham, 1829, p. 265.

70 —— Gray, 1871.

71 —— Lantéri-Laura, 2000, pp. 126-27.

72 —— Gall and Spurzheim, 1812, p. 81.

73 —— Spurzheim, 1817, p. 101.

74 —— Twain, 2013, p. 335-336.

75 ——ベイルは患者の脳に病変部位を発見しつつも、依然その原因については社会的なものと考えていた。例えば、ナポレオンの軍隊に参加した者に全身麻痺の症状が特に多く見られるという事実は認めつつ、その原因を従軍中に体験したトラウマと帝国の崩壊に伴う失意に帰している。エスキロルも、娼婦がこの病気に罹りやすいことを発見しながら、原因はその背徳的な生活にあるとしている。

76 —— *The Asylum Journal* 1, November 1853, p. 1.

77 ——ピネルは狂気を意味する語について folie(フォリ)を俗語として斥け、代わりに aliénation(アリエナシオン)の使用を提唱している(Pinel, 1797)。狂人治療専門医が aliéniste(アリエニスト)となる所以である。一方、エスキロルも狂人収容施設の呼称を変更すべきと考え、代替案を提案している。「この種の施設には痛苦を想起させない名称を与えたい。私は asile(アジル = 避難所)がよいと思う」(Esquirol, 1819, p. 26)。この asile の英語表記が asylum なのである。

78 —— Hill, 1839, pp. 4-5.

79 —— Granville, 1877, Vol. 1, p. 15.

80 —— Dix, 1850, p. 20.

81 —— *The Times*, 5 April 1877.

82 —— *The Scotsman*, 1 September 1871.

83 —— Schröder, 'Heilungsaussichten in den Irrenanstalten', *Psychiatrisch-Neurologische Wochenschrift*, 10, Sept. 26, 1908, p. 223.

84 —— Crichton-Browne, 1869, p. 27.

85 —— Anonymous, 1857, p. 353.

第 8 章　頽廃と絶望

1 —— Pinel, 1790, p. 71.

2 —— Pinel, 1805, p. 1158.

3 —— Esquirol, 1805, p. 15.

4 —— Esquirol, 1838, Vol. 2, p. 742.

5 —— Girard, 1846, pp. 142-43.

6 —— Rush, 1947, p. 168.

7 —— Rush, 1947, p. 333.

8—— Woodward, 1843, p. 62.

9 —— *Reports of the Trustees and Superintendent of the Butler Hospital for the Insane, for 1854*, p. 13.

10 —— Earle, 1868, p. 272.

11 —— Childs et al., 1846, p. 7.

12 —— Beddoes, 1803, Essay X, p. 40.

13 —— Morison, 1826, p. 73.

14 —— Browne, 1837, pp. 59, 56.

15 —— Uwins, 1833, p. 51.

16 —— Mitchell, 1894, p. 431. これに匹敵するものとして、患者を「生ける屍」living corpses と表現した報告書もある(*Fourth Annual Report of the Board of State Charities of Massachusetts*, 1868, Boston: Wright & Potter, p. xl)。

17 —— *Ninth Annual Report of the Crichton Royal Institution for Lunatics*, 1848, p. 5.

18 —— *Thirteenth Annual Report of the Crichton Royal Institution for Lunatics*, 1852, p. 40.

19 —— *Eighteenth Annual Report of the Crichton Royal Institution for Lunatics*, 1857, pp. 24-26.

20 —— Bucknill, 1860, p. 7.

21 —— MacKenzie, 1985.

22 —— Haskell, 1869.

23 —— 1889 年 6 月のテオ・ファン・ゴッホ宛て書簡。

24 ——クレアは新聞社に宛てた手紙に「ノーサンプトンシャー

の一農民」と署名した際、Peasant(農民)をPheasantと綴っていたほどで、生涯正しい綴り方を覚えることはなかった。

25 —— Clare, 1935. ジョン・クレア協会のリンダ・カリー会長の助力に感謝する。

26 —— Reade, 1864, vol. 2, p. 95–6, vol. 3, p. 47. コノリーが諷刺の槍玉に挙げられた背景には、この作品が発表される数年前に提起された損害賠償請求訴訟がある。アルコール依存症であった「ラック氏」なる人物の精神病院収容に関して、同氏に狂人認定を下した医師がその病院から「顧問料」の名目で金銭の支払いを受けていた事実が暴露され、これを承けて「ラック氏」が訴訟を起こしたのである。そしてこの裁判で被告となった医師こそ、ジョン・コノリーその人であった。陪審は件の「顧問料」を賄賂と認め、コノリーに 500 ポンドという高額の賠償金支払いを命じた。被告となったのがロンドンの精神病院から機械的拘束を撤廃させた有名人であったことによりこの事件は世間の耳目を集めたが、彼の裁判沙汰はこれが最後とはならなかったようである。なお「ハムレットは狂人だった」という解釈へのコノリーの執着は周知の事実であった。

27 —— 『荒涼館』(Dickens, 1853)には、永遠に繰り返される訴訟手続のために強迫的な狂気の淵に追いやられる印象的な人物「フライト婆さん」も登場する。

28 —— Perceval, 1838, 1840, vol. 1, pp. 265, 175–76.「認定狂人友の会」については Hervey, 1986 を参照。

29 ——コノリーとヒルについては、Scull, MacKenzie, and Hervey, 1996, pp. 70–72 の議論を参照。

30 ——ロジーナの経験した辛苦に関する彼女自身の証言として Bulwer Lytton, 1880 を、また事件に対するよりバランスのとれた評価として Wise, 2012, pp. 208–51 を、それぞれ参照。

31 —— *Annales médico-psychologiques* 5, 1865, p. 248. Dowbiggin, 1985a も参照。

32 —— Tuke, 1878, p. 171.

33 —— Maudsley, 1871, pp. 323–24.

34 —— Maudsley, 1895, p. 30.

35——W. A. F. Browne, in *Eighteenth Annual Report of the Crichton Royal Institution for Lunatics*, 1857, pp. 12–13.

36——Strahan, 1890, pp. 337, 334.

37——Nordau, 1892. 同書は英訳版が 1895 年に刊行され、国際的な成功を収めた。最も注目を集めたのが、その頽廃芸術論、および頽廃芸術家論であった。

38——Greenslade, 1994, p. 5.

39——ニーチェの梅毒については近年これを疑問視する研究がある。この指摘が正しい可能性も否定はできないが、遡及的診断の危険は明らかである。当時精神病院でニーチェを診た医師たちは、精神病性全身麻痺(GPI)ないし第三期梅毒を確信していた。

40——Booth, 1890, pp. 204–05.

41——Spitzka, 1878, p. 209.

42——York Retreat, *Annual Report* 1904.

43——Burdett, 1891, p.186.

44——Hill, 1907, p. 6. さらにこの 2 年後の米国神経学会でも、会長講演で同趣旨のことが言われている。「研究分野としてこれほどの成長を遂げつつも、残念ながら精神病の治療法については完全に停滞していると言わざるを得ない。診断に関しても、最も有能な診断医たる解剖医ですら、精神病については確たることを言えないのが現状である」(Mitchell, 1910, p. 1)。

45——*Archiv für Psychiatrie und Nervenkrankheiten* 1, 1868, p. iii. また Shorter, 1997, p. 7 も参照。

46——Noguchi and Moore, 1913.

47——Prichard, 1835, p. 6.

48——Maudsley, 1895, p. vi.

49——Strahan, 1890, p. 334.

50——Maudsley, 1883, p. 321.

51——Strahan, 1890, p. 331.

52——*Annales médico-psychologiques* 12, 1868, p. 288. Dowbiggin, 1985b, p. 193.

53——*Buck v. Bell*, 274 US 200, 1927.

54——ナチスの「人種衛生」と米国の優生学の関係については Kühl, 1994 を参照。スタンフォード大学医学部卒でカリフォルニアのストックトン州立病院で病院管理者を務めたマーガレット・スマイス曰く、「ドイツの断種運動の指導者らはことあるごとに、自分たちの法案はカリフォルニアの実験を仔細に研究した成果だと言っている」(Smyth, 1938, p. 1234)。

55——Proctor, 1988; Aly, Chroust, and Pross, 1994 を参照。

56——Cranach, 2003; Burleigh, 1994 を参照。

第9章　半狂

1——Suzuki, 2006, p. 103.

2——一例として、モリソンによる家庭的な環境での精神病治療の試みについて論じた Scull, MacKenzie, and Hervey, 1996, Chapter 5 を参照。

3——スイスの同種の事例については Shorter, 1990, p. 178 を参照。

4——Ticehurst Asylum Casebook 5, 2 July 1858, Contemporary Medical Archives, Wellcome Medical Library, London.

5——Shorter, 1990 pp. 190–92.

6——Hare, 1983; Torrey, 2002.

7——Scull, 1984; Healy, 2008; Taylor, 2013; Greenberg, 2013.

8 ——「迷妄の地(メイズランド)」、「眩惑の地(デイズランド)」、「漂泊の地(ドリフトランド)」 は、Wynter, 1875 の新版である Wynter, 1877 に 5 つの章を追加した J. モーティマー・グランヴィルの命名による。

9 —— Bucknill, 1860, p. 7 は、精神病院の医師が「思考と感情に関して病的な雰囲気、永遠に終わることのないおぞましい妄想の「ヴァルプルギスの夜」」の中で暮らさざるを得ず、「精神病に感染する」重大なリスクに晒されていると訴えるのだが、これについては、患者はそれでもいいのかと問い質したくなるところではある(ちなみにヴァルプルギスの夜には、魔女が集会を開くとの伝承がある)。

10 —— Goodell, 1881, p. 640.

11 —— Scull, 2011.

12 —— Beard, 1881, p. 17.

13 ——実際、ビアードの命名になる神経衰弱症は 1893 年、当時としては最高の栄誉を受けている。すなわちフランツ・カール・ミュラーの編になる『神経衰弱症の手引き』(Müller, 1893) の出版である。

14 ——ヴァージニア・ウルフ『ダロウェイ夫人』(Woolf, 1925) に登場するサー・ウィリアム・ブラッドショーは、お喋り階級(チャタリング・クラス)を顧客とする精神科の診療所を開業していたサー・ジョージ・サヴェッジを想起させる人物である。

15 ——シャーロット・パーキンズ・ギルマンの短篇『黄色い壁紙』(Gilman, 1892) には、(著者自身に休息療法を施した) ミッチェルに酷似した医師が登場し、患者を狂気の淵に追いやる。ミッチェルの患者には作家のイーディス・ウォートンもいて、彼女

は治療が終わってから1年後に最初の小説を発表している。

16 —— Stiles, 2012. Poirier, 1983, pp. 21–22 によれば「元患者の女性たちから彼を称讃する手紙が殺到した」という。

17 ——休息療法は男性患者にも施されたが、女性患者の場合と違い、完全な安静を求められることはほとんどなかった。休息療法に関するミッチェルの文章を見ると、患者を指示する代名詞の圧倒的多数が「彼女」sheである。南北戦争時に従軍外科医を務めたミッチェルは、詐病が疑われる男性患者には厳しく接したが、神経衰弱やヒステリアの症状を訴える女性患者についても、優しい医師の仮面の下に同種の感情を窺わせるようなコメントを残している。例えば患者を自宅から引き離すべきと主張する文章の中に「一家を破綻させることにかけて、神経症と精神薄弱が重度に及び、哀れみを欲しがり権力を求める愚女に如く者なし」なる一文が見つかる(Mitchell, 1888, p. 117)。ミッチェルはフロイトが「二次疾病利得」の概念を案出する以前のこの時期に、病人役割が権力源泉として利用される可能性に気づいていたのである。

18 —— Mitchell, 1894, p. 414.

19 ——この後半の展開については Scull, MacKenzie and Hervey, 1996, Chapters 7–9 の議論を参照。少なくとも当初、「機能的」という形容は「心理的」の意味ではなく、むしろ神経系の非構造的な変化、つまり生理学的な変化を指す言葉であった。Beard, 1880, p. 114 の定義によれば「顕微鏡で見えるものを構造的と呼び、顕微鏡で見えないものを機能的と呼ぶ」のであるが、いずれも身体状態に対する形容である点では共通している。

20 ——シャルコーの経歴については Goetz, Bonduelle and Gelfand, 1995 の浩瀚な評伝を参照。

21 —— Jean-Martin Charcot, 'Préface', in Athanassio, 1890, p. 3–4.

22 —— Braid, 1843.

23 —— Goetz, Bonduelle and Gelfand, 1995, pp. 235–36.

24 —— Renooz, 1888.

25 —— Anonymous, 1887. これは 1887 年 8 月開催の生体解剖に関する会議における講演の記録である。

26 —— Munthe, 1930, pp. 296, 302–03.

27 ——以上 2 つの段落は Scull, 2011, pp. 122–23 の論述に若干の修正を加えたものである。

28 —— Munthe, 1930, p. 302.

29 —— Donkin, 1892, p. 626. これは権威ある『心理学的医学事典』の「ヒステリア」の項にある一文だが、同事典のページを少し遡った「催眠、ヒステリア患者における」の項では、シャルコー自身が英語圏の読者に向けて自説を解説している(Charcot and Tourette, 1892)。

30 —— Bernheim, 1886 を参照。

31 ——近年の研究によると、アナ・Oの治療に関する以上の説明はほぼ全部が虚偽であるという。実際にはカタルシス法が治療効果を上げることはなく、ブロイアーの手を離れた後も十年以上にわたって症状が続いたため、彼女はスイスのサナトリウムへの長期入院を余儀なくされたのである。最終的に回復した際も、アナ・Oは「お喋り療法」について何一つ良いことを言っていない。つまり精神分析の原症例たるアナ・Oの症例は神話——いくつもの水準における虚構の連なり——だったのである。

32 —— Breuer and Freud, 1957, p. 255.

33 —— Breuer and Freud, 1957, p. 7.

34 —— Breuer and Freud, 1957, p. xxxi.

35 —— Freud, 1963, p. 29.

36 —— Schur, 1972, p. 104 (Masson, 1985, p. 9).

第 10 章　荒療治

1 —— Owen, 1918.

2 —— Owen, 1917.

3 ——本書全体についても言えることだが、とりわけこの箇所については友人であるエイミー・フォレストの知見と示唆に負うところが大きい。

4 ——オットー・ディックスの戦争日記 (1915–1916) (Karcher, 1987, p. 14)、およびテイト・ギャラリー『オットー・ディックス 1891–1969 展』図録(Tate Gallery, 1992, p. 17)。

5 —— Owen, 1917–18.

6 —— Mercier, 1914, p. 17.

7 ——神経精神医学 neuropsychiatry とは、一部の精神科医が神経学の権威に乗じようと考案した合成語である。これは精神病の身体原因説を言葉遣いの上で補強するような用語であった。

8 ——リヴァーズ自身による解説として Rivers, 1918 を参照。クレイグロックハートでのリヴァーズの仕事は、パット・バーカーの小説三部作、『再生』*Regeneration* (1991)、『ドアの目』*The Eye in the Door* (1993)、『亡霊の道』*The Ghost Road* (1995) において中心的な役割を果たしている。またリヴァーズはサスーンの半虚構的回想録『シャーストンの歴程』(Sassoon, 1936) にも実名で登場する。

9 —— Lerner, 2001, pp. 157–8.

10 —— Roudebush, 2001, p. 269.

11 —— Adrian and Yealland, 1917, p. 870; Shephard, 2000, p. 77.

12 —— Showalter, 1985, pp. 176–77.

13 ——ドイツがオーストリアを第三帝国に併合した 1938 年、反ユダヤ主義者でもあったヴァーグナー = ヤウレックはナチス入党を果たした。ナチスはまもなくフロイトを亡命に追い込み、ユダヤの頽廃科学たる精神分析と、それを奉じる精神分析医を根絶するためにあらゆることを行う。ヴァーグナー = ヤウレックはオーストリア国民改良遺伝学連盟の会長に就任し、「劣等人種」の断種を積極的に推し進めていった。

14 ——この連鎖球菌は「聖アントニウスの火」の名で知られる進行の速い皮膚感染症の原因となるほか、疼痛、悪寒、振戦を伴い、慢性のリンパ節炎を引き起こしたり、場合によっては患者を死に到らしめることもある。

15 —— 1906 年にローバート・コッホ感染症研究所のアウグスト・フォン・ヴァッサーマンが梅毒の血液検査法を開発したほか、その 7 年後の 1913 年には、野口英世とＪ.Ｗ.ムーアがいまや古典となった論文(Noguchi and Moore, 1913)を発表し、ＧＰＩ患者の脳が梅毒トレポネーマ(螺旋状をした梅毒の原因菌)に感染していることを明らかにしている。

16 ——ロンドンの精神病院で病理医を務めたフレデリック・モットは、頻繁に目にする末期のＧＰＩ患者について「深く俯き、歯を軋り、口の端から唾液を垂らし、周りが見えず、表情がなく、手が土気色で冷たい、一列に座った人間性の残骸」と描写している(Mott, 1910, p. 275 (Pennington, 2003, p. 31))。

17 —— Delgado, 1922; Lewis, Hubbard and Dyar, 1924 および Wagner-Jauregg, 1946, pp. 577–78 を参照。

18 ——マラリア療法は深刻な倫理問題を引き起こすこととなった。というのもヴァッサーマン検査は梅毒に特化した検査ではなく、全身性エリテマトーデスや結核、そして (皮肉なことに) マラリアに罹患している場合にも陽性反応を示すことがあるからである。したがってもし梅毒が誤診だと、接種を受け

た患者はマラリアと梅毒の両方に不要な感染をすることになる可能性が否定できない。この点を重視した少数の精神科医の一人が、当時ワシントンDCの連邦精神病院で病院管理者を務めていたウィリアム・アランソン・ホワイトである。彼はこの根拠に基づいてマラリア療法の使用を禁じている。しかしこれに倣う例はほとんど見られなかった。

19 —— Driver, Gammel and Karnosh, 1926.

20 —— Braslow, 1997, pp. 71–94を参照。

21 ——梅毒トレポネーマはインビトロ環境では華氏106度(摂氏41度)で死滅する。この事実をもってマラリア療法の作用機序とする議論は可能であるが、インビボ環境でも同様であるかは定かでない。またヴァーグナー=ヤウレック自身はマラリア感染が免疫系を刺戟することが作用機序に関係していると考えたが、結局これも実証を欠いた思弁の域を出るものではなかった。

22 —— Maudsley, 1879, p. 115.

23 —— Lawrence, 1985.

24 —— Sanderson, 1885.

25 —— Kraepelin, 1896, pp. 36–37, 439; 6th ed., p. 154; 8th ed., Vol. 3, p. 931等を参照。

26 —— Cotton, 1923, pp. 444–45.

27 —— Cotton, 1921, p. 34.

28 —— Cotton, 1921, p. 66.

29 —— *Journal of Mental Science*, 69, 1923, pp. 552–59. グドールはコットンの研究を、ジークムント・フロイトが広めた有害学説に対する解毒剤として高く評価した。曰く、それは「会員の皆さんを、人を魅了し眩惑する心因論の牧草地から、狭く険しく、また厳しく困難な、しかしより真っ当な道へと引き戻したのだ」(p. 558)。

30 —— Moynihan, 1927, p. 817. コットンの研究を、無菌手術を開発した外科医リスターの偉業に擬(なぞら)えたのはモイニハン一人ではなかった。1927年は奇しくもリスター生誕100周年の年であり、聴衆は在りし日のリスターもまた周囲の外科医たちから懐疑的な視線を向けられた事実を想起させられることとなった。

31 ——「結腸全摘術を施した133例のうち33例が回復し、44例が死亡した。右側部分切除術を施した148例のうち、44例が回復し、59例が死亡した」——これほどの結果にもかかわらずコットンは涼しい顔で、原因を「患者のほとんどにおいて健康状態が非常に悪化していたこと」に帰している(Cotton, 1923, p. 457)。

32 —— Hobbs, 1924, p. 550.

33 ——この辺りの詳細についてはScull, 2005を参照。

34 ——チューリヒのオイゲン・ブロイラーの下にいたヤーコプ・クレージが導入した持続麻酔法は、人工的に6日間から8日間継続する睡眠状態を発生させる治療法である。ある報告によると、死亡率は6%であったという。

35 —— Carroll, 1923; Barr and Barry, 1926, p. 89.

36 —— Talbott and Tillotson, 1941. 患者10人のうち2人がこの「治療」の最中に死亡している。

37 —— Illinois Department of Public Welfare, Annual Report, 11, 1927–28, pp. 12, 23; 1928–29, p. 23; Graves, 1919.

38 ——各国から総勢200人を超える精神科医が参加したこの大会では、インスリン療法に関する報告が68件を数えている。Shorter and Healy, 2007, Chapter 4を参照。

39 —— Sakel, 1937, p. 830.

40 ——米国で行われた調査によると、1941年時点で公立と私立合わせて365の精神病院のうち72%でインスリン昏睡療法が実施されている(US Public Health Service, 1941)。戦時中英国ではブドウ糖不足のため実施数が減少し、また昏睡状態の患者の蘇生手段としてジャガイモ澱粉の使用を余儀なくされるところもあった。また人員不足により施術が不可能となった多くの病院では、この治療法の実施が一時的に停止されることとなった。

41 —— Benjamin Wortis, translation of a lecture given by Manfred Sakel in Paris, 21 July 1937, St Elizabeth's Hospital Treatment File, Entry 18, National Archives, Washington, DC.

42 ——有効性を否定した文献としてBourne, 1953を、精神科医側の反応についてはShepherd, 1994, pp. 90–92を参照。

43 —— Nasar, 1998, pp. 288–94.

44 —— Meduna and Friedman, 1939, p. 509.

45 —— Meduna, 1938, p. 50.

46 —— Katzenelbogen, 1940, p. 419.

47 —— Berkwitz, 1939, p. 351.

48 —— ECTが急速に国際的な広がりを得る過程についてはShorter and Healy, 2007, pp. 73–82を参照。

49 ——時にECTをカウフマン療法等の第1次世界大戦期の電気療法と混同する例が見られるが、ECTはそのような意図的に苦痛を与える種類の治療法とはまったく異なるものである。ECTは患者に苦痛や恐怖や嫌悪を味わわせるのではなく、人工的に発作を惹起して一時的な無意識状態に陥らせることを目的とする治療法だからである。

50 —— Cobb, 1938, p. 897.

51 —— Sakel, 1956.

52 —— ECT擁護派による近年の議論としてShorter and Healy, 2007, pp. 132–35を参照。この種の楽観論は決して万人に共有されているわけではない。

53 —— Moniz, 1936.

54 —— *Baltimore Sun*, 21 November 1936.

55 —— Pressman, 1998, Chapter 4が、1940年代前半の「進歩的」な州立病院においてロボトミーへの関心が高まっていく過程を追跡している。

56 ——サーガントと同様、ロンドンで神経外科医を務めていたワイリー・マキソックは1946年4月に500例目の施術を行っている。1950年までに彼が手掛けたロボトミー手術は1300例を超えた。

57 —— Fiamberti, 1937.

58 ——大人数の患者に対するロボトミー施術の目撃証言としてScheflin and Opton, 1978, pp. 247–49を参照。フリーマンはモニス宛ての書簡でも、ウェストヴァージニア州を訪問した際、「135分で22人の患者に、つまり1人あたり約6分で施術した」と豪語している。なお同州滞在中の20日間でフリーマンが施術した患者は実に228人にものぼったという(Walter Freeman to Egas Moniz, 9 September 1952, Psychosurgery Collection, George Washington University, Washington DC)。

59 ——フリーマンはエヴァンストンのワイオミング州立病院でJ・S・ウェイレンなる医師が、自分の書いた指示書に従うだけで約200例の経眼窩ロボトミーの施術を行ったこと、またファーミントンのミズーリ州立第四病院で、ポール・シュレイダー医師が200例超の経眼窩ロボトミーを行い「同病院の精神科病棟の問題をほぼ一掃した」ことを、誇らしげに報告している(Walter Freeman, 'Adventures in Lobotomy', unpublished manu-

script, George Washington University Medical Library, Psychosurgery Collection, Chapter 6, p. 59)。
60 —— *Mental Hygiene News* (Pressman, 1998, pp. 183–84).
61 —— 'Medicine: Insulin for Insanity', *Time*, 25 January 1937. ザーケルへの讃辞は『ニューヨーク・タイムズ』紙の社説にも見られる(*New York Times*, 14 January 1937, p. 20)。
62 —— 'Insulin Therapy', *New York Times*, 8 August 1943, E9.
63 —— *Washington Evening Star*, 20 November 1936.
64 —— Kaempffert, 1941. ケンプファートは翌年の『ニューヨーク・タイムズ』紙でも同様の讃辞を書き連ね、上層の読者にも訴えた。なおフリーマンとワッツは顔写真が掲載されたことで(脳手術の写真が掲載されたからではないことに注意されたい)、医師免許剥奪の危機に瀕することとなった。これは顔写真つきの記事が、禁止されている「医療広告」を構成したことによる。
65 —— McDonough, 1941.
66 —— GPI へのマラリア療法によるヴァーグナー=ヤウレックの受賞と、この時のモニスの受賞を除くと、現在のところ精神医学分野でのノーベル賞受賞は他に例がない。2000 年に生理学・医学賞を受賞したコロンビア大学のエリック・カンデルは神経精神医学者だが、授賞は記憶の生理学に関する業績が認められたことによるものである。
67 —— Valenstein, 1985, p. 229.
68 ——ヘミングウェイのこの言葉は、評伝 Hotchner, 1966, p. 280 の伝えるものである。
69 —— Plath, 2005, p. 143.

第 11 章　意味のある幕間

1 ——例えば以下を参照：Sadowsky, 1999; McCulloch, 1995; Ernst, 1991; Ernst 2013.
2 —— Coleborne, 2015; Porter and Wright (eds), 2003.
3 —— Baum, 2013. Diamant, 1993 は、中国では精神病院体制の整備が限定的であったこと、精神病者の看護を担うのは依然として家族が主であったこと、広東と北京の精神病院では警察との協力体制が敷かれていたこと、小規模な施設は厄介者や危険人物の対処と収容に用いられていたことを指摘している。同趣旨の議論は Pearson, 1991 にも見られる。
4 ——米国の神経医サイラス・ウィアー・ミッチェルはこの種の患者について、「家庭の害虫であり、医師にとっても悩みの種」と切り捨てている。あるいは英国の精神科医ジェイムズ・クライトン=ブラウンも、「自制心をもった人間としての最低限の基準は満たしているため入院を要するほどではない程度の精神病質もしくは神経病質」について、「多少の差はあれ、またこれが常態ではないにせよ、異常で面倒で激しやすく、抑鬱気味で疑り深く、気まぐれで奇矯、また衝動的で理不尽かつ不機嫌、妄想気味であらゆる種類の想像病に罹り、神経が亢奮しやすい」と、悪意のこもった形容を与えている(Oppenheim, 1991, p. 293)。
5 —— Gay, 1988, p. 215.
6 ——ジョーンズの脱出先はトロントで、5 年間同地に留まった後イングランドに戻っているが、カナダ滞在中にも、性的暴行を告発した女性に口止め料を渡すという性的スキャンダルを再び起こしている。またモルヒネ依存症であった元患者ルー・カンとの非正規な(つまり婚姻外の)関係についても噂が絶えなかった。ジョーンズの手癖の悪さは折り紙つきで、ここに挙げた事例はごく一部に留まる。だがその一方でフロイト学説の布教には心血を注ぎ、北米におけるその普及にも多大な功績を残した。
7 —— Crichton-Browne, 1930, p. 228.
8 —— Oppenheim, 1991, p. 307.
9 —— Clark, 1988. 英国初の精神医学教授となったリーズ大学のジョゼフ・ショー・ボルトンは、精神分析のことを「潜行性の毒」(Bolton, 1926, p. 38)と言い捨てている。またチャールズ・マーシアも、フロイト学説はまもなく「過去に廃れた治療法が行きつく辺獄で、潰れた蟇蛙(ひきがえる)や腐った牛乳に塗れる」(Mercier, 1916, p. 897)だろうと予言している。
10 ——メイポサーの後任としてロンドン精神医学研究所の所長に就任したオーブリー・ルイスも精神分析の排除には余念がなかった。彼は学界での政治力に物を言わせ、英国内の大学の精神医学関連部局で分析医を部局長に就かせないよう腐心した。そして実際分析医の部局長は 1 人も出ていない。Healy, 2002, p. 297 を参照。
11 ——式典の開催を伝える全 10 ページのパンフレットを開くと、フロイトについてはほとんど付け足しのような記載しか見当たらない。フロイトの天敵とも言うべきヴィリアム・シュテアンは外国からの招待客の中で主賓の扱いだが、フロイトの参加に言及したのは冊子末尾の 2 行だけであった。
12 —— Gay, 1988, p. 563(同書 pp. 553–70 はフロイトのたちの悪い米国嫌いについて論じている。本文以下の引用文もここからとった)。フロイトに同行してこのクラーク大学の式典にも出席していたハンガリー出身の分析医シャンドル・フェレンツィもまた、この状況に含まれるアイロニーを十分に認識していた。フェレンツィは著書(Ferenczi, 1985, p. 184)でフロイトの心中を想像し(「米国人のことをこんなに軽蔑しているのだから、米国人から顕彰されてどうして喜べようか」)、次のように言い添えている。「彼が大学の総長から名誉博士号を授かる時に見せた、泣かんばかりの感激を見過ごすわけにはいかない。畏まって仰ぎ見ていた私にもいささかこっけいに映ったほどだった」[★『臨床日記』、既訳 p. 269]。
13 ——ツヴァイクは国際的に著名なドイツ人作家であり、平和活動家でもあった。フロイトとは 12 年以上にわたり書簡のやり取りをしている。ヒトラーの政権掌握後はパレスティナに移住し、同地で精神分析を受けている。彼はパレスティナの分析医らとフロイトの間の架け橋の役割を果たした。ユング宛て書簡からの引用は 1909 年 1 月 17 日付け(McGuire (ed.) 1974, p. 196)。
14 —— *Boston Evening Transcript*, 11 September 1909.
15 —— Perry, 1935, pp. 122–23.
16 ——イーディス・ロックフェラー・マコーミックはジョン・D. ロックフェラーの四女で、夫はコンバイン収穫機で一財産を築いたマコーミック家の御曹司であった。浪費家で、金に物を言わせてチューリヒのユングを米国に移住させようとするも叶わず、自ら現地に赴きユングの治療を受けた。ユング派の分析医の「資格」を取得し、また数々の浮名を流し、ユング派の教育施設に 25 万ドルの寄附を行っている。一方、メアリ・メロンは、メロン財閥の御曹司ポール・メロンの夫人で、夫を説き伏せて共同でボーリンゲン財団を設立した。この財団は現在でも、神秘主義的な性格の強いユング派精神分析の促進を支援している。
17 ——この経緯については Makari, 2008, Chapter 7 の議論が有用である。
18 ——フロイトはそうした状況を屈辱的で不愉快なものと感じていた。ハインリヒ・メング宛ての手紙で彼はこう漏らしている。「残念ながら私は、残りの僅かな労働時間を高く売らなければなりません。1 時間 250 ドイツマルクが必要で、それゆ

え本国の相場で支払ってくれる英米人の仕事を請けることになります。かれらを優遇したいというのではなく、他と較べて彼らの仕事を請けざるを得ないのです」(1921年4月21日付けメング宛て書簡(所蔵 Library of Congress, Washington, DC)、Burnham ed., 2012, p. 102–3 から引用)。

19 ――例えば Farber and Green, 1993; Gabbard and Gabbard, 1987 を参照。この現象については本文後述。

20 ―― 1921年4月4日付け、イサドア・コリアットのアーネスト・ジョーンズ宛て書簡(Otto Rank Papers, Rare Book Room, Columbia University, New York City)。

21 ――移住先がニューヨーク等の一部大都市に集中することはどの移民集団にも見られる一般的な傾向ではあるが、それと同時に、当時の米国を構成する全48州のうち外国人医師による診療行為を認めていたのが僅か6州であった事実も無視できない。

22 ――この辺りの経緯については Makari, 2012 を参照。

23 ――内情を知る者はこう述べる。「フロイトは気に入らない者をすぐに嫌う人だった。愛するより嫌うことが遥かに得意な人だった」(Sadger, 2005, p. 105)。ザドガーは1895年からフロイトの講義に出席していた熱心な3人の弟子のうちの1人で、いわゆる心理学水曜会にも積極的に参加した。ナチスの脅威を逃れることができず、1942年12月21日にテレージエンシュタット収容所で殺された。

24 ――第1次世界大戦時に銃殺されたドイツ軍兵士は48人に留まるのに対し、第2次世界大戦時は1944年末までで1万人、さらに1945年の最初の4カ月だけでさらに5000人が処刑されている(Shephard, 2000, p. 305)。また苦痛を伴うカウフマン「療法」が再び活用されるようになった。

25 ―― Shephard, 2000, p. 166.

26 ―― R. J. Phillips, 'Psychiatry at Corps Level', Wellcome Library for the History of Medicine, London, GC/135/B1/112.

27 ―― Jones and Wessely, 2001.

28 ―― Shephard, 2000, p. 328.

29 ―― Jones and Wessely, 2001, pp. 244–45.

30 ―― Milligan, 1980, p. 285; Shephard, 2000, p. 220.

31 ―― Grinker and Spiegel, 1945; Kardiner and Spiegel, 1947.

32 ―― Grob, 1990, p. 54.

33 ―― Shephard, 2000, p. 219.

34 ―― Herman, 1995, p. 89.

35 ―― Shephard, 2000, p. 330.

36 ―― Millard, 1996; Rees, 1957; Jones, 2004.

37 ―― Dicks, 1970, p. 6.

38 ―― Shephard, 2000, p. 325.

39 ―― Hale, 1998, p. 246.

40 ――精神医学分野全体が分析医に席捲される勢いで、例えばボストン地区のメディカルスクールでは1961年時点で合計44の精神医学系教授ポストのうち32までを分析医が占めている。全国的にも同様の傾向が見られ、1962年当時、全米91校のメディカルスクールのうち90校で精神分析の授業が開講され、加えて最優等の研修医のほぼ全員が精神分析の訓練を希望している。また全国に89ある精神医学系部局のうち52の部局長がいずれかの精神分析系学会の会員であった。Hale, 1998, pp. 246–53.

41 ――当時最も広く用いられた教科書が Noyes and Kolb, 1963 で、Ewalt, Strecker and Ebaugh, 1957 がこれに続く。後者は1940年代まではアドルフ・マイヤーの学説を載せていたが、この第8版ではフロイト派の立場を採用している。また Arieti (ed.), 1959 は他派の理論やアプローチへの言及を含んではいるものの、基本的には精神分析の教科書として書かれている。

42 ―― Hale, 1998, esp. Chapter 14; Paris, 2005.

43 ―― Sulman, 1973 を参照。

44 ――ボウルビィが世界保健機関(WHO)の委託により執筆した報告書(Bowlby, 1951)は広範な影響力をもった。

45 ―― Winnicott, 1964, p. 11.

46 ―― Rous and Clark, 2009.

47 ―― Alexander, 1943, p. 209. この着想に到った最初期の論文として Alexander 1933 も参照。

48 ―― Alexander, 1950, pp. 134–35; Gerard, 1946, p. 331; Abramson (ed.), 1951, esp. pp. 632–54.

49 ―― Kanner, 1943.

50 ―― Kanner, 1949, p. 425.

51 ―― 'The Child is Father', *Time*, 25 July 1960. 後年、カナーはこうした立場を否定し、自閉症がなんらかの意味で「先天性」の障害であることは自分の年来の主張でもあったと訴えている。

52 ―― Bettelheim, 1967; Bettelheim 1974. ベッテルハイムに対しては、死没した1990年以降批判が相次いだ。悪辣な児童虐待者であったとの告発があり、また学歴詐称も判明したことで、本人の信用は失墜し、彼を持ち上げ支持した学界も、恐怖政治に加担したとして糾弾を受けた。しかしそのような人物が実に30年以上にわたって、やれ偉大な臨床医だ人間性の鑑だと、世界的な名声を享受し続けたのである。

53 ―― Gay, 1968.

54 ―― Solomon, 2012, p. 22.

55 ―― *The New Yorker* 32, 28 April 1956, p. 34.

56 ―― 'In Memory of Sigmund Freud', in Auden, 1940.[★詩の訳題は『ジクムント・フロイト追悼』]

57 ―― Breuer and Freud, 1957, p. 160.

58 ――ジェイムズ・レヴァインとメトロポリタン歌劇場はこの作品が大のお気に入りで、ジョナサン・ミラー演出による舞台を定期的に上演している。

59 ――『ガーディアン』紙の劇評担当フィリップ・ヘンシャーの言葉を借りると、オーデンは「テニスン以降、英語圏で最大の詩人」である(*Guardian*, 6 November 2009)。

60 ――ホガース『軽信、迷信、狂信』(1762)。図33参照。

61 ―― Mitchell (ed.), 1987 は、ブリテンがこのオペラを作曲した際の協力者と初演時の関係者が寄稿者の大部分を占めており、同作を扱った論集としては類例を見ない一冊となっている。

62 ――ヴァーグナーの後期オペラ作品には常に狂気の影がちらつく。彼がバイロイトの自邸をヴァーンフリート(「妄執からの解放」)と名づけたのは偶然ではない。曰く「ここなら私の妄執 Wähnen (ヴェーネン) も平穏 Frieden (フリーデン) を得られるがゆえ、この屋敷をヴァーンフリート Wahnfried と名づける」。

63 ――両者の対照は1920年の論考『快感原則の彼岸』(Freud, 1922)に初登場し、1930年代の『文化への不満』(Freud, 1961)で彫琢を施される。「タナトス」という用語を使い始めたのはフロイト自身ではなく弟子のヴィルヘルム・シュテーケル(Wilhelm Stekel, 1868–1940)だが、以後フロイト派がこの種の議論をする際にはエロスとタナトスを対で用いるのが標準となった。

64 ――例えば Lomas, 2000 を参照。

65 ――例えば1921年12月4日付け書簡、また1924年2月19日付け書簡を参照(いずれも Lawrence, 1987 に所収)。

66 —— Joyce, 1939, pp. 378, 411, 115.
67 ——ブロードウェイの舞台『地獄のオルフェウス』は僅か 68 公演で終了している。
68 —— Marcus, 1965.
69 —— Marcus, 1974.
70 —— Crews, 1975, p. 4.
71 —— Crews (ed.), 1998.
72 —— Brown, 1959; Brown 1966.
73 —— Rieff, 1959; Rieff 1966.
74 —— Marcuse, 1955.
75 —— Gay, 1988, p. 454. 一説によると、この破格の申し出をフロイトが蹴ったとの報で、ニューヨークは大騒ぎになったという(Jones, 1953–57, Vol. 3, p. 114)。フロイトのドル好きにも限度はあったわけだ。あるいはゴールドウィンの評価とは異なり、ハリウッド映画の脚本という仕事が自分の柄に合わないことへの自覚があったのかもしれない。
76 ——サミュエル・ゴールドウィンやジョゼフ・マンキューウィッツといった大物プロデューサーは、分析医の前で数多の罪を告白しその赦免を求めたが、それでかれらが自らの振る舞いを改めたかといえばそうした気配は一切ない。映画監督も分析医の重要な顧客であったが、ケイリー・グラントからジェイソン・ロバーズ、モンゴメリー・クリフト、またジュディ・ガーランドからジェニファー・ジョーンズ、ヴィヴィアン・リー(そしてもちろんマリリン・モンロー)に到る俳優たちとなると、ほとんど枚挙に暇がないほどである。この辺りについてはいろいろと酷い話も伝わっているが、その詳細については Farber and Green, 1993 を参照。
77 —— 1944 年 7 月 13 日付け、ジョゼフ・マンキューウィッツのカール・メニンガー宛て書簡(Menninger, 1988, p. 402)。
78 ——以上に列挙した作品群は Farber and Green, 1993, p. 36 に拠る［★年代が旧いため本文同段では特に原題を併記した］。
79 —— Dimendberg, 2004 を参照。
80 ——ヒューストン曰く、本作は「地平線の彼方への旅も含め数多ある人類の偉大な冒険の中で、フロイトによる人間精神の未踏の深部への旅に如くものはほとんどないという確信に基づいた、18 年に及ぶ強迫観念」の賜物であるという(John Huston, 'Focus on 'Freud'', *New York Times*, 9 December 1962)。

第 12 章　精神医学の革命？

1 —— Shelley, 1818–19.［☆前出既訳(抄)には該当部が含まれていないため、本文では独自訳を採った］
2 ——実際には婚姻の事実があったにもかかわらず、ムッソリーニが各所に手を回してあらゆる証拠を隠滅したというのが多くの人の信じるところである。
3 ——世界最大の精神病院といえば、1950 年代にはニューヨーク州ロングアイランドのピルグリム州立病院であった。同病院は敷地が 4 つの街に跨がり、収容患者は 1 万 3875 人を数えた。近隣のキングズパーク州立病院にしても患者数は 9303 人にのぼったし、やはり近隣のアイスリップ州立中央病院も 1 万人超の患者を収容する大型精神病院で、ここには入院患者の移送のためロングアイランド鉄道から専用の分岐線が引かれ、患者は窓に鉄格子の嵌った特別列車で病院まで運ばれたという。ところがニューヨーク州がジョージア州よりも先に退院方針への転換を開始したため、一時的にミレッジヴィルの州立中央病院が世界最大の精神病院という「栄誉」を獲得することとなったというのが、1960 年代に特有の状況の成立した経緯である。
4 ——これらの統計は安藤道人と後藤基行に拠る。慶應義塾大学の鈴木晃仁の教示に感謝する。
5 —— Landsberg, 2011. 加えて Ito and Sederer, 1999 も参照。
6 —— 19 世紀前半のヨーロッパでも、当時改革の先導を担った人々によって身内による患者隠蔽の事実が告発されている。この点においても 20 世紀の日本はヨーロッパの経験を繰り返したのである。
7 —— Crammer, 1990, pp. 126–28.
8 —— Chapireau, 2009; Masson and Azorin, 2002.
9 —— Goodwin, 1997, p. 8.
10 —— Ministry of Health, *Annual Report*, 1952, p. iv (Goodwin, 1997, p. 40).
11 ——良心的兵役拒否者の目撃談を編んだものとして Wright (ed.), 1947 を参照。
12 —— Orlansky, 1948; Deutsch, 1948, p. 49.
13 —— Maisel, 1946, p. 118.
14 —— Joint Commission on Mental Illness and Health, 1961, 39.
15 —— Jones, 1972, p. 340.
16 —— Lewis, 1959.
17 —— Brill and Patton, 1957, pp. 513–14. ブリルとパットンはこの論文でも、またその後に発表された諸論文でも、薬物療法の導入と入院患者数の減少の間に一時的な一致以上のものを示せていない。
18 —— Epstein, Morgan and Reynolds, 1962. 同時期に別の研究者がワシントン DC とコネティカット州のデータを用いて行った研究でも同様の結果が得られている。
19 —— Scull, 1977; Lerman, 1982; Gronfein, 1985; Grob, 1991.
20 —— *Report of the Annual Conference of the National Association for Mental Health* 1961, pp. 4–10 (Jones, 1972, p. 322).
21 —— *Ministry of Health Circular*, 1961 (Jones, 1972, p. 322).
22 ——この問題の射程については、各州の代表者から成る州知事会議が作成させた報告書に記録が残っている。Council of State Governments, 1950 を参照。
23 —— 1951 年の統計を見ると、ニューヨーク州は公金支出の 3 分の 1 を精神病院に配分していて、これは全国平均の 8% を大きく上回る数字である(Grob, 1991, p. 161)。この割合が最も低かったのは南部諸州で、この地域では概して脱施設化の動きもきわめて緩慢であった。
24 —— Greenblatt, 1976, p. 14(強調は原文)。
25 —— 1960 年から 1964 年と 1964 年から 1972 年の両期間を比較すると、退院率が 2.5 倍に上昇している。1972 年から 1977 年となるとそのさらに 2 倍である。
26 —— Belknap, 1956, pp. xi, 212.
27 —— Dunham and Weinberg, 1960. 同書の刊行までに実査から 12 年以上の時間が経過していること(書籍版とほぼ同じ内容の草稿が 1948 年 6 月までには完成している)、また研究資金が国立精神保健研究所(NIMH)ではなくオハイオ州の精神疾患担当部局から出ていることが注目される。当時の精神病院関連支出の州財政における重負担と、それをめぐって吹き荒れた論争の嵐に原因を求めるのが妥当であろうが、両著者はこれらの事実について報告しつつ(同書 p. 260)、刊行がこれほど遅れた理由については一切説明していない。
28 —— Dunham and Weinberg, 1960, pp. 4, xiii.
29 —— Dunham and Weinberg, 1960, p. 248.
30 —— Goffman, 1961, p. 386. 全制的施設として他に挙げられているのは、刑務所と強制収容所である。
31 —— Goffman, 1971, p. 336.(これは「場所の狂気」と題された附

論の一部である)。
32 —— Szasz, 1961.
33 —— Laing, 1967, p. 107.
34 —— Laing and Esterson, 1964.
35 —— Barton, 1965. Wing and Brown, 1970.
36 —— Caudill, 1958, p. xi.
37 —— Mendel, 1974, p. 18.
38 —— de Girolamo, et al., 2008.
39 —— Piccinelli, et al., 2002; Russo and Carelli, 2009; de Girolamo, et al., 2007.
40 —— Palermo, 1991.
41 —— de Girolamo et al., 2007, p. 86.
42 —— Department of Health and Social Security [UK], 1971.
43 —— Sedgwick, 1981, p. 9.
44 —— Grad and Sainsbury, 1963; Creer and Wing, 1974 による初期の研究を参照。
45 —— Brown, et al., 1966, p. 59. イタリアの事情については Lovell, 1986, p. 807 を、カナダの状況については Lightman, 1986 を参照。
46 —— Lamb (ed.), 1984; Tessler and Dennis, 1992. デンマークの状況については Nordentoft, Knudsen, and Schulsinger, 1992 を参照。
47 —— Sedgwick, 1982, p. 213.
48 ——『コミュニティケア——対策に向けた提題』と題された報告書に含まれる文言(Griffiths, 1988, p. iv)。言うまでもなく、直ちに対策がとられることはなかった。
49 —— *Government Statistical Services*, Cmnd. 8236, 1981, Annex 2, paragraph 17.
50 —— 1990 年代前半にジョン・メイジャー英保守党内閣で保健相を務めたヴァージニア・ボトムリーの官僚が作成した覚書を参照(Jones, 1993, pp. 251–52 で引用、議論されている)。
51—— James and Glaze, 2006, p. 1.
52 —— *The Economist*, 14 May 2009.
53 —— HM Inspectorate of Prisons, 2007, p. 5.
54 —— *Diseases of the Nervous System* 16, 1955, p. 227 掲載のソラジンの広告。
55 ——イプロニアジドは 1952 年に結核の治療薬として導入された薬であるが、その後、中枢神経系への刺戟作用が認められ、気分高揚薬として用いられるようになった。精神疾患に対する治療作用については、同薬を服用するとモノアミンの再吸収が阻害され、それにより脳内のモノアミン濃度が上昇するためとの説明が付された。イプロニアジドおよびその関連薬剤がモノアミン酸化酵素阻害薬(MAOI)と呼ばれる所以である。副作用として血圧の急上昇、さらには致死性の頭蓋内出血を生ずるが、その原因は後に食品または他の薬物との相互作用によるものであることが判明している。一方の三環系抗鬱薬は、3 個の環状化学構造をもつことからこの名で呼ばれる。発見の経緯にはやはり偶然の要素が大きいが、作用機序は神経伝達物質のノルエピネフリン(ノルアドレナリン)とセロトニンの再取り込みを阻害することによるもので、また副作用も発汗、便秘、場合によって精神錯乱というように、イプロニアジドとは異なっている。いずれも 1990 年代に、プロザックに代表される選択的セロトニン再取り込み阻害薬(SSRI)にその座を譲り渡すことになるが、この経緯は製薬業界の巧みな宣伝によるところが大きい。SSRI のほうが効果が優れているというのは神話にほかならない。
56 —— Kramer, 1993, p. 300.
57 —— Hale, 1998, p. 246.
58 —— Beck, 1962; Beck, et al., 1962; Kendell, et al., 1971; Kendell, 1974.
59 —— Cooper, et al., 1972. かれらの調査結果から 1 つ、特に衝撃的な事例を引いておこう。英米の精神科医を対象とし、英国人患者 5 人と米国人患者 3 人の様子を撮影したビデオを見せて診断を求める。すると、英国人患者 1 人について分裂病との診断を下した精神科医の割合は英国では 7%であったのに対し米国では 85%にのぼり、また米国人患者 1 人についてもこの割合が英国での 2%に対して米国では 69%となったのである。Kendell, et al., 1971 を参照。
60 —— Rosenhan, 1973.
61 —— Ennis and Litwack, 1974.
62 ——認可を得るにはとにかく統計的有意性が求められる。これは臨床的有意性(薬物が患者の状態を実際にまた相当程度に改善するものであるという知見)とは大きく異なる基準である。ある治療法を用いた場合に観測される差が小さい場合には、その分だけサンプルサイズを大きくしなければ統計的有意性を得ることはできない(「改善」の程度が偶然と言えないほど大きいとは言えない)。大規模なマルチサイト試験が必須とされるようになった理由の 1 つがこれである。
63 —— Bayer and Spitzer, 1985.
64 —— Kirk and Kutchins, 1992; Kutchins and Kirk, 1999; Horwitz, 2002.
65 —— DSM–III という名称から明らかなように、これは米国精神医学会による公式の診断体系としては 3 つ目のものであり、DSM–I は 1952 年、DSM–II は 1968 年に、それぞれ小冊子の形で発表されている。これら先行版では精神病と神経症が区別され(大まかには、現実喪失を伴うものが精神病で、現実観の歪みを伴う程度の軽度のものが神経症)、収録された 100 種類強の疾患カテゴリーは精神力動的な原因と対応づけられていた。その点で、この 2 つの版には第 2 次世界大戦後の米国精神医学界における精神分析派の優位性が明確に反映されていると言える。しかし実際には、ほとんどの分析医にとってそうした一般的で大雑把な診断区分は用をなさなかった。分析医にとって重要なのは眼前の患者の個人的な力動だったからである。このため DSM の最初の 2 版はほとんど顧みられず、せいぜい文鎮に毛が生えた程度のものとしか認識されていなかった(文鎮にしては軽すぎて役に立たなかっただろうが)。DSM–II は螺旋綴じの小冊子で全 134 ページしかなく、診断カテゴリーもようやく 100 に届く程度、説明文も非常に簡素なものにすぎなかった。値段は僅か 3 ドル 50 セントだったが、それでも高すぎるというのが精神科医らのほぼ総意であった。
66 —— Spitzer, 2001, p. 358.
67 ——こうした環境変化を如実に示す事例が、重度の精神病者に精神分析治療を提供する施設として数十年にわたり主導的な役割を果たし、往時は精神分析が米国精神医学を席捲する出発点ともなったメリーランド州のチェスナット・ロッジと、カンザス州のメニンガー・クリニックの破産、および閉鎖である。
68 ——ラカンとその遣り口について熱狂的な弟子の立場から無批判に描いたのが Roudinesco, 1997 である。同書の書評として書かれた Tallis, 1997 はラカンの人間性に関する率直かつ辛辣な評言をも含む。またラカンの企図が結局派閥抗争に堕したことについて Turkle, 1992 を参照。
69 —— 1979 年から翌 80 年にかけて、ラカンは 1 時間あたり平均 10 人の患者を診療していたと言われる。平均が 10 人ということは、10 人を超えることも珍しくなかったということである。
70 —— Arieti, 1955. なお、1974 年に出た同書の改訂版は全米図書

賞（科学部門）を受賞している。
71 ——例えば、精神分析の有効性検証に関する各種研究をさらった Mueser and Berenbaum, 1990 では、症状の悪化につながる可能性を示唆する研究が見つかる一方で、有効性を示す証拠は何一つ見出されず、明確に否定的な結論が導かれている——「仮に精神分析と同じ「効能プロファイル」を有する薬品があったとするならば、その薬品が処方されることは決してないだろうし、それを「歴史のごみ箱」に突っ込むのに僅かでも躊躇する者は皆無であろう」（同、p. 260）。一方、患者の立場から、精神分析が自身を狂気から救ってくれたと主張しているものとして Taylor, 2014 を参照。
72 —— Andreasen, 2007, pp. 108, 111.
73 ——ドーパミンと分裂病については Snyder, 1982; Carlsson, 1988 を、セロトニンと鬱病については Lacasse and Leo, 2005 を参照。
74 ——特に英国の精神科医デイヴィッド・ヒーリーの諸研究（Healy, 1997; Healy, 2002; Healy, 2012）を参照。
75 —— Petryna, Lakoff and Kleinman (eds), 2006; Petryna, 2009.
76 —— 2002 年の処方薬売上は全世界合計で 4000 億ドルに達し、しかもその半分以上が米国内での売上である。全米上位 500 社をリストアップしたフォーチュン 500 に製薬会社は 10 社入っているが、2002 年の数字でこの 10 社の利益総額（357 億ドル）は残りの 490 社の利益総額（337 億ドル）を上回っている。
77 —— 1997 年に 51 億ドルだった米国内での抗鬱薬の売上高は、2004 年になると 121 億ドルにまで上昇している。
78 —— Hyman, 2012, p. 2.
79 —— Crane, 1973.
80 —— Breggin, 1991.
81 ——ここで言う副作用は性機能障害、不眠症、不穏、体重減少等を含む。
82 —— NICE, 2010; Rush, et al., 2006; Fournier, et al., 2010; Kirsch, et al., 2008; Horder, Matthews and Waldmann, 2011; Kirsch, 2010.
83 —— Hyman, 2012, p. 1.
84 —— BBC は報道特集番組『パノラマ』でこの件を取り上げた。調査のほとんどを担当したジャーナリストのシェリー・ジョフレは、医学に関しては素人ながら臨床試験を精査し、SSRI に分類される薬品パキシルについて、製造元のグラクソ・スミスクライン社が隠蔽してきた事実、すなわちこの薬にはそれに伴う副作用リスクを相殺し得るだけの効能はないという事実を暴露したのである。Healy, 2012 を参照。
85 —— Healy, 2012, p. 147.
86 —— Turner, et al., 2008; Whittington, et al., 2004.
87 ——この他にも、腸閉塞、発作、骨髄抑制、心臓障害、糖尿病等、致命的な副作用の可能性がある。
88 —— Tyrer and Kendall, 2009, p. 4. 同様の結論に達したものとして Lieberman et al., 2005 を参照。
89 ——英国での推計（Chang, et al., 2011）によると、重度精神疾患の場合、男性で平均 8.0 年から 14.6 年、女性で平均 9.8 年から 17.5 年、寿命が縮まるとされる（診断名により幅がある）。米国の調査（Parks, et al. (eds), 2006）では、精神疾患有病者と一般集団の寿命の差はさらに大きく出ている。
90 ——この論争の顛末については Greenberg, 2013 を参照。
91 ——とはいえ、米国の主導的な精神科医らはスピッツァーやフランセスに対して個人攻撃の舌鋒を向けた。すなわち、かれらは己が過去の業績が否定されたと思って憤慨しているのだろうとか、旧版が絶版になると印税が入らなくなって困るから反対しているのだろうといった揶揄をぶつけられたのである（Schatzberg, et al., 2009）。
92 —— Belluck and Carey, 2013.
93 —— Greenberg, 2013, p. 340.
94 —— Wexler, 2006, pp. 3, 13.
95 —— Wexler, 2006, p. 16. 前段落と併せ、ここでの議論はウェクスラーの議論に強く依拠している。

✴

訳者あとがき

Translator's Postscript

本書は Andrew Scull, *Madness in Civilization: A Cultural History of Insanity from the Bible to Freud, from the Madhouse to Modern Medicine*, Thames & Hudson, 2015 の全訳である。

原著者アンドルー・スカルは 1947 年、英国はエディンバラの生まれ。オックスフォード大学卒業後に米プリンストン大学に留学し、19 世紀イングランドの精神医療改革を扱った研究で PhD を取得している（この博士論文を基にした著書が後に Andrew T. Scull, *Museums of Madness: The Social Organization of Insanity in Nineteenth-Century England*, Allen Lane, 1979 として既刊）。いくつかの大学で研究に従事した後、カリフォルニア大学サンディエゴ校でテニュア職を獲得し、1994 年以降は同校で卓越教授を務める。狭義の専門は 18 世紀以降の英米圏における精神医療体制の発展と変遷であるが、本書はその長い副題に「聖書からフロイト、癲狂院から現代医学に到る狂気の文化史」とある通り——著者独特の切り口からとはいえ——人間文明の歴史とともにあったすべての時代と地域を包括するこの主題の通史を標榜している。本書がなぜ精神医学の歴史ではなく「狂気」の歴史でなければならないのか、そしてなぜそれは文明史／文化史の形をとらなければならないのか——そのあたりが気になる向きは是非早速本文を読み進めていただきたい。途轍もない情報量と叙述の密度、古今東西あらゆる分野のテクストからの引用、色鮮やかなカラー口絵を含む多数の図版を通じ、読者は各自の関心に応じた角度からそれぞれの答えを得るだろう。あるいはかつてミシェル・フーコーの『狂気の歴史』を読んで思想的な刺戟を受けた向きにも——例えば「大監禁」に関して——実証的歴史研究からの応答がいかなるものであるかを知ることは、思索をさらに深め、より有意義な議論の可能性を開くのに有用だろう。

もとより訳者は精神医学の専門家でもなければ精神医療史の研究者でもなく、それゆえ薬物療法や脱施設化／コミュニティケアといった現代の趨勢に対する原著者の批判的態度について論評する能力を持ち合わせてはいない。とはいえ当方まがりなりにも翻訳の専門家ではあるので、そのことに伴う責任だけは十二分に果たそうと考え、本訳書が読者に対し、様々な水準での読書の愉しみと正確な知識を与えるものとなるよう腐心した。特に叙述内容のそれぞれについて、可能な限り一次文献にまで遡り、文脈とニュアンスを確認した上で訳文を確定するという作業を延々繰り返した。近年、古い資料へのインターネット上でのアクセシビリティは長足の進歩を遂げており、実のところ本書に関係する一次資料もインターネットアーカイヴ（archive.org）と Google ブックス（books.google.com）だけでその大半にアクセスが可能である。大方の文献資料が数分もあれば見つかる以上、これを確認しないのは手抜きの謗りを免れない——というか自分で許せないので、とにかく関連資料は手当たり次第に読み込んで訳文の彫琢に活かしたつもりである。なお、その過程で発見された原書の誤記や事実誤認については訳者の責任において、論旨に影響を与えない限りで修正してある。

ローター・ミュラー『メディアとしての紙の文化史』、ウンベルト・エーコ『異世界の書——幻想領国地誌集成』に続き、本訳書も東洋書林の編集者、加藤修さんにお誘いいただいた企画である。記録を見ると原書刊行直後の 2015 年 5 月に読み始め、同年 12 月に翻訳作業を開始しているから、完成まで実に 3 年以上かかったことになる。今回も楽しい、そして恐ろしく大変な仕事を与えてくれた加藤さんには大いに感謝している。

2019 年 1 月　三谷武司